U0284275

中医不孕与不育

主　编　连　方

副主编　罗颂平　杜惠兰　谈　勇　陆　华　俞超芹

编　委（以姓氏笔画为序）

卫爱武（河南中医药大学第一附属医院）
马　堃（中国中医科学院）
马红霞（广州医科大学附属第一医院）
王惠珍（福建中医药大学附属第二人民医院）
邓高丕（广州中医药大学第一附属医院）
刘　梅（山东中医药大学附属医院）
孙自学（河南省中医院）
孙金龙（山东中医药大学附属医院）
孙振高（山东中医药大学附属医院）
杜惠兰（河北中医学院）
杨文涛（广西中医药大学附属瑞康医院）
连　方（山东中医药大学附属医院）
张　帆（贵州中医药大学第二附属医院）
张　萌（广西中医药大学）
张建伟（山东中医药大学附属医院）
陆　华（成都中医药大学附属医院）
武权生（甘肃中医药大学）
罗志娟（广西中医药大学附属瑞康医院）
罗颂平（广州中医药大学第一附属医院）
周少虎（广州中医药大学第一附属医院）
郑崇勇（成都中医药大学附属广安医院）
赵　红（中日友好医院）
赵宏利（杭州市中医院）
赵瑞华（中国中医科学院广安门医院）
俞超芹（海军军医大学第一附属医院）
姜丽娟（云南中医药大学第一附属医院）
班光国（河北中医学院）
夏　天（天津中医药大学第一附属医院）
谈　勇（南京中医药大学附属医院）
曹俊岩（贵州中医药大学第二附属医院）
梁瑞宁（江西中医药大学第二附属医院）
游　卉（湖南中医药大学第一附属医院）
翟东霞（海军军医大学第一附属医院）
滕秀香（首都医科大学附属北京中医医院）

学术秘书（兼）　孙金龙

人民卫生出版社

·北　京·

图书在版编目（CIP）数据

中医不孕与不育 / 连方主编 . —北京：人民卫生出版社，2023. 2

ISBN 978-7-117-34264-3

Ⅰ. ①中… Ⅱ. ①连… Ⅲ. ①不孕症 - 中医治疗法②男性不育 - 中医治疗法 Ⅳ. ①R271. 14②R256. 56

中国版本图书馆 CIP 数据核字 (2022) 第 244282 号

中医不孕与不育

Zhongyi Buyun yu Buyu

主　　编：连　方
出版发行：人民卫生出版社（中继线 010-59780011）
地　　址：北京市朝阳区潘家园南里 19 号
邮　　编：100021
E - mail：pmph @ pmph.com
购书热线：010-59787592　010-59787584　010-65264830
印　　刷：北京汇林印务有限公司
经　　销：新华书店
开　　本：787 × 1092　1/16　　印张：23　　插页：4
字　　数：517 千字
版　　次：2023 年 2 月第 1 版
印　　次：2023 年 3 月第 1 次印刷
标准书号：ISBN 978-7-117-34264-3
定　　价：99.00 元
打击盗版举报电话：010-59787491　E-mail：WQ @ pmph.com
质量问题联系电话：010-59787234　E-mail：zhiliang @ pmph.com
数字融合服务电话：4001118166　E-mail：zengzhi @ pmph.com

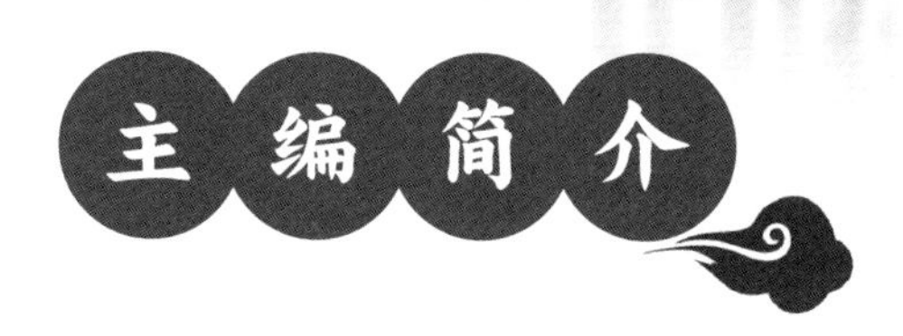

主编简介

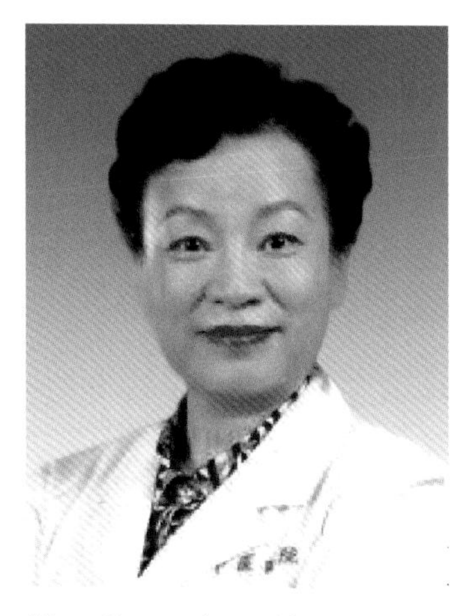

连方

女，1957 年 9 月出生。主任医师，二级教授，博士生导师，全国名中医，岐黄学者，山东中医药大学附属医院妇产生殖中心、国家中医药管理局重点学科带头人。中国中医药研究促进会妇产科与辅助生育分会主任委员，中华中医药学会妇科分会副主任委员，中国中西医结合学会生殖医学专业委员会副主任委员，中国中西医结合学会妇产科专业委员会副主任委员，中国医师协会生殖医学专业委员会常委，中西医结合学组组长。

从事中医、中西医结合妇科，生殖医学临床、科研、教学工作 47 年。精通中西医结合妇科、生殖医学。1989 年首创中西医结合输卵管介入治疗技术，是我国将中医药应用于辅助生殖技术及相关研究的开创者和实践者之一。主要研究方向是“肾主生殖”藏象理论临床研究，中医药提高卵细胞质量、改善子宫内膜容受性及提高精子质量的研究。担任《中西医结合生殖医学》《中西医结合妇产科学》《中医妇科学》等多部专著、教材主编，《中国中西医结合杂志》《中医杂志》《山东中医杂志》等期刊编委。主持国家自然科学基金 8 项、省部级基金课题 11 项。在国内外期刊发表论文 200 余篇。指导硕士、博士 131 人。获国家科学技术进步奖二等奖 1 项，省部级科学技术（进步）奖一等奖 2 项、二等奖 7 项、三等奖 3 项。

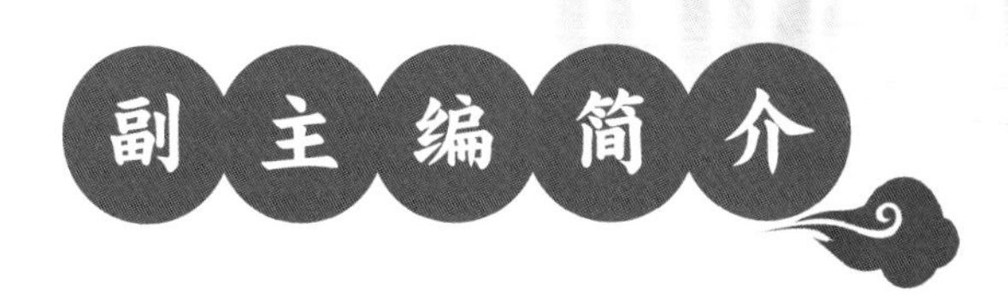

副主编简介

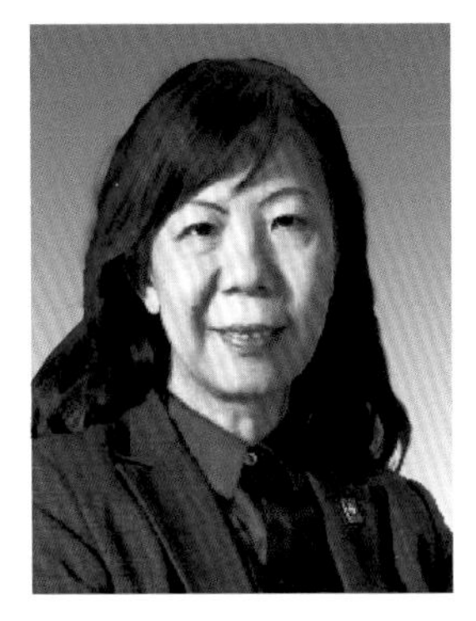

罗颂平

女，1957年5月出生。博士生导师，二级教授，全国名中医，岐黄学者。现任广州中医药大学第一附属医院妇儿中心教授，中华中医药学会妇科分会名誉主任委员，广东省中医药学会常务理事兼整合生殖医学专业委员会主任委员。

从事中医妇科医、教、研工作40余年。师承全国中医名家罗元恺、欧阳惠卿教授。是岭南罗氏妇科流派传承工作室负责人，广东省非物质文化遗产项目“岭南罗氏妇科诊法”代表性传承人。获广东省科技进步奖一等奖1项，获国家发明专利3项。主编国家级规划教材、中医住院医师规范化培训教材《中医妇科学》及研究生规划教材《中医妇科学临床研究》等7部，主编专著6部。

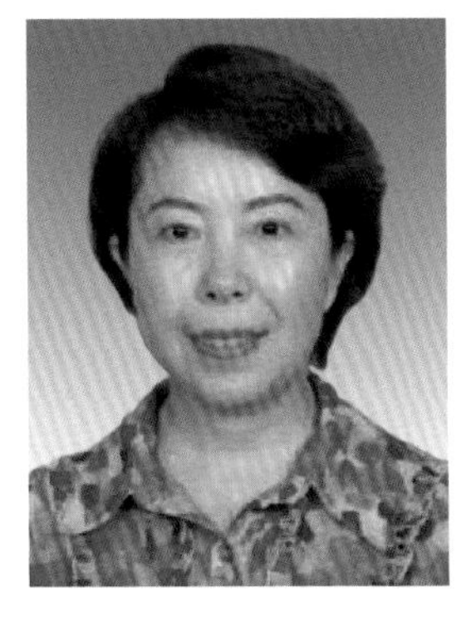

杜惠兰

女，1960年2月出生。博士生导师，二级教授，全国名中医，河北中医学院原副院长。担任教育部高等学校中西医结合类专业教学指导委员会委员、中华中医药学会妇科分会主任委员、世界中医药联合会妇科专业委员会副会长、国际传统与现代生殖医学协会副主席。

从事医疗、教学和科研工作40年。编写著作52部，其中主编18部；编写规划教材11部，其中主编《中西医结合妇产科学》4部，主编《中医妇科学》和原卫生部医学视听教材《月经不调的中医治疗》各1部。培养博士、硕士共92名。获首届全国教材建设奖全国优秀教材（高等教育类）二等奖1项、省级教学成果奖一等奖1项，为全国教材建设先进个人、省级教学名师、省级优秀教师、省级精品课程负责人。主持国家级和省部级课题共24项，以第一完成人获省部级二等奖2项、三等奖8项。发表论文221篇。

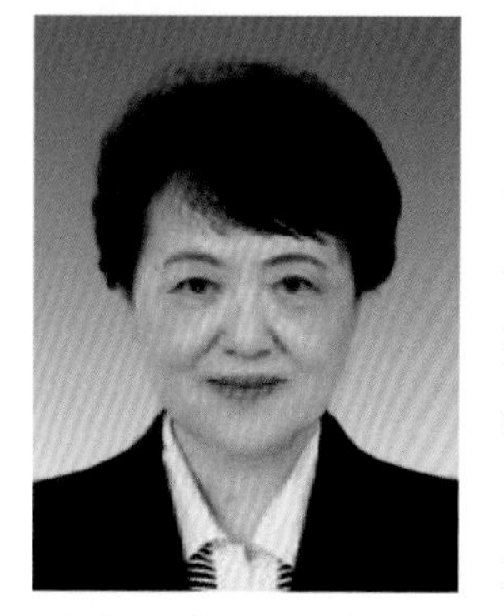

谈勇

女，1956年10月出生。南京中医药大学二级教授，博士生导师，岐黄学者；南京中医药大学附属医院生殖医学科创科主任。现兼任中华中医药学会妇科分会、中国中西医结合学会生殖医学专业委员会副主任委员，江苏省中西医结合学会生殖医学分会主任委员等。

从事医、教、研工作41年，率先开展中西医结合辅助生殖技术，主持国家自然科学基金等30项课题。获中华中医药学会李时珍医药创新奖、中国中西医结合学会科学技术奖、国家教育部科技进步奖、江苏省科技进步奖等8项。主编专著6部，主编《中医妇科学》等教材4部。发表论文296篇，是国家中医药管理局重点学科带头人，第六批、第七批全国老中医药专家学术经验继承工作指导老师，岐黄学者。

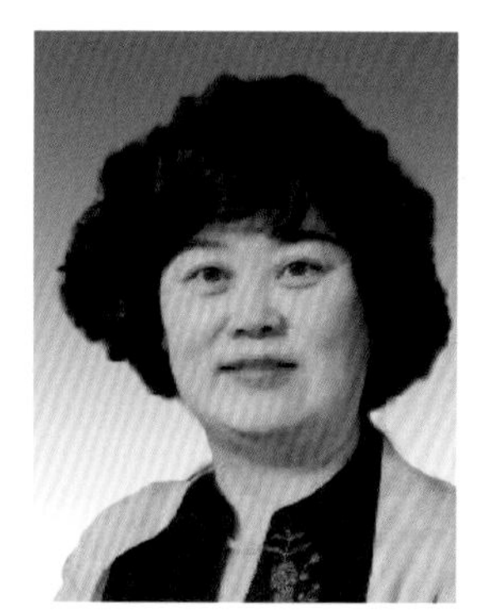

陆华

女，1964年7月出生。博士生导师，二级教授，研究员。现任成都中医药大学刘敏如女科传承创新研究院院长，中国女医师协会副会长，四川省女医师协会会长，四川省中医药学会副会长等。

从事医疗、教学、科研、管理工作36年，为成都中医药大学中医妇科学省级及以上重点学科带头人。主持科技部、国家自然科学基金委员会、教育部、财政部、原国家卫生和计划生育委员会、国家中医药管理局、四川省科学技术厅等各级科研项目39项，作为第一发明人获国家发明专利授权22项。发表论文71篇，其中被SCI收录17篇；参编论著21部，其中有12部担任副主编。获省部级及以上奖励6项，其中终身成就奖1项。

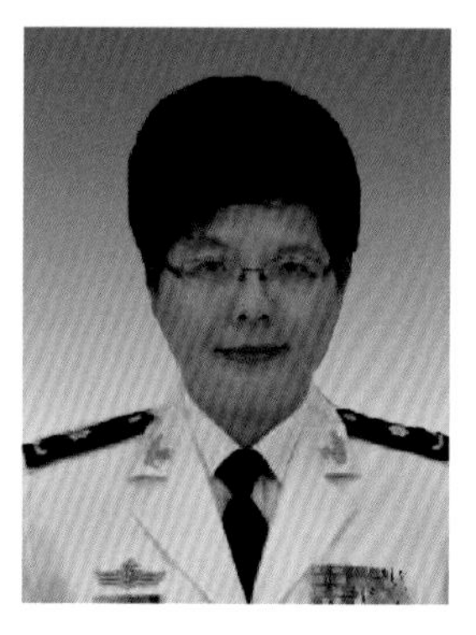

俞超芹

女，1964年9月出生。博士生导师，现任海军军医大学第一附属医院中医妇科主任，中国中西医结合学会妇产科专业委员会主任委员、上海市中西医结合学会妇产科专业委员会名誉主任委员等。

从事中西医结合妇产科医疗、教学、科研35年，享受中国人民解放军总后勤部优秀人才二等津贴，获中国人民解放军院校育才奖银奖。主持国家自然科学基金项目9项，其中重点项目1项；主持上海市科技创新行动计划等项目20项。主编及副主编专著10部；发表论文208篇，其中被SCI收录34篇。培养博士、硕士研究生共41名。获国家科学技术进步奖二等奖1项、中国中西医结合学会科学技术奖一等奖1项、上海市科技进步奖二等奖1项、其他省部级奖3项，获发明专利授权12项。

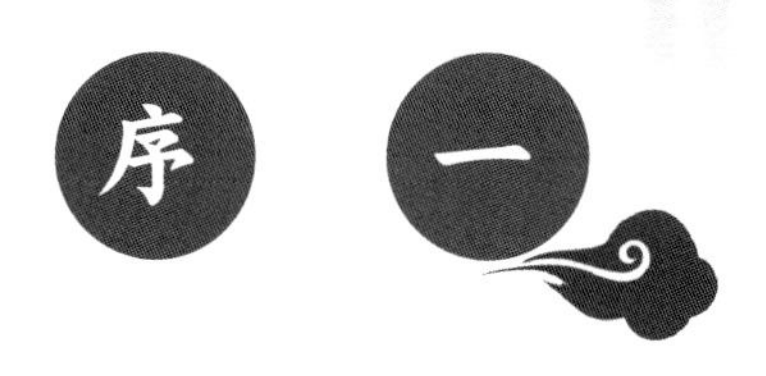

序 一

很惊喜又见到了连方教授的新作。此前她已经撰写了一部内容丰富的《中西医结合生殖医学》,在该书的写作过程中,连方教授有感于习近平总书记对中医药事业“传承精华,守正创新”的重要指示,萌生了整理一部有传统中医特色的不孕不育专著的想法,逐渐形成了本书创作的思路。不仅如此,书中还有一些难能可贵的中医生殖医学方面的独立思考。

西医对疾病的认识在不断更新,中医文献又浩若烟海,以运动对无涯,两者若要达到完全的契合是绝难做到的;再者,即便是好东西,也总难免见仁见智,所以连方教授的这部著作,内容上难免有些值得商榷的地方,而这些地方恰好可以作为我们辩论的论题和进步的梯子。掩卷之余,总觉得瑕不掩瑜,这是一部有内容、有特点、有见地的著作。

从 1986 年连方到南京中医药大学跟随孙宁铨教授和我读研究生算来,时间已经过去了 36 年。这些年来,我耳闻目睹了她的进步与成绩:在西医学上勇攀辅助生殖技术的高峰,在中医学术上师学渊源,底蕴深厚。连方教授青年时从中医妇科临床入手,中年返归中医妇科古籍文献研究,历经 30 余载,而今临床经验和学术理论俱进佳境,近年的著作和学术思想颇有厚积薄发的意味。

连方教授这部书的成绩不仅在于学术,更在于她的勇气和精神,她把许多人想干而未干的事情勇敢地承担下来,并落到了实处。这种精神和勇气,可以激励后来人进一步思考和发展。

幸得连方教授的邀请为此书作序,得此书稿,我作为第一批读者先睹为快,欣然提笔,作此序。

国医大师　夏桂成

2022 年 1 月 4 日

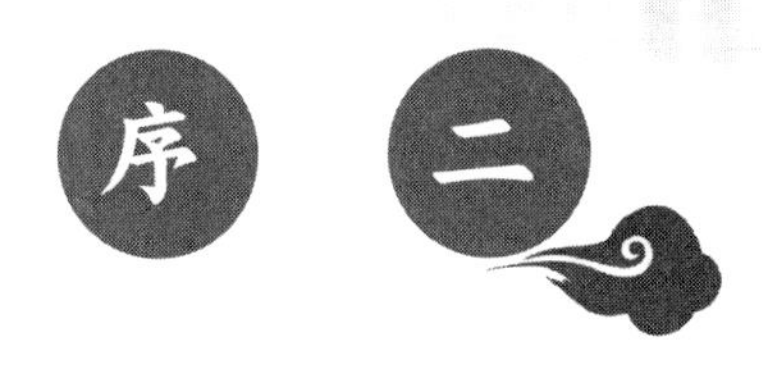

序 二

连方教授主编的新作《中医不孕与不育》是一部有传统中医特色的不孕不育专著，汇集了全国30余位专家的学术思想及经验，本书的特色是以西医疾病为纲目，梳理中医历代文献中的相关论述，形成西医疾病加中医论述的新模式。不仅如此，书中还附有在其他文献中难得一见的对中医生殖医学的新思考。

我与连方教授相交20余年了。她毕业于文化底蕴深厚的山东中医药大学，是文献学博士，且不脱离中西医临床，创建了生殖中心，提高了临床妊娠率。她热情、积极、进取，给学生以力量。

连方教授此书的出版，体现了中医妇科学与生殖医学的悠久历史及丰富内涵，体现了习近平总书记“传承精华，守正创新”的指示之精神，凝聚了中医古代医案医著的经验与今人的智慧，推动了中医学的传承与发展。

爰于此，为之作序。

国医大师　肖承悰

2021年8月30日

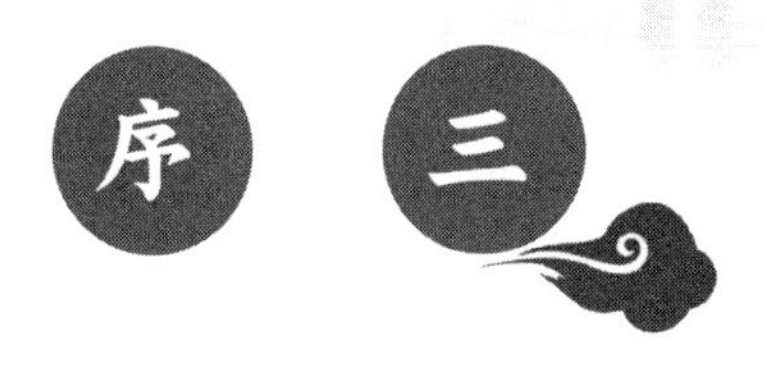

序　三

中医学有两千多年的历史，其内容浩如烟海，记载有不孕与不育相关内容的书籍亦汗牛充栋。早在《黄帝内经》中就论述了有关生育的内容。南齐的《褚氏遗书》内设求嗣一门，隋代的《诸病源候论》不仅论述了无子病源，还强调了“胎教”的重要性。唐代的《备急千金要方》卷二第一篇就是“求子”。宋代《妇人大全良方》卷九为“求嗣门”，有方有论，内容丰富。以后，妇科专著不计其数，记载的不孕不育相关内容更加丰富了。古人治疗本病多以女子为主，常附录治疗男子无子的内容，如《女科准绳》《妇科玉尺》等。在许多求嗣专著中，对男子无子及求嗣之理法方药记载甚为丰富。求嗣古书有《广嗣纪要》《广嗣要语》《螽斯广育》《广嗣须知》《胤嗣全书》《求嗣秘书》《妙一斋医学正印种子编》《祈嗣真诠》《广生篇》《秘本种子金丹》等。

连方是山东中医药大学的高才生，中医基础扎实，思路开阔。她读研究生时的导师是全国有名的中西医结合专家孙宁铨。连方在几十年的临床工作中做到了“古为今用”“洋为中用”。国外刚开始有输卵管介入技术时，她即把该技术引进国内，较早开展中西医结合输卵管介入治疗技术并应用于临床。在国内开始开展体外受精 - 胚胎移植技术（试管婴儿）时，她亦不落后，很快成立了生殖中心。这在全国中医界是少有的。连方教授可以称得起是中西汇通学验俱丰现代化中医的典范。

相信由她主编的《中医不孕与不育》一书出版，是对医界大的贡献。

全国名老中医药专家　李广文

2022 年 2 月

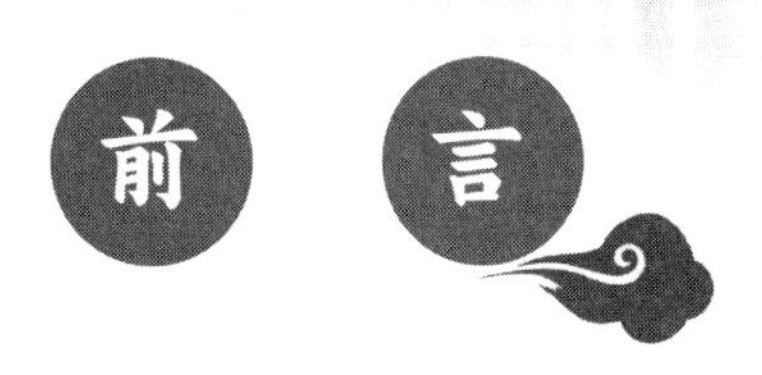

中医对不孕不育的观察由来已久，历代文献汗牛充栋，积累的经验数不胜数。随着对中医学研究的逐渐深入，对中医生殖医学进行一次系统、深入的总结，势在必行。本书主要通过总结中医治疗不孕不育的历代经验，梳理中医生殖医学发展的源流和成果，建立系统、完整、有特色的中医生殖医学理论与临床体系，指导生殖医学的临床、科研与教学，为中医生殖医学的进一步发展奠定基础。

本书的编写坚持理论与临床的连贯性，注重理论的临床实用性。中医生殖医学的理论纷纭复杂，临床经验不可胜计，本书在编写的过程中，查阅了历代大量文献，从中提炼出有代表性的精华部分，按照现代中医临床的需要，梳理出条理清晰的辨病辨证内容，条分缕析，在保证内容完整的前提下，力求结构严谨、层次分明。正文中方剂所用剂量依据原方剂量和国家药典规定剂量综合考量拟定，读者在使用时，可根据实际辨证需要酌情裁量。附篇中医不孕不育临证参考部分抛砖引玉，仅列症数条，希求诸位学者同仁踊跃投稿，再版时增补。各家经验如同珠玉，集腋成裘，汇为宝藏，惠及民众，则善莫大焉。

本书在继承传统中医理论的同时，还收录了一些现代创新性的中医学说。围绕着女性生殖内分泌重要的腺体——卵巢，创造性发挥了中医学的“奇恒”概念，因卵巢亦藏亦泻，藏泻有时，提出了卵巢为奇恒之脏的学说；发展了中医学月经周期分期的“四期”“七期”学说，结合辅助生殖技术中对卵巢周期的精细观察，将月经“七期”学说发展为“八期”学说。对天癸和肾主生殖的概念，也收录了一些不同于前人的论述。对于现代生殖医学的重要内容——辅助生殖技术，本书以中医的视角予以分析，即以辨证论治与中医月经周期理论为指导，系统总结了中医药在辅助生殖技术中分期、分阶段的理论与应用实践。

本书由 30 余位国内中医生殖妇科、男科学界富有影响力的知名专家、学者撰写而成，群策群力，数易其稿，是一部集体智慧的结晶，代表了本学科目前发展的最高水平，展现了本学科的最新成果。希望各位同道及后来学者继续努力，守正创新，将中医生殖医学发扬光大，造福人类。

由于时间仓促和检索手段的局限等，书中难免有些许瑕疵，诚请各位读者、专家提出宝贵意见，以供再版时修订，提高本书的质量。

编委会

2022 年 3 月

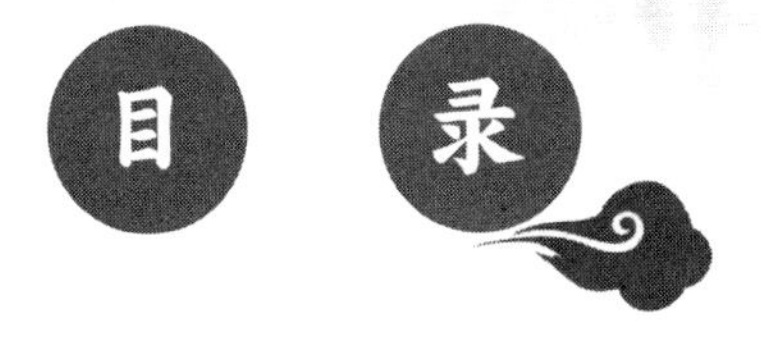

第一篇 基础理论篇

第二篇 临床治疗篇

第三篇 附 篇

第一篇　基础理论篇

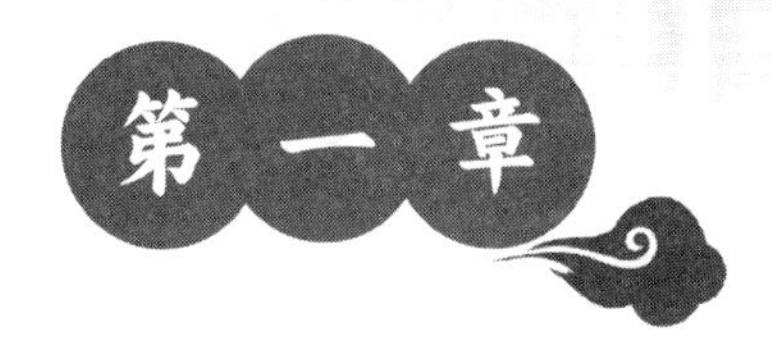

中医不孕与不育概述

一、不孕与不育概念

不孕不育在古代中医典籍中有多种称谓，例如不孕、全不产、断续、无子。目前医学上规定，不孕症是指女性有正常性生活，未经避孕1年未妊娠者。其中未避孕而从未妊娠者称为原发性不孕症，古称“全不产”；曾有过妊娠而后未避孕1年不孕者称为继发性不孕症，古称“断续”。不育症是指夫妇未采取任何避孕措施同居生活1年以上，有正常性生活，由于男方因素而致女方不孕的疾病。

中医看待不孕不育是整体性的，这种整体性既体现在将男、女两性都视在研究范围之内，也体现在对孕前、孕中和孕后全过程的关注，还体现在对生理和病理的全面研究。因此，中医不孕与不育的研究范畴包含男女两性生殖生理的基本理论，对男、女各类不育不孕症病因、病机、病理的认识和治则治法、方剂方药的经验总结，以及孕前孕后的优生、养生保健等问题。

二、不孕与不育历代论述

中医在两性生殖生育方面的观察、认识和研究源远流长。中国传统观念历来将嗣育看作家庭的头等大事，所以，中国人很早就开始重视人类的繁衍与后代的健康，并用整体观认识和研究人与自然、人与社会的联系。

不孕、不育名词均始见于《周易》，如“妇三岁不孕”“妇孕不育”。而作为病名首见于《素问·骨空论》：“督脉者……此生病……其女子不孕。”在中医古籍中，不孕的病名并不一致，如《素问》尚有“无子”之称，《素问·上古天真论》云：“七七，任脉虚，太冲脉衰少，天癸竭，地道不通，故形坏而无子也。”《脉经》称“年少得此为无子，中年得此为绝产”。《针灸甲乙经》中则有“绝子”之名，《备急千金要方》又称“全不产”“断绪”。后代医家对女性不孕症的论述，则散见于“求嗣”“种子”“嗣育”等篇章中；关于男性不育症的论述在古代典籍中多见于“无子”“绝育”篇中。

早在春秋时期，关于生育的话题已出现在文献中。如《周易·系辞》有“夫乾……其动也直，是以大生焉；夫坤……其动也辟，是以广生焉”的论述。《山海经》中有“有鸟焉，名曰䳢，其状如凫，青身而朱目赤尾，食之宜子”，“其名曰鹿蜀，佩之宜子孙”，“崇吾山……有木焉，员叶而白柎，赤华而黑理，其实如枳，食之宜子孙”等记载。

《黄帝内经》对生殖生理有了比较系统的论述，并且提出了以“肾”为核心的生殖理论。如《素问·上古天真论》云女子“二七而天癸至，任脉通，太冲脉盛，月事以时下，故有子”，“七七，任脉虚，太冲脉衰少，天癸竭，地道不通，故形坏而无子也”。男子“丈夫……二八，肾气盛，天癸至，精气溢泻，阴阳和，故能有子”，“七八，肝气衰，筋不能动；八八，天癸竭，精少，肾脏衰，形体皆极，则齿发去”，“今五脏皆衰，筋骨解堕，天癸尽矣。故发鬓白，身体重，行步不正，而无子耳”。同时还提及了许多可致不孕不育的病症，如“白淫”“精少”“精时自下”“阴痿”等。

我国现存最早的妇产科论著《胎产书》中提出在女方月经干净第三天交媾，可能受孕有子，所述已明确求嗣交合须避开经期，受孕时间与月经周期有密切关系，为“择时受孕”思想之首倡。东汉张仲景将男性不育症归于虚劳范畴，其所著《金匮要略·血痹虚劳病脉证并治》有“男子脉浮弱而涩，为无子，精气清冷”的记载。我国第一部中药学经典著作《神农本草经》称男性不育为“无子”“绝育”，并记载了许多增强男性性功能和生育能力的药物，如五味子可“强阴，益男子精”。

两晋南北朝时期，王叔和在《脉经·平带下绝产无子亡血居经证第四》中记载：“脉微弱而涩，年少得此为无子，中年得此为绝产。”其表明妇女脉微而涩，多与精气不足或气滞血瘀有关。南齐褚澄在《褚氏遗书》中专论孕育之道，认识到早婚伤精为男性不育的原因之一。如“精血”篇云：“男子精未通而御女以通其精，则五体有不满之处，异日有难状之疾，阴已痿而思色以降其精，则精不出。”并提出适龄婚育，优生优育，如“问子”篇云：“合男女必当其年，男虽十六而精通，必三十而娶；女虽十四而天癸至，必二十而嫁，皆欲阴阳气完实而后交合，则交而孕，孕而育，育而为子，坚壮强寿。”

隋代巢元方在《诸病源候论》中以实而论女子不孕，云：“子脏冷无子者，由将摄失宜，饮食不节，乘风取冷；或劳伤过度，致风冷之气，乘其经血，结于子脏，子脏则冷，故无子。”认为男子精冷、失精、不能射精均可致无子。如《诸病源候论·虚劳无子候》有云：“丈夫无子者，其精清如水，冷如冰铁，皆为无子之候。”又云：“泄精、精不射出，但聚于阴头，亦无子。”

唐代孙思邈在《备急千金要方》中认为夫妇无子之病因为“凡人无子，当为夫妻俱有五劳七伤、虚羸百病所致，故有绝嗣之殃”，并制定专治男性不育之方剂“七子散”和“庆云散”，继《神农本草经》之后，最早以种子类药物治疗男性不育症。另外，受佛老思想的影响，他将“命理”观念与生育相联系，如《备急千金要方·求子》云：“夫欲求子者，当先知夫妻本命，五行相生，及与德合，并本命不在于休废死墓中者，则求子必得。”；其所述生男生女之谬说，亦滥觞于后世，如《妇科玉尺》曰：“非月经来后，皆不可用事，惟经后一日男，二日女，三日男，此外皆不成胎”。

宋朝时期，有关女性不孕的典籍逐渐增多，有《妇人大全良方》《济生方》《明堂灸经》《资生经》等。以陈自明《妇人大全良方》最为著名，此书以虚而论不孕病因，曰“冷挎于血气，血气不能温于肌肤，使人虚乏疲顿，致羸损不平复。若久不平复，若久不瘥，风冷入于子脏，则胞脏冷，亦使无子”。

金元时期，有《丹溪心法》《东垣十书》《河间六书》《针经节要》记载了相关不孕症。其中尤以元朝朱丹溪的《丹溪心法》最为著名，载“若是肥盛妇人，禀受甚厚，恣于酒食之人，经水不调，不能成胎……若是怯瘦性急之人，经水不调，不能成胎”。另外，关于子宫的描述“胎之所居，名曰子宫，一系在下，上有两歧，一达于左，一达于右”，似乎是对女性子宫形态第一次形象的描述。

明清时期出现了大量有关不孕不育疾病治疗的经典著作以及中医药典籍，集前期文献之大成，形成了完备的理论体系。

明代袁黄《祈嗣真诠·知时》云：“凡妇人一月经行一度，必有一日絪缊之候，于一时辰间，气蒸而热，昏而闷，有欲交接不可忍之状，此的候也。于此时逆而取之则成丹，顺而施之则成胎矣。”开后世“氤氲期”论述之先河。

明代万全《广嗣纪要》记载了不孕症的先天性生理缺陷，详细阐述了女性“螺、纹、鼓、角、脉”等生理缺陷，并初步认识到具有这五种先天生理缺陷之人是不能孕育的，除了“脉”间或可治之外，其他四种先天缺陷药物难以取效。《广嗣纪要》将男性有子之道归纳为：“一曰修德，以积其庆；二曰寡欲，以全其真；三曰择配，以昌其后；四曰调元，以却其疾；五曰协期，以会其神。”而无子之因，“多起于父子之不足”。这些认识包含了十分丰富的内容，如修养父母品德、适当的性生活、调节元气、预防和治疗宿疾。书中还有一些治疗男性不育症的专方，如螽斯丸、壮阳丹、养精种子方、滋阴大补丸、乌发种方、补阴丸等。

明代薛己《校注妇人良方·求嗣门》比较全面地概括了不孕的各种后天性因素，云：“窃谓妇人之不孕，亦有因六淫七情之邪，有伤冲任，或宿疾淹留，传遗脏腑，或子宫虚冷，或气旺血衰，或血中伏热，又有脾胃虚损，不能营养冲任……各当求其源而治之。”此医籍全面论述了女性不孕的病因，不仅有外感六淫之邪气，还有七情过度及体质因素等，认识到不孕病因的多样性和复杂性。

明代王肯堂《女科证治准绳·胎前门》提出了饮食、嗜好与男性不育有关，宜“戒酒”“慎味”。

明代岳甫嘉《妙一斋医学正印种子编》从“寡欲”“节劳”“惩怒”“戒醉”“慎味”等五方面论述男子的养生之道，同时指出：“生子专责在肾，但一经之病易治，有病在别经而移疾于肾者，有一人而兼数病，因而无子者，其治法颇难，其立方不易。”

明张景岳《景岳全书·妇人规》提出了欲育者，应谨慎从事，尤其强调不宜过多饮酒，云：“凡饮食之类，则人之脏气各有所宜，似不必过为拘执，惟酒多者为不宜……而酒性淫热，非惟乱性，亦且乱精。精为酒乱，则湿热其半，真精其半耳。精不充实，则胎元不固……故凡欲择期布种者，必宜先有所慎。”

明清之际陈士铎所著的《石室秘录》着重从自身失调方面论述不孕症，指出“女子不能生子，有十病”，在书中详细叙述了十病，分别为胞冷、脾胃寒、带脉急、肝气郁、痰气盛、相火旺、肾水衰、任督病、膀胱气化不行和气血虚，这些认识在当代看来也是相当准确的。《石室秘录·子嗣论》将男子不育的原因归为六个方面，云：“男子不生子，有六病……一精寒也，一气衰也，一痰多也，一相火盛也，一精少也，一气郁也。”陈士铎所著的《辨证录》指出男子肥胖易生不育，云：“男子身体肥大，必多痰涎，往往不能生子……夫精必贵纯，湿气杂于精中，则胎多不育……多痰之人，饮食虽化为精，而湿多难化，遂乘精气入肾之时，亦同群共入……湿既入肾，是精非纯粹之精，安得育麟哉？”

清代叶天士《秘本种子金丹》比较详尽地论述了男性不育的病因，云：“疾病之关于胎孕者，男子则在精，女子则在血，无非不足而然。男子之不足，则有精滑、精清、精冷，或临事不坚，或流而不射，或梦遗频频，或小便淋涩，或好女色以致阴虚，阴虚则腰肾痛惫，或好男风以致阳极，阳极则亢而亡阴，或过于强固，强固则胜败不治，或素患阴疝，阴疝则脾肾乖离。此外，或以阳衰，阳衰则多寒，或以阴虚，阴虚则多热，皆男子之病，不得尽诿之妇人也。尚得其源而医之，则事无不济也。”这些病因包括精液异常、性功能障碍、全身性疾病，认识到不孕不育不能尽归咎于女方，必须找出导致男性不育的病因，对症施治。

总之，明清时期中医对不孕不育的病因、病机的认识，以及诊断和治疗方法已经达到了较高的水平。这一时期的许多专著至今仍有较高参考价值。

自清末西学东渐，尤其是中华人民共和国成立以来，中医学者也在借鉴西医学的知识，有意识地创新和发展中医生殖理论，产生了一些现代中医生殖理论和实践，中医不孕不育的学术研究进入繁荣期。例如结合中医“种子必先调经”，“两精相搏，故有子”等理论，现代中医名家罗元恺、刘敏如、孙宁铨等参考西医神经内分泌的下丘脑 - 垂体 - 卵巢轴，创造性地提出了脑 - 肾气 - 天癸 - 冲任 - 胞宫轴学说，开展了“补肾对生殖轴影响”的研究，肯定了补肾对促进卵泡成熟、排出，调节神经内分泌、免疫等方面的作用，为调节月经、治疗不孕等方面提供了依据。结合生殖内分泌和卵泡生长发育规律提出了中药调周疗法，根据现代著名中医妇科学家夏桂成的临床经验，有四期、五期、七期调经法，在行经期以活血化瘀为主，经后期以补肾、填精为主，排卵期补肾通络以促排卵，经前期以养血活血、疏肝为主以助受孕。连方结合对辅助生殖技术中卵泡发育规律的详细观察，创新性地提出了“八期理论”（月经期、经后早期、经后中期、经后晚期、排卵期、经前早期、经前中期、经前晚期）以及各期的生理特点及治疗用药，在此基础上，提出了辅助生殖技术中的中医周期疗法及具体应用。

中医发展（国医大师刘敏如）

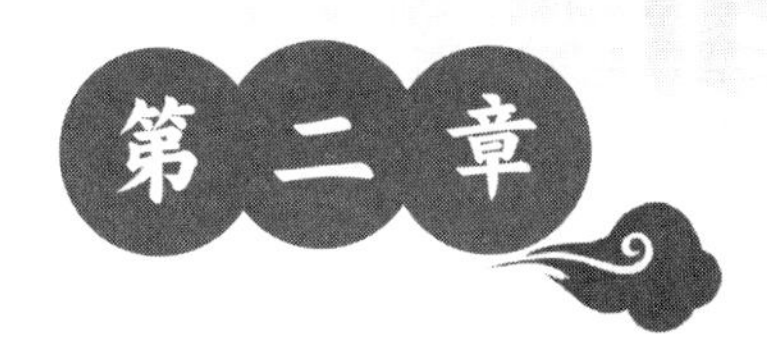

中医不孕与不育基础理论

第一节　女性生殖生理

女性生殖生理包括月经、带下、妊娠、产育和哺乳(图 2-1)。

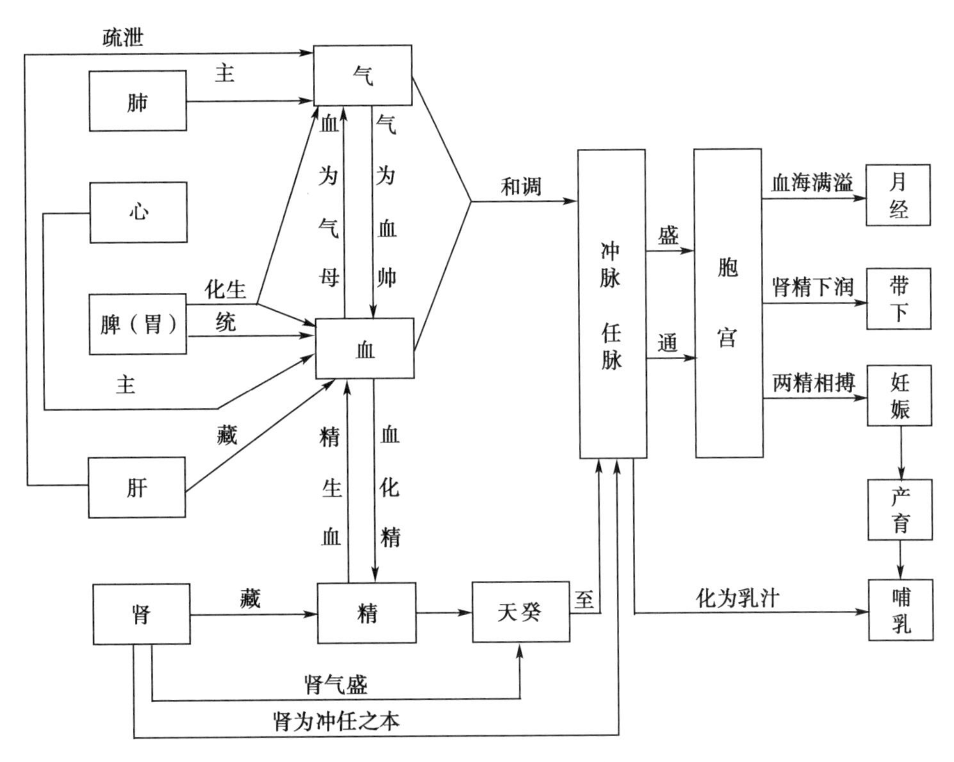

图 2-1　女性生殖生理特点

《素问·上古天真论》中以七年为期,阐述了女性的生长、发育、生殖乃至衰老的生命过程。即从青春期的发育,到月经初潮、育龄早期和育龄晚期、绝经前期、绝经期的发展变化过程。

一、月经生理

月经初潮，是女性重要的生理现象，是青春期开始的标志，也是开始具备生育能力的表征。《素问·上古天真论》指出："女子七岁，肾气盛，齿更发长；二七而天癸至，任脉通，太冲脉盛，月事以时下，故有子。"

月经系子宫定期出血的生理现象。以一个阴历月为一个周期，经常不变，信而有期，如同月相之盈亏，故称为月经，又称"月事""月汛""月水"。李时珍在《本草纲目·妇人经水》指出："女子，阴类也。以血为主。其血上应太阴，下应海潮。月有盈亏，潮有朝夕，月事一月一行，与之相符。故谓之月信、月水、月经。"

（一）月经的生理现象

1. 初潮　第一次月经来潮称为"初潮"。一般初潮年龄在 12~14 岁之间，可因地域、气候、营养等因素的影响而有差异，可以早至 11 岁，或迟至 16 岁。

2. 周期　即月经的节律。出血的第 1 天为月经周期的开始，两次月经第 1 天的间隔时间为一个月经周期。一般为 28~30 天。

3. 经期　即月经的持续时间。正常为 3~7 天。

4. 经量　即每次月经的出血量。一般为 30~100ml。通常在经期第 1~3 天经量较多。但月经量难以准确测量，一般以月经垫的用量粗略估计。

5. 经色　月经颜色为暗红，初时较浅，量多时经色加深，将净时渐淡。

6. 经质　月经血的特点是不凝固，无血块，无臭气。

7. 经期症状　月经期间一般无特殊症状。部分女子在经前或经期可出现轻微的小腹胀、腰酸、乳胀，或情绪不稳定，经后自然缓解，一般不影响其生活、学习和工作。

8. 绝经　通常在 45~55 岁月经自然停止，称为绝经。以停经 1 年以上的最后一次月经为标志。绝经后一般不具备生育能力。绝经的平均年龄为 49 岁。受体质、营养等因素的影响，也可早至 40 岁或晚至 57 岁。

（二）生理性停经与特殊月经现象

1. 生理性停经

（1）青春期停经：在月经初潮后 1~2 年内，部分少女由于身体发育尚未完善，月经周期尚未建立，月经或提前，或推后，或量多如注，或点滴而下，甚或停闭数月。一般可逐渐形成正常的周期。但需注意详细了解其病史、是否有性生活等情况，须排除妊娠或其他疾病所致的月经停闭。

（2）妊娠期停经：育龄期妇女，妊娠的首要表现就是月经停闭。但个别妇女在妊娠早期会出现按月经周期有少量出血而无损于胎儿的生理现象，称之为"激经"，又称"盛胎""垢胎"。

（3）哺乳期停经：哺乳期可无月经来潮。但部分哺乳期妇女会很快恢复月经周期，仅表现为经量较少或周期不规则。

（4）绝经前停经：在绝经前 1~3 年，也会出现月经周期的紊乱，或停经数月。故绝经是以月经停闭1年以上为判断标准。

2. 特殊的月经现象　定期两月一至者，称为“并月”；三月一至者，称为“居经”或“季经”；一年一至者，称为“避年”；终身不行经而能受孕者，称为“暗经”。晋朝王叔和《脉经》中已有并月、居经、避年的记载。其后《诸病源候论》《本草纲目》中也有论及，均认为是月经的异常表现。而《医宗金鉴》则认为并月、居经、避年为月经之常。在临床上，应以生育能力是否正常为主要依据，结合局部和全身情况，判断其是否属于病态。

（三）月经的产生与调节

月经的产生，是肾、天癸、冲任、胞宫相互调节，并在全身脏腑、经络、气血的协调作用下，胞宫定期藏泻的结果。在月经周期中，阴阳气血有规律地消长，形成周期性变化。

1. 肾　肾主封藏，为藏精之脏，为先天之本、元气之根，元阴、元阳之宅。女子到七岁左右，脏腑渐充，肾气乃盛，生长发育较快。后天之精不断充养先天之精。天癸属于元阴，藏之于肾，到了二七之年，天癸渐趋充盛，乃至促使冲任二脉通盛，月经初潮。《傅青主女科》云：“经水出诸肾。”肾在月经产生的过程中起主导作用。

2. 天癸　天癸源于先天，藏于肾，具有促进人体生长、发育和生殖的作用。在肾气的推动下，天癸趋于成熟，并在二七之年开始发挥作用，使任通冲盛，气血下注胞宫，血海充盈，由满而溢，因而有月经来潮。到49岁左右，天癸渐竭，则月经亦随之停止来潮。

3. 冲任二脉　冲脉、任脉属奇经。与督脉皆起于胞中，一源而三歧。在天癸的作用下，冲脉广聚脏腑之气血，任脉所司之精、血趋于旺盛，并下注于胞宫，使月经来潮。

4. 胞宫　胞宫即女子胞、子宫，属于奇恒之腑，主月经与孕育，具有定期藏泻的功能。

月经的周期调节受阴阳、气血、脏腑的影响。把一个月经周期划分为4个阶段，即月经期、经后期（早、中、晚三期）、经间期和经前期（早、中、晚三期）。在不同的阶段，阴阳气血的消长有如潮水之涨落、月相之盈亏，呈现出太阴月节律。

月经期血室正开，经血下泻。在阳气的推动下，血海由满而溢，胞宫泻而不藏。

经后期血室已闭，胞宫藏而不泻。由于经血下泻后，子宫胞脉相对空虚，阴血相对不足，通过肾之封藏蓄养阴精，使阴血渐长。

经间期是由阴转阳的转化期。通过经后期的蓄养，使阴精渐充，冲任气血旺盛，达到重阴状态，重阴必阳，在阳气的鼓动下出现氤氲之候。此为孕育之“的候”，又称“真机期”。

经前期是阳长之时。阴阳转化之后，出现阳长阴消状态，为育胎做好准备，如真机期阴阳交媾，胎元已结，则藏而不泻，内育胎元。如未结胞胎，孕育未成，则血室重开，经血下泻，进入下一个周期。

如此循环往复，周而复始，阴阳气血周期性地消长转化，胞宫定期藏泻，形成既有整体性又有阶段性特点的节律变化，维持女性生殖功能。

二、带下生理

生理性带下系指女子从阴道排出的阴液，俗称白带。“带下”一词，还有广义的概念。《素问·骨空论》曰：“任脉为病，男子内结七疝，女子带下瘕聚。”又如《史记·扁鹊仓公列传》云扁鹊“过邯郸，闻贵妇人，即为带下医”。在古代，带下泛指带脉以下之疾，即经带之疾，包括妇女经、带、胎、产、杂病。后世狭义的带下概念，如《沈氏女科辑要·带下》引王孟英按：“带下，女子生而即有，津津常润，本非病也。”是生理性带下，即润泽女性阴道、阴户之阴液。

（一）带下的生理特点

生理性带下是润泽于阴道和阴户的阴液，无色透明，黏而不稠，无特殊气味。有时略呈白色，故称白带。健康女性在月经初潮后开始分泌带下，其量不多，不致外渗，在经前、经间期和妊娠早期，其量稍有增加，绝经后明显减少。带下对阴道和阴户起到濡润和充养的作用，并能抵御病邪的入侵。当外邪直中阴中，或侵袭胞宫、胞络，可出现带下异常。

（二）带下的周期性变化

带下为津液中的一种，由肾精所化生，是肾精下润之液。《素问·逆调论》云：“肾者水脏，主津液。”《灵枢·五癃津液别》指出：“五谷之津液和合而为膏者，内渗入于骨空，补益脑髓，而下流于阴股。”《景岳全书·妇人规》云：“盖白带出于胞中，精之余也。”

带下的产生是以肾气盛、天癸至、冲任二脉充盛为前提。肾精充盛，在肾气和天癸的作用下，带下由任脉所司，达于胞中，经督脉的温化、带脉的约束，适量溢于阴道和阴户，以润泽前阴孔窍，并有助于阴阳交媾，两精相搏。

带下的质量随着月经周期的变化而有周期性的改变。《血证论·崩带》说：“盖带脉下系胞宫，中束人身，居身之中央，属于脾经。脾经土气冲和，则带脉宁洁，而胞中之水清和。是以行经三日后，即有胞水，黄明如金，是肾中天癸之水，得带脉脾土之制，而见黄润之色，乃种子之的候，无病之月信也。”说明在月经周期中，有几天带下明显增多，是阴阳转化之时，有利于受孕的征兆。而绝经以后，由于肾气渐衰，肾精亏虚，天癸已竭，带下明显减少，致使阴道干涩。

带下是脏腑、经络、津液协调作用于胞宫的生理现象。带下由津液所化，受肾气封藏，经脾气转输运化，肝气疏泄，任脉主司，带脉约束，布露于子宫，润泽于阴中，并受阴阳气血消长的影响，而有周期性变化。

三、孕育生理

孕育，包括妊娠与产育，是女性生殖的重要功能。女性从二七之年（青春期）开始具备生育能力。而最佳生育年龄是三七至四七之年（21~28岁）。《素问·上古天真论》指出：女子“三七，肾气平均，故真牙生而长极；四七，筋骨坚，发长极，身体盛壮。”从五七（35岁）开始，则生育能力逐渐下降。

妊娠，指从受孕至分娩的过程。《黄帝内经》有“妊子”“怀子”“有子”“重身”等名称；《金匮要略》始称“妊娠”。后世医著亦有“怀娠”“怀孕”“有躯”等称。妊娠全过程为10个妊娠月。《备急千金要方·妇人方》云：“妊娠一月始胚，二月始膏，三月始胞，四月形体成，五月能动，六月筋骨立，七月毛发生，八月脏腑具，九月谷气入胃，十月诸神备，日满即产矣。”当时对于胎元发育的过程已有细致的观察与描述。

一般每次妊娠育一胎。若一孕二胎者称“双胎”或“骈胎”，一孕三胎者称“品胎”。

（一）妊娠机理

《周易·系辞》曰：“天地氤氲，万物化醇，男女媾精，万物化生。”这是对于生命起源的最早论述。《灵枢·本神》说：“两精相搏谓之神。”两精，指男女双方生殖之精。神，指具有生机之生命体。两精结合而成胎元，继而演化成形神具备的胎儿。《灵枢·决气》说：“两神相搏，合而成形，常先身生是谓精。”这里又提出了“先天之精”的概念。《灵枢·经脉》云：“人始生，先成精，精成而后脑髓生，骨为干，脉为营，筋为刚，肉为墙，皮肤坚而毛发长。”

妊娠的前提是男女双方肾气充盛，天癸成熟，冲任二脉功能协调；女子胞宫藏泻有期，月经有规律地来潮，胞脉、胞络通畅。南齐褚澄《褚氏遗书·问子》指出：“合男女必当其年。男虽十六而精通，必三十而娶；女虽十四而天癸至，必二十而嫁，皆欲阴阳完实，然后交而孕，孕而育，育而为子，坚壮强寿。”

妊娠的条件是生殖之精正常，《女科正宗·广嗣总论》说：“男精壮而女经调，有子之道也。”男子亦必须有正常的生殖功能，“精气溢泻”，达到“男精壮”。“女经调”则包括月经周期、经量、经色、经质正常。经间期阴阳顺利转化，两精可以相搏。

受孕需要适合的时机。明代袁黄《祈嗣真诠·知时》篇说“凡妇人一月经行一度，必有一日细缊之候，于一时辰间……此的候也……顺而施之，则成胎矣。”妇女每个月经周期有一日一时为“氤氲之候”，又称“真机”“的候”，是最佳受孕时机。

（二）妊娠的生理现象

妇女怀孕以后，身体会发生一系列生理性的变化。

1. 停经　月经正常的育龄期妇女，有正常性生活，月经停止来潮，往往是妊娠的第一个征兆。这是阴血下聚于胞宫以养胎，子宫藏而不泻的标志。

2. 早孕反应　一部分孕妇会在妊娠早期出现一些症状，如晨起恶心欲吐、厌食、择食、嗜酸、倦怠、头晕等，均属于正常的妊娠反应，一般不影响生活和工作，在妊娠12周以后自然消失。

3. 妊娠脉　妊娠后，寸口脉六脉平和，滑疾流利，尤以尺脉按之不绝为特征。《素问·阴阳别论》指出：“阴搏阳别，谓之有子。”《脉经·平妊娠分别男女将产诸证》说：“尺中肾脉也，尺中之脉，按之不绝，法妊娠也。”因尺脉属肾，胞络系于肾，妊娠后肾气旺盛，故诊尺脉按之不绝。

但早孕妇女的脉象受体质、疾病等影响，不是每个孕妇都表现出明显的滑脉；早孕反应也不是一定会出现。故临证时绝不能单凭脉象和早孕反应来诊断妊娠，应结合妊娠试验等相关检查以明确诊断。

4. 乳房变化　妊娠后乳房会增大隆起，乳头乳晕着色。《生生宝录》说："妇人乳头转黑，乳根渐大，则是胎矣"。

5. 子宫增大　妊娠 6 周以后，双合诊可扪及子宫增大、变软，尤以子宫峡部为著，宫颈着色（呈紫蓝色）。妊娠 12 周以后，可在小腹部扪及增大的子宫。

6. 腹部膨隆　妊娠4~5个月后，小腹逐渐膨隆。妊娠36周，宫底可达剑突下二横指。

7. 胎动胎心　妊娠 5 个月后，可用听诊器在孕妇腹部听到胎心音，孕妇自觉有胎动。

8. 胎位胎体　中、晚期妊娠，可通过腹部视诊和触诊判断胎头、胎体，确定胎位。

此外，孕妇还可出现带下增多、尿频、便秘，以及面部褐色斑（妊娠斑）、腹壁妊娠纹等生理性变化。

（三）产育生理

产育包括分娩、产褥和哺乳。妊娠足月，发育成熟的胎儿和胎衣从母体娩出的过程，称为分娩。孕期从末次月经第一天算起，以 28 天为一个妊娠月，约 280 天。明代李梴《医学入门·胎前》云："气血充实，则可保十月分娩。"《妇婴新说》云："分娩之期，或早或迟……大约自受胎之日计算，应以二百八十日为准，每与第十次经期暗合也"。

预产期的计算是以末次月经第一天的日期为基数，月数加 9（或减 3），日数加 7（阴历则加 14），得出的年月日即为预产期。在预产期前后 14 天内分娩亦属正常范围。

1. 临产　妊娠足月临产，古称"临盆"，其征兆主要是：胎先露进入骨盆，故胎位下移，有释重感。《胎产心法·临产须知十四则》云："临产自有先兆，须知凡孕妇临产，或半月数日前，胚胎必下垂，小便多频数。"

有些孕妇在临产前可出现一些疑似临产现象，应注意辨析。如妊娠八九月时，出现腹中痛，可自行缓解者，称为"试胎"，或称"试月"。如妊娠月数已足，腹痛或作或止而腰不坠痛者，称为"弄胎"。均非真正的临产先兆，宜安心静待，不必慌张。《景岳全书·妇人规》云："凡孕妇临月，忽然腹痛，或作或止，或一二日或三五日，胎水少来，但腹痛不密者，名曰弄胎，非当产也；又有一月前，或半月前，忽然腹痛如欲产而不产者，名曰试月，亦非产也……但当宽心候时可也。"

2. 分娩　分娩，又称正产。《十产论·妇人临产门》指出："妇人怀胎十月，阴阳气足，忽腰腹作阵疼痛，相次胎气顿陷，至于脐腹痛极，乃至腰间重痛，谷道挺迸继之。浆破血出，儿子遂生，名曰正产。"分娩的全过程约半日，即 12 小时左右。

（1）见红：临产时，阴道有少量血性黏液排出，俗称"见红"。

（2）阵痛：腰腹阵阵作痛，小腹坠胀而有便意。阵痛的持续时间渐长、间隔时间渐短，子门渐开。

（3）离经脉：临产时脉象会有变化，称为离经脉。《脉经·平妊娠分别男女将产诸证》指出："妇人怀娠离经，其脉浮，设腹痛引腰脊，为今欲生也。"《景岳全书·妇人规》则说："试捏产母手中指本节跳动，即当产也。"还有医者认为是脉象迟数的变化，即脉搏的次数明显加快或变缓。《产孕集》云："尺脉转急，如切绳转珠者，欲产也。"离经脉对于判断产程进展有一定参考意义。

（4）子门开：子门开全，则胞衣破，浆水出。此时产妇应随着阵痛屏气用力，娩出胎儿，约半小时后娩出胎衣。

影响分娩的因素包括产力、产道、胎儿和产妇的精神心理。各方面因素协调，则可以顺利度过自然分娩的过程。若产妇体质虚弱，或临产失于调护，或精神紧张、焦虑恐惧，可使子宫收缩乏力，或子宫收缩不协调，导致难产。若产道狭窄，或胎儿过大，或胎位异常，亦可影响产程进展。故产前应充分估计产力、产道、胎儿的情况，对产妇进行宣教，减少难产的发生。在影响分娩的诸因素中，产道和胎儿异常一般可以在产前检查中发现，如先天性产道狭窄、胎儿过大、胎位异常、畸形或连体胎儿等，应及时处理，进行手术助产或剖宫产。

3. 产褥　分娩后，产妇的脏腑、气血与胞宫逐渐恢复到正常未孕状态的一段时期称为产褥期。一般需要 6 周。产后第一周称为“新产后”。产后 1 个月为“小满月”；产后百日为“大满月”。

（1）新产后：产后 7 天内，由于分娩时的体力消耗和产创出血，阴血骤虚，阳气易浮。故产后 1~2 天，可出现微热、自汗、恶风等症状，这是由于元气虚弱，卫阳不固，易感风寒。

（2）恶露：分娩后，子宫内的余血浊液经阴道排出，称为“恶露”。恶露初为暗红色或鲜红色的血性恶露，3~7 天后转为淡红色的浆性恶露，产后 14 天以后转为白色恶露。一般持续 4~6 周。血性恶露一般不超过 10 天。

（3）子宫复旧：产后子宫收缩，可有小腹阵痛，尤以哺乳时较为明显，称为“产后痛”或“后阵痛”。产后 1 周内应注意检查宫底高度下降的情况。若子宫复旧不良，常伴有恶露增多或持续时间延长等情况。

4. 哺乳　正常分娩者，新产后开始有少量乳汁分泌，一般产后半小时即可开始哺乳。产后早哺乳有利于子宫复旧，减少产后出血。

母乳是婴儿最理想的天然食品，尤其是新产后 7 天内所分泌的初乳，呈淡黄色，质较稠，含有较多的蛋白质和免疫球蛋白，可增强新生儿的抗病能力。产妇每天的泌乳量可达 1 000~3 000ml，6 个月后逐渐减少。

乳汁的分泌受到体质、营养、情志等因素的影响。哺乳期妇女应保持精神舒畅，营养均衡，睡眠充足，并注意清洁乳房，避免感染。

哺乳期以 6~10 个月为宜，应适时添加辅食和适时断乳。

（罗颂平）

第二节　男性生殖生理

中医学对男性生殖生理的认识历史悠久，记载丰富，形成了独具特色的中医理论体系，此理论对于中医男科学的发展具有非常重要的学术及临床价值。一般认为男性的生殖器官主要包括阴茎、阴囊、睾丸、精室、子系等，主要具有生精、藏精、排精、种子等生理功能。男性通过其特有的生殖功能体现其自身的生理特点，并贯穿于生长壮老已的各阶段，因此必须用联系的、发展的、动态的观点来看待男性的生殖生理功能。

一、生理特点

中医学认为肾主生殖，因此对男性生理功能的认识多从肾脏的生理功能为切入点进行阐释和论述。早在《黄帝内经》时就对男性的生理功能及特点有了较为深刻的认识，如《素问·上古天真论》载："丈夫八岁，肾气实，发长齿更；二八，肾气盛，天癸至，精气溢泻，阴阳合，故能有子；三八，肾气平均，筋骨劲强，故真牙生而长极；四八，筋骨隆盛，肌肉满壮；五八，肾气衰，发堕齿槁；六八，阳气衰竭于上，面焦，发鬓颁白；七八，肝气衰，筋不能动；八八，天癸竭，精少，肾脏衰，形体皆极，则齿发去。肾者主水，受五脏六腑之精而藏之，故五脏盛乃能泻。今五脏皆衰，筋骨解堕，天癸尽矣。故发鬓白，身体重，行步不正，而无子耳。帝曰：有其年已老而有子者，何也？岐伯曰：此其天寿过度，气脉常通，而肾气有余也。此虽有子，男不过尽八八……而天地之精气皆竭矣。"又如《素问·六节藏象论》载"肾者主蛰，封藏之本，精之处也"，说明古人早已认识到男子的生育能力取决于肾中精气的强弱和天癸的盈亏，提出了以肾为中心的生殖观。《难经·三十六难》亦云："命门者，诸精神之所舍，原气之所系也。"这些记载说明了肾与精气及原气的关系，间接地支持了肾在生殖中的意义；而精气的盛衰又取决于肾中阴阳两大物质能否保持平衡。如《素问·生气通天论》中所说："阴平阳秘，精神乃治，阴阳离决，精气乃绝。"这些记载均强调了肾对于男性生殖能力的重要性。而肾气的盛衰与天癸的至竭密切相关。天癸是促进男性机体生长发育、维护生殖功能正常及生精种子的精微物质。天癸的产生、成熟、衰竭及量的多少与肾中精气息息相关。

综上可知，肾为先天之本，主藏生殖之精，其功能的正常与否直接关系到生殖功能是否正常，肾气的"实、盛、衰"等机体状态直接关乎天癸的"至、竭、尽"的生理现象。肾气与天癸决定了精之"溢、泻、少"，进而影响男性生殖功能。因此在男性生殖功能中要特别重视肾气、天癸、精的重要作用。

（一）肾气

中医学认为肾中精气是机体生命活动的根本物质基础，对机体各种生理活动均起着极为重要的作用，故肾被看作先天之本。肾作为先天之本的最突出特征便是"肾主生殖"这一生理功能的发挥，人体的生殖功能主要包括两个方面，即性功能和生殖能力。男性的生长、发育及生殖，皆和肾气盛衰息息相关。从幼年起，肾气开始充盛，男性步入生长、发育的初始阶段，在七八岁时，由于肾气的逐渐充实，出现了齿更发长的生理变化。到了青年时期，肾中精气更加充盛，开始出现精气溢泻的生理特征，具备了性功能和生殖能力。壮年时期身体强壮，筋骨坚强，精神饱满。中年后，由于肾气开始衰减，机体功能逐步衰退。步入老年，身体功能衰减明显，发白齿动，筋骨解堕，性功能和生殖功能基本丧失。由此可见男性的生长发育以及生精、种子等生殖功能均与肾气密切相关，若肾气不充，则天癸迟至或天癸早竭，天癸迟至则生殖功能不得成熟，天癸早竭则生殖功能过早衰退，严重者甚至影响到男性生长发育生殖的各个阶段。在幼年期，若肾气不足，则可致生长、发育迟缓，甚至智力低下，出现五迟、五软等疾病；在成年期，若肾气亏损，则身体功能减退，并出现性功能障碍、生殖功能衰退，严重者出现不育等疾病。

（二）天癸

天癸是肾中精气充盈到一定程度时产生的具有促进人体生殖器官发育成熟，并维持生殖功能的一种精微物质，其具有促进机体性腺发育成熟和维持生殖功能两大基本功能。天癸之义，天是言其来源于先天，乃天真之气，真元之气，分而解之则称之为真气或元气；癸是言其本质属天干中的癸水，有阳中之阴的意思。《类经·藏象类》曾记载："夫癸者，天之水，干名也……故天癸者，言天一之阴气耳。"天癸虽源于肾精，却不等同于肾精。男性出生之始，肾中精气尚未充实，天癸未生，此时肾中精气主要发挥促进人体生长发育的作用，因而人尚未具备生殖功能。男性步入青春期后，此时肾精充盛，天癸始至，精气溢泻，开始具备了生殖功能。而老年时期，肾中精气衰减，天癸随之衰减，以至枯竭，生殖功能亦随之衰减以至丧失。因此肾主生殖这一生理功能是以天癸的生理功能为表现形式，而天癸生理功能的发挥则以肾的生理功能为基础。

（三）精

肾藏精，肾精是人体生长发育的最基本物质，其一方面来源于先天之精，另一方面来源于五脏六腑所化生的后天之精。而且肾精也是促进机体生殖功能的最基础物质，其使机体生殖功能逐步成熟并得以发挥作用。其中生殖之精的生成、储藏与排泻是男性特有的生理特点之一。生殖之精的生成以先天之精为基础，并得到后天之精的不断补充。先天之精与后天之精关系密切，相辅相成，两者互相依存，相互补充，进而保证生殖之精的化生与充盛。而生殖之精的储藏主要依赖于肾的闭藏功能。正是由于肾的封藏固摄作用，使体内的精微物质得以濡养五脏六腑、四肢百骸，维持机体功能，同时也为男性性功能和生殖功能的发挥提供物质基础。由于生殖之精的持续产生以至充盛，故通过性活动适度施泻，发挥其特有的生理功能。

总之中医学认为肾藏精主生殖，男性生理功能是以肾脏功能的正常为前提的。肾主宰着男性生长、发育、衰老过程和生殖活动，其生理功能的发挥主要依赖肾气、天癸和生殖之精。三者既息息相关，协同为用，又各具其能，不可偏废。

二、男性生殖器官

中医学将男性生殖器官统称为阴器或阴，此处的阴器或阴在中医古籍中一般有两种含义，从广义来说，其代指整个生殖器官；从狭义来说，其代指生殖器官的某一具体部位。男性生殖器官主要包括阴茎、阴囊、睾丸、精室、子系等，现分述如下：

（一）阴茎

阴茎的主要生理功能是排尿、射精及性交，正如《灵枢·刺节真邪》所载"阴精之候，津液之道也"。古代医籍中简称茎，又名玉茎、宗筋、茎物、阳物、阳事、溺茎等，如《儒门事亲·疝本肝经宜通勿塞论》载"睾丸，囊中之丸，虽主外肾，非厥阴环而引之，则玉茎无由伸缩”，《素问·厥论》载“前阴者，宗筋之所聚，太阴阳明之所合也”，《外科正宗·下疳》载“男为房术所伤，蕴毒所致，初起阳物痒痛……不时兴举”，《医林改错·痹症有瘀血说》载“黄芪甘草汤治老年人溺尿，玉茎痛如刀割，不论年深日久，立效”等等。阴茎主要由龟头（阴茎头）和阴茎构成，龟头古代医籍中称为阴头，如《金匮要略·血痹虚劳病脉证并治》载“夫失精家，少腹弦急，阴头寒……”等。龟头中间开口处是前尿道口，为精液和尿液排出的外口，古代医籍称为马口。而男性尿道，古代医籍中称之为溺道、水道、精道等，如《医述·六经正义》载“自腹至两肾及膀胱溺道，为少阴地面……”等。

阴茎在生理结构上与肝肾等脏腑密切相关，如《灵枢·经脉》载肝足厥阴之脉“循股阴，入毛中，过阴器，抵小腹”，足厥阴之别“名曰蠡沟……其别者，径胫上睾，结于茎”。又《灵枢·经筋》载足厥阴之筋“上循阴股，结于阴器，络诸筋”。又《灵枢·经筋》云“足少阴之筋……而上循阴股，结于阴器”，《素问·金匮真言论》云“入通于肾，开窍于二阴”，肾之筋结于阴器，且肾开窍于前后阴。且其病理变化亦与肝肾功能密切相关，如《广嗣纪要·协期》载：“三至者，谓阳道奋昂而振者，肝气至也……坚劲而久者，肾气至也……若痿而不举者，肝气未至也，肝气未至而强合，则伤其筋，其精流滴而不射也……坚而不久者，肾气未至也，肾气未至而强合，则伤其骨，其精不出，虽出亦少矣。”指出了阴茎萎软不用，即阳痿的发病机理。当然如果是排尿、射精及性交等方面出现异常，中医论治除了考虑阴茎本身所涉及的脏腑外，还要注意旁涉之脏，如排尿异常，除肝肾外，还可涉及脾、膀胱、小肠、三焦等脏腑；射精异常，除肝肾外，还可涉及心、肺、脾、精室等；性交异常，除肝肾外，还可涉及心、脾、胆等，故当知其常，达其变，随证治之。

（二）阴囊

阴囊，中医古籍中称其为囊或垂，如《素问·热论》载“厥阴脉循阴器而络于肝，故烦满而囊缩”，“厥阴病衰，囊纵”。所谓囊者，言其形也，其形者似囊而纳物；所谓垂着，言其势也，其势垂于下阴。

阴囊由多层组织构成，自外向内分别为皮肤、肉膜、包被睾丸和精索的被膜，是保护睾丸的重要组织，而且阴囊上有很多皱褶，收缩和扩张性较大，可以根据环境调节睾丸周围的温度，有利于睾丸产生精子。中医学认为阴囊生理功能与肝、脾、肾功能密切相关，故临床治疗阴囊疾病可主要从肝、脾、肾三个角度论治。

（三）睾丸

睾丸，中医古籍中称其为肾子或外肾，如《疮疡全书·阴囊毒》云：“阴囊上肿而痛……肾子悬挂。”其位于阴囊内，左右各一，为微扁的椭圆形，表面光滑，分内、外侧两面，前、后两缘和上、下两端。其前缘游离；后缘有血管、神经和淋巴管出入，并与附睾和输精管的睾丸部相接触。上端和后缘为附睾头贴附，下端游离。外侧面较隆凸，内侧面较平坦。

中医学认为其随着肾中精气的充盛而生长发育，至老年时随着肾中精气的衰减而萎缩变小。其主要功能是产生精子和分泌雄性激素（睾酮），古代医家对其生理功能的认识已经相当深刻，如《广嗣纪要》载男子“乏其后嗣”的五种病，其中一种为“犍”，即

“外肾只有一子，或全无者”，这种病实际上就是无睾症或独睾症，是导致精子产生障碍的主要原因。中医学认为睾丸的生理功能与肝、脾、肾功能密切相关，故临床治疗本系统疾病亦可主要从肝、脾、肾三个角度论治。

（四）精室

精室，又称为男子胞，相当于附睾、精囊和前列腺等器官的统称，如《中西汇通医经精义》载“女子之胞，男子为精室”，又《类经》载“胞，子宫也，在男子则为精室”等。关于其解剖位置，《类经附翼·求正录》载其居“直肠之前，膀胱之后，当关元、气海之间”，《云笈七签·诸家气法部》载其“正对脐第十九椎，两脊相夹脊中空处，膀胱下近脊是也，名曰命蒂……亦曰精室”等，以上文献反映了古代医家对其解剖位置的初步认识。

中医学认为精室具有化生和贮藏精子等功能，与男性生殖功能密切相关。如《中西汇通医经精义》载其“乃气血交会，化精成胎之所，最为紧要”，《医学衷中参西录·治女科方》则认为精室为“生精之处”及“化精之所”。故精室依据其生理功能特性可归属于中医学“奇恒之腑”的范畴，生理特性为“亦藏亦泻”，所谓亦藏亦泻者，非独藏而不泻，亦非独泻而不藏，而主要是在肾之闭藏、肝之疏泄的协同作用下，其开启与闭藏、盈满与溢泻维系于动态平衡之中，从而发挥其生理功能。故临床论治本病当注重从肝肾等脏腑着手，补泻兼施。

（五）子系

子系，又名子之系、睾系、阴筋。如《灵枢·四时气》载：“邪在小肠者，连睾系，属于脊。”《医门法律·胀病论》载：“凡治水肿病，痛引阴筋，卒然无救。”所谓子系，子即肾子，系为悬挂维系之意，也作系带讲。古人认为，睾丸系带是由“筋”组成的柔软的束状组织。从现代解剖来看，子系相当于精索、输精管等组织。

所以子系既能维系睾丸的位置，又能濡养睾丸，且为输精之通道。中医学认为子系生理功能的发挥与肝、脾、肾等脏腑密切相关，故临床治疗本系统疾病可从肝、脾、肾等脏腑论治。

第三节　中医学受孕机理

受孕是妊娠的开始，中医学对人类生殖生育进行了长期大量的研究，逐渐形成了中医学生殖受孕的理论体系。

一、受孕基础

《素问·上古天真论》指出：“女子七岁，肾气盛，齿更发长；二七而天癸至，任脉通，太冲脉盛，月事以时下，故有子……七七，任脉虚，太冲脉衰少，天癸竭，地道不通，故形坏而无子也。丈夫八岁，肾气实，发长齿更；二八，肾气盛，天癸至，精气溢泻，阴阳和，故能有子……七八，肝气衰，筋不能动，天癸竭，精少，肾脏衰，形体皆极；八八，则齿发去。肾者主水，受五脏六腑之精而藏之，故五脏盛乃能泻。今五脏皆衰，筋骨解堕，天癸尽矣，故发鬓白，身体重，行步不正，而无子耳。”可见女子月经来潮、男子精气溢泻是生殖功能成熟的标志。受孕基础包括脏腑功能正常、天癸成熟泌至、冲任督脉通盛、气血充足调和、男女生殖器官（胞宫、精室）形态及功能正常。

（一）脏腑功能正常

肾主导了生殖生理活动的全过程，五脏六腑为肾主生殖提供精血等物质基础。肾是脏腑功能中最重要的器官。

1. 肾　肾藏精，主生殖。《素问·六节藏象论》曰："肾者主蛰，封藏之本，精之处也。"精是构成人体的基本物质，也是生殖的基础。藏精是肾主生殖的基础。肾所藏之精包括先天之精和后天之精。《灵枢·经脉》云："人始生，先成精。"先天之精禀受于父母，与生俱来，是构成人体的原始物质。"两神相搏，合而成形，常先身生，是谓精"（《灵枢·决气》）、"精合而形始成"（《景岳全书·小儿补肾论》）。肾精对人类的生殖生理功能发挥着重要的作用，包括机体发育成熟后男精女卵的发育及成熟。精化血，"精满则子宫易于摄精，血足则子宫易于容物"（《傅青主女科》），"胞络者，系于肾"（《素问·奇病论》），肾精直接为胞宫的行经、胎孕提供物质基础。

肾精所化之气谓之肾气。男女发育到一定时期，肾精充足，肾气旺盛，天癸泌至，女子任通冲盛，气血调畅，月经来潮，并具有产生优质卵子和孕育胎儿的能力；男子精气溢泻，阴阳和，故能有子。

2. 肝　肝藏血（《灵枢·本神》），主疏泄。宗筋为肝所主，肝的经脉绕阴器，抵少腹。脏腑化生之血，除营养周身外，其有余部分贮藏于肝，在女子肝将有余之血下注冲脉、胞宫，为孕育提供物质基础，已孕则养胎，未孕则溢泻而为月经；在男子肝将有余之血下注外肾，以完成性事等生殖功能。肝的疏泄功能正常，气机调畅，可使有余之血顺利下注冲任胞宫，月经按时来潮，阴窍得以润泽，利于求子；有余之血顺利下注外肾，精关藏泻有度，泻精通畅应时。

3. 脾　脾主运化，生血统血，主升清阳。脾为后天之本，气血生化之源。《景岳全书·血证》曰："血……源源而来，生化于脾。"脾运化的水谷精微是生成血液的主要物质基础。脾的运化功能正常，水谷精微则源源不断地化生，由脾上输于心肺，化生血液。因此脾运化水谷的功能正常，则气血生化有源，为胞宫行经、受孕、纳胎奠定物质基础；为外肾性功能和生殖功能提供营养和保障。

4. 心　心主血脉，藏神。心主血脉包括心主血和主脉。心主血的作用包括心行血和心生血，即心有总管一身血液的运行和生成的作用；心主脉是指心与脉直接相连，把血液输送到各脏腑组织器官发挥营养作用，维持人体正常生命活动。《素问·评热病论》曰："胞脉者属心而络于胞中。"心通过胞脉把血液输送到胞宫，维持胞宫功能。《灵枢·九针论》曰："心藏神。"心主血藏神，内寄君火，人的各种欲望包括性欲均由心生。心神君火正常，则性欲、交合如常。清代王燕昌《王氏医存》云："夫妻各具元气，未交媾时，元气散布周身脉络中，曰无始；将媾则元气各禀心君之令，而初动生之机也，曰有始；及媾而元气各分注于脉络中，浑沦汤穆，曰无极；既泄而一施一受，氤氲含摄，阴阳未判，曰太极。由此团结完成，外生衣而内生形，胞络脉联，因母呼吸，而成动静，一阴一阳，渐具百骸，应月而产矣。"

《傅青主女科·种子门》云："盖胞胎居于心肾之间，且上系于心而下系于肾。"心肾通过精血互化营养胞宫，维持胞宫生殖功能；通过水火相交既济，推动子宫藏泻，维持阴阳气血平衡。

5. 肺　肺主气，司呼吸，朝百脉，主治节。《灵枢·营卫生会》云"人受气于谷，谷入于胃，以传与肺，五脏六腑，皆以受气，其清者为营，浊者为卫"，又云营气"泌糟粕，蒸津液，化其精微，上注于肺脉，乃化而为血"。全身的血液通过经脉汇聚于肺，通过肺的呼吸进行气体交换，再输布至全身，包括胞宫和外肾。张景岳《景岳全书·妇人规》云："女人以血为主，血旺则经调而子嗣。身体之盛衰，无不肇端于此。故治妇人之病，当以经血为先……是固心、脾、肝、肾四脏之病，而独于肺脏多不言及，不知血之行与不行，无不由气。"肺主治节功能正常，宣发肃降司职，则月经如期而至，经量正常。

（二）天癸成熟泌至

天癸，源于先天，藏之于肾，受后天水谷精微的滋养。人体发育到一定时期，肾气旺盛，肾中真阴不断得到充实，天癸逐渐成熟而泌至。《素问·上古天真论》描述女子二七、男子二八"天癸至"，则女子"月事以时下"，男子"精气溢泻"；"天癸竭"则女子"地道不通"，男子"精少"，而无子。揭示了天癸的"至"与"竭"由肾中精气盛衰主宰，直接参与男、女的生殖生理活动。如《女科经纶·嗣育门》云："序男女有子，本于天癸至，而肾气盛实之候也。"在天癸"至"与"竭"的过程中，人体发生了生、长、壮、老的变化。可见天癸是一种促进人体生长、发育和生殖的重要物质。

（三）冲任督脉通盛

《灵枢·五音五味》曰："冲脉、任脉皆起于胞中。上循背里，为经络之海。其浮而外者，循腹右上行，会于咽喉，别而络唇口。"张从正《儒门事亲》言："冲、任、督三脉，同起而异行，一源而三歧，皆络带脉……统于篡户，巡阴器，行廷孔、溺孔上端……以带脉束之。"李时珍在《奇经八脉考》中指出"督乃阳脉之海，其脉起于肾下胞中"，即冲、任、督三脉均起于胞中。有关"胞"的解释，张景岳《类经》曰："胞，子宫也，在男子则为精室，在女子则为血室。"明代吴昆《黄帝内经素问吴注》也指出："胞，阴胞也，在男子则为精室，在女子则为血室。"清代唐宗海《中西汇通医经精义》说："女子之胞，男子为精室。"古代许多医籍中，血室指子宫。如明代张景岳《类经附翼·求正录》曰："故子宫者……医家以冲任之脉盛于此，则月事以时下，故名之曰血室。"由此可知，"胞"，男女皆有，在女子则为子宫（胞宫），在男子即为精室。冲为血海，任脉为阴脉之海，督脉为阳脉之海。冲、任、督三脉功能正常，旺盛通达，才能将脏腑化生之精气血注于子宫（胞宫）、精室，完成受孕之功能。

（四）气血充足调和

《景岳全书·妇人规》指出："凡男女胎孕所由，总在血气。若血气和平壮盛者，无不孕育，育亦无不长。其有不能孕者，无非气血薄弱；育而不长者，无非根本不固。"气血充足是孕育的重要条件。《傅青主女科》指出:“精满则子宫易于摄精,血足则子宫易于容物,皆有子之道也。”气为血之帅,气能生血、行血、摄血;血为气之母,血能养气、载气。精能生血,血能化精。人体气血旺盛,运行通畅,则能化精养神,以成其孕,以养其胎;若气血不足或运行不畅,则可引起不孕不育。

(五)男女生殖器官形态及功能正常

精室与子宫均可称“胞”,均位居下焦。精室为男性内生殖器官,主要生理功能是生精、藏精、排精。《医学衷中参西录》认为精室是“生精之处”“化精之所”。子宫(胞宫)包括了女性内生殖器官,《素问·五脏别论》称之为“女子胞”,《灵枢·五色》称之为“子处”。其主要功能是产生并排出月经和孕育胎儿,其行经、蓄经、育胎、分娩,藏泻分明,各依其时,被称为“奇恒之腑”。精室与子宫均与冲、任、督、带关系密切,并借冲、任、督、带与全身脏腑相连。只有男女生 殖器官形态及功能正常,才能受孕成胎。

二、受孕机理

《易传·系辞下》指出:“天地氤氲,万物化醇。男女媾精,万物化生。”以男女之精所结合孕育成人,从而类比出万物之生皆由精所汇聚而成,科学地认识了生命的起源。《灵枢·经脉》说:“人始生,先成精”。《灵枢·决气》云:“两神相搏,合而成形,常先身生,是谓精”,《广嗣纪要·寡欲》指出:“夫男子以精为主,女子以血为主。阴精溢泻而不竭,阴血时下而不愆,阴阳交畅,精血合凝,胚胎结而生育蕃矣。”描绘了胎孕构成的生理过程。《素问·上古天真论》指出:“女子……二七而天癸至,任脉通,太冲脉盛,月事以时下,故有子。”“丈夫……二八,肾气盛,天癸至,精气溢泻,阴阳和,故能有子。”明确指出男女到一定年龄发育成熟后,肾气盛,天癸至,冲任通盛,男子精气溢泻,女子月经规律来潮,就有了孕育的功能。

受孕的机理是:肾气充盛,天癸成熟并泌至,冲、任、督脉通达旺盛、功能协调,精室、子宫形态及功能正常,男女两精相合,即可构成胎孕。在此过程中,肾为主导,藏精,主生殖;天癸是促成精、卵产生的重要物质;精、气、血是构成胎孕的基本物质;脏腑为气血生化之源,并借冲、任、督、带四脉与精室、子宫相通。

《女科正宗·广嗣总论》曰:“男精壮而女经调,有子之道也。”说明构成胎孕的必要条件是男女双方生殖之精正常。“男精壮”指男子生殖功能正常,“精气溢泻”;“女经调”指女子月经的周期、经期、经量、经色、经质正常,是有排卵的月经。

受孕须有适合的时机。明代袁黄在《祈嗣真诠·知时》篇中说“凡妇人一月经行一度,必有一日絪缊之候,于一时辰间……此的候也……顺而施之,则成胎矣。”这里所说的“氤氲之时”“的候”即排卵期,又称“真机时”,是受孕的最佳时机。

三、影响受孕的因素

1. 年龄　男女双方必须到达一定的年龄,身体盛壮,才具备结合孕育的条件。南齐褚澄《褚氏遗书·问子》指出:“合男女必当其年,男虽十六而精通,必三十而娶;女虽十四而天癸至，必二十而嫁，皆欲阴阳完实，然后交而孕，孕而育，育而为子，坚壮强寿。”若过于早婚，则“交而不孕，孕而不育，育而子脆不寿”。

但若超过了一定的年龄，肾气衰惫，天癸耗竭，精血亏虚，则虽交合而不能成孕，虽孕而不能育，虽育亦多不寿。故《素问·上古天真论》云：“男不过尽八八，女不过尽七七，而天地之精气皆竭矣。”又云：“女子……五七，阳明脉衰，面始焦，发始堕；六七，三阳脉衰于上，面皆焦，发始白；七七，任脉虚，太冲脉衰少，天癸竭，地道不通，故形坏而无子也。丈夫……五八，肾气衰，发堕齿槁；六八，阳气衰竭于上，面焦，发鬓颁白；七八，肝气衰，筋不能动；八八，天癸竭，精少，肾脏衰，形体皆极，则齿发去。”即女子五七、男子五八之后形体就日渐衰退，生殖功能也开始下降，女子七七、男子八八则生殖功能殆尽。

2. 环境　正常的孕育与内外环境也有密切关系。《景岳全书·妇人规》曰“然惟天日晴朗、风光霁月、时和气爽”，“情思安宁、精神闲裕之况，则随行随止，不待择而人人可辨。于斯得子，非惟少疾，而必且聪慧贤明。胎儿禀赋，实基于此”。此指内环境，主要指男女双方的心境。古代还十分重视五运六气及气候异常对胎孕的影响。如《素问·五常政大论》曰：“岁有胎孕不育，治之不全，何气使然？岐伯曰：六气五类，有相胜制也，同者盛之，异者衰之，此天地之道，生化之常也。”《素问·六元正纪大论》指出：“终之气，地气正，湿令行，阴凝太虚，埃昏郊野，民乃惨凄，寒风以至，反者孕乃死。”即自然界气候的异常变化可以导致不孕不育。目前普遍认为，大自然环境污染、工作环境中接触有毒的理化之物、居室家装环境不佳等均可影响胎孕。

3. 遗传因素　《左传·僖公二十三年》载：“男女同姓，其生不蕃。”《国语·晋语四》载：“同姓不婚，恶不殖也。”认为同姓通婚将影响种族的繁衍和后代的素质，即反对近亲结婚。

4. 精神因素　备孕期间，要精神放松，如精神过度集中，甚至精神紧张，亦难以受孕。李中梓《删补颐生微论》云：“有意种子，兢兢业业，必难结胎，偶意为之，不识不知，成胎甚易。”王孟英评注《女科辑要》时亦指出：“子不可以强求也，求子之心愈切，而得之愈难。天地无心而成化，乃不期然而然之事，非可以智力为者。”

第四节　女性月经周期分期学说

人体内部存在着经络循环、脏腑间联系制约等协调的运动现象。女性的月经周期的演变，就体现了阴阳运动变化的节律现象。

月经周期，即行经期到下次行经期的时期，在整个月经周期中，主要分为行经期、经后期、经间期、经前期四个分期，经后期、经前期由于时间较长，属阴阳的消长期，经间期和行经期时间比较短，是阴阳的转化期。经后期又因生理变化分为经后早期、经后中期和经后晚期；经前期分为经前早期、经前中期及经前晚期，连同行经期和经间期，整个月经周期共分八期，此即为月经八期理论。

一、月经周期分期学说的中医理论基础

（一）月经周期与阴阳学说

月经周期的建立是健康女性性成熟的标志。两次月经间隔时期为一个周期，一般为28天，其提前或延后不超过7天者，属正常范畴，所以正常周期的界定在21~35天，将经历行经期、经后、经间及经前的顺序变化，完成一个周期演变进程。自14岁左右开始行经，至49岁左右绝经，女性一生中月经周期的规律是先天决定的，但是其经历了年轮的演变，每一次的循环，排出经血，周而复始，向前发展，形成月节律性，从而也反映出月经的周期循环呈一定节律。

（二）月经周期与奇经八脉

任、督、冲、带脉等奇经八脉，在妇科学上占有重要地位。以往历代医家较为重视冲任两脉，以冲为血海，任主胞胎，血海盈满，任脉通达，月经应期来潮。考任、督、冲三脉均内起于子宫，外始于会阴，一源而三歧，督脉行身后，任脉行身前，冲脉循腹里。任脉自下向上行，在小腹部曲骨、关元穴与诸阴经脉相会合，故主一身之阴，为阴脉之海，带脉所约束，任脉再向上行至咽喉部与冲脉相合，上行绕唇口，终于下口唇龈交穴；督脉行背后，上行至背项，在大椎穴与诸阳经相汇合，为阳脉之海，主一身之阳，再上行至巅顶，复向前下行循头额，至鼻部，下绕口唇，终于上口唇内的龈交穴。奇经八脉与心、肾、子宫一样，在女性生殖生理活动中占有重要地位。

二、月经八期的生理与病理特点

（一）行经期

1. 生理特点　行经期的生理特点为排出经血，是气血显著的活动。心、肝、子宫、冲任及胞脉、胞络皆动，子宫行泻，冲任行通，从而排出经血。

2. 病理特点　行经期的病理特点，本质是物质基础不足，子宫、冲任排经功能失常所引起排经不畅，或转化失常等，引起月经失常。

冲任子宫功能失调，排经失常：行经期冲任通盛，子宫排出月经，行“泻”的作用。排出应泻之宿血，若泻之不力，则排经不畅，血瘀为患，包括一般血瘀、膜样血瘀和湿浊样血瘀等，如不排出体外，潴留盆腔或体内任何部分，形成子宫内膜异位症的病患，积久必成癥瘕。

（二）经后期

1. 生理特点　经后期，是指行经期结束至经间排卵期的一段时间，又称为经后卵泡期，是血海修复时期。经后期的生理特点主要是阴精的增长，以奠定物质基础，为下一阶段的排卵做准备。

“精”乃受孕的主要物质，女子之精，实即卵泡及卵子，需要依靠阴分的不断提高充实而发育成熟。阴精源于先天之肾，得后天水谷之滋养，同时在演变滋长的运动过程中，为经后期奠定物质基础。

经后期阴长为主，所谓静能生水，动则耗阴，即阴长需要静以养阴，为其能够滋养填补为主要的条件，早期阴长比较缓慢。当进入经后中晚期时，其有所加快，使阴精迅速成熟，达到或接近排卵的状态。此时除了成熟的精，还有较多的津液水湿等多种物质，配合体内阴阳气血的变化，使之达到蓄而待发的转化活动状态。具体分述，经后早期在经后期中稍长，一般 5~7 天，无带下，阴长运动处于静止状态，实际是排经后的恢复期。经后中期介于经后早期与经后晚期之间，历时 3~5 天，为经后卵泡发育的重要时期，与经后晚期紧密相连，主要标志是带下，色白质稀。一般来说，这一时期较经后早期稍短，较经后晚期稍长。经后晚期与经后中期紧密相连，且为时甚短，一般 1~3 天，与经间期也有紧密关联，其主要的标志是带下的分泌量增加，质量上亦显得黏稠，甚则有少量锦丝状带下，此时阴长水平已达到高或中高度。

2. 病理特点　经后期的病理特点，首先是阴血、阴精的不足以及与之相关联的失调状态。

（1）阴血、阴精的不足：阴血是阴精的物质基础，卵子乃阴精所化。经后期子宫血海空虚，阴血不足有待恢复。滋阴养血是主要目的，阴血滋养卵子，使卵子发育成熟，顺利地进入经间排卵期。血藏于肝，汇聚于血海，流注周身。阴与精虽来源于肾，但阴亦与肝有关，与天癸更为密切。经后期阴血、阴精不足，血海难以盈满、子宫内膜则不能够增长而呈分泌样改变。故常可见到肝肾不足、心肾失济、脾胃失和为主的证候表现。

（2）阴虚阳亢的病变：阴阳是一对矛盾，阴血、阴精不足则易导致阳亢。从病理要素来看，应是阴分不足不能恢复、补之也无济于事者需要考虑这一方面的问题。若素体气不足，或调摄不慎，阳气不能转化水谷之精微，影响阴血的恢复，阴精的生长必然影响下一个阶段即经间排卵期后的阴转阳及阳长活动；若素体阴虚，加之嗜食辛辣，或情志过激、心肝火旺，以致对抗阴血，使阴长不利，经后期延长；若是火旺迫血，或迫血妄行，导致出血，或迫阴血假性上升，则出现经后期缩短、月经先期等病变。

（三）经间期

1. 生理特点　包括氤氲状的充实和氤氲状的气血运行两大特点。

（1）氤氲状的充实：经间期以排卵为主要的生理特点时期，需要有氤氲状活动排出卵子，体内阴分水平必须达到一个较高的程度，才能发挥其生理作用，包括成熟之卵子、丰厚的子宫内膜、脏腑之津液充盈、周身阴阳气血活动协调。若偶尔达到，那是无根之阴，难以持久，对排卵的支持作用不力；氤氲状的充实就是在前一阶段基础之上能够实现阴阳转化，气血协调，排出卵子，准备受孕。如果阴血不足，阴精不充，血海不实，谈不上转化，排不出优质的卵子，不能够成功地完成受孕的活动。所以这一时期，癸水阴血、阴精的充实非常重要。

（2）氤氲状的气血运行：经间排卵期气血的活动，形成了这一时期的显著特色。

1）以动、升为主的排卵活动：经间期的氤氲状活动是要促发排卵，达到受孕的目的。氤氲状活动以动、升为主。所谓动者，这时需要气血的活动，促进卵子的排出，其次当卵子排出以后需要使其受精，才能受孕，中医所言之肾居于下焦，其中包含了卵巢，卵子排出后需要被输卵管伞端捡拾，故宜升不宜降，阳气的活动助其升。

2）以泻藏的协作配合，帮助着床：中医将子宫作为奇恒之腑，在经间期卵巢完成排卵活动主要是以“动”“升”的运动形式，而在子宫则是完成“泻”的作用，表现为宫颈黏液的大量排出、子宫内膜的准备等。所以为了能够同时固纳受精卵种植于子宫内，促进孕育，还要具备“藏”的作用。泻与藏之间必须协作配合，才能很好地受孕。

2. 病理特点　排卵失常是经间期最主要的病理特点，包括排卵困难和排卵不协调两个方面。

（1）排卵困难：排卵困难主要与阴血不足、血气活动欠佳、氤氲状活动不良以及其他因素干扰有关。

1）阴血不足，癸水失调：重阴失常又分为以下三种情况：一是阴虚癸水不足。精卵的发育，全在乎肾阴癸水的滋养。肾阴癸水不足，必然影响精卵发育成熟。重阴不足，势必给阴阳转化活动带来困难，或转化乏力，或转化延长，或转化后阳长不力等。二是重阴偏盛，可见锦丝状带下过多过长，水湿状带下亦多，影响阴阳转化及排卵。重阴有余，还常易刺激乳房组织增生，子宫痰浊蕴结，形成癥瘕等器质性病变。三是阳弱阴虚。阳在经间排卵期时有三大作用：一是阴阳互根互用，阳生阴长；二是阳主动，经间排卵期的氤氲状显著活动，需要大量阳的支持；三是重阴转阳，必然需要阳长。在阳弱的情况下，不仅阴长不足，氤氲状的显著活动必然受到影响，导致排卵转化困难。

2）氤氲状失常：氤氲状失常主要反映在两方面，一是氤氲状不足，二是氤氲状过强。氤氲状不足存在虚实两种情况，虚者，气血不足，活动欠佳，常与重阴稍差有关；实者，有肝郁气滞等因素有关。二是干扰因素的存在，必须加强血气活动，才能使转化排卵顺利。

（2）排卵不协调：排卵不协调是指排卵的或早或晚，没有一定的规律，首先表现为排卵或先或后，月经周期紊乱，如月经先期，排卵提前，一般与阳热有关；月经后期，排卵落后，一般与阴血虚或血寒有关；月经前后不一，排卵或前或后，一般与肝郁化火有关。其次是卵泡发育成熟程度失常，未成熟的卵泡被迫排出，或卵泡发育过大而不易排出等。

（四）经前期

1. 生理特点　经间期排卵后至行经期前的一段时间内，称为经前期。阳气充实是这一时期主要的生理特点。阴血、阴精使卵子发育成熟，排出以后接下来需要阳长，是在阴血、阴精充实的前提下完成的，在排卵后，阳长也须赖气之支持，阳长的形式与阴血、阴精的成熟有所不同，此与阳主动、性刚躁有关。因此阳气生长远较阴长为快，经前期阳长的运动形式在早期和中期呈现斜直线式上升，晚期呈现高水平波动状态。具体分述，经前早期的生理特点在于阳长阴消，为3~4天，阳长的形式特点与阴长的形式完全不同，阳长至重，达到重阳很快，充分反映出阳长的运动特点；经前中期紧接经前早期，一般为6~7天，这一时期的特点是重阳延续，阴充阳旺，冲任气血充盛，升降运动趋缓，以利于孕卵着床；经前晚期为未孕周期的临近月经来潮时期，一般指经前2~3天。此时阳旺至极，远较阴长为快，阴阳俱盛的暂时平衡趋向重阳转化，此期冲任气血旺盛，同时心肝气火稍旺，子宫内膜较厚，松软容易脱落。

2. 病理特点　经前期的病理特点在于气阳的失常，还涉及心、肝、脾、胃，及其致病后产生的痰湿、脂浊、血瘀等病理物质，其根本原因在于肾虚和肝脾失调。

（1）由于阴虚及阳，气阳不足。阳长赖阴，阳越长，越需要阴的物质基础来支持，阴有所不足，则阳长亦受影响。阴虚日久，必及其阳，导致阳的不足。先天不足、发育欠佳，以及房劳多产、流产过多，或长期工作紧张、睡眠过少等，均易导致肾阴的亏损，渐致阳虚，转化期阳长不及，经前期重阳不足，发为痛经、不孕等病，甚则阴不转阳，发为闭经崩漏等疾病。

（2）脾肾不足，气虚而阳弱者，常与脾肾不足有关：一者是由脾及肾，即素体脾弱，或则饮食不慎，或则食饮无节，或则劳累过度，或则饮冷感寒，日久伤脾，脾胃薄弱，久必及肾，导致肾阳不足；二者先天肾阳不足，或后天房劳多产，损伤肾阳，肾阳虚则火不暖土，影响脾胃运化，轻则导致阳长不及，重阳不能延续，影响子宫的温煦及藏固，重则有阴无阳，子宫内瘀浊不化，占据血室，发为崩漏、癥瘕等疾。

三、月经八期的调治方法

（一）行经期

调治月经疾病，前贤有云：“经期以调经为要”，调经的含义，就是运用调达气血的方药排出陈旧的经血，祛瘀生新，调经方法主要有以下几种：

1. 调经常用方法　一般调经方法是应用一般的调经药物组成方剂，来排出陈旧应泻之经血。前人认为“气行则血行，气滞则血滞”，理气行滞，实际上在于活血化瘀，既在于排出陈旧的经血，亦在于有利新生。以五味调经汤合越鞠丸加减为主方（制苍术 10g，制香附 10g，牡丹皮 10g，丹参 10g，赤芍 10g，五灵脂 10g，泽兰叶 10g，续断 10g，紫石英 20g，山楂 10g，益母草 10g，茯苓 10g）。

2. 配合处理的调经方法　临床病症会出现各种兼夹证，对于各种复杂证型的疾病，需要配合以下几种方法：包括逐瘀破膜法、温经止痛法、清肝调经法、补气调经法、化痰利湿法、清降逐瘀法等。

（1）逐瘀破膜法：指运用逐瘀祛旧力量较强的药物，以及助阳利浊的药物组成方剂，治疗行经期经血量多、掉下腐肉样血块，伴小腹胀痛，属于膜样痛经等病症。采用逐瘀脱膜汤（肉桂 10g，五灵脂 10g，三棱 10g，莪术 10g，炒当归 10g，赤芍 10g，白芍 10g，广木香 10g，延胡索 10g，续断 10g，益母草 10g，茯苓 10g 等），一般在行经期的早期服用，经行末期停服。

（2）温经止痛法：指运用温经化瘀、和络止痛的药物组成方剂，治疗月经后期，或经期失调、经量偏少，或经量偏多、色紫暗有血块，小腹胀痛有冷感的痛经，月经后期等病症。采用痛经汤（钩藤 10g，牡丹皮 10g，丹参 10g，赤芍 10g，广木香 10g，延胡索 10g，桂枝 10g，肉桂 10g，茯苓 10g，益母草 10g 等），一般于行经早期服用，如行经末期仍有腹痛者，可续服之。本方通过温经活血，排出血瘀，达到“通则不痛”的目的。

（3）清肝调经法：指运用清热调肝、化瘀止血的药物组成方剂，治疗月经先期、量多、色红、有血块,或周期失调,出血量多的功能性子宫出血病症。常用丹栀逍遥散,或固经丸合加味失笑散(栀子 10g,牡丹皮炭 10g,黑当归 10g,白芍 10g,荆芥 10g,炒黄芩 10g,炒五灵脂 10g,炒蒲黄 10g,茯苓 10g,大小蓟各 10g 等),一般用于行经中期,如初期量即多者亦可服。凡是行经期火热过旺,以致月经过多者,必须清热固经,还须在清热固经的方药中予加轻量化瘀的药物,不仅有助于排尽余瘀,而且亦有助于防止清热固经易留瘀之弊。

(4) 补气调经法:指运用补气健脾、养血调经的药物组成补气调经的方剂,治疗月经量多、色淡红、一般无血块,伴有腹胀便溏、神疲乏力等,属于功能性子宫出血病症。常用归脾丸,或香砂六君汤,必须合失笑散加味(党参 10g,炒白术 10g,黄芪 10g,煨木香 10g,砂仁 10g,荆芥炭 10g,炒五灵脂 10g,蒲黄 10g 等),行经早中期服用为主,末期亦能服。气虚性出血病证,绝大部分与子宫收缩无力、冲任固摄无权有关,故以补气摄血为主,加入五灵脂、蒲黄等,既能止血又无留瘀之弊。

(5) 化痰利湿法:指运用化痰利湿活血的药物组成的方剂,治疗月经量少、色淡、质黏腻,或夹痰状样血块,小腹作胀,经行不畅,形体肥胖,属于肥胖型月经失调病症。采用越鞠二陈汤合泽兰叶汤(制苍术 10g,制香附 10g,牡丹皮 10g,山楂 10g,陈皮 10g,制半夏 10g,制南星 10g,泽兰叶 10g,赤芍 10g,茯苓 10g,益母草 10g 等),行经期服用,肥胖型月经量少,属于痰湿证型,服用上方后,短期内未必取得显效,必然于月经干净后调整月经周期节律,用药时间稍长才能取得效果。痰湿偏盛者,需用防风通圣丸、礞石滚痰丸泻之,同时结合血府逐瘀汤,加大化痰通经的药物力度,以消除病理产物。

(6) 清降逐瘀法:指运用清心降火、行血逐瘀的药物所组成的方剂,治疗经行不畅、量甚少、点滴不下,经期延长,基础体温上升不显著,或降而复升,属于西医学黄体功能不全者,采用益肾通经汤(柏子仁 10g,丹参 10g,钩藤 10g,黄连 10g,泽兰叶 10g,牛膝 10g,茺蔚子 10g,生茜草 10g,续断 10g,赤芍 10g,桃仁 10g 等),行经期服用。如服本方效欠佳者,可用清泻的方法,取张子和的三和饮、玉烛散,按热涸闭经治疗,药用薄荷、栀子、连翘、荆芥、大黄、芒硝、丹参、赤芍、石膏、生地黄、泽兰叶等,需将过盛的阳气、心肝郁火降泻下来,随经血而排出,始能推动月经周期节律的阴阳消长转化向前发展。

(二) 经后期(经后早期、经后中期、经后晚期)

经后期以养血而养阴,养阴而养精(卵)作为经后期治疗的主要目的。血中养阴,阴中育精,是贯穿整个经后期的治疗方法。按周期用药的规律,经后早期是阴血的恢复时期,这一时期尚无白带出现,其治疗当滋阴养血扶阴,重在恢复。经后中期其间可见少量或一定量的带下,表示阴长阳消运动已逐渐明显起来,此时应滋阴助阳,促进阴长。经后晚期与经间期相连,此期一般时间很短,这一时期虽然短暂,但生理病理特点非常明显,阴长已近高水平,卵泡发育接近成熟,此时当滋阴助阳,阴阳并重。养阴之法又可以具体有以下多种治法:

1. 养血滋阴法　运用养血与滋阴的药物所组成的方剂。目的在于滋阴,通过滋阴达到育精。采用归芍地黄汤(炒当归 10g,白芍 10g, 山药 10g, 山萸肉 10g,熟地黄 10g,牡丹皮 10g,茯苓 10g,泽泻 10g 等)。若阴虚程度较重,必加强补阴方药应用,可取二甲地黄汤加减(药炙龟甲 15g,炙鳖甲 15g,山药 10g,熟地黄 10g,山萸肉 10g,女贞子 10g,怀牛膝 10g,牡丹皮 10g,茯苓 10g 等)。因为初期仅是阴长的开始阶段,阴长的水平很低,所以通过血中养阴的方法,达到养精的目的,故选用四物汤合六味地黄丸合剂;但如阴虚明显,肝肾亏损的程度较重,就有必要选用二甲地黄汤,龟甲滋阴补肾、鳖甲滋阴养肝,两味均为血肉有情之品,合熟地黄、山药、山萸肉、牛膝等大补肝肾,较为合拍;如脾胃薄弱者,先调脾胃,或兼调脾胃,视具体情况而定。

2. 养血滋阴佐以助阳法　在滋阴方药中,加入少量的助阳药物。常选用归芍地黄汤合菟蓉合剂(炒当归 10g,赤白芍 10g,山药 10g, 山萸肉 10g, 熟地黄 10g,牡丹皮 10g,茯苓 10g,续断 10g,菟丝子 10g,肉苁蓉 10g 等),适用于阴虚兼阳虚证之经后早期,主要是阴阳互根生化之需要。

3. 滋阴助阳阴阳并补法　滋阴与助阳并重,其目的仍在补阴,所以在助阳药物选取时,必须选其平和之品,常用归芍地黄汤合五子补肾丸加减(炒当归 10g,赤白芍 10g,熟地黄 10g,牡丹皮 10g,茯苓 10g,山药 10g,山萸肉 10g,栀子 10g,续断 10g,菟丝子 10g,覆盆子 10g,肉苁蓉 10g 等)。本法适用阴虚兼阳虚证的经后中期,阴长至重时也需要有较高水平的阳的协同,即在上方中加入巴戟天、黄芪、红花(量宜小)以促之,目的是通过阳的升动使阴长重阴。

4. 兼夹证的滋阴法　经后期,由于疾病和体质的不一样,经常会出现兼夹情况,如果处理不好,则会影响到阴血、阴精的恢复。所以若有兼夹病症宜采用活血生精法、健脾养精法、宁心敛精法、清肝保精法等。

(1) 活血生精法:治疗由血滞或血瘀所引起的精卵发育欠佳或排卵功能不良的不孕症,由活血化瘀与滋阴养血的药物所组成的方剂,采用活血生精汤(炒当归 10g,赤白芍 10g,山药 10g,山萸肉 10g,炙鳖甲 15g,五灵脂 10g,红花 10g,益母草 10g,山楂 10g,甘草 3g 等),常规用量,行经末期即应开始服,直服至经后中期。

(2) 健脾养精法:治疗由脾胃失和所致阴血不足不能养精的不孕病症。由健脾养阴的药物所组成的方剂,常用参苓白术散加减(太子参 10g,白术 10g,山药 10g,山萸肉 10g,广木香 10g,茯苓 10g,薏苡仁 10g,桔梗 10g,陈皮 10g,炒谷芽 10g,莲肉 10g 等)。凡感觉腹胀,矢气频频,或服滋阴药后,午后入晚腹胀明显,或腹鸣便溏者,需用此法。若腹泻有冷感者,加入六神曲、炮姜等止泻之品,使脾运健旺,不补阴而阴自复耳。

(3) 宁心敛精法:治疗由于心神妄动所致阴精耗损的失眠、不孕症、经前期紧张综合征等。采用宁心敛精汤(龟甲 15g,牡蛎 10g,山药 10g,山萸肉 10g,炒酸枣仁 10g,莲子心 10g,五味子 10g,干地黄 10g,茯苓 10g,夜交藤 10g 等),此法乃心肾交合之法,不仅能调理阴阳、维持阴阳的动态平衡,还有藏精敛阴、保护精卵健康发育功效。

(4) 清肝保精法:治疗肝郁化火所致的月经先期、量多,以及焦虑症、不孕症。丹栀逍遥散(炒当归 10g,白芍 10g,炒柴胡 10g,广郁金 10g,钩藤 10g,牡丹皮 10g,炒栀子 10g,山药 10g,山萸肉 10g 等),此类病人除服药外,尚需进行心理疏导,放下思想包袱,解除紧张恐惧心理,减轻压力,才能获取良效。

经后期(国医大师夏桂成)

(三)经间期

经间期是排卵阶段,具体治疗方法首先在于活血通络,以促进冲任与足厥阴、少阴等经脉血气活动,排出卵子。经常运用补肾促排卵的方法,重在补肾,促进气血的流通,才有可能推动正常的排卵活动。

1. 活血通络,调畅心气,以促排卵　该法适用于排卵困难者,或重阴分稍有不足、锦丝状带下稍有减少者,或卵泡尚未发育成熟,但排卵势在必行者。拟“夏氏促排卵汤”(当归 10g,丹参 10g,赤芍 10g,泽兰叶 10g,红花 10g,茺蔚子 10g,香附 10g),重点在于心脑相通的功能关系。如果心气不畅,或者精神紧张等均可以根据程度进行心理疏导。

2. 补肾活血,以促排卵　该法适用于重阴有所不足、锦丝状带下有所减少,或伴有明显的肾虚症状,或基础体温(BBT)示高温相上升缓慢,或迟上升者。拟补肾促排卵汤(丹参 10g,赤白芍各 10g,怀山药 10g,山萸肉 10g,熟地黄 10g,炒牡丹皮 10g,茯苓 10g,续断 10g,菟丝子 10g,鹿角片(先煎)10g,五灵脂 10g,红花 10g 或川芎 10g,荆芥 10g)。

(四)经前期(经前早期、经前中期、经前晚期)

经前期以助阳为主,兼以理气,标本兼治,是经前期的主要治法。扶助阳长,维持气阳达到至重水平,是这一时期的主要治疗方面。经前早期是阴消阳长缓冲期,治疗补肾助阳,激发阳气。经前中期阳长旺盛阶段,故当补肾助阳,扶助阳长。经前晚期在未孕期当助阳健脾,疏肝理气。经前期本虚标实,常夹痰、夹脂、夹瘀等。故在助阳为主的治法下,除兼用理气外,有时尚需兼用清热解郁、燥湿化痰、化脂泄浊、活血化瘀等。常用的助阳法有以下几种:

1. 阴中求阳法　选用右归丸(饮)加减(熟地黄 10g,当归 10g,赤芍 10g,白芍 10g,山药 10g,山萸肉 10g,干地黄 10g,牡丹皮 10g,茯苓 10g,续断 10g,菟丝子 10g,鹿角片 10g,巴戟天 10g 等),常规用量,服药按基础体温(BBT)高温相时限。

2. 血中补阳法　常用毓麟珠加减(炒当归 10g,赤芍 10g,白芍 10g,山药 10g,牡丹皮 10g,茯苓 10g,白术 10g,太子参 10g,续断 10g,菟丝子 10g,鹿角片 10g,枸杞子 10g 等)。以四物汤为基础,加入温润助阳之品,治疗肾阳偏虚的不孕症甚合。如果患者心肝郁火明显,此时调经种玉丸(当归 10g,川芎 10g,白芍 10g,熟地黄 10g,杜仲 10g,续断 10g,白术 10g,茯苓 10g,牡丹皮参 10g,制香附 10g,紫石英 20g,钩藤 10g 等)更为合适。

3. 气中补阳法　此实乃脾肾双补法。选用《傅青主女科》的温土毓麟汤加减(党参 10g,炒白术 10g,怀山药 10g,神曲 10g,茯苓 10g,巴戟天 10g,覆盆子 10g,菟丝子 10g,鹿角片 10g 等),凡出现腹胀矢气、大便偏溏、小腹有冷感、行经期腰酸、大便先硬后溏等,均属于脾肾不足,必须温补脾肾。肾虚明显者,加入杜仲、补骨脂等品;脾虚明显者,加入煨木香、炙黄芪、砂仁、白蔻仁等品。

在扶助阳长的同时，必须针对不同类型的兼证型，配合运用疏肝理气、化痰利湿、活血调经、清肝宁心等法，才能更好地处理复杂病症。

第五节　女性生殖轴学说

女性中医生殖轴学说是在中医经典理论的基础上，由当代中医专家在20世纪后叶提出的。1982年在山西太原召开第一届全国中医妇科学术大会。罗元恺教授在会上首次提出“肾-天癸-冲任-子宫”为女性生殖调节的核心（图2-2）。并以此作为妇科调经、助孕、安胎的基本思路。其后，在《中医妇科学》的历版教材和教学参考丛书中均以女性生殖轴学说作为中医妇科理论阐述月经与孕育的机理。

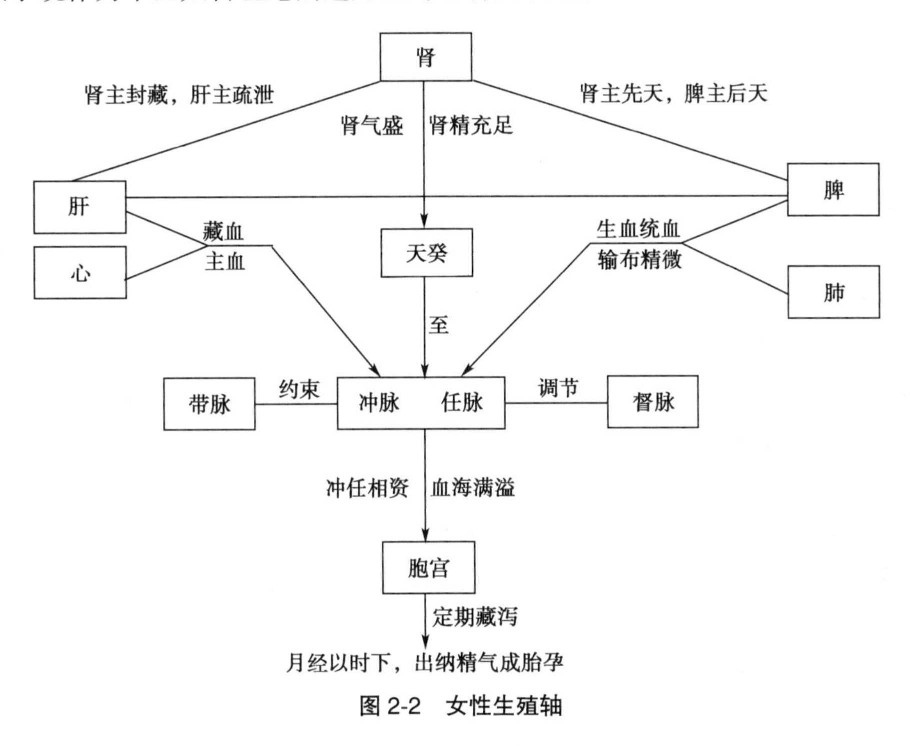

图2-2　女性生殖轴

一、中医生殖轴学说的理论渊源

中医生殖轴理论主要是从《黄帝内经》中得到启发。《素问·上古天真论》曰：“女子七岁，肾气盛，齿更发长；二七而天癸至，任脉通，太冲脉盛，月事以时下，故有子；三七，肾气平均，故真牙生而长极；四七，筋骨坚，发长极，身体盛壮；五七，阳明脉衰，面始焦，发始堕；六七，三阳脉衰于上，面皆焦，发始白；七七，任脉虚，太冲脉衰少，天癸竭，地道不通，故形坏而无子也。”这是女性的生命节律，以七为律。七为奇数，属阴。男性则以八为律。八为偶数，属阳。《素问·上古天真论》关于男女生长、发育、生殖、衰老的论述，是中医理论中提出生殖以肾为本的经典条文。男女生殖，皆以肾气盛实为启动；以“天癸至”为女子月事以时下、男子精气溢泻而“能有子”之起点；而以“肾气衰”“天癸竭”为“无子”之终点。后世“肾主生殖”之说亦以此为理论依据。

肾藏精，主水，为封藏之本，为元阴、元阳之宅。肾对于生殖的重要性，亦可见于《难经》。《难经·三十六难》曰：“肾两者，非皆肾也。其左者为肾，右者为命门。命门者，诸神精之所舍，原气之所系也；男子以藏精，女子以系胞。”《难经·三十九难》又说：“五脏亦有六脏者，谓肾有两脏也。其左为肾，右为命门。命门者，谓精神之所舍也；男子以藏精，女子以系胞，其气与肾通。”这是后世“肾与命门学说”的渊源。肾之阳气为元阳，乃神机所在，作强出焉，为生殖功能的原动力。

天癸，属于元阴，是人体生长、发育与生殖必须具备的精微物质。张景岳《景岳全书·传忠录》指出：“元阳者，即无形之火，以生以化，神机是也，性命系之，故亦曰元气。元阴者，即无形之水，以长以立，天癸是也。强弱系之，故亦曰元精。”元阳，即神机、元气；元阴，即天癸，元精。“无形之水”和“无形之火”，系指其量微而力宏。男女之精结合是神机之用，结合的结果是形成新生命的元精。元阴、元阳藏于肾与命门。《类经附翼·求正录》指出：“命门居两肾之中，即人身之太极，由太极而生两仪，而水火具焉，消长系焉，故为受生之初，为性命之本……命门之火，谓之元气；命门之水，谓之元精……此命门之水火，即十二脏之化源。”肾与命门，水火既济，正如“坎卦”的阴中有阳。命门之水火，乃生命之本，也是脏腑之根源。

天癸至则调节冲任二脉而司生殖。冲脉、任脉与督脉皆起于胞中，一源而三歧，属奇经。《灵枢·逆顺肥瘦》曰：“夫冲脉者，五脏六腑之海也。”冲脉有“十二经之海”“血海”之称。冲脉下出于会阴，其上行者行于脊柱之内，与诸阳经相通；其外行者经气街穴与足少阴经、足阳明经交会，沿腹部两侧上达咽喉，环绕唇口；其下行者与肾经相并，渗三阴，即间接联系于肝脾。为十二经气血汇聚之所，具有调节十二经气的作用。

任脉亦起自胞中，下出会阴，向前沿腹部正中线上行，至咽喉，上行环唇，分行至目眶下。任脉与肾经交会于关元；与肝经交会于曲骨；与脾经交会于中极，与手三阴经亦有交会，还与胃经交会于承浆，得胃气之濡养。任脉主一身之阴，为“阴脉之海”。任脉之气通，子宫得到阴精之充养，则月经、孕育正常。故有“任主胞胎”之说。

督脉主一身之阳经，与任脉共同维系一身阴阳脉气之平衡。

带脉络胞而过，对胞宫有约束的作用。

子宫是重要的生殖脏器。子宫之名，首见于《神农本草经》。《黄帝内经》称之为“女子胞”，属奇恒之腑。《类经·藏象类》指出：“女子之胞，子宫是也，亦以出纳精气而成胎孕者为奇。”其功能不同于脏之藏而不泻，亦不同于腑之泻而不藏，而具有亦藏亦泻，定期藏泻的特点。如月经为一月一藏泻，妊娠为十月一藏泻，均有周期性、节律性。

二、中医生殖轴的功能与调节

（一）女性生殖轴的功能

肾 - 天癸 - 冲任 - 胞宫生殖轴是以肾为主导。童稚之时，女子七岁肾气始盛，为生长发育的起点,以“齿更发长”为特征。继而天癸至,元阴与元阳相呼应,则冲任二脉通盛,胞宫血海满盈,月经初潮并形成一月一行的节律,此时已初步具备生育功能。

女性的月经与孕育能力维持35年左右。其间,14~28岁是生殖轴功能逐渐旺盛的阶段;28~35岁为平台期;而35~49岁是生殖轴功能逐渐衰退的阶段。

女性生殖功能终止于49岁左右。随着冲任虚衰和天癸衰竭,女性绝经,则不再具有生育能力。

(二)女性生殖轴的调节

女性生殖轴的调节以肾-天癸-冲任-胞宫为核心,亦受其他脏腑、经络的影响。

1. 阴阳协调　肾与命门之元阳、元阴协调。肾气盛而天癸至,阳气盛则阴从之。

2. 冲任通盛　经络为沟通上下内外、气血运行之通路。任脉通而冲脉盛,冲任相资,则气血得以下注胞宫。

3. 先天与后天互补　肾主先天,脾主后天。肾藏精,为先天之本,需得到五脏六腑的补充。“肾者主水,受五脏六腑之精而藏之”。脾主运化,为后天之本,气血生化之源。脾之运化,需得到肾阳之温煦。肾脾乃生殖之水土。

4. 藏泻有期　肾主封藏,肝主疏泄。胞宫之定期藏泻,有赖于肝肾之协调,封藏与疏泄均有度,则藏泻节律正常,月经一月一行,怀胎十月分娩。

5. 气血和调　心主血脉,肺主气。心肾相交,水火既济。肺肾相济,金水相生。则阴阳气血和调,气血皆循其常道。血海开阖有度。

综上所述,女性生殖轴的调节,是全身脏腑、经络、气血相互作用,使肾-天癸-冲任-胞宫功能协调的结果。

第六节　气血与生殖

气血是人体一切生命活动的物质基础。气有推动、温煦、防御、固摄、气化、营养等作用。血有营养滋润作用,是神志活动的基础。气为血之帅,血为气之母,气无形而动属阳,血有形而静属阴,血赖气的升降出入运动而周流。气与血之间相互依存,相互协调,相互为用。《女科经纶》说:“血乃气之配,其升降、寒热、虚实,一从乎气。”气血化生于脏腑,并“和调于五脏,洒陈于六腑”,“灌溉一身”,维系机体脏腑、经络的正常生理功能。

人类的生殖是男精、女血结合成胎的过程。男精的生成、女血的化生以及两者的施泻均离不开气血的作用。可见,气血与生殖的关系非常密切。男女生殖功能正常,适时交合即可成孕。

(一)气血与女性生殖的关系

胞宫是奇恒之腑,为女性分泌带下、排出月经、受孕与分娩的重要脏器。规律的月经与正常的带下是女性正常胎孕的前提。

1. 气血与胞宫　胞宫的经、孕、产、乳,无不以血为本,以气为用。月经为气血所化,妊娠需气血所养,分娩靠血濡气推,产后则气血化为乳汁以营养婴儿。气血由脏腑化生,通过冲、任、督、带、胞络、胞脉运达胞宫，在天癸的作用下，为胞宫的行经、胎孕、产育及上化乳汁提供基本物质，完成胞宫的特殊生理功能。

2. 气血与月经　妇人以血为本、为用，而月经的主要成分是血。在产生月经的机制中，血是月经的物质基础，气是推动血行的动力，气血充盛调和，血海按时满盈，则经候如常。气血也是脏腑、经络行使月经产生与施泻功能活动的基础。

3. 气血与带下　带下是肾精下润之液，具有充养胞宫、濡润阴道和阴户的作用，并能抵御病邪侵入，有助于阴阳交媾，两精相搏。肾气充足，肾精充盈，精血互生，则带下可正常下润。带下正常是男精女血结合成胎的重要前提。

（二）气血与男性生殖的关系

气血与男性生殖的关系主要体现在生殖之精的化生与施泻。

1. 气与男性生殖的关系　气是维持人体生命活动的物质基础，人体的各种功能活动都要靠气的推动才能完成。男性生理功能同样以气为原动力。五脏之气中以肾气为主，其既能充实天癸以促进性功能的成熟，又能维持性功能的完整性。此外肝气、脾气、肺气、心气等脏腑之气与男性生殖也有联系，如其中一脏之气不足或被病邪扰乱，都会影响男性生殖功能。气的作用主要表现在温煦外肾及精室，推动血液等精微物质营养外肾，固摄精血使其不无故外泻，促进精血互生。

2. 血与男性生殖的关系　“血主濡之”，男子外肾只有得到血液的滋养，才能正常发育并维持其功能。男子以精为本，精赖血液化生，精乃血之粹，血为精之源。血液化生无穷，则精之生化有源，精子发育正常，男子方可繁衍后代。

（三）气血与男女性活动的关系

男女生殖功能正常，适时交合即可成孕。男女阴阳交媾过程同样离不开气血的调节。

1. 气与男女性活动的关系　气的温煦作用可以保证男女阴器功能的正常发挥；气的推动作用可以促使男女性欲的唤起与交合的进行；气的固摄作用可以保障肾精的适时施泻。

2. 血与男女性活动的关系　血的濡润作用可以保障男女阴器功能的正常发挥，保障交合的顺利进行；血是神志活动的物质基础，血液充盈，则神志活动正常，为阴阳交媾提供重要条件。

第七节　脏腑与生殖

一、肾与生殖

（一）肾的生理功能

1. 肾藏精　肾具有贮存、封藏精的生理功能。精的来源有先天、后天之分，先天之精来源于父母的生殖之精，出生之前，是构成生命的本源；出生之后，则是人体生长发育和生殖的物质基础。后天之精来源于脾胃化生的水谷之精，经脾气转输以“灌四傍”者则为脏腑之精，各脏腑之精支持其生理功能后的剩余部分则输送到肾中充养先天之精。肾精的构成，先天之精是主体成分，后天之精起到充养作用。先、后天之精相互资助，相互为用。当机体发育到一定阶段，生殖功能成熟时，肾精可化为生殖之精以施泻。

2. 肾主生长、发育、生殖与脏腑气化　人体生、长、壮、老、已的生命过程，生殖器官的发育、性功能的成熟与维持以及生殖能力的正常与否，都取决于肾精及肾气的盛衰。出生后，肾精、肾气充盈产生天癸，女子月经来潮，男子出现排精现象，人体具备了生殖能力并依赖肾精肾气维持。中年以后，随着肾精、肾气逐渐衰少，天癸亦随之衰减，生殖器官逐渐萎缩，生殖功能逐渐衰退，以至丧失。因此肾精肾气与生殖功能密切联系，是人类生育繁衍的根本。肾精化肾气，肾气与元气、真气概念大致相同，肾气分阴阳，即元阴、真阴，元阳、真阳，为“五脏阴阳之本”“五脏之阴非此不能滋，五脏之阳非此不能发”。

3. 肾主水　“肾者，水藏，主津液”，是肾藏精功能的延伸。肾阴肾阳是脏腑阴阳的根本，主司和调节全身水液代谢的各个环节。

4. 肾主纳气　肾主纳气也是肾藏精功能的延伸，是肾的封藏作用在呼吸运动中的具体体现，肾气的封藏与摄纳作用维持呼吸深度。如《内经博议》谓“所谓权衡者，肺肾是也。肺主上焦，肾主下焦；肺主降，肾主升；肺主呼，肾主吸；肺主出气，肾主纳气。”

（二）肾与生殖的关系

1. 肾主生殖　精是生殖所需的原始物质，是形成生命（胚胎）的重要物质，是生命构成的本原，来源于父母。如《灵枢·本神》说：“生之来，谓之精。”《灵枢·决气》说：“两神相搏，合而成形，常先身生，是谓精。”

（1）肾为生殖之根：肾精化肾气，实现肾主生殖的生理功能。肾气通过封藏和施泻，主司胞宫藏泻。肾之阴阳相互为用，动态平衡，在调节生殖功能方面起着主导作用。肾阳温煦，肾阴濡润，使冲任、胞宫及前阴发挥正常的生殖功能。《素问·上古天真论》中记述了肾气由未盛到充盛再到衰少耗竭的演变过程，描述了肾气在人体生长发育及生殖功能方面发挥的重要作用，“女子七岁，肾气盛，齿更发长；二七而天癸至，任脉通，太冲脉盛，月事以时下，故有子……七七，任脉虚，太冲脉衰少，天癸竭，地道不通，故形坏而无子也。丈夫八岁，肾气实，发长齿更；二八，肾气盛，天癸至，精气溢泻，阴阳和，故能有子……七八，肝气衰，筋不能动，天癸竭，精少，肾脏衰，形体皆极；八八，则齿发去”，体现了肾气与生殖的密切关系。

（2）肾为天癸之源：肾精化天癸，天癸是由肾所藏的真精所化生，具有促进人体生殖器官发育成熟、维持人体生殖功能的作用，并受肾气盛衰支配。肾气盛，天癸泌至有律，任通冲盛，调节月经依时而下，人便具备生殖能力；肾气虚，天癸竭，月经停止，生殖能力随之下降，渐至衰竭。天癸的至竭与生殖功能相始终，可见肾主生殖主要由天癸来表达。

（3）经本于肾：肾精化血，经本于肾。肾藏精，精生髓，精髓是化生血液的基本物质，《诸病源候论·虚劳精血出候》说“肾藏精，精者，血之所成也”，而血是月经的主要成分，所谓“经本于肾”“经水出诸肾”。肾精充足，血液化生有源则经候如常，经调则利于种子，《万氏妇人科·种子章》云：“女子无子，多因经候不调……调经为女子种子紧要也。”

(4) 肾为脏腑阴阳之本：肾精化肾气，肾气充盛，则肾阳蒸腾气化，肾阴凉润宁静，作用如常，以此来调节脏腑的阴阳功能，从而使全身水液代谢调和。一方面津液与营气进入脉中，变化而赤是谓血，成为经血的来源；另一方面肾开窍于前后二阴，津液旺盛则女子月事正常，带下津津常润，男子精液及时溢泻，合而有子。若津液亏虚，肾阴不足，则阴户干涩、阴部萎缩，性交疼痛，经血无源，少精弱精而致不孕。

(5) 肾为摄纳之主：肾精所化肾气使肾摄纳有权，肾藏精，精化气，肾精充足，肾气充沛，摄纳有权，有助于肾的封藏功能正常。精得藏于肾，发挥其主生殖的生理功能而不无故流失，并使气血有根。

2. 肾的经络影响生殖　“胞络者，系于肾”，肾为冲任之本，胞宫与冲、任、督、带及十二经脉关系密切，其中以冲、任为最。冲脉其下行支与肾经相并，冲脉为血海，为“十二经之海”，任脉为阴脉之海，蓄溢阴血，与肾经交会于关元穴，任通冲盛，胞宫才能藏泻有时，泻溢经血，孕育胎儿。督脉为阳脉之海，与冲脉、任脉一源三歧，同起于胞中，且督脉“贯脊属肾”，通过肾阳的温煦使胞宫发挥正常的种子育胎功能。带脉环腰一周，与肾经亦有交会。《灵枢·经别》曰：“足少阴之正，至腘中，别走太阳而合，上至肾，当十四椎，出属带脉。”带脉既可约束、统摄肾经胞宫的气血，又可固摄胞胎。

3. 肾与其他脏腑关系影响生殖

(1) 肝肾同源与生殖：肝主藏血，肾主藏精，肝主疏泄而肾主封藏，且两者为母子之脏，肝肾之间的关系主要表现在精血同源、藏泻互用、阴阳互滋互制方面。①精血同源与生殖：肾精化肝血，“精不泄，归精于肝而化清血”，肾精也需肝血的滋养而维持充足，肾精肝血，一荣俱荣，一损俱损，肾精、肝血俱与生殖密切相关，肾不藏精、肝血化生乏源引起肝肾两亏而致不孕。傅青主所云：“精满则子宫易于摄精，血足则子宫易于容物，皆有子之道也。”朱丹溪《格致余论·秦桂丸论》曰：“精成其子，血成其胞，胎孕乃成。”②藏泻互用助生殖：《格致余论·阳有余阴不足论》说：“主闭藏者肾也，司疏泄者肝也。”男子精液的贮藏与施泻，女子按时排卵、按时行经都是肝气疏泄和肾气封藏功能相互协调的体现。肾气封藏防止肝气疏泄太过，肝气疏泄可使肾气封藏有度，疏泄与封藏，相反相成。若肾失封藏，胞宫藏泻无序，可致崩漏、经期延长、闭经等病症。③阴阳互滋互制助生殖：肾阴肾阳为五脏阴阳之本，肾阴滋养肝阴共同制约肝阳，防止肝阳上亢；肾阳温煦肝脉，防止肝脉寒凝。若阳不制阴，阴寒内盛，可引起下焦虚寒、阳痿精冷而不育；肝肾阴虚、阴不制阳，水不涵木而影响月经和妊娠。

(2) 心肾相交与生殖：心居上焦属火，肾居下焦属水，心火下降于肾使肾水不寒，肾水上济于心使心火不亢。若肾阴虚于下心火亢于上而阴虚火旺，热扰冲任血海或热迫血妄行，可出现心烦失眠、腰膝酸软、女子梦交、月经不调、胎漏等；若心阳不能下暖肾阳，致命门火衰，冲任失于温煦，或聚湿成痰，痰浊阻滞胞宫而致不孕、闭经及孕产诸病；肾阳虚，气化失司，水湿下注任带，任脉不固，带脉失约，发为带下病而致不孕。

(3) 脾肾互滋与生殖：脾为后天之本，肾为先天之本，先天温养激发后天，后天补充培育先天。肾藏的先天之精，需要脾胃化生的水谷之精的补充培育，方能充盛。肾脾两脏常相互影响，互为因果，脾肾阳虚可致畏寒肢冷，胞宫虚寒而不孕，《神农本草经》曰：“女子风寒在子宫，绝孕十年无子。”若脾气脾阳失运，不能制约肾水，可致水湿内生，水湿溢于下焦，损伤任带，失于固摄，发为带下病；或聚湿成痰，壅滞冲任胞宫致不孕，即“子脏夹痰，久不成胎”。

（4）金水相生与生殖：肺肾之阴相互滋生，生理上肺阴在上肃降津液以滋养肾阴，即天一生水；肾阴在下，在肾阳的鼓动下上滋肺阴，因此合称为“金水相生”。病理上肺阴虚与肾阴虚常可同时并见，出现干咳痰少、腰膝酸软、骨蒸潮热、盗汗、男子遗精、女子月经不调等而影响生殖功能。

二、肝与生殖

（一）肝的生理功能

1. 肝主疏泄　肝疏通、畅达全身气机，使脏腑经络之气运行无阻，气为血之帅，进而全身气血和调。肝失疏泄分为肝气郁结和肝气亢逆。肝气的疏泄功能主要表现在以下四个方面：①促进血液和津液的运行输布。气能行血，气能行津，气行则血行，气行则津布。②促进脾胃运化和胆汁的分泌排泄。脾气以升为健，胃气以降为和，脾胃的运化功能体现在脾胃之气的升降相因，平衡协调，这与肝的疏泄功能密切相关。③调畅情志。肝气条达使人心情舒畅，既无亢奋，也无抑郁，气血和调。④调节男子排精，女子月经。疏泄正常，无太过及不及之弊，则血海蓄溢及胞宫藏泻正常，月经如期而下。

2. 肝主藏血　指肝脏具有贮藏血液、调节血量和防止出血的生理功能。其生理意义有以下五个方面：①涵养肝气。肝贮藏充足的血液，化生和涵养肝气，使肝气充和条达，发挥正常的疏泄功能。②调节血量。肝贮藏的血液，可根据生理需要调节人体各部分血量的分配，这种变化是通过肝的藏血和疏泄功能协调实现的。《素问·五脏生成》说“人卧血归于肝”，高度概括了肝藏血的生理功能。③濡养肝及筋目。肝贮藏充足的血液以濡养肝脏及其形体官窍，发挥正常生理功能。④为经血之源。女子以血为本，冲脉起于胞中而通于肝，肝贮藏充足的血液，冲脉血液充盛，是为女子月经按时来潮的重要保证。⑤防止出血。明代章潢《图书编·肝脏说》云：“肝者，凝血之本。”肝阴充足而能凝血，固摄血液。

（二）肝与生殖的关系

1. 肝司生殖　女子以血为体，以气为用，经带胎产均与气血情志相关，依赖于肝之藏血和疏泄功能。

（1）肝为经血之源：在月经周期中，肝血下注冲脉，主司血海的定期蓄溢，从而调节月经的来潮与停止，使经血排泄有律，胞宫藏泻有序，为孕育做准备；孕期肝血则下注胞宫濡养胎儿，产后肝血化为乳汁。肝血虚或肝不藏血，可引起月经过少甚至闭经，或月经过多、崩漏下血而致不孕，如《丹溪心法·头眩》说：“吐衄漏崩，肝家不能收摄荣气，使诸血失道妄行。”

（2）肝为女子之先天：肝主疏泄使气机条达，女子排卵行经、男子排精都与肝之疏泄密切相关，气机条畅又是女子经血排泄通畅有度的重要条件。肝疏泄功能正常，则月经周期正常，经行畅通，气血调和而易于受孕，若肝失疏泄，出现气滞血瘀或气滞津停，形成水湿、痰饮、瘀血，阻滞冲任胞宫，可出现月经不调、经闭、癥瘕等，而不能摄精成孕；若肝气上逆，迫血妄行，血不归经，可致月经过多、崩漏、胎漏等；肝的疏泄功能还能调畅情志，使人心情舒畅，情志与受孕关系密切。《万氏妇人科·种子章》说："欲种子成孕，贵在有时，男方宜清心寡欲以养其精，女方则须平心定气以养其血。"《傅青主女科·嫉妒不孕》曰："妇人怀抱素恶，不能生子者……是肝气郁结乎！"可见肝气的疏泄功能对女子的生殖功能尤为重要，故"女子以肝为先天"。

2. 肝的经络影响生殖 肝经与冲脉交会于三阴交，与任脉交会于曲骨，与督脉交会于百会，肝经通过冲任督间接与胞宫联通。且肝经绕阴器，抵少腹，肝主筋，前阴为宗筋所聚，故肝统前阴。《素问·厥论》曰："前阴者，宗筋之所聚。"《辨证录·种嗣门》云："肝气旺而宗筋伸。"阴器得以濡养，致使"两精相搏，合而成形"。

3. 肝与其他脏腑关系影响生殖

（1）肝肾同源与生殖：肝与肾同居下焦，肝藏血，肾藏精，肾中精气充盛，则肝有所养，血有所充；肝血满盈，则肾精有所化生。精血互生相互滋养，使经血源源不断。又肾司封藏，肝主疏泄，一藏一泻，使经水行止有度。肾与肝相互协调，共同调节气血的藏泻，使血海按时满盈，则胞宫藏泻有期，胎孕正常。

（2）肝脾调和与生殖：肝主藏血，为刚脏属木；脾主统血，为阴脏属土，易壅滞致郁，而肝之疏泄升散之性调畅全身气血，利于脾胃之气的升降，以免机体出现阴凝壅滞之证，即"木可疏土"。肝胆依赖脾胃所化气血滋生，即"土旺荣木"。故肝、脾生理功能正常，则藏血守职，气血调畅，冲任通盛，月经得以时下，胎孕产乳皆正常。女子素体不足，易产生"气血两虚、冲任失养"，血海不能按时满溢致月经病、不孕等。若七情扰乱造成女子肝气郁结不舒，肝郁乘脾，脾之化源不足，则营血亏虚、水湿不化，湿邪伤及任带二脉；或脾运化失调，精血无源，无以滋肝柔肝，导致血海空虚，经、带、胎、产诸疾丛生。

（3）心肝互用与生殖：心主神志，肝主疏泄，肝调畅情志有助于心神内守，心神健旺有助于肝调畅情志，两者相互为用，为受孕提供良好的心理条件。若心肝气郁，可引起冲任胞脉受阻，出现痛经、不孕等；心肝火旺致经行头痛、子晕、子痫，影响女性生殖功能。肝藏血，心行之。心血充盈，心气旺盛，则血行正常，肝有所藏；肝藏血充足，疏泄有度，则肝血能输布到胞宫、阴器以濡养之，维持胞宫正常的藏泻功能。心血与肝血，基本上概括了全身之血液，全身血液的亏虚主要为心肝血虚证，可见月经过少，或胞宫久藏不泻致闭经；肝血虚，孕后血聚以养胎，阴虚阳亢可致子痫；另心藏神，肝舍魂，心肝血虚，亦可出现神不守舍、魂不安藏，致多梦不安、梦游等病症。

三、脾胃与生殖

（一）脾胃的生理功能

1. 脾主运化 脾主运化包括运化水谷和运化水饮。饮食入胃，胃受纳腐熟水谷，其精微部分在脾的作用下分化为精、气、血及津液，内养五脏六腑，外濡四肢百骸及筋肉皮毛官窍，维持脏腑组织正常生理功能。胃主受纳、腐熟水谷，为脾主运化提供保障。脾主运化，转输精微，也为胃的受纳腐熟功能提供条件。《景岳全书·脾胃》曰："胃司受纳，脾主运化，一运一纳，化生精气。"脾居中焦，为水液升降代谢的枢纽，脾气散精，将水精和部分谷精上输于肺，其轻清部分经肺的宣发输布于皮毛、肌腠、头面诸窍发挥润泽作用；其厚浊部分在肺的肃降作用下，濡润五脏六腑。脾气旺盛可以调节体内津液输布，维持带下正常，有利于受孕。脾胃化生的气血，一方面充养肾精，保证天癸按时而至，另一方面通过经络输注胞宫，是月经的主要来源。

2. 脾统血　脾气具有统摄控制血液循行脉中而不溢出脉外的功能。脾气统摄血液的功能实际上是气的固摄作用的体现。脾气是一身之气分布到脾脏的部分，脾气健运，气血化生有源，一身之气充足，统摄有权，则血循常道。

3. 胃主受纳腐熟水谷　在胃气的通降作用下，胃接受和容纳经口而入的饮食水谷，暂存其中，并初步消化，形成食糜，有"太仓""水谷之海"之称。机体精气血津液的化生都依赖于饮食物中的营养物质，故胃又有"气血之海"之称。因此胃气的受纳、腐熟功能对于人体的生命活动十分重要。同时，胃气的受纳、腐熟水谷功能，须与脾气的运化功能相互配合，纳运协调方能化水谷为精微，进而化生精气血津液，供养全身。

（二）脾胃与生殖的关系

1. 脾胃直接影响生殖　脾胃为后天之本，气血生化之源，是维持生命的根本；脾司中气，对血液有收摄、控制的作用，脾胃所生所统之血直接为胞宫的行经、胎孕提供物质基础。

（1）脾胃化生气血滋养天癸：天癸源于先天，需要后天水谷精微之滋养方能日臻成熟，脾胃运化饮食水谷，化生精微，后天之精不断充养先天之精，使藏之于肾的天癸渐趋充盛，女子月经来潮并具孕育功能。

（2）脾胃化生气血以维持经量：脾胃吸纳饮食水谷化生之精微，为化血之源，其化生的气血，通过经络输注于胞宫，为月经的主要来源。通过经脉联属，冲脉广聚脏腑十二经气血，任脉与诸阴经及足阳明胃经交会，主一身之阴，冲任血海满盈，下注胞宫，月经来潮。《血证论·胎气》曰："故行经也，必天癸之水，至于胞中，而后冲任之血应之，亦至胞中，于是月事乃下。"吴鞠通说："女子不月者，中焦受气，饮食入胃，取汁变化而赤是谓血……阳明虚则饮食少，血无以生，月事从何而来？故调经先以胃气为要。"

（3）脾胃输布津液统摄带下：《灵枢·口问》曰："液者，所以灌精濡空窍者也。"脾虚不能正常运化水液，则饮留体内，日久生痰湿，水湿下注冲任，带下异常，影响胎孕。岳甫嘉言："脾虚不能制水，以致肾虚不能蓄精。"《血证论·崩带》曰："盖带脉下系胞宫，中束人身，居身之中央，属于脾经。脾经土气冲和，则带脉宁洁，而胞中之水清和。是以行经三日后，即有胞水，黄明如金，是肾中天癸之水，得带脉脾土之制，而见黄润之色，乃种子之的候，无病之月信也。若脾土失其冲和，不能制水，带脉受伤，注于胞中，因发带证。"

（4）脾气主升以维持胞宫位置：脾气主升，对维持胞宫位置有重要意义。脾虚中气不足,出现“阴挺”,影响女性生活质量和生殖功能。

（5）脾气统摄血液循脉而行:“血乃中州脾土所统摄”,《金匮要略编注·下血》曰:“五脏六腑之血,全赖脾气统摄。”《妇科玉尺·崩漏》曰:“思虑伤脾,不能摄血,致令妄行。”忧思过度或饮食劳倦损伤脾气,脾气亏虚,统摄无权,冲任失固,不能制约经血可出现月经失调而影响生殖。

2. 脾胃的经络影响生殖　足太阴脾经与任脉交会于中极,又与冲脉交会于“三阴交”,可见脾脉通过冲、任二脉间接与胞宫相联系。足阳明胃经“下夹脐,入气街中”,而冲脉“起于气冲,并足阳明之经,夹脐上行”,故“冲脉隶于阳明”。冲脉为血海,与生殖功能关系密切,胃为水谷之海、多气多血之腑,人之气血化生依赖于胃之受盛运化水谷,且胃气主降,与冲脉交会于气街,冲脉赖此得到充养,而致“太冲脉盛”,是“月事以时下”的一个重要条件,故有“冲脉隶于阳明”“谷气盛则血海满”之说。且胃经与任脉交会于承浆穴,冲任二脉皆起于胞宫,故胃经与生殖关系密切。

3. 脾胃与其他脏腑关系影响生殖

（1）脾肾互养与生殖:脾为后天之本、气血生化之源,肾为先天之本,“人之既生,以后天生先天,全赖于中宫输精及肾而后肾得以补益。”脾胃运化不及,生化乏源,先天之精缺乏后天水谷之精的滋养,肾气不充,天癸不能如期而至,冲任不能相资,胞宫藏泻失常而致不孕。

（2）肝脾协调与生殖:脾气健运,气血化生有源,肝体得以濡养而肝气条达,有利于疏泄功能发挥。肝主疏泄,协调脾胃升降,并疏利胆汁,输于肠道,促进脾胃对饮食物的消化及对精微的吸收和转输;脾失健运,肝失所养,疏泄失常,致“土壅木郁”,气血失调而影响生殖。肝藏血,脾统血,共同调节血量,保证气血运行正常。脾不统血,血行失其常道,肝血不足,肝失所养,肝不藏血与脾不统血同时并见,“藏统失司”,则冲任失养,血海不盈,胞宫失于濡养,致不孕不育。

（3）心脾生血行血与生殖:脾胃化生的水谷精微是气血生成的物质基础,血液充盈,则心有所主;脾统血,是气摄血功能的体现,脾气健旺,统摄有权,血液在心气鼓动下,循脉而行。心脾协调,生血行血正常,血行脉中,遍及周身,发挥对全身各脏腑经络组织的濡养作用,机体才能维持正常的生殖功能。

（4）脾肺肾协调水液代谢与生殖:全身水液的输布和排泄是由肺、脾、肾等脏协同完成的。机体的水液代谢有赖于脾气上输和肺气宣发肃降,肾阳的温煦蒸腾和肾阴的凉润宁静作用,《类经·藏象类》曰:“上焦不治则水泛高原,中焦不治则水留中脘,下焦不治则水乱二便。三焦气治,则脉络通而水道利。”“脾气散精”一方面脾气将津液上输于肺,通过肺的宣发肃降布散全身,另一方面直接向四周布散至全身各脏腑。脾失健运,影响水液代谢,输布排泄障碍,为饮为肿,下注冲任,或湿聚成痰,壅滞胞宫,影响生殖。

四、心与生殖

（一）心的生理功能

1. 心主血脉　心主血包括心生血与心行血。饮食水谷经脾胃运化生成的水谷精微,化为营气和津液，营气和津液入脉，经心火（即心阳）的作用，化为赤色血液，唐容川《血证论·阴阳水火气血论》曰："火者，心之所主，化生为血液以濡养周身。"心行血是指心气能推动血液运行，以输送营养物质于全身脏腑形体官窍。心有总司一身血液生成与运行的作用，血具有濡养和化神的作用。心气充盛，心阴心阳协调，血液正常输布全身，精力充沛，神志清晰，维持人体正常的生理功能。

脉是运行气血，壅遏营气，防止血溢的隧道，《灵枢·决气》曰："壅遏营气，令无所避，是谓脉。"心脏的搏动具有推动血液在经脉中运行的作用。《灵枢·九针论》云："人之所以成生者，血脉也。"人体经脉通行内外，遍布全身，"流行不止，环周不休"（《素问·举痛论》），"经络相贯，如环无端"（《灵枢·邪气脏腑病形》）。心脏推动气血到达各脏腑、组织、官窍，发挥濡养、滋润作用，以维持人体生理活动正常进行。

2. 心藏神　心藏神是指心具有统率全身脏腑、经络、形体、官窍的生理活动和主司精神、意识、思维、情志等心理活动的功能。神能驭气控精，调节血液和津液的运行输布，而精藏于五脏之中者而为五脏之精，五脏之精所化之气为五脏之气，五脏之气推动和调控五脏功能，使机体内部处于完整统一、平衡协调的状态。由于心所藏之神如此重要，《灵枢·邪客》称心为"五脏六腑之大主"。同时，心为神明之脏，接受外界客观事物并做出反应，产生心理、意识和思维活动。《素问·灵兰秘典论》说："心者，君主之官，神明出焉。"人处社会之中，喜怒哀乐，在所难免，加之脏腑精气有盛衰盈亏之异，情志难免波动，人体欲维持自身的协调稳定，就需自我调节，这一功能由心主持，赖五脏共同完成。心神调控情志活动，可以缓和过激的情志变化。怡神养心，则志意和，精神定，五志不乱。

（二）心与生殖的关系

1. 心主胞宫之泻影响生殖　《素问·评热病论》曰："月事不来者，胞脉闭也。胞脉者，属心而络于胞中。今气上迫肺，心气不得下通，故月事不来也。""二阳之病发心脾，有不得隐曲，女子不月。"指出心与月经关系密切，子宫之泻，实乃心气之动。月经以血为本，心主血脉功能异常导致胞脉不充或胞脉闭阻均会影响月经，致生殖功能异常。夏桂成认为："心宁神安，心气方能下降，才能保证胞脉顺畅，子宫开放，使排经正常。"

2. 心的经络影响生殖　手少阴心经与足少阴肾经关系密切。《灵枢·经脉》："肾足少阴之脉，起于小指之下，邪走足心……其支者从肺出，络心，注胸中。"心肾通过少阴经脉紧密联系。心主一身之血脉，推动调节全身血液的运行，包括冲任奇经血海在内。《女科经纶》引齐仲甫曰："妇人月水本于四经，两者冲任，两者手太阳小肠，手少阴心，然冲为血海，任主胞胎，两者相资，故令有子。"提出手少阴心经、手太阳小肠经与冲任脉主月经之说。由此可见心肾不仅通过经络直接联系，与冲任亦关系密切。

3. 心与其他脏腑关系影响生殖

（1）水火既济与生殖：心属火，为阳中之阳，发挥着主宰人体生命活动的作用，《素问·灵兰秘典论》称其为"君主之官"；肾五行属水，是人体阴阳之根本。心肾阴阳之间有密切联系，发生病变时，亦能相互影响。①心肾相交与生殖：心居上焦，其性主动，为

"阳中之太阳";肾居下焦,其性主静,为"阴中之阴"。《素问·六微旨大论》曰:"升已而降,降者谓天;降已而升,升者谓地。天气下降,气流于地;地气上升,气腾于天。"居于上之心火,下降于肾,以助肾阳,使肾水不寒;位于下之肾水,上济于心,以滋心阴,使心火不亢。若心火不能下降于肾而独亢于上,可见失眠多梦、心烦惊悸、腰膝酸软,或女子梦交等心肾失交症;心阳不足,不能下暖肾水,水浊壅塞,结聚不散,痰湿蕴阻于内,则影响气血活动,变生经带胎产诸疾。②心肾协调子宫藏泻影响生殖:心藏神,肾藏精,精能养神,神能"任物"。肾藏精,精能生髓,脑为髓海,为元神之府。髓能养神,神能驭精。《傅青主女科·种子门》曰:"盖胞胎居于心肾之间,上系于心而下系于肾。"子宫的藏泻作用在于心肾协调,则胞宫藏泻有度,生殖功能正常。

(2) 心脾生血与生殖:脾主运化,饮食水谷入胃,经过脾运化形成的水谷精微,转输至心,"奉心化赤",化生为具有濡养机体各脏腑组织作用的血液。心主一身之血,供养于脾的心血不足则导致脾胃运化失常,化生血液的精微物质不足,各脏腑组织器官失养,而影响机体正常的生殖生理功能。

(3) 心肝和调与生殖:心主血脉,藏神,肝主疏泄,调畅气机,藏血。心肝协调气血,调畅情志可影响机体的生殖功能。心血充盈,心气旺盛,则血行正常,肝有所藏;肝藏血充足,疏泄有度,则肝血能输布到胞宫、阴器以濡养之,维持胞宫正常的藏泻功能。《灵枢·邪客》曰:"心者,五脏六腑之大主也,精神之所舍也。"心总统魂魄,五志唯心所使,与肝的疏泄功能密切相关,心肝和调,情志舒畅,冲任相资,胞宫盈泄有度。

(4) 心肺协调与生殖:心主行血,肺主一身之气,气为血之帅;且肺朝百脉,助心行血,因而心肺协调是血液正常运行的必要条件。气血充和,冲任相资,胎孕正常。

五、肺与生殖

(一) 肺的生理功能

1. 肺主气,司呼吸　肺主呼吸之气和一身之气的生成与运行。肺的呼吸作用使人不断吸进清气,呼出浊气,吐故纳新,实现机体与外界环境之间的气体交换,以维持人体的生命活动。肺主一身之气的生成体现于肺吸入的自然界清气与脾胃运化水谷化生的谷气相结合而生成宗气,宗气上走息道出喉咙促进肺的呼吸,能贯注心脉助心推动血液运行,还可沿三焦下行脐下丹田以资先天元气。《景岳全书·妇人规》云:"经血为水谷之精气,和调于五脏,洒陈于六腑,乃能入于脉也。凡其源源而来,生化于脾,总统于心,藏受于肝,宣布于肺,施泄于肾,以灌溉一身。在男子则化而为精,妇人则上为乳汁,下归血海而为经脉。"可见肺主气功能正常,则营气充足,月经正常。

2. 肺主行水　肺气的宣发肃降作用推动和调节全身水液的输布和排泄。肺输布精微于周身,若雾露之溉,《素问·经脉别论》曰"饮入于胃,游溢精气,上输于脾,脾气散精,上归于肺,通调水道,下输膀胱",精血津液皆赖肺气之输布而达胞宫。

3. 肺朝百脉,主治节　全身的血液经百脉流经于肺,经过肺的呼吸作用进行清浊之气的交换,通过肺的宣发肃降运动来调节一身之气的升降出入,辅助心脏推动和调节血液的运行，治理调节津液代谢。《景岳全书·妇人规》云：“妇人以血为主，血旺则经调而子嗣。身体之盛衰，无不肇端于此。故治妇人之病，当以经血为先……是固心、肝、脾、肾四脏之病，而独于肺脏多不言及，不知血之行与不行，无不由气。”“故血脱者当益气，血滞者当调气。气主于肺，其义可知。”说明肺主治节正常，宣发肃降有度，气血调和，则月经如期，胎孕无忧。

（二）肺与生殖的关系

1. 肺为气之本影响生殖　《素问·六节藏象论》曰：“肺者，气之本。”肺司呼吸的功能正常与否直接影响着气的生成。呼吸均匀调和，浊气得以排出，清气得以吸入，体内外之气才能交换，并在肾气的摄纳、心气的推动、肝气的调畅下呼吸深长，节律均匀，生命得以维持。来自于自然界的清气与脾胃化生的水谷之气供给脏腑代谢消耗之余藏于肾，与先天之精共同构成肾中精气，直接影响天癸的至与竭，从而影响月经与妊娠。

2. 肺的经络影响生殖《灵枢·营气》曰：“气从太阴出……其支别者，上额，循巅，下项中，循脊入骶，是督脉也，绕阴器，上过毛中，入脐中，上循腹里，入缺盆，下注肺中。”可见，肺与督脉、任脉相通，并藉督、任二脉与胞宫相联系。任脉起于胞中，主一身之阴，胞宫所需的一切精微物质均由肺气转输和调节。督脉亦起于胞中，主一身之阳，可通过经脉得肺中阳气的温养而调控胞宫生理功能。

3. 肺与其他脏腑关系影响生殖

（1）金水相生与生殖：肺属金，肾属水，金生水，肺为肾之母，肾为肺之子，生理上母脏与子脏关系密切，病理上有母病及子和子病及母之变。①肺气生肾精：自然界清气与水谷之气在肺的作用下生成宗气，宗气可助心行血，可下丹田助先天元气。《脾胃论·省言箴》曰：“精乃气之子……积气以成精。”精、气、血相互滋生，肺主气功能失常，精气血生成与运行失常，肾精不足，影响冲任胞宫而致不孕。如姚寓晨云：“肺气郁滞……下见经闭、滞产……肺阴受损……阴气不得上承，肺虚无以下降，气结于上，延及于下，冲任受损，故月经每每失调，郁结则后期而至。”②肺阴滋肾阴：肺阴下行滋养肾阴，而肾阴为一身阴液之根本，亦可上滋肺阴。肺之气阴充足则肾精充盛，月经带下正常。③肾阳资肺阳：肾阳为诸阳之根，肾虚日久，子盗母气，肺气不足，肺卫不固，导致机体腠理开泄、阳气外溢，加重肾阳虚。

（2）龙虎回环与生殖：肝气疏泄，升发条达，有利于肺气的肃降；肺气充足，肃降正常，又有利于肝气的升发。肝升与肺降，既相互制约，又相互为用。两者协调平衡，对全身气机的调畅、气血的调和起着重要的调节作用，古人称为“龙虎回环”。肺失清肃燥热内盛，伤及肝阴致肝阳亢逆，气机逆乱，影响脏腑生理功能而致不孕不育。

（3）肺、脾、肾协调水液输布与生殖：肺为水之上源，《灵枢·五癃津液别》曰：“五谷之津液，和合而为膏者，内渗于骨空，补益脑髓，而下流于阴股。”《医原·卷下》曰：“夫气为水母，凡饮入于胃，赖脾肺气机吸摄，水精四布，五经并行。气虚者，默运无权，津液不归正，化为带浊，暗损真元。”肺、脾、肾行水功能失常，津液不能正常输布代谢，则脏腑组织官窍得不到津液的濡养而影响其生理功能，不能正常代谢的津液在体内演变饮化为痰湿，影响冲任胞宫导致不孕。

（4）心肺调和与生殖：《素问·五脏生成》曰："诸血者皆属于心，诸气者皆属于肺。"肺主气，心主血，气为血之帅，气行则血行，故肺气能够助心行血，《血证论·阴阳水火气血论》曰："运血者即是气。"心肺相互协调，保证气血的正常运行，维持机体各脏腑组织的新陈代谢。气血失调是导致妇科疾病的重要病机，《素问·调经论》曰："血气不和，百病变化而生。"

第八节　奇经八脉与生殖

奇经八脉包括冲脉、任脉、督脉、带脉、阴维脉、阳维脉、阴跷脉、阳跷脉。李时珍曰："凡人一身，共二十七气，相随上下，如泉之流，如日月之行，不得休息。其流溢之气，入于奇经，转相灌溉，内温脏腑，外濡腠理。奇经凡八脉，不拘制于十二正经，无表里配合，故谓之奇。盖正经犹夫沟渠，奇经犹夫湖泽。正经之脉隆盛，则溢于奇经，故秦越人比之天雨降下，沟渠溢满，滂霈妄行，流于湖泽。八脉散在群书者，略而不悉；医不知此，罔探病机。"将十二经喻为沟渠，奇经喻为深湖，明确指出奇经生理功能是储藏十二经多余气血。

女性的经、带、胎、产、乳等生理活动，无不与冲任有关。冲任失调是导致各种妇科疾病的关键。清代徐灵胎《医学源流论·妇科论》谓"凡治妇人，必先明冲任之脉。此皆血之所从生，而胎之所由系。明于冲任之故，则本原洞悉。"《妇人大全良方·引博济方论》中记载："凡妇人三十六种病，皆由子脏冷热，劳损而挟带下，起于胞内也。是故冲任之脉，为十二经之会海。"

一、冲脉

（一）经脉循行

冲脉起于小腹内，下出于会阴部，向上行于脊柱内；其外行者经气冲与足少阴经交会，沿着腹部两侧，上行至胸中而散，并上达咽喉，环绕口唇。

《奇经八脉考·冲脉篇》记载："其脉与任脉皆起于少腹之内胞中。其浮而外者，起于气冲，并足阳明、少阴二经之间，循腹上行至横骨。挟脐左右各五分，上行历大赫，气穴，四满，中注，肓俞，商曲，石关，阴都，通谷，幽门，至胸中而散，凡二十四穴。"《灵枢·五音五味》曰："冲、任皆起于胞中，上循背里，为经络之海。其浮而外者，循腹上行，会于咽喉，别而络唇口。"《灵枢·逆顺肥瘦》云："夫冲脉者，五脏六腑之海也，五脏六腑皆禀焉。其上者，出于颃颡，渗诸阳，灌诸精；其下者，注于少阴之大络……其下者，并于少阴之经，渗三阴……渗诸络而温肌肉。"此处"胞中"即男女丹田之通称，在女子为女子胞、胞宫，在男子即精室。

（二）冲脉与生殖

冲脉上行于头，下至于足，贯穿全身，通行十二经之气血，总领诸经气血之要冲。《难经集注·二十八难》杨玄操注："冲者，通也。言此脉下至于足，上至于头，通受十二经之气血。故曰冲焉。"冲脉与督脉、任脉一源而三歧，对"阳脉之海"的督脉和"阴脉之海"的任脉起着调节作用。冲脉下行至足后，由此渗灌肝、脾、肾三条阴经，与三阴经交会于三阴交，正如马莳云："此言肾脉之下行者，以冲脉入肾之络，而与之并行也。"《黄帝内经太素·带脉》云："冲脉血气壮盛，故为经脉之海，主渗灌骨肉会处，益其血气。"又如张景岳云："冲脉为精血所聚之经，故主渗灌溪谷。"冲脉上渗诸阳，下灌三阴，通于十二经脉，为经气输送之要道。与胃经相会，受后天水谷的滋养；与肾经交会，获先天之气的濡养；与肝经相系，有余之肝血纳入冲脉。故冲脉受肝血的调养、肾精的资助，同时与任脉同源相资。

全身经脉、络脉之精血均蓄入冲脉，故为"血海"。张景岳《类经》有云："冲脉为精血所聚之经。"又言"血海者，言受纳诸经之灌注，精血于此而蓄藏也。"张锡纯谓："人之血海，其名曰冲。在血室之两旁，与血室相通。"生理上"在男子则冲与血室为化精之所，在女子则冲与血室实为受胎之处"。冲脉气盛则可营养皮肤和肌肉；血盛则可生须发及身毛。《灵枢·五音五味》曰："血气盛则充肤热肉，血独盛则澹渗皮肤，生毫毛。今妇人之生，有余于气，不足于血，以其数脱血也，冲任之脉不荣口唇，故须不生焉……宦者去其宗筋，伤其冲脉，血泻不复，皮肤内结，唇口不荣，故须不生。"

《灵枢·逆顺肥瘦》曰："夫冲脉者，五脏六腑之海也，五脏六腑皆禀焉。"《证治准绳·杂病》有云："冲任二脉，起于胞中者，行其化也。是故五脏六腑之经，皆受气于六脉。因以海名之。"冲脉为十二经之海，受十二经气血灌注，故可营养五脏六腑而为之海。

妇女生理以经血为先，以生殖为己任，经孕产乳均为血所化。最早记载冲任与女性生殖功能相关的是《素问·上古天真论》："女子二七而天癸至，任脉通，太冲脉盛，月事以时下，故有子……七七，任脉虚，太冲脉衰少，天癸竭，地道不通，故形坏而无子也。"唐宗海在《血证论》中云："故行经也，必天癸之水至于胞中，而后冲任之血应之，亦至胞中，于是月事乃下。"女子发育成熟后，脏腑气血充盛，血海满盈，下注胞宫而为月经。故冲脉既可承肾赋、滋胞宫，又是联系先天的肾与后天脾胃的通道，亦是储存、输布经血供养胎儿孕育之本。王冰注："肾气全盛，冲任流通，精气渐盈，应时而下。"《傅青主女科》亦记载："经本于肾"，"经水出诸肾"。《续名医类案》中云："经本于肾，旺于冲任二脉。"由此可知冲任之本在肾，任通冲盛，月事以时下；任虚冲衰，则经断而无子。

冲脉为病所及病症广泛。如月经不调、经闭、崩漏、乳少、吐血等。冲脉气逆可表现为气从小腹上冲，或呕吐，恶心，咳唾，吐血；或腹内拘急疼痛，胸脘攻痛；或妊娠恶阻。冲脉虚衰可表现为月经量少色淡，甚或经闭，不孕；或初潮经迟；或绝经过早，小腹疼痛，头晕目眩，心悸失眠；或男子阴器伤损或发育不良，胡须、阴毛稀少，不育，舌淡，脉细弱。冲脉气结可表现为经行不畅，量少或愆期；或乳房胀痛，乳汁量少；或小腹积块，游走不定。

张锡纯《医学衷中参西录》认为"夫冲为血海，实亦主气"，故冲脉为病的表现主要是冲气上逆。至于引起冲气上逆的病因，或因肾虚不摄，引动冲气上逆。《医学衷中参西录》有云“肾为冲之根”，“冲为血海……下连少阴。少阴肾虚，其气化不能闭藏以收摄冲气，则冲气易于上干”。《素问·示从容论》明确指出若肾气亏虚不能潜藏于下而上逆，胞宫吸纳气血功能异常，则肾虚冲气逆乱。或当胞宫为腑时，“以通为用”，若肝郁气滞、寒邪直中等因素，影响腑“以通为用”的功能，则冲脉气血不能溢泻，则冲气上逆，经血逆乱。《素问·骨空论》曰：“冲脉为病，逆气里急。”

冲脉起于胞中，在男子为精室，在女子为胞宫，主血海，为精血所聚之经，受纳诸经精血之灌注，调摄胞宫，司生殖、月事。若冲脉失调，精血滑脱，在女子则可见经血不调、经闭不行、崩漏、带下、不孕、漏胎、恶阻、产后恶露不绝、乳汁减少、癥瘕等诸证，在男子则见不育、失精、虚劳等证。

如《诸病源候论·妇人杂病》：“崩中之病，是伤损冲任之脉。”《傅青主女科》云：“寒湿搏结冲任则病痛经。”张锡纯谓“是以女子不育，多责之冲脉……冲脉无病，未有不生育者”，又言“带下为冲任之证。而名谓带者，盖以奇经带脉，原主约束诸脉，冲任有滑脱之疾，责在带脉不能约束，故名为带也”。《临证指南医案》亦云：“血海者，即冲脉也，男子藏精，女子系胞，不孕，经不调，冲脉病也。”《脉经》曰：“脉来中央坚实，径至关者，冲脉也。动苦少腹痛，上抢心，有瘕疝，绝孕，遗屎尿，胁支满烦也。”《中西汇通医经精义》：“肝火挟冲脉上逆，发为恶阻。”《诸病源侯论》曰：“冲任气虚，则胞内泄漏。”《妇人秘科》云：“产后恶露，不尽及暴崩由冲脉不固起。”《临证指南医案》指出：“产后淋带，都是冲任奇脉内怯，最有崩漏劳损淹缠之虑。”《校注妇人良方》谓：“乳汁资于冲任，若妇人疾在冲任，乳少而色黄者，生子则怯弱多病。”

二、任脉

（一）经脉循行

任脉起于小腹内，下出会阴部，向前上行于阴毛部，在腹内沿前正中线上行，经关元等穴至咽喉部，再上行环绕口唇，经过面部，进入目眶下，联系于目。

任脉循行，“起于胞门、子户，夹脐上行至胸中”，与妇人胞宫直接相关。《灵枢·五音五味》曰：“冲脉、任脉皆起于胞中，上循背里，为经脉之海。”《奇经八脉考》记载：“任为阴脉之海，其脉起于中极之下，少腹之内，会阴之分。”《素问·骨空论》云：“任脉者，起于中极之下，以上毛际，循腹里，上关元，至咽喉，上颐循面入目。”任脉专司男女“天癸”，主女子月事、胞胎，男子髯须，在唇口部与督脉相接，沟通人体阴阳之气化。

（二）任脉与生殖

任，有担任、任受、妊养之意。《难经集注·二十八难》杨玄操注：“任者，妊也，此是人之生养之本。”《素问·骨空论》王冰注曰：“所以谓之任脉者，女子得之任养也。”任脉妊养胎儿，故有“任主胞胎”之说。任脉总司一身之阴液，任脉受脏腑之精血，与冲脉相资，得督脉相配，乃能通盛。任承阴血、津液以养胞宫，泌带下。任脉与足少阴肾经交会于关元，与足太阴脾经交会于中极，与足厥阴肝经交会于曲骨，手三阴经借足三阴经与任脉相通，故称任脉为“阴脉之海”。任脉总任一身阴脉，调节阴经气血。任脉通，其义有二，其一是任脉所司全身各阴液间的互生互化相通；其二是各阴液在全身的流通性畅通，否则如津液停聚则为痰饮。

冲任二脉源于胞中，其循行之处主要在女子特有器官部位，其作用又与经、带、胎、产、乳有密切关系。冲为血海，任主胞胎，气血调和，二脉盛通，月事以时而下，带液津津常润，胎孕充养得固，乳汁泌至充盛，故凡言女子者，无不言冲任二脉，凡调女子者，无不尤重任冲者也。

任脉为病可表现为经闭不孕，带下色白，小腹积块，胀满疼痛，游走不定，睾丸胀痛，疝气；任脉虚衰可表现为胎动不安，小腹坠胀，阴道下血，甚或滑胎，月经愆期或经闭，或月经淋漓不尽，头晕目花，腰膝酸软，舌淡，脉细无力。

冲任为病，可致月经的周期、经期、经量改变而出现月经不调证候。《诸病源候论》曰："月水不调，由劳伤气血，致体虚受风冷。风冷之气客于胞内，伤冲脉、任脉。"冲任二脉气血失调，导致胞宫的气血运行不畅，或胞宫失于濡养，而发生痛经。《脉经》曰："寸口脉来紧细实，长至关者，任脉也。动苦少腹绕脐，下引横骨、阴中切痛，取关元治之。"又有《诸病源候论》曰："漏下者，由劳伤血气，冲任之脉虚损故也……崩中者，脏腑伤损，冲脉、任脉血气俱虚故也。"

任脉受脏腑之精血，与冲脉相资，得督脉相配，任承阴血津液以养胞胎，所以王冰说："谓之任脉者，女子得以妊养也，故经云：此生病其女子不孕也。"

《诸病源候论·妊娠漏胞候》记载为："此由冲脉、任脉虚，不能约制太阳、少阴之经血故也……有娠之人，经水所以断者，壅之以养胎，而蓄之为乳汁。冲任气虚，则胞内泄漏，不能制其经血，故月水时下，亦名胞阻。漏血尽，则人毙也。"

《素问·骨空论》曰："任脉为病，男子内结七疝，女子带下瘕聚。"叶天士云："任主一身之阴，任脉不固，可成遗精，任脉为病，男子七疝，女子带下。"《诸病源候论》带下病记载为："带下者，由劳伤过度，损动经血，致令体虚受风冷，风冷入于胞络，搏其血之所成也。冲脉、任脉为经络之海。任之为病，女子则带下……冷则多白，热则多赤，故名带下。"

三、督脉

（一）经脉循行

起于小腹内，下出于会阴部，向后、向上行于脊柱的内部，上达项后风府，进入脑内，上行巅顶，沿前额下行鼻柱，止于上唇内龈交穴。

《奇经八脉考》记载："督乃阳脉之海，其脉起于肾下胞中，至于少腹，乃下行于腰、横骨围之中央，系溺孔之端，男子循茎下至篡，女子络阴器，合篡间。"张洁古曰："督者，都也，为阳脉之都纲。任者，妊也，为阴脉之妊养。"

（二）督脉与生殖

督，有总管、统率之意，又称为"阳脉总纲""阳脉之海"，对诸阳经有调节作用。督脉与诸阳经相联系，与手足三阳经交会于大椎，与阳维脉交会于风府、哑门，阳跷脉通过足太阳与督脉风府相通，带脉从督脉分出。故《脉经》云："督脉者，阳脉之海也。"督脉通，督阳振，则阳能卫外，腠理致密，以卫外御邪，祛寒解表。督脉总督一身之阳，通补督脉则回阳，通泻督脉则除热，可见督脉之气有调节十二经气盈亏的重要作用。

督脉下入肾，肾主元阴元阳，为命门之所，生命之根，元阳蒸腾元阴而为元气，对全身脏腑器官、四肢百骸起到温煦作用；而元阴要布达于机体各部，须借任督二脉，因任督二脉通行元气，为传输精气的重要通道，所以二脉经穴具有补阳和强壮之功。补督助阳，多用于崩漏、阴挺、头痛头晕等阳气下陷之证，以升举清阳，温煦脏腑。

督脉"上入络脑"，行于身后，为诸阳经之会，循脊入脑，主阳主气。任脉行于身前，为阴脉之海，精血阴津皆灌注于内，而上通于脑，在承泣穴与督脉相交。阳气分阴精上承，阴精引阳气下潜，一者相交于脑部，阴升阳降，循环灌注，水火既济，脑髓元神得以充养。另外，督脉通脑，为阳脉之海，针刺督脉可益髓养脑，镇惊安神。

冲任督三脉同起于胞中，督脉总督冲任，调摄气血，故督脉与冲任二脉共同调节维持经、孕、产、乳的正常。带下为任脉所司之阴液，需督脉温化，才能渗注于外阴，故督脉有调节带液作用。

督脉为病可表现为脊柱强直、角弓反张、脊背疼痛、精神失常、小儿惊厥。邪犯督脉可表现为牙关紧闭，头痛，四肢抽搐，甚则昏迷、发热，苔白或黄，脉弦或数；督脉虚衰可表现为头昏头重，眩晕，健忘，耳鸣耳聋，腰脊酸软，佝偻形俯，舌淡，脉细弱；督脉阳虚可表现为背脊畏寒，阳事不举，精冷薄清，遗精，女子少腹坠胀冷痛，宫寒不孕，腰膝酸软，舌淡，脉虚弱。

督脉为"阳脉之海"，与脑络、脊、髓等循行所过之处病症密切相关。若督脉功能失常，则总督阳气、转精、防御作用失调，经气运行不畅，不通则痛，出现经行头痛、产后腰痛、产后身痛等。《素问·骨空论》曰："督脉为病，脊强反折。"《难经》曰："督脉为病，脊强而厥。"《脉经》曰："尺寸俱浮，直上直下，此为督脉。腰背强痛，不得俯仰，大人癫病，小儿风痫。"

女子以血为用，冲任之阴血需督脉之阳气的温煦方可发挥濡养之作用；没有阳气的鼓动、升提、温煦、阴阳互根互用，则无胞宫之藏泻有时；无月经之周而复始、满溢盈亏；更无两精相搏之氤氲之时。《素问·骨空论》中有督脉为病与不孕的记载："督脉者，起于少腹以下骨中央……此生病，从少腹上冲心而痛，不得前后，为冲疝，其女子不孕，癃痔、遗溺、嗌干。督脉生病治督脉，治在骨上，甚者在脐下营。"此描述与西医学的子宫腺肌症、子宫内膜异位症所致多年不孕、少腹上冲心而剧烈疼痛非常相似。并提出治疗重在补肾养精。《内经知要》谓："齐下营，脐下一寸阴交穴也，皆任脉之穴，而治督脉之病。"任督二脉源于肾，协助肾主导生殖之功。《外经微言·任督死生篇》曰："肾之气必假道于任督，二经气闭，则肾气塞矣。女不受妊，男不射精，人道绝矣。"年高肾亏，督脉失于温养，则督脉阳气虚衰，致经断前后诸证。

四、带脉

（一）经脉循行

带脉起于季胁部的下面，斜向下行到带脉、五枢、维道穴，横行绕身一周。《奇经八脉考》记载:“带脉者,起于季胁足厥阴之章门穴,同足少阳循带脉穴……围身一周,如束带然。又与足少阳会于五枢、维道,凡八穴。”《灵枢·经别》曰:“足少阴之正,至腘中,别走太阳而合,上至肾,当十四椎,出属带脉。”

(二)带脉与生殖

带,有束带之意,起于季肋,围绕腰腹一周,犹如束带。杨上善曰:“带脉总束诸脉,使不妄行,如人束带而前垂,故名。妇人恶露,随带脉而下,故谓之带下。”杨玄操注释《难经》时说:“带之为言束也,言总束诸脉,使得调柔也。”足三阳、三阴以及阴阳二跷脉皆受带脉之约束,故带脉能约束纵行的各条经脉,加强经脉之间的联系,使经脉气血循其常,《奇经八脉考》以“总约诸脉者也”称之。《沈氏尊生书》云:“冲任督三脉,同起而异行,一源而三歧,皆络带脉。”冲、任、督、带各司其职,共同维持女性月经和生育等功能。

带脉主司女性带下。带脉约束带液,带液量泌之有常,发挥津津常润之功。若邪客带脉或脉气虚损,会导致女阴干枯或病理性带下。

带脉参与子宫正常位置的维持,有提系胞胎作用。胞胎虽为任脉所主,但亦靠带脉提系。

带脉为病,临床表现为各种带下、腰以下有水气、腰痛、崩漏、漏胎、早产、滑胎、阴挺等。

沈金鳌云:“冲任督三脉,同起而异行,一源而三歧,皆络带脉。因诸经上下往来,遗热于带脉之间,客热郁抑,白物随溲而下,绵绵不绝,是为白带。”秦越人曰:“带之为病,腹满,腰溶溶若坐水中。”明堂曰:“带脉二穴,主腰腹纵溶溶如囊水之状。妇人少腹痛,里急后重,瘛疭,月事不调,赤白带下,可针六分,灸七壮。”带脉为病而致崩漏者,多系中气不足,带脉空虚 ,不能约束冲任二脉 ,致经血非时而下。《血证论》中有记载:“带脉绕脐一周,下连血室,女子以系胎,男子以束体。”《傅青主女科》云:“带脉者,所以约束胞胎之系也,带脉无力,则难以提系,必然胎胞不固。故曰带弱则胎易坠 ,带伤则胎不牢。”说明漏胎、早产、滑胎多因带脉不固,冲任失调所致。《杂病源流犀烛》曰:“一身上下,机关全在于带,带不能自持其气,其证皆陷下而不上矣。”表现为阴挺等脉气不举诸证。

五、维脉

(一)经脉循行

阴维脉起于小腿内侧,沿大腿内侧上行到腹部,与足太阴经相合,过胸部,与任脉会于颈部。《奇经八脉考》记载:“阴维起于诸阴之交,其脉发于足少阴筑宾穴,为阴维之郄。在内踝上五寸腨肉分中,上循股内廉,上行入小腹,会足太阴、厥阴、少阴、阳明于腑舍,上会足太阴于大横、腹哀。循胁肋会足厥阴于期门。上胸膈挟咽,与任脉会于天突、廉泉,上至顶前而终。凡十四穴。”

阳维脉起于足跟外侧,向上经过外踝,沿足少阳经上行至髋关节部,经胁肋后侧,从腋后上肩,至前额,再到项后,合于督脉。《奇经八脉考》记载:“阳维起于诸阳之会,其脉发于足太阳金门穴。在足外踝下一寸五分，上外踝七寸，会足少阳于阳交，为阳维之郄。循膝外廉，上髀厌，抵少腹侧，会足少阳于居髎，循胁肋，斜上肘上，会手阳明、手足太阳于臂臑。过肩前，与手少阳会于臑会、天髎，却会手足少阳、足阳明于肩井。入肩后，会手太阳、阳跷于臑腧，上循耳后，会手足少阳于风池。上脑空、承灵、正营、目窗、临泣。下额与手足少阳、阳明，五脉会于阳白。循头，入耳，上至本神而止。凡三十二穴。”

（二）维脉与生殖

“维”有维系和维络之意。维脉的主要功能是维系和联络全身经脉。《难经·二十九难》云：“阴维维于阴，阳维维于阳。”阳维脉与手足三阳相维，而会合于督脉，有维系和联络人身阳经的功能。阴维脉与三阴之脉相互交会，而会合于任脉，有维系和联络各阴经的功能，从而加强了经络之间的互相联系，调节了气血的盛衰。两者共同起着调和阴阳、溢蓄气血、调节气血运行的作用。

《难经·二十九难》说：“阳维为病苦寒热，阴维为病苦心痛。”若维脉功能失常，则阴阳失衡，出现阴阳不相维系的病理征象，如经断前后诸证、经行情志异常等病。秦越人有云：“阴阳不能自相维，则怅然失志，溶溶不能自收持。”维脉与足三阴经交会，湿邪流转于维脉，可致带下过多、阴痒、阴疮等病。王叔和曰：“诊得阳维脉浮者，暂起目眩。阳盛实，苦肩息，洒洒如寒。诊得阴维脉沉大而实者，苦胸中痛，胁下支满，心痛。其脉如贯珠者，男子两胁实、腰中痛，女子阴中痛，如有疮状。”寒入维脉，经脉气血瘀滞，不通则痛，致产后身痛、产后腹痛等病。

六、跷脉

（一）经脉循行

阴跷脉起于足舟骨的后方，上行内踝的上面，沿小腿、大腿的内侧直上，经过阴部，向上沿胸部内侧，进入锁骨上窝，上经人迎的上面，过颧部，到目内眦，与足太阳膀胱经和阳跷脉相会合。《奇经八脉考》记载：“阴跷者，足少阴之别脉。其脉起于跟中，足少阴然谷穴之后，同足少阴循内踝下照海穴，上内踝之上二寸，以交信为郄，直上循阴股入阴，上循胸里入缺盆，上出人迎之前，至咽咙，交贯冲脉，入頄内廉，上行属目内眦，与手足太阳、足阳明、阳跷五脉会于睛明而上行。”

阳跷脉起于足跟外侧，经外踝上行腓骨后缘，沿股部外侧和胁后上肩，过颈部上夹口角，进入目内眦，再沿足太阳膀胱经上额，与足少阳经合于风池。《奇经八脉考》记载：“阳跷者，足太阳之别脉。其脉起于跟中，出于外踝下足太阳申脉穴。当踝后绕跟，以仆参为本，上外踝上三寸，以跗阳为郄，直上循股外廉，循胁后髀。上会手太阳、阳维于臑腧，上行肩膊外廉。会手阳明于巨骨，会手阳明少阳于肩髃。上人迎，夹口吻，会手足阳明、任脉于地仓，同足阳明上而行巨窌，复会任脉于承泣，至目内眦，与手足太阳、足阳明、阴跷五脉会于睛明穴。从睛明上行入发际，下耳后，入风池而终。”

（二）跷脉与生殖

跷脉有交通一身阴阳之气，调节全身经络气血、主肢体运动、司眼睑开合的作用，与睡眠及肢体运动有关。“跷者，捷也”，跷有跷捷轻健之意。《奇经八脉考》曰：“阳跷主一身左右之阳，阴跷主一身左右之阴。”由于阴阳跷脉上头入络脑，与多经交会于目内眦，故跷脉能沟通阴阳，连接五脏六腑之阴阳，运行卫气，具有濡养眼目和司眼睑开合的作用。《针灸甲乙经》曰：“气之在身也，如水之流，如日月之行不休。故阴脉营其脏，而阳脉营其腑。如环之无端，莫知其纪，终而复始。其流溢之气，内溉脏腑，外濡腠理。”《杂病源流犀烛》中指出“跷脉之剽悍，同于卫气，而皆出目眦”，说明跷脉有运行卫气的作用。如果跷脉脉气偏颇，则发生嗜睡与失眠等。

若跷脉气机阻滞不畅，肢体阴阳拘急，出现活动异常。因此《难经·二十九难》曰：“阴络者，阴跷之络；阳络者，阳跷之络。阴跷为病，阳缓而阴急；阳跷为病，阴缓而阳急。”说明阴阳跷脉为病可致其循行所过部位出现肢体内外两侧的肌肉拘挛、疼痛及功能活动受限。

跷脉与多经交会于眼部，秉承正经之气而达到濡养眼睑、利于开合之功，故临证中跷脉失调致眼睑失养，眼闭不能睁，眼开不能合，可选跷脉的照海、申脉、跗阳、交信为主穴进行调治。

人的睡眠与卫气在体内的运行有关，卫气在目锐眦与跷脉相会合。《灵枢·寒热病》指出：“入脑乃别阴跷阳跷，阴阳相交，阳入阴，阴出阳，交于目锐眦，阳气盛则瞋目，阴气盛则瞑目。”因此，调节跷脉的阴阳盛衰，可治失眠、嗜睡等睡眠异常。

阴阳跷脉同入脑，因此跷脉功能失常，可致脑中阴阳失衡而引起神志异常。《医学入门·奇经主病》有云：“阳跷之病，阳急而狂奔，阴跷之病，阴急而足重。”另《奇经八脉考》也认为：“邪在阴维、阴跷则发癫，邪在阳维、阳跷则发痫。痫动而属阳，阳脉主之，癫静而属阴，阴脉主之。”

阴跷脉循阴股入阴，而与足厥阴经相会，且交贯冲脉，为足少阴之别脉，且肾经照海穴是阴跷脉气之所发，故阴跷脉可调节肝肾经之阴阳气血而主男女生殖系统疾病及前阴病变。《黄帝内经灵枢注证发微·热病》注：“此言刺癃者之法也。膀胱不利为癃，谓小便不通也。膀胱与肾为表里，当取肾经之照海穴以刺之，乃阴跷脉气所发也。”《太素·癃泄》记载：“癃，淋也。阴跷上循阴股入阴，故取阴跷所主病者。”

综上所述，冲、任、督三脉起于胞中，而络于带脉。冲、任、督、带与十二正经交汇，冲为血海，为十二经之海；任为阴海，司人体气血津液，主妊养胞胎；督脉为阳脉之海，总督一身之阳气；带脉约束纵行诸经；跷脉交通一身阴阳之气；维脉维系和联络全身经脉。诸经各司其职，最终使得胞宫正常发挥行月经、泌带液、主胎孕的功能。总之，冲任学说既是女性月经生理的基础，也是女性生殖生理的基石，其遵循“肾气盛，天癸至，任脉通，太冲脉盛，胞宫‘脏’‘腑’转化有序”的基本内涵。

第二篇　临床治疗篇

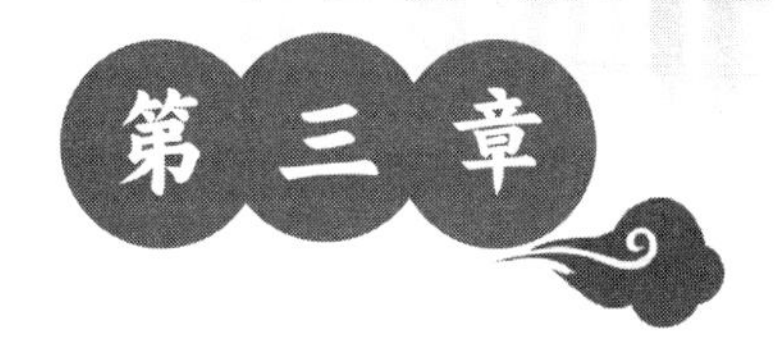

输卵管性不孕症

输卵管性不孕症是指因输卵管阻塞、粘连等因素造成输卵管通畅情况异常而引起的不孕症。输卵管阻塞引起的不孕症占女性不孕的30%~40%。输卵管性不孕症多为性生活不洁、多次流产史、生殖道炎症等引起输卵管炎症，从而影响输卵管拾卵、精卵结合、输送受精卵等功能，导致不孕。根据其病因和临床表现，该类疾病常归于中医学“不孕症”“癥瘕”“妇人腹痛”等范畴。

一、历代论述

1. 先秦、秦汉时期　在此时期的古代医籍和经典著作中论述了不孕与肾及胞络之间的生理病理关系。《素问·骨空论》“督脉者，起于少腹以下骨中央……其女子不孕”，首次正式提出不孕病名。而《素问·上古天真论》“二七而天癸至，任脉通，太冲脉盛，月事以时下，故有子……七七，任脉虚，太冲脉衰少，天癸竭，地道不通，故形坏而无子也”，奠定了女性生殖生理病理的理论基础。

2. 两晋隋唐时期　对不孕从瘀论治的病机进一步细化，从寒凝、湿热、肾虚多个角度阐释其病机。晋代皇甫谧《针灸甲乙经·妇人杂病》云“女子绝子，衃血在内不下，关元主之”，指出瘀血阻滞胞宫可致不孕。隋代巢元方《诸病源候论》曰“子脏冷无子者，由将摄失宜，饮食不节，乘风取冷，或劳伤过度，致风冷之气乘其经血，结于子脏，子脏则冷，故无子……妇人挟疾无子，皆由劳伤血气，冷热不调，而受风寒客于子宫，致使胞内生病，或月经涩闭，或崩血带下，致阴阳之气不和，经血之行乖候，故无子也”，指出风寒湿邪侵袭，客于胞宫，血脉不通，或劳伤过度，胞脉受损，气血不和，均可以导致不孕。唐代孙思邈《备急千金要方》中将不孕分为断续和全不产，其中“断续”为继发性不孕，“全不产”为原发性不孕。

3. 宋金元时期　中医学虽然无“输卵管”一名，但自此开始记载有相关性论述。元代朱丹溪《格致余论》“阴阳交媾，胎孕乃凝，所藏之处，名曰子宫，一系在下，上有两歧，一达于左，一达于右”，其中“两歧”大概就包含了西医解剖上的输卵管，而且形象指出了输卵管的位置和功能。同时，朱丹溪在《丹溪心法·子嗣》中提出“若是肥盛妇人……谓之躯脂满溢，闭塞子宫”，认为湿邪内阻，瘀血阻滞，胞络受损不通而难以受孕。

4. 明清时期　此时期明确了输卵管的具体位置，并确定了从瘀论治和输卵管性不孕之间的关系。清代陈士铎《石室秘录·论子嗣》云“任督之间，尚有癥瘕之症，则精不能施”，也很清楚地指出输卵管的位置在任督之间，并提出瘀血阻滞可引起不孕。清代沈尧封《沈氏女科辑要》载“若子宫受病，子管闭塞……皆不受孕”，其中，“子管”即相当于输卵管，说明输卵管不通是女性不孕的重要因素。清代王清任重用少腹逐瘀汤治疗不孕，在《医林改错》中提到“更出奇者，此方种子如神……不过四月必成胎”，以此揭示了瘀阻胞络是输卵管性不孕的关键病机。

二、临证要点

（一）辨证要点

输卵管性不孕的主要病理产物和病变机制是以“瘀血”为本，要辨虚实、寒热之变化。具体而言，是以妇科特征为主，根据月经的期、量、色、质和带下的量、色、质、气味等变化辨其寒热虚实，再结合全身证候、舌脉予以定夺。

（二）辨证论治

对于输卵管完全阻塞者应及早建议患者行辅助生殖技术或腹腔镜手术治疗；对于输卵管近端阻塞者亦可尝试采取输卵管导管扩通术联合中药辨证论治；对于输卵管并非完全阻塞或者存在周围粘连者，可尝试按本篇介绍的辨证论治进行中药治疗。

1. 气滞血瘀证

临床表现为婚久不孕，小腹胀痛、反复发作，经前或经期胸胁乳房胀痛，月经周期先后不定期，经血夹块，情志抑郁或急躁易怒，胸胁胀满；舌暗红，脉弦。

治宜疏肝理气、化瘀通络为主。方用血府逐瘀汤《医林改错》加三棱、莪术。药物组成：桃仁 12g（四钱）、红花 9g（三钱）、当归 9g（三钱）、生地黄 9g（三钱）、川芎 4.5g（一钱半）、赤芍 6g（二钱）、牛膝 9g（三钱）、桔梗 4.5g（一钱半）、柴胡 3g（一钱）、枳壳 6g（二钱）、甘草 6g（二钱）、三棱 15g、莪术 15g。

水煎服，每日 1 剂，连服 15 日，服药无不适，可继服，月经期停用。以 1 个月为 1 个疗程，连服 3 个疗程。

本方主证为气滞血瘀。方中桃仁破血行滞而润燥，红花活血化瘀以止痛，共为君药。赤芍、川芎助君药活血化瘀，牛膝活血通经，共为臣药。生地黄、当归养血益阴，清热活血；桔梗、枳壳一升一降，宽胸行气；柴胡疏肝解郁，与桔梗、枳壳同用，尤善理气行滞；三棱、莪术功效为活血化瘀、破血行气，可用于一切血瘀气结之证，增强了本方的通达之力；甘草为使药，调和诸药。故合而用之，使血活瘀化，气行络通。

若见下腹胀痛，反复发作者，可加行气止痛之延胡索 15g、川楝子 10g、乌药 10g。若胸胁乳房胀痛明显者，可加疏肝理气之香附 6g、青皮 15g 及行气止痛之全蝎 6g。若情绪波动明显者，加解郁宁心之郁金 6g、玫瑰花 6g。若经前或经期痛经明显，胀痛为主者，可于行经前 1 周加用三七粉 3g 冲服。

中成药：血府逐瘀口服液（或丸剂、胶囊、片剂），每日 3 次，各按说明书剂量服用；七制香附丸，每日 2 次，每次 6g。两者比较：血府逐瘀方功效为活血化瘀、行气止痛，适用于下腹胀痛、急躁易怒明显者；七制香附丸功效为开郁顺气、养血调经，适用于胸胁、乳房胀痛明显者。

2. 寒凝血瘀证

临床表现为婚久不孕，经前或经期小腹冷痛，月经后期，经量少，色暗有块；畏寒肢冷；舌暗，苔白，脉沉紧。

治宜温经散寒，化瘀通络为主。方用少腹逐瘀汤（《医林改错》）加桂枝、威灵仙、蜈蚣。药物组成：小茴香 1.5g（7 粒）、炒干姜 0.6g（二分）、延胡索 4g（一钱）、没药 8g（二钱）、当归 12g（三钱）、川芎 8g（二钱）、官桂 4g（一钱）、赤芍 8g（二钱）、蒲黄 12g（三钱）、炒五灵脂 8g（二钱）、桂枝 30g、威灵仙 15g、蜈蚣 5 条。

水煎服，每日 1 剂，连服 15 日，服药无不适，可继服，月经期停用。以 1 个月为 1 个疗程，连服 3 个疗程。

本方主证为寒凝血瘀。方中小茴香、肉桂（官桂）、干姜味辛而性温热，入肝肾而归脾，理气活血，温通血脉；当归、赤芍入肝，化瘀活血；蒲黄、五灵脂、川芎、延胡索、没药均可活血理气，使气行则血活，气血调和；桂枝温通血脉，与威灵仙合用具有活血散结通络之功效；蜈蚣辛温，走窜力强，攻毒散结，增强了全方化瘀通络止痛的效果。

若见小腹冷痛，热敷后缓解者，可加温经散寒之乌药 10g、生艾叶 6g。若带下量多、色白、质清稀者，加淫羊藿 10g、苍术 10g。

中成药：少腹逐瘀颗粒，每日 2~3 次，每次 1.6g。

3. 痰湿瘀结证

临床表现为婚久不孕，形体肥胖，月经稀发；带下量多，脘腹胀满；舌质暗、舌体胖，苔白腻，脉细滑。

治宜祛痰利水、化瘀散结为主。方用桂枝茯苓丸（《金匮要略》）加水蛭、蜈蚣、泽兰。药物组成：桂枝 9g（三钱）、茯苓 9g（三钱）、牡丹皮 9g（三钱）、桃仁 9g（三钱）、芍药 15g（五钱）、水蛭 10g、蜈蚣 5 条、泽兰 15g（原文：桂枝、茯苓、牡丹皮、桃仁、芍药各等分）。

水煎服，每日 1 剂，连服 15 日，服药无不适，可继服，月经期停用。以 1 个月为 1 个疗程，连服 3 个疗程。

本方主证为痰湿瘀结。方中桂枝温通血脉，以行瘀滞，为君药；桃仁活血祛瘀，助君药以化瘀消癥，为臣药；牡丹皮、芍药既可活血化瘀，又可凉血，清退瘀久所化之热，茯苓渗湿祛痰，以助消癥之功，三者均为佐药，同时加入虫类走行药水蛭、蜈蚣，以助化瘀通络之效；泽兰具有活血利水之效，增强了全方除痰逐瘀、散结通络的功效。

若见小腹刺痛、坠胀者，加当归 10g、川芎 15g 以养血活血，大黄 6g、土鳖虫 10g 以破血消癥，血行畅，瘀滞除而痛减；若小腹按之有包块者，加浙贝母 10g、玄参 15g、生牡蛎 30g、夏枯草 15g 以化痰软坚消包块；若脘腹胀满者，加半夏 10g、炒芥子 10g、制南星 6g。

中成药：桂枝茯苓胶囊（3 粒 / 次）加消瘰丸（3 粒 / 次），每日 3 次；大黄䗪虫丸，每次 1~2 丸，每日 1~2 次；两者比较，桂枝茯苓胶囊功效为活血化瘀、消癥，适用于形体肥胖、痰湿证明显者；大黄䗪虫丸功效为活血破瘀、通经消癥瘕，适用于小腹部按之有包块者。

4. 湿热瘀滞证

临床表现为婚久不孕，月经先期，经期延长；带下色黄、量多，腰骶酸痛，少腹痛或低热起伏，口苦咽干，小便赤，大便干；舌红，苔黄腻，脉弦数。

治宜清热利湿、化瘀通络为主。方用薏苡附子败酱散（《金匮要略》）加土鳖虫、皂角刺、路路通。药物组成：薏苡仁 30g（一两）、制附片 6g（二钱）、败酱草 15g（五钱），土鳖虫 15g、皂角刺 10g、路路通 15g。

水煎服，每日 1 剂，连服 15 日，服药无不适，可继服，月经期停用。以 1 个月为 1 个疗程，连服 3 个疗程。

本方主证为湿热瘀阻。方中薏苡仁清热利湿、散结；制附片温通血脉，助阳以化阴；败酱草则清热利湿，消痈排脓；同时加入破血逐瘀之土鳖虫，加用皂角刺以消肿排脓、祛风杀虫，路路通以祛风活络、利水通经，三者共奏活血通络化瘀之效。

若带下臭秽者加蒲公英 15g、椿根皮 15g、土茯苓 10g 以清热利湿止带；若腹痛反复发作者，加清热解毒、活血通络之红藤 15g，清热解毒、利水消肿之泽兰 15g，活血祛瘀之桃仁 10g、红花 6g。

中成药：妇乐颗粒（12g/ 次）加散结镇痛胶囊（12g/ 次），每日 2 次；金刚藤胶囊，每次 2g，每日 3 次。妇乐颗粒功效为清热凉血、消肿止痛，适用于下腹灼痛明显者；金刚藤胶囊功效为清热解毒、化湿消肿，适用于带下量多、黄稠者。

5. 肾虚血瘀证

临床表现为：婚久不孕，月经量少或多，带下量多质稀，下腹隐痛，时作时止，腰膝酸软，头晕耳鸣，口干不欲饮；舌暗有瘀点，脉弦细。

治宜温阳补肾、散寒通滞为主。方用阳和汤（《外科证治全生集》）加路路通、水蛭。药物组成：熟地黄 30g（一两）、麻黄 2g（五分）、鹿角胶 9g（三钱）、白芥子 6g（二钱）、肉桂 3g（一钱）、生甘草 3g（一钱）、炮姜炭 2g（五分）、路路通 25g、水蛭 15g。

水煎服，每日 1 剂，连服 15 日，服药无不适，可继服，月经期停用。以 1 个月为 1 个疗程，连服 3 个疗程。

本方主证为肾虚血瘀。方中重用熟地黄温补营血、填精补髓，鹿角胶温补肝肾，两药合用，温阳补虚，共为君药。肉桂、炮姜炭温阳散寒、温通血脉，共为臣药。白芥子温化寒痰、通络散结，少量麻黄宣通、开肌腠、散寒凝，共为佐药。方中鹿角胶、熟地黄得姜、桂、芥、麻之宣通，则补而不滞；麻、芥、姜、桂得熟地黄、鹿角胶之滋补，则温散而不伤正；路路通入肝经，通络利水、散瘀止痛，水蛭可破血逐瘀，两药合用，增强化瘀散结之效；甘草为使药，调和诸药。

若下腹部隐痛明显，间断发作者，加鸡血藤 25g 以温通血脉、活血止痛，续断 30g 以补肾活血；若腰酸痛明显者，加桑寄生 15g、生杜仲 15g 补肾益精，怀牛膝 15g 以补肝肾、强筋骨;若下腹部有包块,按之柔软者,加滋肾散结之龟甲 15g、生鳖甲 15g;若见畏寒肢冷明显者,加补肾温阳之淫羊藿 10g、制附片 6g。

中成药:麒麟丸(6g/次),每日 2~3 次;麒麟丸功效为补肾填精、益气养血,还适用于兼有黄体功能不全者。

6. 气虚血瘀证

临床表现为婚久不孕,月经量少、色淡、有血块,带下量多;下腹隐痛,缠绵日久,疲乏无力,气短懒言;舌暗有瘀点、苔白,脉沉涩。

治宜益气健脾、化瘀散结为主。方用理冲汤(《医学衷中参西录》)加穿山甲、土鳖虫。药物组成:生黄芪 9g(三钱)、党参 6g(二钱)、炒白术 6g(二钱)、生山药 15g(五钱)、天花粉 12g(四钱)、知母 12g(四钱)、三棱 9g(三钱)、莪术 9g(三钱)、鸡内金 9g(三钱)、穿山甲 6g、土鳖虫 15g。

本方主证为气虚血瘀。方中党参、黄芪补益气血,气行则血行,扶正逐瘀;三棱、莪术消瘀血;白术、山药健脾益气;天花粉、知母滋阴退热,生鸡内金能软坚散结;加穿山甲、土鳖虫,增强破血逐瘀功效。全方共奏补益气血、化瘀通络之功效。

水煎服,每日 1 剂,连服 15 日,服药无不适,可继服,月经期停用。以 1 个月为 1 个疗程,连服 3 个疗程。

若下腹隐痛明显者,加三七粉 3g 以活血化瘀止痛;若月经量少,全身乏力者,生黄芪加量至 30g,党参加量至 15g,加当归 12g、鸡血藤 25g 以补益气血;若兼有脾胃失调,证见腹胀纳差、大便溏者,加厚朴 10g、茯苓 30g 以益气和胃,健脾止泻。

中成药:定坤丹(3.5~7g/次)加散结镇痛胶囊(12g/次),每日 2 次;乌鸡白凤丸(9g/次)加散结镇痛胶囊(12g/次),每日 2 次。兼有情志不畅者,用定坤丹加散结镇痛胶囊;若体弱乏力、带下清稀量多者,用乌鸡白凤丸加散结镇痛胶囊。

三、名家经验

朱南孙:认为气虚则输卵管蠕动乏力,造成输卵管不畅,甚则不通。故治疗上提出"补泻兼施,以气为先"学说,即通络不忘补气、理气。朱老常以丹参、赤芍、蒲公英、红藤、紫花地丁、败酱草、刘寄奴等清热解毒、活血化瘀药物通利冲任。在此基础上,加入大量补益气血的药物,如党参、黄芪、当归,用量一般达 20~30g,以加强通络之力。同时,加入少量理气药,如柴胡、延胡索、制香附、川楝子等通利冲任。

许润三:提出局部辨病和全身辨证相结合的双重诊断方法。许老认为输卵管位于少腹,为肝经所过,且不孕患者多情志不畅,选用经方四逆散疏肝理气,化瘀通络,循经用药,为输卵管阻塞治疗的独到之处。在此基础上加养血活血的丹参,既助赤芍活血化瘀,又防理气活血太过而伤阴血;加穿山甲入肝经,善于走窜;土鳖虫破血逐瘀,散结通络;三七粉化瘀定痛;生黄芪补虚扶正,有攻有补,有散有通,全身调整和局部治疗相结合,疗效明显。

蔡小荪:认为湿热、瘀血阻滞胞络为输卵管性不孕主要病机,主张根据月经周期特点分三步治疗：①月经期以活血化瘀、理气通滞为主，选用四物汤加败酱草、王不留行、路路通，服至月经干净。②月经干净后3~7天，化瘀通络，佐以育肾，用蔡老经验——通络方加减（云茯苓、生地黄、怀牛膝、路路通、炙山甲片、公丁香、淫羊藿、石楠叶、制黄精、桂枝、王不留行、地龙、皂角刺）。③月经周期中后期，以益肾温煦为主，选益肾培元方加减（云茯苓、生地黄、熟地黄、仙茅、淫羊藿、鹿角霜、女贞子、紫石英、巴戟天、麦冬、山萸肉）。

李祥云：提出"肾亏瘀阻"为输卵管性不孕的主要病机。根据多年临床经验，创立经验用方——峻竣煎（方药组成：红藤、败酱草、三棱、莪术、赤芍、牡丹皮、香附、路路通、穿山甲、淫羊藿、肉苁蓉等）。在此基础上辨证论治，若气滞血瘀者，加入郁金、香附、柴胡以疏肝理气；若寒湿瘀滞者，加制附片、肉桂、桂枝以温经散寒；若气虚血瘀者，加入党参、生黄芪、山药、黄精；若热盛瘀阻者，加入蒲公英、红藤、败酱草。

陈慧侬：认为输卵管性不孕的主要病机是胞脉瘀阻，治疗大法以"通"为主，创制通管方（方药组成：穿山甲、王不留行、路路通、皂角刺、地龙、川楝子），根据患者证候进行辨证施治，分寒热虚实。若肝气郁结者，予通管方合逍遥散加减；若寒凝血瘀者，用通管方合桂枝茯苓丸加减；若湿热瘀阻者，用通管方合三妙丸加减；若气虚血瘀者，用通管方合理冲汤加减。同时，强调内外结合治疗，创立灌肠方，组成为功劳叶、黄柏、川楝子、路路通、皂角刺、两面针、地龙。

四、临证心得

1. 从瘀论治，全身辨证。综合各家学说，输卵管性不孕的病因、病机均归根于"血瘀"，已成共识。而血瘀的形成与气滞、寒凝、痰湿、湿热密不可分。由于本病病程迁延，常虚实夹杂，临床需要灵活变通，但辨证施治贯穿于治疗的始终。从临床资料观察，现今气滞血瘀证、肾虚血瘀证患者居多。气滞血瘀证患者多急躁易怒或情绪抑郁，治疗方药中需要加疏肝理气之品，同时要加强心理疏导。肾虚血瘀证患者既往多有宫腔操作史，病程绵长，常伴有腰酸乏力、夜尿频多、白带量多、质清稀等证候，在活血化瘀通络的同时要注意顾护正气、补肾填精，同时要嘱患者保持良好的心态，调整情绪，注意休息，避免劳累。

2. 局部辨病与全身辨证相结合。由于引起输卵管阻塞的原因不同，其局部的病理表现不尽相同。一般而言，输卵管炎性阻塞主要是瘀血阻滞胞脉；而由于手术、子宫内膜异位症等病变造成的输卵管周围粘连，是属于瘀和结阻滞于胞脉；输卵管积水的形成，多为瘀血内阻，影响胞脉的气机疏通、津液布散，积为水湿，导致痰湿瘀互结于胞脉的病理变化。局部辨病即辨是输卵管的管腔阻塞，或是输卵管的周围粘连，还是输卵管积水，从而有针对性遣方用药。全身辨证是在局部辨病基础上，结合患者发病诱因、证候和舌脉进行辨证分型。

3. 用药特色　①重用虫类药：由于输卵管性不孕症瘀滞程度很重，属于难治之症，故喜用具有破血逐瘀、散结消癥作用的虫类药物，如穿山甲、水蛭、土鳖虫、蜈蚣。穿山甲破血消癥、消肿排脓，《本草经疏》云其“性走，能行瘀血，通经络，故又有消痈毒，排脓血等用”。蜈蚣力猛性燥，善走窜通达，以通络止痛为主。水蛭破血通经、逐瘀消癥，《神农本草经》云其“主逐恶血，瘀血，月闭，破血逐瘀，无子，利水道”。土鳖虫具有破血逐瘀功效，《本草经疏》云其“咸能入血，故主心腹血积癥瘕血闭诸症”。②重用通络药：输卵管性不孕的主要病机为“胞脉瘀阻”，针对病机多选用活血通络之品，如路路通、王不留行、皂角刺。路路通有活血通络之效，《本草纲目拾遗》云“其性大能通十二经穴”，与穿山甲合用，共同起到祛瘀血、通经络之作用。王不留行能走血分，乃阳明冲任之药，善于通利血脉、活血通经，《本草纲目》云“王不留行能走血分，乃阳明冲任之药”，与穿山甲合用，增强其疏通输卵管作用增加。皂角刺可活血，又长于托毒排脓，《本草纲目》云“其味辛而性燥，气浮而散。吹之异之，则通上下诸窍”，该药具有化瘀通管之妙效。③局部辨病用药：若伴有盆腔粘连者，加用桂枝、威灵仙，二药相配，散结通络，药理研究表明两者具有抗纤维化作用，因此具有消除盆腔粘连的功效。若输卵管积水者，加用马鞭草、泽兰活血利水，药理研究表明两者具有增强纤溶活性、抗炎作用。若输卵管结核者，加用夏枯草、生鳖甲、蜈蚣以活血散结，药理研究表明夏枯草和蜈蚣具有抗结核作用，生鳖甲具有抑制结缔组织增生、消散肿块的作用。若附件增厚、压痛明显者，加龙葵、蒲公英、血竭以清热解毒，活血止痛，药理研究表明三者均具有抗炎作用。若附件可触及包块者，加用三棱、莪术，药理研究表明两者具有抗纤维化和抑制血小板聚集、血栓形成的功效，因此具有破血逐瘀功效。

4. 辅以中医外治法，疗效显著。近年来，许多外治法被应用于输卵管性不孕治疗中，取得良好疗效。常见的中医外治法包括中药灌肠、热敷、离子导入、理疗、艾灸和足浴等。具体方法如下：

（1）中药保留灌肠：中药保留灌肠法是自肛门灌入直肠，使药液保留在肠内，直肠的肠壁是具有选择性吸收和排泄功能的半透膜。另外直肠具有丰富的静脉丛，药物可以通过三条途径发挥全身疗效：第一条是经过门静脉进入肝脏，再进入体循环；第二条是经下腔静脉进入体循环；第三条是淋巴组织参与药物吸收。通过肠黏膜吸收药液后，促使盆腔血液循环加速，改善组织营养，降低毛细血管通透性，利于炎症吸收、粘连松解和癥瘕消散。

基本方药组成：桂枝 30g（一两）、赤芍 30g（一两）、细辛 5g（一钱）、透骨草 30g（一两）、莪术 30g（一两）、皂角刺 10g（三钱）、生甘草 10g（三钱），浓煎 100ml 药汁。少数保留灌肠疗效不佳者，可加入诃子 10g。

辨病加味：若盆腔粘连者，上方加威灵仙 15g、生牡蛎 30g；若附件增厚，有压痛者，上方加龙葵 10g、白花蛇舌草 30g；若输卵管积水者，上方加三棱 15g、泽兰 15g、马鞭草 15g。

操作方法：①灌肠药液温度保持在 39℃。②患者侧卧位，抬高臀部。③操作者戴消毒手套，将灌肠管与肛管连接好，涂抹润滑膏，缓慢插入患者肛门，进入深度 10~15cm，然后调整药液滴速。药液全部灌入后拔掉肛管。嘱患者保持侧卧位半小时。

（2）中药离子导入：中药离子导入是药物离子在直流电场作用下透入皮肤，经过皮肤或黏膜进入组织间隙，使药物直接作用于病变部位，达到治疗效果。

方药组成：桂枝10g（三钱）、丁香6g（二钱）、莪术15g（五钱）、皂角刺10g（三钱）、细辛3g（一钱）、生艾叶3g（一钱）、没药10g（三钱）。

操作方法：①患者平卧，操作者打开电源开关，定时30分钟。②预热热垫。③固定电极：将两片纱布垫放入中药液中浸湿，敷在两个硅胶电极上，并贴于治疗部位皮肤上，治疗热垫覆盖在电极面上。④开始治疗，根据患者舒适度调整电流输出强度。⑤治疗结束：定时时间到，仪器自动关闭电流输出和热度输出，关闭电源。

（3）中药热敷：中药热敷可以使药物通过局部皮肤直接渗透和吸收，改善盆腔内血液循环，促进炎症消散，具有不经过肝脏的"首过效应"和胃肠道破坏的优势，并且毒性和不良反应小，使用方便。

方药组成：川乌10g、桂枝30g、红花15g、透骨草30g、艾叶15g、荔枝核15g、乳香15g、没药15g、花椒10g、莪术30g、苏木10g、蒲黄15g、乌药15g、小茴香10g、细辛6g、赤芍30g。

操作方法：①患者平卧。②操作者把中药捣碎，装入布袋，大小以能覆盖小腹部为宜，用凉水浸泡1小时以上，用蒸锅蒸40分钟，把药袋装置于三层毛巾上，敷在小腹部，上盖塑料袋以防止热气散失过快。热敷过程2小时左右。③热敷过程中嘱患者注意温度，防止烫伤。④长期热敷后，小腹部可出现网状条纹，停止热敷后可消失。

（4）中药足浴：足浴疗法是通过水的温热作用，借助药液熏洗的治疗作用，使药物分子透过皮肤微循环进入血液循环。起到疏通腠理、透达筋骨的作用，从而改善血液循环，起到治疗作用。

方药组成：桂枝30g（一两）、细辛15g（五钱）、透骨草30g（一两）、红花15g（五钱）、莪术30g（一两）等。操作方法：①取药浴专用袋1个，向药浴器中注入药液，并加入适量的温水稀释。②按下"温度"和"时间"按钮，开始足浴。足浴深度最好没过膝盖。

输卵管性不孕症（国医大师许润三）

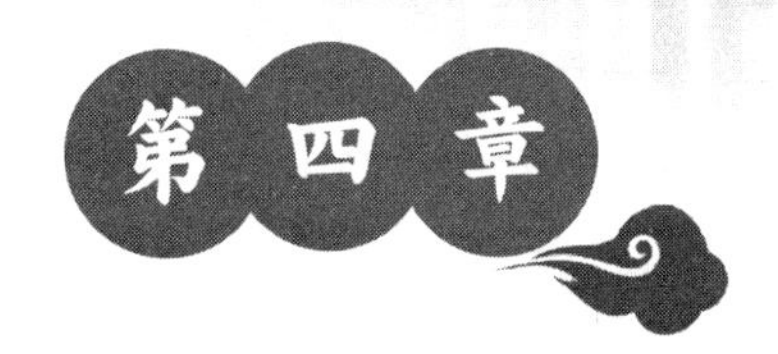

第四章 排卵障碍类疾病

第一节 多囊卵巢综合征

多囊卵巢综合征（PCOS）是一种发病多因性、临床表现多态性的内分泌综合征。以月经紊乱、不孕、多毛、肥胖、双侧卵巢持续增大，以及雄激素过多、持续性无排卵为临床特征。多囊卵巢综合征（PCOS）内分泌特征主要是高雄激素血症、高胰岛素血症以及代谢综合征等。大部分患者从青春期开始发病，发病人数在 20~30 岁达到高峰，约占总数的 85.3%，占患有妇科内分泌疾病人数的 8%，占不孕症患者的 0.6%~4.3%。多囊卵巢综合征（PCOS）的病因迄今不明，因此尚无根治的方法。

作为现代疑难疾病的多囊卵巢综合征，中医学无此病名，其临床表现与“月经失调”“闭经”“不孕症”等有相似之处。其病机与肾虚、脾虚、肝郁、痰湿、血瘀、郁热等因素有关，根据其发生的不同年龄阶段进行治疗，青春期以调经为主，育龄期以助孕为要，其他时期则标本虚实兼顾。

中医学虽无多囊卵巢综合征这一病名，但有“月经后期”“闭经”“不孕症”等类似其表现的病症。

一、历代论述

月经后期最早见于《金匮要略·妇人杂病脉证并治》，张仲景称之为“至期不来”，认为是由于冲任虚寒、瘀血内停所致。闭经一词有“女子不月”“月闭”“月事不来”“血枯”等多种称谓，最早记载于《黄帝内经》。《素问·评热病论》指出“月事不来者，胞脉闭也”，《素问·阴阳别论》有“二阳之病发心脾，有不得隐曲，女子不月”。不孕在古代文献中称为“无子”“全不产”“断绪”。《灵枢·决气》指出“两神相搏，合而成形，常先身生，是谓精”，认为男女之精媾和而产生新的生命体，任何一方出现异常则可导致不孕。《黄帝内经》中首次提出“不孕”的病名，《素问·骨空论》：“督脉者，起于少腹以下骨中央……此生病……其女子不孕”，并强调督脉主一身之阳，阳虚不能温暖胞宫，子宫虚冷，不能摄精成孕。

1. 先秦、两汉时期 《素问·上古天真论》云:“二七而天癸至,任脉通,太冲脉盛,月事以时下,故有子。”指月经的产生或竭绝,都与“天癸”有关,而天癸由肾产生,肾主藏精为元气之根。肾气不充,肾精亏虚,天癸不能正常发挥作用,则月经不能按期而至。《神农本草经》将闭经称之为“月闭”“血闭”“血闭瘕”等,《金匮要略·妇人杂病脉证并治》认为“因虚、积冷、结气”是“经水断绝”即闭经的病因。

2. 两晋、隋唐时期 唐代孙思邈在《备急千金要方》中首次提出原发闭经与继发闭经,即“从小来不通”和“女子诸病后月经闭绝不通”。《针灸甲乙经》中有“绝子”之称,《诸病源候论》首次以“断绪”作为不孕症病名,并将不孕分为“月水不利无子”“月水不通无子”“子脏冷无子”“带下无子”“结积无子”等。《诸病源候论》云“月水不通,久则血结于内生块,变为血瘕,亦作血癥”,指出了瘀血阻滞,冲任不畅,血海不能如期溢满或血不得下,则见月经后期或月经停闭;也可造成血不归经而妄行或瘀阻胞宫则可见崩漏或不孕。

3. 宋、金、元时期 宋金元时期,闭经的概念逐渐明确,且对病因病机具有更全面的认识。宋代医家认为闭经之病有寒、热、虚、实四大类,如《仁斋直指方·妇人论》指出:“经脉不行,其候有三:一则血气盛实、经络遏闭……一则形体憔悴、经脉涸竭……一则风冷内伤,七情内贼以致经络痹满。”对临床认识该病具有深远影响。《校注妇人良方》曰:“阴不及则后期而至。”《医学入门》把闭经分为“血枯”“血滞”两大类。《丹溪心法·子嗣》曰“若是肥盛妇人,禀受甚厚,恣于酒食,经水不调,不能成胎,谓之躯脂满溢,闭塞子宫,宜行湿燥痰,用……导痰汤之类”,主张用燥湿化痰、行气开郁等治法进行治疗。

4. 明清时期 这一时期,医家承袭历代经验,在病名、病因及治疗上进行了总结和升华,认为本病以肾虚为本,痰饮、血瘀、七情内伤等皆可导致本病的发生、发展。明代《万氏妇人科》将月经后期分为“经过期后行、一月而经再行、数月而经一行”来进行论治。张景岳倡导以肾为本,《景岳全书·妇人规》曰“经候不调,病皆在肾经”,认为月经不调的病因病理关系到肾及冲任。肾主生殖,肾为天癸之源、冲任之本。《妇人规·子嗣类》云“情怀不畅,则冲任不充,则胎孕不受”,并以“血枯”“血隔”论治闭经。《傅青主女科》提出“年未老经先断”,指出闭经不同于正常绝经,同时还将不孕分为身瘦不孕、胸满不思食不孕、下部冰冷不受孕、胸满少食不孕、少腹急迫不孕、嫉妒不孕、肥胖不孕、骨蒸夜热不孕等,认为“肥胖之妇,内肉必满,遮隔子宫,不能受精,此必然之势也”。《医林改错》言:“元气既虚,必不能达于血管,血管无气,必停留而为瘀。”指出脾肾阳虚、痰饮内停、气滞血瘀、瘀血内阻皆是多囊卵巢综合征的常见诱因。

二、临证要点

(一)辨证要点

本病为肾、心、肝、脾脏腑功能失调,气火、痰湿、瘀血兼夹为病,临床以虚实夹杂证多见。辨证主要根据临床症状、体征与舌脉;论治分青春期和育龄期两个阶段:青春期重在调经，以调畅月经为先，恢复周期为本；育龄期以助孕为要。根据体胖、多毛、卵巢增大、包膜增厚的特点，临床常配以清热解郁、祛痰软坚、化瘀消癥之品进行治疗。

（二）辨证论治

1. 肾虚痰湿证

临床表现为月经后期、量少，甚或闭经，婚久不孕，或带下量多，或带下甚少。形体肥胖、多毛，腰膝酸软，小腹或有冷感，子宫偏小，或胸闷烦躁，口腻多痰。舌苔白腻，舌质暗淡，脉象细濡而滑。

治宜补肾化痰，活血调经。方用补肾化痰汤（《中医临床妇科学》）。药物组成：炒当归 10g，炒赤白芍各 10g，怀山药 15g，山萸肉 8g，熟地黄 10g，牡丹皮 10g，茯苓 10g，续断 12g，菟丝子 15g，广郁金 10g，浙贝母 10g，陈皮 10g，制苍术 10g。

水煎服，每日 1 剂，连服 15 日，服药无不适，可继服 15 剂。

本方主证为脾肾两虚、痰湿内阻。方以熟地黄、山药、山萸肉填精益髓、养阴补血；当归、白芍养血活血，佐以赤芍、牡丹皮活血行滞；茯苓健脾益气、利水消肿，佐以陈皮、苍术燥湿化痰；续断、菟丝子补肾阳、益精血；郁金、浙贝母清热涤痰；诸药合用，重在补肾阳养精血，兼有行气健脾、燥湿化痰、活血化瘀之功效。

如月经量甚少者，加入泽兰叶、丹参、川牛膝活血通络；若子宫发育不良者，可加入紫河车、肉苁蓉、茺蔚子等养血活血；脾虚痰湿不化者加白术、党参健脾化痰；腰酸腿软、皮肤粗糙、痤疮者，加入夏枯草、肉苁蓉温清并用。

中成药：六味地黄丸，每日 6g，每日 2 次；参苓白术丸，每日 6g，每日 2 次。

针刺：取穴肾俞、关元、太溪、三阴交、足三里、丰隆、中极、子宫、卵巢，行平补平泻法，留针 30 分钟，每周 3 次。

2. 肝郁血瘀证

临床表现为月经后期、量少、色紫红、有血块，月经不畅或闭经，经行时而腹痛，婚后不孕。精神抑郁，烦躁易怒，胸胁胀痛，乳房胀痛，毛发浓密。舌质紫暗、夹有瘀点，脉沉弦或沉涩。

治宜补肾活血，疏肝解郁。方用逍遥散（《太平惠民合剂局方》）合膈下逐瘀汤（《医林改错》）。药物组成：醋柴胡 8g（二钱），炒黄芩 10g（三钱），炒当归 10g（三钱），赤白芍各 10g（三钱），炒白术 10g（三钱），茯苓 10g（三钱），炒五灵脂（包）10g（三钱），川芎 10g（三钱），桃仁 10g（三钱），牡丹皮 10g（三钱），乌药 15g（五钱），延胡索 10g（三钱），制香附 10g（三钱），红花 6g（二钱），炒枳壳 10g（三钱）。

水煎服，每日 1 剂，连服 15 日，服药无不适，可继服 15 剂。

本方主证为肝郁脾虚、肾虚血瘀、气滞血瘀。方用柴胡为君，疏肝理气；茯苓、白术健脾益气，以防土壅木郁；当归、赤白芍、川芎为臣，养血活血、调经疏郁；佐以香附、枳壳、乌药、延胡索行气、宽肠、止痛；五灵脂、桃仁、红花、牡丹皮为使，行气活血、化瘀止痛；黄芩清热燥湿，以防气郁日久化热。全方合用，共奏疏肝解郁、健脾补肾、行滞化瘀之效。

若血瘀结成癥瘕者，上方加入炮山甲片 9g，三棱、莪术各 10g 通络化痰瘀；若口腻痰多、形体肥胖明显者，加入桂枝、制半夏、陈皮以健脾通络；若胸闷泛恶，口腻痰者多，加入制半夏、制胆南星、炒枳壳化痰湿。

中成药：归芍调经片，每次 4 片，每日 2 次。

针刺：取穴肝俞、行间、太冲、三阴交、气海、血海、中极、子宫和卵巢，行泻法，留针 30 分钟，每周 3 次。

3. 肝经湿热证

临床表现为月经稀发、量少，甚则经闭不行，或月经紊乱，崩中漏下。毛发浓密，面部痤疮，经前胸胁乳房胀痛，肢体肿胀，大便秘结，小便黄，带下量多，阴痒。舌红苔黄厚，脉沉弦或弦数。

治宜清热利湿，疏肝调经。方用丹栀逍遥散（《女科撮要》）合龙胆泻肝汤（《医宗金鉴》）去生地黄。药物组成：牡丹皮 10g（三钱），炒栀子 12g（四钱），炒白术 10g（三钱），炒白芍 12g（四钱），醋柴胡 8g（二钱），炒当归 10g（三钱），茯苓 10g（三钱），龙胆草 8g（二钱），炒黄芩 10g（三钱），泽泻 12g（四钱），车前子 10g（三钱），甘草 3g（一钱），薄荷少许。

水煎服，每日 1 剂，连服 15 日，服药无不适，可继服 15 剂。

本方主证为肝经郁热、湿热下注。方用龙胆草泻肝胆实火，利肝经湿热；黄芩、牡丹皮、栀子清肝泄热；柴胡、薄荷疏肝解热；泽泻、车前子渗湿泄热；当归、白芍养血柔肝；白术、茯苓、甘草培补脾胃，以助运化如常，痰湿不复。全方共奏清肝利湿、疏肝调经之效。

胸胁满痛者加郁金、王不留行；月经不行者加山楂、路路通行气；若肝气郁结，肝火内伤，月经不行，无明显湿邪者，可选用清肝达郁汤（《重订通俗伤寒论》）（焦栀子、生白芍、归须、川柴胡、粉牡丹皮、清炙草、广橘白、苏薄荷、滁菊花、鲜青橘叶），全方疏肝郁，清肝火，通调月经；溢乳者，加炒麦芽。

中成药：丹栀逍遥丸，每次 6g，每日 2 次。

针刺：取穴蠡沟、太冲、行间、三阴交、曲骨、中极、子宫和卵巢，行泻法，留针 30 分钟，每周 3 次。

4. 脾虚痰湿证

临床表现为月经后期、量少，甚则停闭。带下量多，婚久不孕。形体丰满肥胖，多毛，头晕胸闷，喉间多痰，四肢倦怠，疲乏无力，大便溏薄。舌体胖大，色淡，苔厚腻，脉沉滑。

治宜化痰除湿，通络调经。方用苍附导痰丸（《叶氏女科证治》）加减。药物组成：苍术 15g（五钱），制香附 12g（四钱），制胆南星 9g（三钱），炒枳壳 12g（四钱），制半夏 9g（三钱），陈皮 9g（三钱），茯苓 9g（三钱），甘草 3g（一钱）。

水煎服，每日 1 剂，连服 15 日，服药无不适，可继服 15 剂。

本方主证为脾虚湿盛、痰饮内停、胞络痹阻。方以苍术燥湿，香附调气，陈皮理气化痰，茯苓益心脾而除湿，枳壳破气，半夏、胆南星化痰燥湿，甘草健脾和中，全方合奏化湿涤痰、疏经通络之功。

若顽痰闭塞，月经不行者加浙贝母、海藻、石菖蒲软坚散结，化痰开窍。痰湿已化，血滞不行者加川芎、当归、白僵蚕活血通络。胸膈满闷者加广郁金、瓜蒌皮宽胸散结。如兼便秘者，可加服防风通圣丸、枳实导滞丸消导之；若浮肿纳差，大便溏泄者，加入炒白术 12g，砂仁(后下)5g，炮姜温中健脾。

中成药：二陈丸，每次 9g，每日 2 次。

针刺：取穴脾俞、太溪、关元、三阴交、丰隆、足三里、中极、子宫和卵巢，行平补平泻法，留针 30 分钟，每周 3 次。

本病之不孕症可联合采用针灸调整月经周期疗法。

(1) 针刺调周法：即在中药调整月经周期疗法的基础上，结合针刺治疗。穴位选择：①中极、三阴交；②大赫、气海。月经周期第 12~15 日，以上两组穴位交替针刺，每日 1 次，平补平泻，留针 30 分钟，5 分钟捻转 1 次。

(2) 艾灸：关元、中极、足三里、三阴交。每次选 3~4 个穴位，每日 1 次。

(3) 耳针：肾、肾上腺、内分泌、卵巢、神门。每次选 4~5 个穴位，每周 2~3 次。

三、名家经验

夏桂成：多囊卵巢综合征是育龄期女性不孕的常见病因，主要以肾阴亏虚、癸水不足为发病基础，伴随脏腑失调、寒热失常、病理产物交织等表现。夏老七期调周法顺应女性月经周期演化规律，以“心 - 肾 - 子宫轴”为核心纵向调节，着眼妊娠 5 大因素——癸水、血海、精卵、温度、子宫，按期调整月经周期。在经后期、排卵期因势利导，诱发促进排卵，提高卵泡质量；同时祛除多囊卵巢综合征病理过程中产生的心肝郁火、痰湿停聚，促进心肾相交，改善代谢紊乱状态，使患者恢复排卵和正常的生殖节律。

柴嵩岩：多囊卵巢综合征（PCOS）的发病原因是多样的、复杂的（包括内因、外因、不内外因）、相互制约的。禀赋迥异是发病的基础，七情波动是发病的诱因，环境变化、生活方式异常是发病的条件。因此其病机也是复杂并相互关联的。如肝郁、肾虚、心肾不交、脾肾不足、湿浊内蕴、肥胖不孕等；有血滞、血枯之分；有属火热上、中、下三焦之分；有属瘀血凝滞胞门或风冷客于胞门之分；有气虚血少、冲脉不足等。总体来看不外乎以阴虚、阳虚、痰湿、血瘀等病机为基础，至于其中交错现象则只能在临床实践中辨证处理。治疗总以不足者补之、实盛者泻之为原则。

俞瑾：高雄激素是多囊卵巢综合征（PCOS）的核心问题，是患者生命网络失控的切入点，可以从中医和西医两个医学体系的理论来说明本病是一个性腺轴未成熟的疾病。多囊卵巢综合征（PCOS）患者高雄激素导致多毛的病机是内生殖器已发育，即任脉已通，但因先天或后天肾虚而不化湿，不仅导致肥胖，而且湿聚胞宫成痰结，阻断太冲脉的畅行，以致月经不规则或闭经，无排卵亦无生育。其起因是肾气不足，全身出现高雄激素的大、小、微环境，阻碍精神 - 神经 - 内分泌 - 代谢 - 免疫（皮质醇、雌激素受体、瘦素等对免疫有直接或间接的调节作用）等的生命网络调控。当高雄激素伴有胰岛素拮抗时，相互恶性滋长，使患者更加肥胖，皮肤更黑，毛发生长更甚，增加的双氢睾酮受体使发根及面部皮脂腺分泌明显增加，皮肤逐渐由白转黑，出现痰瘀交阻征象，表示肾精更虚。脂肪细胞产生的瘦素可促使血小板上的瘦素受体明显增多而增加血黏度，成为血瘀的基础。这些也是多囊卵巢综合征（PCOS）预后中糖尿病、肥胖、心血管病，还有肿瘤发病率增加多倍的基础。多囊卵巢综合征（PCOS）的中西医融合治疗策略重在恢复雌雄激素间的平衡，补肾、降雄、促排卵。

四、临证心得

多囊卵巢综合征是好发于女性各年龄阶段的一种常见的内分泌与代谢性疾病，青春期表现为月经失调、闭经，甚至可能发生崩漏；育龄期或婚后对生育产生影响。多囊卵巢综合征（PCOS）与糖尿病、心脑血管疾病、子宫内膜癌、乳腺癌之间具有的内在关系，足见本病证的治疗十分重要，补肾调整月经周期节律是治疗本病的基本法则。其主要病理归咎于卵子不能发育成熟，阴虚及阳，阳虚而痰湿蕴阻，使得卵巢呈多囊样变化，属于卵巢藏泻失司，藏之不足，无以为泻。因此本病证长期处于经后期阶段，故此阶段的治疗在本病中显得尤为重要。一般经后期可以分为经后早、中、晚 3 个时期，属于阴长的主要阶段，临证常以带下量来衡量阴分水平的增长程度。经后早期，尚无带下，多囊卵巢综合征（PCOS）患者由于阴精不足，阴虚及阳，阳亦不足，使经后早期延长，甚或始终停留在经后早期，难以进入经后中期。因此，经后早期的治疗中心是养血滋阴，以阴药滋阴，但需血中养阴，养阴的目的尤在于养精卵。一般临床上可选用六味地黄汤合四物汤。合四物汤者，需去川芎，甚则还要去当归，防其动而耗阴。如肾虚癸水过少者，或阴虚有火者，以滋阴清热为之更应强调“静能生水”的治疗意义。就静能生水的治疗意义而言，不仅要较好地使用静阴的方药，而且还应注意参会如下几点：

第一，宁心安神。静能生水的主要意义，就在于心神的安定，心静则肾亦静，肾静才能有助肾阴癸水的生成。

第二，收敛固藏。肾者，封藏之本，子宫亦有藏泻的作用，由此了解，重视封藏，才有可能促进肾阴癸水的提高，此亦静的另一层意义。一般可加入煅牡蛎、炒芡实、五味子、金樱子等品。

第三，多囊卵巢综合征（PCOS）患者绝大多数伴有多脂肥胖、毛发偏多现象，这是一种痰湿蕴阻的表现，以往将此作为痰湿证型，根本的原因还在于肾虚阴弱、癸阴之水不足，即使在经后早期，必须要治痰湿者，也只能用少量的化痰湿药物，如广郁金、广陈皮、茯苓等，用量亦要轻些。我们在使用归芍地黄汤时，根据肾阴癸水亏虚的程度，适当加入炙鳖甲、怀牛膝等阴动之品，要在静的基础上缓缓推动周期的演变。

但当进入经后中期时，出现了一定量的带下，因此这时的治疗特点，应滋阴结合助阳，所以要加入续断、菟丝子、肉苁蓉，不仅是促动助阳，而且阳生阴长，有助于提高阴长之运动水平；疏肝解郁，推动气机运动，不仅为临床上痰气郁阻而用，亦为阴长运动而设，如选用柴胡、广郁金、荆芥等品；加用小剂量的活血药，不仅有助于阴血的生长，更重要的是推动阴长的运动，如赤芍、山楂、红花等，用量宜轻，但阴虚明显者，则尽量避免使用。

绝大多数多囊卵巢综合征（PCOS）患者伴有程度不同的痰湿病变，因而需要结合化痰燥湿的药物，由于经后早期，在静能生水的治疗要求下，可以不用或少用化痰湿药物，进入到经后中期，阴静而动，就需要结合化痰湿药物。因此，我们选用滋肾生肝饮加减，药用炒当归、赤白芍、山药、山萸肉、熟地黄、茯苓、炒柴胡、川续断、菟丝子、炒白术等，此时是治疗本病证最为重要的时期。当进入经后晚期，带下较多，质稍黏，甚或有少量锦丝状带下，可见阴长运动已达到较高水平，时间短暂，很快就进入排卵期，否则将返回经后中期或早期，所以这时的治疗亦相当重要。临床上常选用补天五子种玉丹加减，药用丹参、赤白芍、山药、山萸肉、熟地黄、茯苓、续断、菟丝子、杜仲、紫河车、五灵脂、山楂。之所以要把补阳的药物加到几乎与补阴药并重者，不仅在于阴长之动，而且动之较强的需要，亦在于维持近高水平之阴的需要，更在于控制或杜绝因阴虚及阳、阳亦不足而致痰湿停聚，脂肪滋长的需要，从而促其进入经间排卵期，验之于临床，确有其效。

同时不可忽略行经期治疗的重要性，因为行经期意味着旧周期结束，新周期开始，是除旧生新、排除瘀浊、清利痰湿，以及气血活动最显著的时期，也是治疗痰湿标证的重要时期，必须保持经水的排畅与排尽。故治疗时应利水化痰与调经药并重，如用茯苓、薏苡仁、泽兰叶，甚则可加入车前子、马鞭草、晚蚕沙、瞿麦、滑石等，此乃因势利导、顺水推舟之法也，尽可能使应泻之瘀浊排出，排尽排空，以利于新生及新周期的形成。这是月圆运动生物钟节律所决定的，顺应节律活动，借助自我节律的调整效应进行治疗。

本病的发病过程长，病机复杂，标本同病，且标重于本。大多数患者出现形体肥胖，多脂多毛，月经稀发，甚则闭经。病情具有复杂性与顽固性。必须要有耐心和信心，方能获得较好的疗效。在治疗中，还应注意脾胃，服用滋阴药对脾胃亦有影响，防微于渐，凡出现腹胀矢气，或大便溏薄，或质软者，即应加用异功散、香砂六君子汤、参苓白术散等。

多囊卵巢综合征（罗颂平）

第二节　卵巢储备功能减退性疾病

卵巢储备功能减退性疾病，包括“卵巢储备功能下降”（DOR）及“卵巢早衰”（POF）疾病概念。目前，临床正趋向以“早发性卵巢功能不全”（POI）概念取代“卵巢早衰”这个专业术语。

中医学无卵巢储备功能减退性疾病（POI、DOR、FOF）病名。现代卵巢储备功能减退性疾病的部分临床表现，如月经量少、月经周期紊乱、闭经、不孕等，与中医学“月经先期”“月经后期”“月经先后无定期”“月经过少”“闭经”等疾病的部分临床表现相类似。卵巢储备功能减退性疾病可参照中医学相关疾病论述加以认识、治疗。

一、历代论述

（一）月经先期

月经周期提前7天以上，或20天左右一行，连续发生2个周期以上者，称为“月经先期”，亦称“经期超前”“经行先期”“经早”“经水不及期”。卵巢储备功能减退性疾病早期可表现为月经周期缩短使得月经提前，属中医“月经先期”范畴。

汉代张仲景《金匮要略·妇人杂病脉证并治》载有“经一月再见”之语，即指月经周期缩短，提出“以土瓜根散主之”，被认为是对月经先期一病及治疗的最早记载。

宋代陈自明《妇人大全良方·调经门》之“王子亨方论”提出本病病机乃“过于阳则前期而来”。宋代许叔微《普济本事方·妇人诸疾》在此基础上提出本病乃因“阳气乘阴则血流散溢……故令乍多而在月前”。

在此之后，后世医家有关月经先期病机多宗“先期属热”之说。如：元代朱丹溪《丹溪心法·妇人》有“经水不及期而来者，血热也”之见解；明代张景岳《景岳全书·妇人规》提出“凡血热者，多有先期而至，然必察其阴气之虚实。若形色多赤，或紫而浓，或去多，其脉洪滑，其脏气饮食喜冷畏热，皆火之类也”，“先期而至，虽曰有火，若虚而挟火，则所重在虚，当以养营安血为主。矧亦有无火而先期者，则或补中气，或固命门，皆不宜过用寒凉也”，并提出气虚不摄也是月经先期的重要发病机制，指出“若脉证无火而经早不及期者，乃其心脾气虚，不能固摄而然”。

明代万全《万氏妇人科·调经章》分别将“不及期而经先行”“经过期后行”“一月而经再行”“数月而经一行”等逐一辨证论治，开创了将月经先期作为一个病证的先例。

清代傅青主《傅青主女科·调经》提出依据经血量之多少辨血热证之虚实：“夫同是先期而来，何以分虚实之异？……先期者火气之冲，多寡者水气之验。故先期而来多者，火热而水有余也；先期而来少者，火热而水不足也。倘一见先期之来，俱以为有余之热，但泄火而不补水，或水火两泄之，有不更增其病者乎。”

（二）月经后期

月经周期延后7天以上，甚至3~5个月一行者，经期正常，连续2个月经周期以上者，称为“月经后期”，亦称“经行后期”“月经延后”“月经落后”“经迟”等。月经后期如伴经量过少，常可发展为闭经。卵巢储备功能减退性疾病发病初起时临床多表现为月经稀发，属中医“月经后期”范畴。

对月经后期一病的记载，首见于汉代张仲景《金匮要略·妇人杂病脉证并治》，谓“至期不来”，提出“妇人经水不利下”表现为月经后期、闭经者，以“抵当汤主之”。

唐代孙思邈《备急千金要方·妇人方下》有女子月经“隔月不来”“两月共月一来”之记载。

宋代林亿等人校正版《金匮要略方论·卷下》记载以温经汤治月经后期，谓“温经汤方……主妇人……月水来过多，及至期不来”。宋代陈自明《妇人大全良方·调经门》引王子亨言“过于阴则后时而至”，认为月经后期病机为阴盛血寒。

元代朱丹溪《丹溪心法·妇人》提出“血虚”“血热”“痰多”均可导致月经后期一病的发生，并指出相应治疗方药。

明代吴昆《医方考·妇人门》论述月经后期病机“为寒、为郁、为气、为痰”。明代龚子才《万病回春·妇人科》认为“过期而来，紫黑有块”乃气郁血滞所致。

明代薛己、万全、张景岳等更提出“脾经血虚”“肝经血少”“气血虚弱”“气血虚少”“气逆血少”“脾胃虚损”“痰湿壅滞”以及“水亏血少、燥涩而然”“阳虚内寒、生化失期”等月经后期的病机理论，并提出补脾养血、滋水涵木、气血双补、疏肝理气、导痰行气、清热滋阴、温经活血、温养气血等相应具体的治法、方药，使本病在病因、病机、治法、方药等方面渐臻完备。如：明代张景岳《景岳全书·妇人规》之“经脉类”载“后期而至者，本属血虚，然亦有血热而燥瘀者，不得不为清补；有血逆而留滞者，不得不为疏利”，“凡阳气不足，血寒经迟者，色多不鲜，或色见沉黑，或涩滞而少。其脉或微、或细、或沉、迟、弦、涩。其脏气形气必恶寒喜暖。凡此者，皆无火之证。治宜温养血气，以大营煎、理阴煎之类加减主之。大约寒则多滞，宜加姜、桂、吴茱萸、荜茇之类，甚者须加附子”；明代薛己《薛氏医案·女科撮要》之“经候不调”载“其过期而至者有因脾经血虚，有因肝经血少，有因气虚血弱。主治之法……脾经血虚者，人参养荣汤；肝经血少者，六味地黄丸；气虚血弱者，八珍汤”。

（三）月经先后无定期

月经周期提前或延后7天以上，交替出现，连续3个周期以上者，称“月经先后无定期”，又称“经水先后无定期”“月经愆期”“经乱”等。卵巢储备功能减退性疾病发病初起时临床可表现为月经周期紊乱，即月经来潮时间先后不定，属中医“月经先后无定期”范畴。

对月经先后无定期一病的最早描述，见于唐代孙思邈《备急千金要方·月经不调》，称为“妇人月经一月再来或隔月不来”，并载“当归圆治女人脐下癥结刺痛……月水或在月前，或在月后”。

宋代《圣济总录·杂疗门》之“妇人血气门”则称本病为“经水不定”。

明代万全《万氏妇人科·调经章》始提出“经行或前或后”病名，并提出“悉从虚治，加减八物汤主之”的治法。明代张景岳《景岳全书·妇人规》之“经脉类”称本病为“经乱”，病机有“血虚经乱”“肾虚经乱”之分别，较详细地论述了病因病机、治法、方药及预后和调养方法，提出“凡欲念不遂，沉思积郁，心脾气结，致伤冲任之源，而肾气日消，轻则或早或迟，重则渐成枯闭，此宜兼治心、脾、肾，以逍遥饮、秘元煎之类主之”。

清代吴谦《医宗金鉴·妇科心法要诀》之“调经门”称本病为“愆期”，病机为“提前为热，延后为滞，淡少不胀者为虚，紫多胀痛者为实”。清代傅青主《傅青主女科·调经》载“夫经水出诸肾，而肝为肾之子，肝郁则肾亦郁矣；肾郁而气必不宣，前后之或断或续，正肾之或通或闭耳；或曰肝气郁而肾气不应，未必至于如此。殊不知子母关切，子病而母必有顾复之情，肝郁而肾不无缱绻之谊。肝气之或开或闭，即肾气之或去或留，相因而致，又何疑焉。治法宜疏肝之郁，即开肾之郁也，肝肾之郁既开，而经水自有一定之期矣。方用定经汤”。依据“经水出诸肾”及肝肾“子母相关”等理论，认为经水先后无定期为肝肾之郁所致，重在肝郁，由肝郁而致肾郁，治法主张“疏肝之郁而开肾之郁”，方用定经汤。

（四）月经过少

月经周期正常，月经量明显少于既往，经期不足 2 天，甚或点滴即净者，称为“月经过少”，古籍称“经水涩少”“经水少”“经量过少”。我国于 2014 年颁布的《异常子宫出血诊断与治疗指南》对月经过少的定义为经量小于 5ml，但目前一般认为月经量少于 20ml 者即应引起警惕。本病一般周期尚正常，是卵巢储备功能减退性疾病发病初起时常见临床表现之一，也有与周期异常并见，如先期伴量少，后期伴量少，后者往往为 POI、POF 的前驱症状。

对月经过少病的最早记载，见晋代王叔和《脉经·平妊娠胎动血分水分吐下腹痛证》中“经水少”一病，认为病机为“亡其津液”。

金代刘完素《素问病机气宜保命集·妇人胎产论》提出以“四物四两加熟地黄、当归各一两”治疗“妇人经水少血色和者”。

宋代齐仲甫《女科百问》首次提出“阴气胜阳，月假少者，七物汤”之病机及方药。宋代许叔微《普济本事方·妇人诸疾》提出“盖阴气乘阳，则胞寒气冷，血不运行，经所谓天寒地冻，水凝成冰，故令乍少而在月后”的病机观点。

明代赵献可《邯郸遗稿·经候》载“经水涩少不快，宜四物加红花、葵花。如经水行微少，或胀或疼，宜四物加延胡索、白芷，醋煎”。明代万全《万氏妇人科·调经章》结合体质虚实，提出“瘦人经水来少者，责其血虚少也。四物加人参汤主之”“肥人经水来少者，责其痰碍经隧也，用二陈加归芎汤主之”。明代李梴《医学入门·妇人门》认为，因寒因热均可致月经过少，治疗亦有差别：“来少色和者，四物汤。点滴欲闭，潮烦脉数者，四物汤去芎、地，加泽兰叶三倍，甘草少许……内寒血涩来少……四物汤加桃仁、红花、牡丹皮、葵花。”明代王肯堂《证治准绳·女科》之“调经门”提出：“经水涩少，为虚为涩，虚则补之，涩则濡之。”

（五）闭经

女性年逾 16 周岁月经尚未来潮，或月经周期已建立后又中断 6 个月以上者，称闭经。前者称原发性闭经，后者称继发性闭经。POF 临床多表现为闭经，属中医“闭经”范畴。

历代医著对闭经的研究颇多。《黄帝内经》中即已开始出现与现代卵巢储备功能减退性闭经相类似疾病较为明确、系统的论述。《素问·阴阳别论》称“女子不月”，《素问·评热病论》谓“月事不来”，《金匮要略》《诸病源候论》《妇人大全良方》称“经水断绝”“月水不通”“经闭”等。

《素问·上古天真论》首次提出女子从“七岁”（7 岁）到“七七”之年（49 岁）的生长、发育和生殖规律，谓：“女子七岁，肾气盛，齿更发长；二七而天癸至，任脉通，太冲脉盛，月事以时下，故有子……七七，任脉虚，太冲脉衰少，天癸竭，地道不通，故形坏而无子也。”指出肾气不足，天癸失养，冲任虚损，可发为经闭，是最早阐明肾及冲任二脉功能对女性月经生理影响的文字记载。

《素问·评热病论》载:“有病肾风者……月事不来者,胞脉闭也,胞脉者属心而络于胞中,今气上迫肺,心气不得下通,故月事不来也。”首次提出肾风水肿病可导致闭经。

《素问·阴阳应象大论》载:“帝曰:调此二者奈何?岐伯曰:能知七损八益,则二者可调;不知用此,则早衰之节也。年四十,而阴气自半也。”首次提出“早衰”的概念,与现代卵巢早衰疾病概念相似。

《素问·腹中论》首次提出“血枯”病名:“病名血枯,此得之年少时,有所大脱血,若醉入房,中气竭,肝伤,故月事衰少不来也。”并提出中医妇科学历史上治疗血枯经闭第一首方——“四乌鲗骨一藘茹丸”。

《素问·阴阳别论》“二阳之病发心脾,有不得隐曲,女子不月”之记载,指出闭经与脾胃功能和精神情志因素有关,即与心、肝、脾三脏有关,是对闭经病因病机的最早认识。

汉代张仲景《金匮要略·妇人杂病脉证并治》载有“妇人之病,因虚、积冷、结气,为诸经水断绝,至有历年”之论,首次提出女性闭经的三个致病因素——“虚”“积冷”“结气”,认为气血虚弱、寒冷积结、肝郁气滞是闭经的重要因素,并记载妇科调经之祖方“温经汤”。

晋代王叔和《脉经》中首次提出“月经”一词:“今月经当下”“妇人月经一月再来者”。月经一词较前人对女性月经生理所称“月事”“月水”“月信”更为恰当,沿用至今。其“少阳脉革,少阴脉细……妇人则经水不通”等论述,为后世提供了闭经的脉象理论基础。

晋代皇甫谧《针灸甲乙经》中已见到针刺治疗经闭不行的取穴方法。

隋代巢元方《诸病源候论·月水不通候》云:“月水不通而无子者,由风寒邪气客于经血。夫血得温则宣流,得寒则凝结,故月水不通。冷热血结,搏子脏而成病,致阴阳之气不调和,月水不通而无子也。”提出闭经的本源在于气血耗伤,正气不足,外邪侵袭,风寒客于胞宫,致气血瘀滞,胞络不通,经水不行。其观点沿袭并发展了《金匮要略》“因虚、积冷、结气”的致病因素学说,并提出闭经“病本于胃”的病机观点:“肠中鸣,则月事不来,病本于胃。所以然者,风冷干于胃气,胃气虚,不能分别水谷,使津液不生,血气不成故也。”

唐代孙思邈《备急千金要方》载录有大泽兰丸、牡丹丸、大虻虫丸等闭经治疗方剂。

至宋金时代,对闭经之病因病机已有更充分认识,认为有寒、热、虚、实四大类。宋代杨士瀛《仁斋直指方·妇人论》提出“妇人以血为本”之观点,认为经脉不行“其候有三:一则血气盛实,经络遏闭,其脉滑实见之。一则形体憔悴,经络涸竭,其脉虚弱见之。一则风冷内伤,七情内贼,以致经络痹满,其脉浮涩见之”,提出通经疏利,滋养血气,解散风冷,去瘀生热的调经之法。

宋代陈自明《妇人大全良方》云:“若经候微少,渐渐不通,手足骨肉烦疼,日渐羸瘦,渐生潮热,其脉微数。此由阴虚血弱,阳往乘之,少水不能灭盛火,火逼水涸,亡津液。当养血益阴,慎无以毒药通之,宜柏子仁丸、泽兰汤。”提出闭经阴虚血热证的病理机制及用方,认为“劳伤血气致令体虚,受风冷邪气客于胞内,伤损冲任之脉,并手太阳、少阴之经，致胞络内血绝不通故也”，继承、发展了《金匮要略》《诸病源候论》“虚”“积冷”为经水不行病机之观点。

明代陈文昭补解《陈素庵妇科补解·调经门》提出痰滞、肾虚、津液耗伤可引起闭经，发展、完善了闭经的病因病机理论。

宋代钱乙《小儿药证直诀》载“六味地黄丸”，由汉代张仲景《金匮要略》之肾气丸去桂枝、附子而成，用于治疗肾怯诸证。后清代费伯雄《医方论》云：“此方非但治肝肾不足，实三阴并治之剂。有熟地之腻补肾水，即有泽泻之宣泄肾浊以济之；有萸肉之温涩肝经，即有牡丹皮之清泄肝火以佐之；有山药之收摄脾经，即有茯苓之淡渗脾湿以和之。药止六味，而大开大合，三阴并治，洵补方之正鹄也。”张山雷《小儿药证直诀笺正》云：“仲阳意中，谓小儿阳气甚盛，因去桂附而创立此丸，以为幼科补肾专药。”现代中医妇科临床仍以六味地黄丸用治肾阴虚弱为主之闭经、月经量少。

元代李东垣《兰室秘藏·妇人门》认为，妇人经闭不行有三论，一为“妇人脾胃久虚，或羸瘦，气血俱衰，而致经水断绝不行；或病中消胃热，善食渐瘦，津液不生。夫经者，血脉津液所化，津液既绝，为热所烁，肌肉消瘦，时见渴燥，血海枯竭，病名曰血枯经绝。宜泻胃之燥热，补益气血，经自行矣”；二为“或心包脉洪数躁作，时见大便秘涩，小便虽清不利，而经水闭绝不行，此乃血海干枯。宜调血脉，除包络中火邪，而经自行矣”；三为“或因劳心，心火上行，月事不来，安心和血泻火，经自行矣”。进一步阐述、归纳闭经之病机乃因脾胃虚弱日久，气血津液无以生化，胞络热盛，劳心热，并提出相应治则。

明代万全《万氏女科·调经章》论及：“妇人女子，经闭不行，其候有三：乃脾胃伤损，饮食减少，气耗血枯而不行者，法当补其脾胃，养其气血，以待气充血生，经自行矣。”并提出“忧愁思虑，恼怒怨恨，气郁血滞而经不行”的情志因素致病病机。

明代张景岳《景岳全书·新方八阵》载左归丸，由六味地黄丸化裁而成，用治闭经、月经量少等属肾阴不足，精髓亏虚者。张景岳认为“补阴不利水，利水不补阴，而补阴之法不宜渗”。方中去“三泻”（泽泻、茯苓、牡丹皮），加枸杞子、龟甲胶、牛膝，以加强滋补肾阴之力；加鹿角胶、菟丝子温润之品，补阳益阴，阳中求阴。即所谓“善补阴者，必于阳中求阴，则阴得阳升而泉源不竭”。

明代吴昆《医方考》载八珍汤，今人仍沿用以治月经后错、月经量少、闭经等气血两虚之证：“血气俱虚者，此方主之……人参、白术、茯苓、甘草，甘温之品也，所以补气；当归、川芎、芍药、地黄，质润之品也，所以补血。气旺则百骸资之以生，血旺则百骸资之以养。形体既充，则百邪不入，故人乐有药饵焉。”

明代虞抟《医学正传》云“月经全借肾水施化，肾水既乏，则经血日以干涸”，“夫经不通，或因堕胎及多产伤血或因久患潮热销血，或因久发盗汗耗血，或因脾胃不和饮食少进而不生血，或因痢疾失血……或因七情伤心”，指出与现代卵巢储备功能减退性疾病相类似闭经之证的病因及发病机理。

清代陈修园《女科要旨》云：“古人以月经名为月信……夫五行之土，犹五常之信也。脾为阴土，胃为阳土，而皆属信；信则以时而下，不愆其期……而其统主则惟脾胃，脾胃和则血自生,谓血生于水谷之精气也。”清代张锡纯《医学衷中参西录》言:“室女月闭血枯,服药愈者甚少,非其病难治,实因治之不得法也。夫女子不月,既由于胃腑有病,不能消化饮食,治之者,自当调其脾胃,使之多进饮食,以为生血之根本。”均认为,脾胃不足,气血化生乏源,气血亏虚,血海不充,胞宫失养,渐至闭经。

清代傅青主《傅青主女科》“经本于肾”“经水出诸肾”之观点,为从肾治疗虚证闭经提供了理论根据。提出有“年未老而经水断”一病,并非单纯血枯肾虚所致,实则心、肝、脾之气郁,多脏腑相互作用所致:“经水早断,似乎肾水衰涸,吾以为心肝脾气之郁者。盖以肾水之生,原不由于心肝脾,而肾水之化,实有关于心肝脾……心肝脾俱郁,即肾气真足而无亏,尚有茹而难吐之势……执法必须散心肝脾之郁,而大补其肾水,仍大补其心肝脾之气。”其观点对现代中医学对卵巢储备功能减退性闭经之证的认识甚有启发。

清代陈佳园《妇科秘书八种·妇科秘书》论闭经病机与治法:“经闭不行三候:一则脾胃有损伤,食少血亏非血停,急宜补脾养血,血充气足经自行。一则忧怒损肝经,肝火郁闭经始停,开郁二陈汤急用,四制女圣丸亦灵。一则体肥痰滞壅,故令经血不能通,加减导痰汤作主,多服方知药有功。未嫁愆期经忽闭,急宜婚嫁自然通。”

张山雷《沈氏女科辑要笺正·月事不来》总结历代医家治疗闭经经验云:“《金匮》言妇人经水不来之证,分三大纲。积冷,结气两者,皆血滞不行,于法宜通,冷者温经行血。《金匮》归芎胶艾汤,即为此证之鼻祖,而《千金》妇人门中,方药最多,皆含温辛逐瘀之法。亦皆为此而设。尧封之言肉桂一味,尚嫌未备,惟又言瘀通之后,必以养荣调之。则确是善后良图,最不可少。若气结者,自须先疏气分之滞,逍遥所以疏肝络,香附、乌药等,皆通气分而不失于燥,固是正宗。”

二、临证要点

(一)辨证要点

卵巢储备功能减退性疾病(DOR、POI、POF)以肾虚为本,累及心、肝、脾三脏,常兼夹肝郁、湿浊、血热、血瘀之证。临证辨证应根据月经的期、量、色、质变化,结合全身症状及舌象、脉象,以脏腑辨证、气血辨证为主。若月经提前、色淡质稀,伴神疲乏力,多为气虚;月经后期、量少、色淡红质稀,甚至闭经,伴头晕眼花,多为血虚;月经初潮年龄过迟,周期不定、量少色淡,常为肾气未充,冲任不盛或脾肾亏虚,气血生化不足;月经提前或延后甚或闭经、经量或多或少、色紫红有块,伴胸胁作胀,多为肝郁;月经提前或延后甚或闭经、经量少、色淡暗质稀,伴腰酸,多为肾虚。

(二)辨证论治

1. 肝肾阴虚证

临床表现为月经周期延后,月经量少、色红、质稠,甚或闭经,腰膝酸软,五心烦热,烘热汗出,烦躁易怒,阴道干涩、灼痛,头晕目眩,耳鸣健忘,失眠多梦,两目干涩、视物昏花,舌红、少苔,脉弦细数或脉细数。

治宜滋补肝肾。方用六味地黄丸(《小儿药证直诀》),用治肾阴亏虚证,症见头晕耳鸣、腰膝酸软、骨蒸潮热诸症。或左归丸(《景岳全书》)加减,用治真阴不足证,症见腰酸膝软、盗汗、神疲口燥诸症。

(1) 六味地黄丸药物组成:熟地黄24g(八钱),山萸肉12g(四钱),干山药12g(四钱),泽泻9g(三钱),牡丹皮9g(三钱),茯苓(去皮)9g(三钱)。

上为末,炼蜜为丸,如梧桐子大。空心温水化下3丸。亦可水煎服。

方中重用熟地黄为君药,滋阴补肾,填精益髓。以山萸肉、山药为臣药。山萸肉补养肝肾,并能涩精,取"肝肾同源"之意;山药补益脾阴,亦能固肾。三药合用,肾、肝、脾三阴并补,是为"三补"。熟地黄用量乃山萸肉与山药之和,故仍以补肾为主。以泽泻、茯苓、牡丹皮为佐药。泽泻利湿而泄肾浊,并佐制熟地黄之滋腻;茯苓淡渗脾湿,并助山药之健运,与泽泻共泻肾浊,助真阴得复其位;牡丹皮清泻虚热,并制山萸肉之温涩。三药合用,是为"三泻"。六味合用,三补三泻。"补药"之量重于"泻药",以补为主。肝、脾、肾三阴并补,以补肾阴为重。

脾虚泄泻者慎用。

虚火明显者,加知母、玄参、黄柏等,以加强清热降火之功;兼脾虚气滞者,加白术、砂仁、陈皮等,以健脾和胃。

此外,亦有六味地黄丸加味,皆具滋阴补肾之功。知柏地黄汤(《医宗金鉴》)药物组成:六味地黄丸加知母盐炒、黄柏盐炒各6g(二钱)。上为细末,炼蜜为丸,如梧桐子大,每服6g(二钱),温开水送下。偏于滋阴降火,适用于肝肾阴虚、虚火上炎之证,症见头目昏眩、耳鸣耳聋、虚火牙痛、五心烦热、腰膝酸痛、骨蒸潮热、盗汗颧红、咽干口燥,舌质红、脉细数。杞菊地黄丸(《麻疹全书》)药物组成:六味地黄丸加枸杞子、菊花各9g(三钱)。上为细末,炼蜜为丸,如梧桐子大,每服9g(三钱),空腹服。偏于养肝明目,适用于肝肾阴虚之证,症见两目昏花、视物模糊。

(2) 左归丸药物组成:大怀熟地24g(八钱),炒山药12g(四钱),枸杞子12g(四钱),山茱萸12g(四钱),川牛膝(酒洗蒸熟)9g(三钱),鹿角胶(敲碎,炒珠)12g(四钱),龟甲胶(切碎,炒珠)12g(四钱),制菟丝子12g(四钱)。

水煎服,每日1剂,分2次服。

方中重用熟地黄为君,滋肾填精,大补真阴。山茱萸养肝滋肾,涩精敛汗;山药补脾益阴,滋肾固精;枸杞子补肾益精,养肝明目;龟、鹿二胶为血肉有情之品,峻补精髓,龟甲胶偏于补阴,鹿角胶偏于补阳。于补阴之中配伍补阳药,取"阳中求阴"之义,诸药均为臣药。菟丝子、川牛膝益肝肾,强腰膝,健筋骨,俱为佐药。诸药合用,共奏滋阴补肾、填精益髓之效。

方中药物性多阴柔滋润,久服、常服易滞脾碍胃,脾虚泄泻者慎用。

真阴不足、虚火上炎者,去枸杞子、鹿角胶,加女贞子90g(三两)、麦冬90g(三两),以养阴清热;火烁肺金、干咳少痰者,加百合90g(三两),以润肺止咳;夜热骨蒸者,加地骨皮90g(三两),以清热除蒸;小便不利、不清者,加茯苓90g(三两),以利水渗湿;大便燥结者,去菟丝子,加肉苁蓉90g(三两),以润肠通便;兼气虚者可加党参90~120g(三至四两)，以补气。

(3) 中成药：左归丸：每次 9g，每日 2 次，温开水送服。功效滋阴补肾，用治真阴不足所致腰酸膝软、盗汗、神疲口燥诸症。六味地黄丸：每次 8 丸，每日 3 次，温开水送服。功效滋阴补肾，用治肾阴亏虚所致头晕耳鸣、腰膝酸软、骨蒸潮热诸症。杞菊地黄丸：每次 8 丸，每日 3 次，温开水送服。功效滋肾养肝，用治肝肾阴虚所致眩晕耳鸣、羞明畏光、迎风流泪、视物昏花诸症。坤宝丸：每次 50 粒，温开水送服。功效滋补肝肾、镇静安神、养血通络，用治绝经前后肝肾阴虚所致月经紊乱、潮热多汗、失眠健忘、心烦易怒、头晕耳鸣、咽干口渴、四肢酸楚、关节疼痛诸症。

2. 肾虚肝郁证

临床表现为月经周期延后，月经量少、色暗、夹有血块，甚或闭经；腰膝酸软，精神抑郁，烘热汗出，头晕耳鸣，胸闷叹息，胸胁胀痛，烦躁易怒，舌质暗淡、苔薄；脉弦细、尺脉无力。

治宜补肾疏肝、理气调经。方用一贯煎(《续名医类案》)加减。药物组成：北沙参、麦冬、当归身各 9g(三钱)，生地黄 18~30g(六钱至一两五钱)，枸杞子 9~18g(三钱至六钱)，川楝子 4.5g(一钱半)。

水煎服，每日 2 剂，早饭前、晚饭后各服 1 剂。

方中重用生地黄为君药，滋阴养血、补益肝肾，寓滋水涵木之意。当归、枸杞子养血滋阴柔肝；北沙参、麦冬滋养肺胃、养阴生津，意在佐金平木、扶土制木，四药共为臣药。佐以少量川楝子，疏肝泄热，理气止痛，复其条达之性。虽川楝子药性苦寒，与大量甘寒滋阴养血药相配伍时，则无苦燥伤阴之弊。诸药合用，使肝有所养，肝气得疏。

制方重在滋补，虽可行无形之气，但不能祛有形之邪，且药多甘腻，故有停痰积饮而舌苔白腻、脉沉弦者不宜服用。

大便秘结者，加知母 8g、瓜蒌仁 10g；虚热或汗多者，加地骨皮 15g；阴虚有痰者，去枸杞子，加川贝母 10g、桑白皮 12g；舌红而干者，阴亏过甚，加石斛 10g；胁胀痛甚者，加鳖甲 20g；烦热口渴、舌红而干者，加知母 9g、石膏 15g、淡竹叶 15g；胃胀满者，加鸡内金 12g、砂仁 9g、神曲 9g；不寐者，加酸枣仁；口苦燥者，加黄连少量。

中成药：定坤丹，每次 7g，每日 2 次，温开水送服。功效为滋补气血、调经舒郁，用治气血两虚、气滞血瘀所致月经不调、行经腹痛。六味地黄丸合逍遥丸：六味地黄丸，每次 8 丸，每日 3 次，温开水送服。功效滋补气血、疏肝健脾、养血调经，用治气血两虚、气滞血瘀兼肝郁所致月经不调、行经腹痛。逍遥丸，每次 8 丸，每日 3 次，温开水送服。功效疏肝健脾、养血调经，用治肝郁脾虚所致郁闷不舒、胸胁胀痛、头晕目眩、食欲减退、月经不调诸症(病)。妇科调经片：每次 4 片，每日 4 次，温开水送服。功效养血柔肝、理气调经，用治肝郁血虚所致月经不调、经期前后不定、行经腹痛诸病。

3. 气血虚弱证

临床表现为月经周期延后，月经量少、色淡、质稀，或闭经；头晕眼花，心悸气短，面色萎黄，神疲肢倦，舌质淡、苔薄白，脉细弱或沉缓。

治宜益气补血。方用八珍汤(《瑞竹堂经验方》)。药物组成：人参、白术、白茯苓、当归、川芎、白芍、熟地黄、炙甘草各30g(一两)。

上药研末,每服三钱(9g),水一盏半,加生姜五片,大枣一枚,煎至七分,去滓,不拘时候口服。现代用法:或作汤剂,加生姜3片,大枣5枚,水煎服,用量根据病情酌定。

方中人参与熟地黄相配共为君药,益气养血。白术、茯苓健脾渗湿,助人参益气补脾;当归、白芍养血和营,助熟地黄滋养心肝,均为臣药。以川芎为佐,活血行气,使熟地黄、当归、白芍补而不滞。以炙甘草为使,益气和中,调和诸药。全方八药,实为四君子汤和四物汤之复方。用法中加入姜、枣为引,调和脾胃,以资生化气血,亦为佐使之药。

以血虚为主,眩晕心悸明显者,酌情加大熟地黄、白芍用量;以气虚为主,气短乏力明显者,酌情加大人参、白术用量;兼见不寐者,酌加酸枣仁、五味子。

中成药:人参养荣丸:每次1袋,每日1~2次,温开水送服。功效温补气血,用治心脾不足、气血两亏之证,症见形瘦神疲,食少便溏,病后虚弱。

4. 脾肾阳虚证

临床表现为月经周期延后,月经量少、色淡、质稀,或闭经;腰膝酸软,带下清冷,腹中冷痛,畏寒肢冷,面色㿠白,面浮肢肿,性欲淡漠,久泻或五更泄泻,舌淡胖、边有齿痕、苔白滑,脉沉细迟弱或沉迟无力。

治宜温肾健脾、暖宫调经。方用毓麟珠(《景岳全书·新方八阵》)。药物组成:人参10g(三钱),白术(土炒)10g(三钱),茯苓10g(三钱),芍药(酒炒)10g(三钱),川芎6g(二钱),炙甘草6g(二钱),当归10g(三钱),熟地黄10g(三钱),菟丝子15g(五钱),杜仲10g(三钱),鹿角霜6g(二钱),花椒6g(二钱)。水煎服,每日1剂,分2次服。

全方由“八珍汤”(当归、川芎、熟地黄、白芍、人参、白术、茯苓、甘草)加鹿角霜、菟丝子、杜仲、花椒组成。方中“四物汤”补血活血;“四君子汤”健脾益气,以助生血;加菟丝子、杜仲、鹿角霜、花椒温肝肾,填精血,调冲任,补命门。全方功效补气养血,调经种子。

若经迟腹痛,加酒炒补骨脂、肉桂各12g(一两),甚者再加吴茱萸15g(五钱),汤泡宿炒用;若带多、腹痛,加补骨脂12g(一两)、北五味子6g(五钱),或加龙骨12g(一两),醋煅用;若子宫寒甚,或泄或痛,加制附子、炮干姜;若多郁怒,气有不顺,而为胀为滞者,加酒炒香附24g(二两),或甚者再加沉香6g(五钱);若血热多火,经早内热者,加川续断、地骨皮各24g(二两)。

中成药:调经促孕丸:每次5g(50粒),每日2次,温开水送服。功效温肾健脾、活血调经,用治脾肾阳虚、瘀血阻滞所致月经不调、闭经、痛经、不孕,症见月经后错,经水量少、有血块、行经小腹冷痛、经水日久不行、久不受孕、腰膝冷痛诸症。自月经周期第5日起连服20日,无周期者每月连服20日,连服3个月或遵医嘱。滋肾育胎丸:每次5g,每日3次,淡盐水或蜂蜜水送服。功效补肾健脾,益气培元,养血安胎,用治脾肾两虚、冲任不固所致滑胎。

三、名家经验

刘奉五:瓜石汤治疗阴虚胃热所致月经后错及血涸经闭,瓜蒌、石斛宽胸润肠,利气和胃，滋阴除热；玄参、麦冬养阴增液；生地黄滋阴生血；瞿麦、车前子活血通经；益母草通经活血、生津液；马尾连（或栀子）清胃热；牛膝引血下行。四二五合方治疗血虚肾亏所致闭经，方由四物汤、二仙汤与五子衍宗丸合方加牛膝而成。五子衍宗丸补肾气，其中菟丝子益精髓；覆盆子固肾涩精；枸杞子补肾阴；五味子补五脏之气；车前子下降利窍泄肾浊补肾阴而生精液。配合仙茅、淫羊藿补肾壮阳；与四物汤合方以加强养血益阴之效；再加牛膝补肾通经。

罗元恺：治疗卵巢早衰以调补肾阴阳为主，佐以健脾养血调经。药用熟地黄、熟附子调补肾阴阳；药用菟丝子、山萸肉、巴戟天、肉苁蓉、覆盆子、淫羊藿、仙茅补肾益精；药用党参、炙甘草、怀山药健脾；选用当归、川白芍、何首乌、丹参养血活血。并配合服滋肾育胎丸（或）合六味地黄丸。

夏桂成：从心肾论治早发性卵巢功能不全。方用清心滋肾汤：钩藤、莲子心、黄连，紫贝齿、怀山药、山萸肉、太子参、浮小麦、茯苓、合欢皮、熟地黄。莲子心清心火；黄连清心胃之火；钩藤清心肝安神魄；紫贝齿安神魄而泻心肝；浮小麦养心安神、止汗；以山药、山萸肉、熟地黄滋肾养阴，治癸水不足之本。

柴嵩岩：治疗卵巢早衰肝肾阴虚证，方用北沙参、石斛、天冬、熟地黄、何首乌、女贞子、墨旱莲、桑椹、枸杞子、山萸肉重养阴血；治疗初始阶段，常仅以一味丹参活血凉血，配金银花清阴虚所生内热，再配川芎使所养之阴血行而动之；以菟丝子平补阴阳，补肾阳、益肾精，阳中求阴；佐枳壳、鸡内金等理气消导之品防养阴血药之滋腻。若潮热汗出症状明显，加浮小麦、莲子心，养心清心；若大便干，加用瓜蒌、当归，润肠通便。治疗卵巢早衰脾肾阳虚证，方用菟丝子、杜仲、续断、蛇床子温补肝肾；以太子参、茯苓、炒白术、益智仁健脾益气；以女贞子滋补肝肾；以当归、川芎、桃仁、月季花养血调经、活血理气；以百合缓急迫，远志交通心肾。温肾药的选择，强调以平补为主。慎用仙茅、淫羊藿等辛热性猛、药性燥烈之品，避其有伤阴之弊。

四、临证心得

1. 审证求因　详细的问诊，对卵巢储备功能减退性疾病临床辨证有指导意义。①现病史：对原发闭经者，注意性征发育情况。对月经失调及继发闭经者，询问月经初潮年龄，初潮至今月经周期、经期、经量、经色、经质情况，末次月经时间，是否雌孕激素撤退出血，闭经时间，起病是否突发抑或渐进发展，发病前是否有情志、生活环境改变及工作、学习、生活压力大等致病因素，既往治疗史等。②既往史：有无腮腺炎、结核病、脑炎、桥本氏甲状腺炎、免疫性疾病等疾病史及治疗史，有无生殖器官手术或感染史，有无癌症放化疗史。③个人史：了解患者饮食及生活习惯，学习工作紧张程度，体育运动强度，家庭同事关系及性格特征。④婚育史：询问结婚年龄，避孕方法，妊娠产育分娩情况，有无人工流产、药物流产、产后大出血史。⑤家族史：父母是否近亲结婚，家族中有无同类疾病患者，家族中是否有艾迪生病、甲状腺疾病、肾上腺疾病、糖尿病、系统性红斑狼疮、类风湿关节炎等疾病患者等。

2. 治法随“证”之演变而变化　卵巢储备功能减退性疾病（DOR、POI、POF）临证多以肝肾阴虚、脾肾阳虚为主要证型，兼夹肝郁、湿浊、血热、血瘀之证。治则之目的，以恢复阴血为本，以鼓动肾气为要，以调整脏腑环境为卵巢储备功能改善之条件，期待达到改善症状、恢复间断月经、恢复周期性排卵性月经甚至妊娠之渐进疗效。实际临证中，因卵巢储备功能减退性疾病（DOR、POI、POF）常多证兼夹，又因治疗过程较长，不同治疗阶段“证”之转化、演变不同，治疗时并非单一治法一贯始终，常数种治法结合、交替施治。①“补”法：施滋阴养血之法以填充冲脉血海；施健脾益气之法以化生气血；施温肾助阳之法以顾护阴阳之平衡，助阴血之化生。②“清”法：虚热内生者，养阴需清热，滋阴需降火；心肾不交者，需清心安神、交通心肾；兼见毒热之证者，需清解血分余毒；阳明热结者，则需清泻阳明之邪热。③“利”法：兼夹湿浊内蕴之证，宜先祛湿浊，再行滋补肝肾之法；或虽未见湿浊之证，长期应用滋补药，亦需适时施祛湿化浊之法，以防滋阴养血之品滋腻生湿。④“疏”法：兼夹肝郁之证者，施疏肝解郁之法。⑤“化”法：脉络瘀滞是卵巢储备功能减退性疾病持续存在之病理状态。施诸“补”法同时，适时辅以活血化瘀之法，以期改变脉络瘀滞静止之状态，促进胞宫胞脉通畅。

3. 顾护阴血贯通治疗始终　“女性以血为本”。卵巢储备功能减退性疾病以肾阴不足、血海空虚为基本病机，治疗应始终注意顾护阴血，多以滋阴养血为法，以“阴血”之恢复为重。可滋阴、养血两类药相须为用，以达血海充盈之效；同时配伍理气化浊之品避滋腻之弊；佐少量助阳之品，助阴血之化生。温肾助阳药之用量宜慎重，以免燥热伤阴而愈加重阴血之亏虚。当滋阴养血初见疗效，脉象由沉细见滑象，提示冲任血海充盈至一定程度时，治法可转以温肾助阳之法为主，亦仍需少佐滋阴养血之品。

4. 结合基础体温调整治法　基础体温是女性“肾气 - 天癸 - 冲任 - 胞宫轴”阴阳消长、气血变化的客观外在反映，在一定程度上反映了血海充盈之程度、肾气旺盛之程度。基础体温结合脉象，可更全面了解患者气血之盛衰。若基础体温持续单相，脉沉细、细涩而无滑象，提示血海不足，治宜滋阴养血之法。若基础体温单相，而脉见滑象，提示血海渐充，可适时予温肾助阳、活血通络之法。若基础体温已上升，提示血海充盛，已排卵，治宜温肾固冲之法。

卵巢早衰（国医大师柴嵩岩）

第三节　异常子宫出血

异常子宫出血（AUB）是妇科常见的症状和体征，作为总的术语，是指与正常月经的周期频率、规律性、经期长度、经期出血量任何一项不符的、源自子宫腔的异常出血。根据其表现，该类疾病常归于中医学“崩漏”“月经不调”“经间期出血”等范畴。本节主要从传统中医角度论述排卵障碍型异常子宫出血（AUB-O），诸如器质性和其他类型非器质性异常子宫出血可参考其他章节。

一、历代论述

崩漏是指经血非时暴下不止或淋漓不尽，前者称为崩中，后者称为漏下，由于崩与漏两者常相互转化，故概称为崩漏。崩漏是月经周期、经期、经量严重紊乱的月经病。

1. 先秦、秦汉时期　崩漏病机的论述始见于《黄帝内经》，“崩”首见于《素问·阴阳别论》：“阴虚阳搏谓之崩。”“漏下”首见于《金匮要略·妇人妊娠病脉证并治》：“妇人有漏下者，有半产后因续下血都不绝者，有妊娠下血者。”《素问·阴阳别论》提出了“崩”的机理为“阴虚阳搏”，《扁鹊心书·血崩》有“若房事太过，或生育太多……致任脉崩损，故血大下，卒不可止，如山崩之骤也”的论述。

2. 两晋隋唐时期　早在隋代，即认识到了崩漏与瘀血有关，《诸病源候论·崩中漏下候》指出：“崩而内有瘀血，故时崩时止，淋漓不断。”唐代大医家孙思邈在《备急千金要方》提到“经脉未断，为房事则血漏”；情志内伤，可导致脏腑、气血及冲任功能失调，从而发生崩漏一病。历代医家对情志因素导致崩漏的论述颇丰。《扁鹊心书·血崩》指出“暴怒内损真气”可导致崩漏的发生。

3. 宋、金、元时期　脏腑功能紊乱是宋代以后的文献对崩漏病理机制阐述的重点，涉及肝、脾、肾。

（1）肝病不能藏血：《严氏济生方·崩漏论治》提出了肝不藏血致崩的机理：“盖肝为血之府库，喜怒劳役，一或伤之，肝不能藏血于宫，宫不能传血于海，所以崩中漏下。”

（2）脾虚失于统摄：脾病为崩漏病机的重要理论，形成于金元时期，李东垣《兰室秘藏·经漏不止有三论》论崩漏多从脾胃虚损出发；明代薛己《女科撮要》论经漏不止乃因“脾胃虚损，不能摄血归源”；《万氏妇人科》谓：“妇人崩中之病，皆因中气虚，不能收敛其血，加以积热在里，迫血妄行，故令经血暴下而成崩中。崩久不止，遂成下漏。”

（3）肾阴虚，不能镇守胞络相火：《兰室秘藏·经漏不止有三论》指出：“妇人血崩，是肾水阴虚，不能镇守胞络相火，故血走而崩。”血热是古代医家对崩漏病机的又一重要认识。宋代张锐《鸡峰普济方·妇人》指出，崩漏“由阴虚为热所乘，故伤冲任。血得热则流散，譬如天暑地热，则经水沸溢，伤于阴，令人血下”；金代成无己《伤寒明理论·热入血室》谓“冲之得热，血必妄行”；《医学正传·月经》论述了心火旺盛，导致肝不藏血的发病机理，“崩漏不止之证，先因心火亢甚，于是血脉泛溢，以致肝实而不纳血，出纳之道遂废”；《女科撮要·经漏不止》提出了“肝经有火，血得热而下行”的肝火致崩之理；《景岳全书·妇人规》有“阴虚血热妄行”“火盛迫血妄行”“肝经怒火动血”之论。

4. 明清时期　关于血热致崩，《傅青主女科·血崩昏暗》指出：“妇人有一时血崩，两目黑暗，昏晕在地，不省人事者，人莫不谓火盛动血也。然此火非实火，乃虚火耳。”也有医家认为病程日久，可因热致寒，清代萧慎斋《女科经纶·崩带门》谓：“血崩属火热致病者多，崩中日久，则热变为寒。亦有服寒凉过甚，中寒内生者。”

明清时期对崩漏病因病机的论述趋于全面，论及血瘀崩漏的机理。如《女科撮要·经漏不止》指出：“其为患因脾胃虚损，不能摄血归源；或因肝经有火，血得热而下行；或因肝经有风，血得风而妄行；或因怒动肝火，血热而沸腾；或因脾经郁结，血伤而不归经；或因悲哀太过，胞络伤而下崩。”陈文昭在《陈素庵妇科补解·血崩方论》补按中论述了虚寒、实热、肝火、脾气郁结、惊、悲、劳役过度、阳虚、瘀血、湿热、风热、痰涎、房劳等病因病机，指出：“同一血崩症，有属虚寒者，有属实热者，有因怒动肝火而崩者，有因劳役过度而崩者，有阳虚下陷不能摄血而崩者，有瘀血久留胞门而忽然崩者，有湿热相乘者，有风热相搏者，有痰涎壅塞而卒然暴崩者，有大小产后忽然崩下者，有合房太久后致伤胞络而崩者，有七七之后中年老妇忽然崩下者，当审其因而治之。”又说：“血崩症，虽有内伤、外感，总以《黄帝内经》阴虚阳搏为主，而更究其受病之因，因内伤者十之七八，因外感者十之二三，兼内伤外感者十之四五……然有寒热之分，有阴阳之别，有心、肝、脾、肺四脏之异，有外感风热寒湿之殊，有瘀血、痰积、房劳之不同，有老、少、强、弱、肥人、瘦人之迥别。”《女科正宗·崩中漏下》总结为：“崩有因于气者；有血热妄行者；有湿热相搏者；有污血阻碍，不得归经而下者；有因脾胃气虚下陷者……漏则因房劳过度，伤损冲任二脉，气虚不能约束经血，或其人平素多火，血不能安，故为漏泄也。”《临证指南医案·崩漏》中秦天一总结为：“原其致病之由，有因冲任不能摄血者；有因肝不藏血者；有因脾不统血者；有因热在下焦，迫血妄行者；有因元气大虚，不能收敛其血者；又有瘀血内阻，新血不能归经而下者。”沈金鳌《妇科玉尺·崩漏》谓：“究其原，则有六大端：一由火热，二由虚寒，三由劳伤，四由气陷，五由血瘀，六由虚弱。”《妇科冰鉴》曰：“致此之由，或思虑伤脾，中气困馁，则不能统摄归源；忿恚伤肝，火动于中，迫血无藏纳之所；悲哀太过，心胞系损，因而血乏主宰；房欲不谨，肾命日亏，以致闭藏失权。此皆犯其脏者也。更或向有瘀停，因新血冲激而始泄，或热伤阴结，为火搏击而妄行。”杨西山《弄丸心法·妇科》指出：“妇人病血崩，由于肝不藏血，脾不摄血故也。非暴怒伤肝，肝何以不能藏血？非劳倦伤脾，脾何以不能摄血？惟二脏先损其气，以故忽然下血，如山崩河决之状，最是危候。”又说：“妇人漏下……知其肝脾肾三脏俱不足也。”

5. 近代　严鸿志《女科证治约旨·崩漏门》谓：“经血崩漏，是肝不藏而脾不统，心肾损伤，奇经不固，瘀热内炽，堤防不固，或成崩，或成漏，经血运行失其常度。”《临证指南医案·崩漏》谓：“原其致病之由，有因冲任不能摄血者，有因肝不藏血者，有因脾不统血者，有因热在下焦迫血妄行者，有因元气大虚不能收敛其血者，又有瘀血内阻新血不能归经而下者。”

二、临证要点

（一）辨证要点

辨寒热虚实：一般而言，出血期多见标实或虚实夹杂之证，血止后方显本证或虚证。

出血期，根据血证呈现的量、色、质特点，初辨其证之寒、热、虚、实。经血非时暴下，量多势急，继而淋漓不尽，色鲜红或深红，质稠者，多属热证；经血非时暴下或淋漓难尽，色淡质稀，多属虚证；经血非时而至，时崩时闭，色淡暗、质稀，多属寒证。

（二）辨证论治

崩漏的治疗，根据发病的缓急和出血的新久，“急则治其标，缓则治其本”。明代医家方约之“治崩三法”是近代治疗崩漏常用的方法。近代将“治崩三法”称为塞流、澄源、复旧。塞流：即止血，急则治其标。用于暴崩之际，止血防脱。常采用独参汤或生脉散，补气摄血止崩。若阴损及阳，出现阴竭阳亡危象，多予参附汤，回阳救逆、温阳止崩。澄源：即正本清源，亦是求因治本，是治疗崩漏的重要阶段。一般用于出血减缓后的辨证论治。复旧：即固本善后，是巩固崩漏治疗的重要阶段，用于止血后恢复健康，调整月经周期，或促排卵。治法或补肾，或扶脾，或疏肝，而以补脾固肾为主，资血之源，安血之室，调周固本。调经治本，其本在肾，故总宜填补肾精，补益肾气，固冲调经，使本固血充，则周期可望恢复正常。

出血期治疗：治以塞流结合澄源的治法和方药。

1. 脾虚证

临床表现为经血非时而至，崩中暴下继而淋漓，血色淡而质薄；气短神疲，面色皖白，或面浮肢肿，四肢不温；舌质淡，苔薄白，脉弱或沉细。

治宜补气升阳，止血调经。方用举元煎（《景岳全书》）合安冲汤（《医学衷中参西录》）加炮姜炭 9g。药物组成：①举元煎：人参、炙黄芪各 12~20g（三至五钱），炙甘草 4~8g（一至二钱），炒升麻 1.5~2g（五至七钱），炒白术 4~8g（一至二钱）。②安冲汤：炒白术 24g（六钱），生黄芪 24g（六钱），生龙骨（捣细）24g（六钱），生牡蛎（捣细）24g（六钱），大生地 24g（六钱），生杭芍 12g（三钱），海螵蛸（捣细）15g（四钱），茜草 12g（三钱），川续断 16g（四钱）。

水煎服，每日 1 剂，连服至血止，服药无不适，可继服 7 剂。以 1 个月为 1 个疗程。

举元煎治证乃中阳不足，气虚下陷所致。“有形之血不能速生，无形之气所当急固”，故不用归、地以补血，而用参、芪为主药，以补中益气，升举阳气；辅以白术、炙甘草健脾和中；佐以升麻升阳举陷。诸药之力，使中气旺盛，清阳得升，则血液自摄而不妄行。安冲汤主治妇女经水行时多而且久，过期不止，或不时漏下。方中人参、黄芪、白术、炙甘草补中益气，健脾固摄，以治其本；白芍、生地黄、续断补肾固冲，敛阴止血，以治其标；佐以升麻升阳举陷，海螵蛸、茜草、龙骨、牡蛎、炮姜炭收涩止血。两方合用，共奏补气升阳、止血调经之效。

久崩不止，症见头昏、乏力、心悸失眠者，酌加何首乌、桑寄生、五味子养心安神；脘腹胀闷者，加黑荆芥、煨木香、枳壳宽中行气；崩中量多者，加侧柏叶、仙鹤草、血余炭敛阴涩血止血。

中成药：归脾丸，每次 5~9g，每日 2 次。

针刺：主穴：肓俞、气海、关元、曲骨、横骨，加隐白穴。

2. 血瘀证

临床表现为经血非时而下，时下时止，或淋漓不净，色紫黑有块；或有小腹不适；舌质紫暗，苔薄白，脉涩或细弦。

治宜活血化瘀，止血调经。方选桃红四物汤（《医宗金鉴》）加三七粉、茜草炭、炒蒲黄。药物组成：桃红四物汤：熟地黄 6g（二钱）（或用干地黄 15g），川芎 8g（二钱），炒白芍 10g（三钱），当归 12g（四钱），桃仁 6g（二钱），红花 4g（二钱）。

水煎服，每日 1 剂，每日服 3 次。

桃红四物汤主治瘀血阻滞证崩漏，方以熟地黄甘温味厚质润，长于滋养阴血为君药，当归补血兼活血为臣药，佐以白芍养血益阴，缓急止痛，川芎活血行气为使。桃仁、红花活血祛瘀，四物汤养血调经；配合三七粉、茜草炭、炒蒲黄化瘀止血；诸药配合，共奏活血化瘀、止血调经之功。

若崩漏患者月经久闭不行，B 超提示子宫内膜较厚者，加花蕊石、马齿苋活血化瘀通经；少腹冷痛，经色暗黑夹块者，为寒凝血瘀，加艾叶炭、炮姜炭温经涩血止血；血多者，加海螵蛸、仙鹤草、血余炭收涩止血；口干苦，血色红而量多，苔薄黄者，为瘀久化热，加炒地榆、贯众炭、侧柏叶凉血止血；气血两虚兼有瘀滞者，改用八珍汤加益母草、鸡血藤、香附调补气血，化瘀生新。

中成药：①龙血竭胶囊（0.3g/ 粒），每次 3 粒，每日 3 次；②三七片，每次 2~6 片，每日 3 次；③云南白药，每次 0.25~0.5g，每日 4 次。④云南红药胶囊，口服，每次 2~3 粒，每日 3 次。出血期，以上药物均可使用，以期从速止血。

外治：

针刺结合腰骶部刺络拔罐放血：取穴：关元、三阴交、合谷、太冲；在腰骶部督脉或周围部位寻找如红色丝条状小毛细血管或红色丘疹样反应点或局部青色瘀斑等阳性点，每次择取 2~3 个点，局部皮肤常规消毒后，用无菌三棱针挑刺出血，挑刺后加拔火罐并留罐 5 分钟使其出瘀血 5ml 左右。针刺和刺络拔罐放血治疗均为隔 2 日治疗 1 次，6 次为 1 个疗程。

艾灸断红穴 20 分钟，每日 1 次，连续服药、艾灸 30 日为 1 个疗程。

3. 肾虚证

（1）肾阴虚证

临床表现为月经紊乱无期，出血淋漓不尽或量多、色鲜红、质稠；头晕耳鸣，腰膝酸软，或心烦；舌质偏红，苔少，脉细数。

治宜滋肾益阴，止血调经。方用左归丸（《景岳全书》）去牛膝合二至丸。药物组成：左归丸：大怀熟地 24g（六钱），山药 12g（三钱），炒枸杞子 12g（三钱），山茱萸肉 12g（三钱），菟丝子 12g（三钱），制鹿角胶（敲碎，炒珠）12g（三钱），龟胶（切碎，炒珠）12g（三钱）。二至丸：女贞子 24g（六钱），墨旱莲 24g（六钱）。

水煎服，每日 1 剂，连服至血止。

左归丸主治真阴肾水不足证。方中重用熟地黄滋肾填精，大补真阴，为君药；山药补脾益阴，滋肾固精；枸杞子补肾益精，养肝明目；女贞子益肝补肾；墨旱莲入肾补精；山茱萸养肝滋肾，涩精敛汗；龟、鹿二胶为血肉有情之品，峻补精髓，龟甲胶偏于补阴，鹿角胶偏于补阳，在补阴之中配伍补阳药，取“阳中求阴”之义；菟丝子益肝肾、强腰膝、健筋骨，俱为佐药。两方合而用之，共奏滋肾益阴、止血调经之功。

如胁胀痛者，加柴胡、香附、白芍疏肝解郁柔肝；咽干、眩晕者，加玄参、牡蛎、夏枯草养阴平肝清热；心烦、寐差者，加五味子、柏子仁、夜交藤养心安神；阴虚生热而热象明显者，参照崩漏虚热证治疗。

中成药：肾阴虚者可加服六味地黄丸，阴虚有热者可加服知柏地黄丸，视物昏花者可加服杞菊地黄丸，每次 5~9g，每日下午以及晚上各服用 1 次。

针刺：肓俞、气海、关元、曲骨、横骨、复溜、照海。

（2）肾阳虚证

临床表现为月经紊乱无期，出血量多或淋漓不尽，色淡质稀；畏寒肢冷，面色晦暗，腰膝酸软，小便清长；舌质淡，苔薄白，脉沉细。

治宜温肾固冲，止血调经。方用右归丸（《景岳全书》）去肉桂，加补骨脂、淫羊藿。药物组成：右归丸：大怀熟地 24g（六钱），山药（炒）12g（三钱），山茱萸（微炒）8g（二钱），枸杞子（微炒）12g（三钱），鹿角胶 12g（炒珠）（三钱），菟丝子 12g（三钱），杜仲（姜汤炒）12g（三钱），当归 8g（二钱），制附子 8g（二钱），补骨脂 12g（三钱），淫羊藿 12g（三钱）。

水煎服，每日 1 剂，连服至血止。

右归丸主治肾阳不足，命门火衰证。方中以附子、淫羊藿、鹿角胶为君药，温补肾阳，填精补髓；臣以熟地黄、枸杞子、山茱萸、山药、补骨脂滋阴益肾，养肝补脾；佐以菟丝子补阳益阴，固精缩尿；杜仲补益肝肾，强筋壮骨；当归养血和血，助鹿角胶以补养精血。诸药配合，共奏温肾固冲、止血调经之功。

若腰腿酸软，周身无力者，加川续断益肾强腰；久崩不止，出血色淡，量多者，宜加党参、黑荆芥、黄芪等益气固经。

中成药：龟鹿补肾丸，每次 5~9g，每日早晨服用 1 次。

针刺：肓俞、气海、关元、曲骨、横骨、申脉、昆仑。

4. 血热证

（1）实热证

临床表现为经血非时暴下，或淋漓不尽又时而增多、血色深红或鲜红、质稠，或有血块，唇红目赤，烦热口渴，或大便干结，小便黄；舌红苔黄，脉滑数。

治宜清热凉血，止血调经。方用清热固经汤（《简明中医妇科学》）。药物组成：清热固经汤：黄芩 12g（三钱），焦栀子 12g（三钱），生地黄 20g（五钱），地骨皮 20g（五钱），地榆 20g（五钱），阿胶（陈酒兑冲）20g（五钱），藕节 20g（五钱），棕榈炭 20g（五钱），龟甲（先煎）32g（八钱），牡蛎粉（包煎）20g（五钱），生甘草 4g（一钱）。

水煎服，每日 1 剂，连服至血止。

清热固经汤主治热证兼肾阴虚，崩漏量多，色殷红。方中以龟甲、阿胶为君药，滋阴潜阳，补肾养血；生地黄、黄芩、栀子清热凉血，合地骨皮以增养阴、清热、凉血之力；藕节、地榆、棕榈炭功专清热凉血，收涩化瘀；牡蛎育阴潜阳；生甘草清热解毒，调和诸药。诸药配伍，共奏清热凉血、止血调经之功。

因外感热邪或过服辛燥助阳之品酿成实热崩漏，症见暴崩，发热，口渴，苔黄，脉洪大有力者，加贯众炭、蒲公英、马齿苋清热解毒，凉血止血；如实热致耗气伤阴，出现气阴两虚证者，合生脉散加沙参益气养阴；如实热已除，血减少而未止者，当根据证候变化塞流佐以澄源，随证遣方中的加仙鹤草涩血止血，茜草、益母草化瘀止血。

中成药：宫血宁胶囊，每次2粒，每日3次。

针刺：肓俞、气海、关元、曲骨、横骨、大都穴。

（2）虚热证

临床表现为经血非时而下，量少淋漓，血色鲜红而质稠；心烦潮热，小便黄少，或大便干燥；舌质红，苔薄黄，脉细数。

治宜养阴清热，止血调经。方用上下相资汤（《石室秘录》）。药物组成：上下相资汤：熟地黄36g（一两二钱），山茱萸18g（六钱），葳蕤18g（六钱），人参12g（四钱），玄参12g（四钱），沙参18g（六钱），当归18g（六钱），麦冬36g（一两二钱），北五味8g（三钱），牛膝18g（六钱），车前子4g（一钱）。

水煎服，每日1剂，连服至血止。

上下相资汤主治血崩之后，口舌燥裂，不能饮食之症。方中熟地黄、山茱萸滋阴补肾为君；车前子强阴益精，牛膝补益肝肾，增益补肾之力；当归补血和血；人参、沙参、玄参、麦冬、玉竹（葳蕤）益气、滋肺、降火，金水相资；佐以五味子，仿生脉散之意，益气养阴，清心安神。诸药配伍，共奏养阴清热、止血调经之功。

暴崩下血者，加仙鹤草、海螵蛸涩血止血；淋漓不断者，加茜草、三七化瘀止血；心烦少寐者，加炒酸枣仁、柏子仁养心安神；烘热汗出，眩晕耳鸣者，加龟甲、龙骨育阴潜阳；血久不止，面色苍白，心悸气短，血色淡而质稀者，加黄芪、枸杞子、当归益气养血。

中成药：榆栀止血颗粒，开水冲服，每次1袋，每日2次。

血止后治疗：复旧为主，结合澄源。

1. 药物治疗

①定坤丹大蜜丸：每次半丸至1丸，每日2次，适用于崩漏气血两虚兼有郁滞者。

②杞菊地黄丸：每次9g，每日2次，适用于崩漏肝肾阴虚阳亢者。

③生脉饮：每次10ml，每日3次，适用于崩漏气阴两伤证。实热之邪未尽者禁用。

④归脾丸水蜜丸：每次6g，每日3次。大蜜丸，每次1丸，每日3次，适用于心脾气虚证血止后调理。

⑤乌鸡白凤丸：每次9g，或遵医嘱服用，适用于崩漏气血两虚证。服药过程中如遇感冒、发热，暂停服用。

⑥宫血停颗粒：开水冲服，每次20g（2袋），每日3次。适用于脾肾两虚，气虚血瘀证。

2. 针灸

①虚证

取穴:关元、三阴交、肾俞、交信。

配穴:气虚配气海、脾俞、膏肓、足三里,阳虚配气海、命门、复溜,阴虚配然谷、阴谷。

操作:针刺用补法,酌情用灸。

②实证

取穴:气海、三阴交、隐白。

配穴:血热配血海、水泉,湿热配中极、阴陵泉,气郁配太冲、支沟、大敦,血瘀配地机、气冲、冲门。

操作:针刺用泻法,忌灸。

三、名家经验

罗元恺:阐述了对《素问》"阴虚阳搏谓之崩"的认识,指出所谓阴虚阳搏,应理解为肾阴虚损,阴不维阳,从而导致肝火、心火偏亢的阴阳不平衡。论崩漏的发病机理,认为肾虚是致病之本。出血较多时,用二捻汤补气摄血;出血已减缓,用滋阴固气汤;出血已止,用补肾调经汤,以建立月经周期,防止复发。用药上,认为出血期间不宜用当归、川芎。因当归"气味俱厚""气辛而动","芎之散动尤甚于归",辛温助动是止血之忌。

夏桂成:在治疗血瘀崩漏时,活血化瘀是主要的一环,同时强调要根据出血过程中不同阶段出现的不同兼症而选用相应治法,"虚者补之""热者清之""郁者疏之""寒者温之"。活血化瘀法属消法和攻法,易损伤气血。所以在运用活血化瘀法时,必须中病即止,切忌久服。血瘀易导致气血失调,往往也影响到脏器的气化功能,其中肝、脾、肾三脏尤为重要。肝司血海,调节血量;脾主运化,生化气血;肾为先天之本,主宰精气。夏桂成教授提出,在临床治疗中,应选用药性平和,活血之中有养血,化瘀之中有止血者为佳,如当归、赤芍、桃仁、红花、益母草、泽兰、花蕊石、三七、牡丹皮、丹参、阿胶、地榆炭、刘寄奴、茜草炭、五灵脂、蒲黄之类,以达到祛瘀而不伤正、止血而不留瘀的目的。

韩百灵:崩漏主要病因为五脏功能失调,使阴阳气血失衡。病因包括气虚、阴虚、阳虚、血虚、血瘀、气滞、血热。依据临床经验,提出"治崩九法"。具体如下:

①血亏无热证:治法以调经补血,固冲止血。方选胶艾四物汤(《医宗金鉴》)加减。

②血滞有热证:治法以清热凉血,治崩止血。方选加味桃红四物汤(经验方)加减。

③阴虚血热证:治法以养阴清热,固冲止血。方选地骨皮饮(《太平惠民和剂局方》)加减。

④气血两虚证:治法以补益气血,固冲止血。方选益气养血汤(经验方)加减。

⑤气虚下陷证:治法以益气升举,固冲止血。方选补中益气汤(《脾胃论》)加以止血药。

⑥气滞血瘀证:治法以调肝理气,逐瘀止血。方选逍遥散(《太平惠民和剂局方》)加减。

⑦肾阴虚证:治法以滋阴补肾,固冲止血。方选左归丸(《景岳全书》)加减。

⑧肾阳虚证:治法以温肾扶阳,固冲止血。方选右归丸(《景岳全书》)加减或鹿茸

丸加减(《证治准绳》)。

⑨肝肾阴虚亏损证:治法以滋补肝肾,调冲止血。方选育阴止崩汤(经验方)加减。

蔡小荪:崩漏病因多端,但总的来说不外阴阳失调。女子属阴,以血为主,由于经、带、胎、产等生理特点,阴血易耗,且女子以肝为先天,肝藏血,体阴而用阳,阴血不足,更易引起阳亢,阴虚阳盛,则迫血妄行,由于血得热则行,所以崩证属热者为多,因此主张临床诊断先辨阴阳,“审其阴阳,以别柔刚,阳病治阴,阴病治阳”。治疗方法上,强调“求因为主,止血为辅”,阳崩为热证,治宜清热凉血,药用炒当归 9g,牡丹皮炭 9g,侧柏叶 9g,白芍 12g,炒地榆 12g,墨旱莲 15g,生地黄炭 30g。阴崩为寒证,治宜温阳止血,药用党参 12g,生黄芪 20g,炒当归 9g,焦白术 9g,牛角腮 9g,陈艾炭 9g,仙鹤草 30g,熟附子 9g,炮姜 3g,阿胶 9g。

四、临证心得

1. 治疗崩漏,不离塞流、澄源、复旧三法,但不拘泥于初塞流、中澄源、末复旧的步骤,应将三法融为一体。出血期间塞流时不离澄源、复旧;非出血期复旧中重在澄源以治其本。

2. 根据不同病因,其治法亦各不相同。因于火者,即火盛动血,多因虚火所致,非实火可比,治宜清热止血,但清热不用苦寒折火,以免泻火而伤阴,而以养阴为主,阴足而火平,养阴又以滋肾为主,肾者水脏,五脏之阴皆归于此。

3. 少女血崩,则多以脾肾着手,此类病者,多因先天肾气不足或后天失于调理,如经期跑步、负重、劳累。少女处于生长发育的重要阶段,在此肾气不足之时又加劳累伤肾伤脾,而致脾肾亏损,治疗选用生熟地黄、墨旱莲、阿胶、山药、党参、白术、枸杞子。

4. 治疗崩漏还应注意以下几方面:①止血不专于炭药,虽言血色红,见黑则止,但药物炒炭后,改变或降低了药性,滥用炭药会致离经止血不能畅流,反招瘀血为害。②血者阴类,得热则行,遇寒则凝,崩漏一症动之有余,静之不足,故治宜以静镇之,因而用药宜偏平凉,不可过用温药;即使气虚致崩,亦不可尽用甘温益气,以防温热助动。③肾者封藏之本,精之处也,又经本于肾,故崩漏多兼肾虚,在益气养阴或温肾补阳的同时,要加固肾摄精之品,才能阴充阳复,如五味子、芡实、生牡蛎等。④崩漏之时慎用淡渗利下之药,如茯苓等,虽能健脾,但淡渗利下,必致崩漏盈甚,临床用药不可不知。

第四节 高催乳素血症

高催乳素血症(HPRL)是指各种原因引起血清催乳素(PRL)异常升高为特征的一种妇科疾病,又称高泌乳素血症,以月经量少,稀发甚则闭经,或伴溢乳、不孕、复发性流产、头痛、眼花及视觉障碍等症状为临床特征。根据其表现,该类疾病常归于中医学“月经过少”“月经后期”“闭经”“乳泣”“不孕”等范畴。

一、历代论述

1. 先秦、秦汉时期 在此时期的中医古籍及经典著作中就已记载了月经及妊娠与肾的生理病理关系。肾气的盛衰与天癸的至竭，直接影响女子的月经与妊娠。肾虚则不能使“天癸至”，冲任失调而致闭经、不孕等，这为高催乳素血症从肾论治奠定了基础。《金匮要略·妇人杂病脉证并治》认为：因虚、积冷、结气是经水断绝致闭经的病因。“见肝之病，知肝传脾，当先实脾。”肝木不舒，木郁克脾，脾为气血化生之源，气血化生不足，可致冲任空虚，血海不充，月经后期，甚则闭经、不孕。

2. 两晋隋唐时期 从气血论治月经后期的病机进一步细化。唐代孙思邈《备急千金要方·妇人方》中有“隔月不来”，“两月三月一来”的记载，即从肝气郁滞、气血不行来论述。

3. 宋、金、元时期 《妇人大全良方》中云：“然妇人挟疾无子，皆由劳伤血气生病；或月经闭涩，或崩漏带下，致阴阳之气不和，经血之行乖候，故无子也。”《校注妇人良方》中指出“血者，水谷之精气也，和调五脏，洒陈六腑，在男子则化为精，在妇人上为乳汁，下为血海”，“产后乳汁自出，乃胃气虚”。女子以血为本，以肝为先天。经带胎产都与血有关，与肝的疏泄条达密切相关。肝藏血，主疏泄，体阴而用阳，具有贮藏血液和调节血量、血流的功能，对情志的调畅、经血的来潮、乳汁的化生有重要作用。女子有余于气不足以血，若素性忧思郁怒，则致肝气郁结，疏泄失常，气血逆乱，不能下归冲任而为月经；乳头属足厥阴肝经，肝气郁结化火，火气上炎，致疏泄太过，导致乳汁妄行而自溢，乳房属足阳明胃经，脾胃为后天之本，气血的化生依赖于脾胃的充盛，胃气亏虚，失于固摄，而致经乳同见，导致发生“闭经”“溢乳”等高催乳素血症（HPRL）的表现。

4. 明、清时期 确立了高催乳素血症以肝、脾、肾为核心的病机思想，不仅强调肝郁致闭经、溢乳，而且也提出脾肾虚致之，兼及情志对本病的影响，把从肝肾论病的思想进行了深化与发挥，使之更臻完善。《景岳全书》中指出：“产育由于血气，血气由于情怀，情怀不畅，则冲任不充，冲任不充则胎孕不受。”指出情志因素对不孕症的影响，以暴怒和忧思对其影响最大，因暴怒伤肝，致肝失疏泄，气机郁结，气血不调；而忧思伤脾，脾失健运，痰湿内生，或脾虚气血生化乏源，导致胞脉受阻或胞脉失养，而难以摄精成孕。《女科撮要》云：“夫经水者，阴血也，属冲任二脉所主，上为乳汁，下为血水。”《济阴纲目》乳病门中说“有未产前乳汁出者谓之乳泣，生子都不育，经带尚未论及，肝脾郁怒用加味归脾汤”，认为应从肝脾论治本病。《张氏医通》指出“精不泄，归精于肝而化清血”，可见肾水是肝血化生之源。《景岳全书·妇人规》云：“经血为水谷之精气……其源源而来，生化于脾，总统于心，藏受于肝，宣布于肺，施泄于肾，妇人则上为乳汁，下归血海而为经脉。”五脏之真，唯肾有根，肾虚不能使脏腑 - 天癸 - 冲任 - 胞宫功能协调，故经血不能下达胞宫而上行溢乳。肾虚则封藏失职，冲任不固，胎失所系，可致胎漏、胎动不安、滑胎。本病的肾虚并非表现为单纯的肾阴虚或肾阳虚。根据本病的临床表现可以看出该病的发生是因为整个生殖轴功能的紊乱，引起月经的紊乱，还可引起乳房功能的异常，导致正值生育阶段的妇女不能正常行经并孕育胎儿，久病者还会引起天癸衰竭，进而出现各种病理现象，可见高催乳素血症可以扰乱整个生殖轴不同阶段的功能，然而在生殖轴中肾为先天之本、五脏之根源，脾胃为后天之本、气血之根，因此在治疗本病时可酌情选用健脾补肾药。

肝气郁结论高催乳素血症。《临证指南医案》云“情志不舒则生郁”，情志不遂，肝郁气滞，疏泄失常，气血逆乱，气血不能下归冲任而为月经，反随肝气上逆化为乳汁，则出现闭经、溢乳等高催乳素血症的表现。因此情志不遂、肝郁与高催乳素血症的发生密切相关。《傅青主女科》中说：“经水出诸肾。”女子以血为主、以气为用，月经、带下或间接损耗血液，故前有“妇人之生，有余于气，不足于血，以其数脱血也”之谓。肝气郁结，疏泄失常，冲任失调，气血不和，致月经不行或溢乳、不孕等。高催乳素血症属本虚标实之证，肝郁自始至终贯穿了整个病程变化，肝脏居中，是气血调节的枢纽，同时协调联络各脏腑功能。《济阴纲目》云“凡妇人无子，多因七情所伤，致使血衰气盛，经水不调……或子宫虚冷，不能受孕”，亦指出肝郁导致脾虚，冲任血海空虚，引起月经失调，导致不孕。故治疗不孕症时，若使用药物的同时能对患者进行适当的心理疏导，使其心情舒畅，往往能达到较好的疗效。

脾虚在高催乳素血症发病过程中也占有很重要的地位。《女科经纶》中引程若水说：“妇人经水与乳，俱由脾胃所生。”脾（胃）为后天之本，气血生化之源，脾统血，“冲脉隶属于阳明”。脾运健旺，气血化生有源，则血海盈满，月经自下。古人有“肥人多湿”“肥人多痰”等论述，素体肥胖、痰湿内盛或脾失健运致痰湿内生，痰湿、脂膜壅塞冲任，气血运行受阻，不能归入血海下为月经，反而上逆为乳汁，而为闭经、溢乳之征。《傅青主女科·种子》有言：“其郁而不能成胎者，以肝木不舒，必下克脾土而致塞；脾土之气塞，则腰脐之气必不利；腰脐之气不利，必不能通任脉而达带脉，则带脉之气亦塞矣。带脉之气既塞，则胞胎之门必闭，精既到门，亦不得其门而入矣，其奈之何哉。”“妇人有怀抱素恶，不能生子者，人以为天心厌之也，谁知是肝气郁结乎……妇人多肝郁气滞，常因肝阴血不足，难以疏泄，易致肝郁凌脾，肝火脾土两互伐肾，以致元精郁闭，不能受孕。”“妇人有素性恬淡，饮食少则平和，多则难受，或作呕泄，胸膈胀满，久不受孕。人以为赋禀之薄也，谁知是脾胃虚寒乎。”说明妇人脾胃虚寒，精微运化失常，以致冲任带脉不固，则不能受孕。

气血虚弱论治高催乳素血症。《沈氏女科辑要》中言：“求子全赖气血充足，虚衰则无子。”《景岳全书·妇人规》又曰：“妇人所重在血，血能构精，胎孕乃成，欲察其病，惟于经候见之；欲治其病，惟以阴分调之。”“男女孕育所由，总在血气，若血气和平壮盛者，无不孕育，亦育无不长。其有不能孕者，无非气血薄弱；育而不长者，无非根本不固。”其指出，女子气血壮盛，方易于成孕。陈士铎在《外经微言》指出：“脾胃冷者，暖其脾胃乎；肝气郁者，开其肝气乎；气血不能摄胎者，益其气血以摄胎乎，则女子无子而可以有子矣，不可徒治其胞胎也。”

二、临证要点

（一）辨证要点

辨别虚实：高催乳素血症兼见体质虚弱，畏寒肢冷，纳少疲倦，动则气短，舌质嫩而舌体胖，脉以沉细无力为主，属虚；体质强壮，情绪烦躁，纳佳，舌质稍红或赤，苔黄厚，脉有力，属实。内伤久病，月经量逐渐减少，周期间隔时间逐步增长，多属虚；新病突发者，属实。年老者，多属虚；青壮年，多属实。

辨脏腑气血：月经后期甚则闭经、溢乳，不孕，出现畏寒肢冷，腰膝酸软，精神萎靡，性欲减退，舌质淡嫩，苔白，脉沉迟，是为肾气不足；月经后期，月经间断来潮甚则闭经、溢乳，不孕者，出现面色萎黄，纳少倦怠，腹胀便溏，舌质淡苔白，脉沉细，是为脾胃气虚；月经后期出现烦躁易怒，胸胁灼痛，小便黄赤，大便干，舌质红，苔黄腻，脉弦数或细数，是为肝胆火旺；月经后期，或月经量少，或闭经、不孕，经行泄泻，舌质淡胖，苔白腻，脉缓滑无力，是为痰湿阻滞；面色淡白或萎黄，神疲懒言，头晕心悸，舌淡苔白，脉细弱，是为气血亏虚。

现归纳为六个证候类型。

（二）辨证论治

1. 肾虚肝郁证

本证是在肾气虚证的基础上，兼见肝郁的表现。临床以腰膝酸软，忧思抑郁，月经迟至，渐至闭经，舌质淡，脉沉细为主要表现。

治宜温补肾阳，疏肝解郁。方用大补元煎合柴胡疏肝散（《景岳全书》）加味。药物组成：人参 3~60g（一钱或加至二两），山药 6g（二钱），熟地黄 6~90g（二钱或加至三两），杜仲 6g（二钱），当归 6~9g（二三钱），山茱萸 3g（一钱），枸杞子 6~9g（二三钱），陈皮（醋炒）6g（二钱）、柴胡各 6g（二钱），川芎、香附、麸炒枳壳、芍药各 5g（各二钱），炙甘草 3~6g（一二钱）。

用法：水煎服，每日 1 剂，连服 7 日，服药无不适，可继服 14 剂。以 3 周为 1 个疗程。不方便服用中药，或巩固期治疗，可使用中成药。

本方主证为肾气不足，肝气郁滞。方以人参、杜仲、柴胡温养肾阳，疏肝调气，为君药。山药、山茱萸、枸杞子、熟地黄补肾填精以生血；香附专入肝经，既疏肝解郁，又理气止痛；川芎辛散，开郁行气，活血止痛，为臣药。当归养血活血，陈皮理气行滞和胃，醋炒以增入肝行气之功；枳壳理气宽中，行气消胀，与陈皮相伍以理气行滞调中；白芍、甘草养血柔肝，缓急止痛为佐药。炙甘草和中益气，调和诸药，为使药。

如气虚甚，或汗，或晕，或虚狂，或短气者，加党参 15g、炒白术 15g；如火衰不能生土，呕哕吞酸者，加干姜 15g；如阳衰中寒，泄泻腹痛者，加人参 15g、肉豆蔻 15g；如小腹多痛者，加延胡索 15g。

中成药：逍遥丸与金匮肾气丸同服，早、晚饭前口服，每次 12 粒，每日 2 次，淡盐水送服。

2. 肝郁脾虚证

本证是在脾气虚的基础上，兼见肝郁的表现。临床以月经后期，或月经量少，闭经，不孕，甚则溢乳。胃脘或胁肋胀痛，腹坠，食少纳呆，便溏不爽，情绪抑郁或急躁易怒，舌苔白或腻，脉弦或细为主要表现。

治宜疏肝理脾。方用逍遥散（《太平惠民和剂局方》）。药物组成：甘草（炙微赤）15g（半两），当归（去苗，微炒）30g（一两），茯苓（去皮，白者）30g（一两），白芍 30g（一两），白术、柴胡（去苗）各30g（各一两）。

用法：水煎服，每日 1 剂，每服 6g，用水 300ml，加烧生姜 1 块切破，薄荷少许，同煎至 210ml，去滓热服，不拘时候。不方便服用中药，或巩固期治疗，可使用中成药。

本方主证为肝气郁结，脾气亏虚。方以柴胡疏肝解郁，条达肝气，为君药。白芍柔肝敛阴，当归养血和血，使血和而肝气柔，为臣药。肝木克伐脾土，木郁土衰，白术、茯苓、甘草健脾益气，实土以御木乘，且使营血化生有源，共用为佐药。用法中加薄荷少许，疏散郁遏之气，透达肝经郁热；烧生姜降逆和中，且能辛散达郁，亦为佐药。柴胡为肝经引经药，甘草调和诸药，均兼使药之用。

如肝郁化火甚，或热，或烦，或小便急者，加牡丹皮 10g、栀子 12g；如血虚较甚，临经腹痛者，血虚有内热者加生地黄 6g，血虚无热象者加熟地黄 6g；如腹胀满不舒者，加木香 6g、厚朴 8g。

中成药：逍遥丸，早饭前口服，每次 8 粒，每日 3 次，温水送服。

3. 气滞血瘀证

本证是在气机阻滞的基础上，兼见血瘀的表现。临床以月经先后不定期，或月经量少、淋漓不畅、色紫暗有块，甚则闭经、不孕，腹胀痛、痛无定处，心悸易惊，舌质暗红，有瘀点、瘀斑，脉弦或涩为主要表现。

治宜活血祛瘀，温经止痛。方用少腹逐瘀汤（《医林改错》）加味。药物组成：小茴香（炒）1.5g（七粒），当归 9g（三钱），川芎 6g（二钱），官桂 3g（一钱），赤芍 6g（二钱），生蒲黄 9g（三钱），五灵脂（炒）6g（二钱），延胡索 9g（三钱），干姜 8g，香附 6g（二钱），陈皮 6g（二钱）。

用法：水煎服，每日 1 剂，经前 1 周及经行连服 15 日，以 15 日为 1 个疗程。不方便服用中药，或巩固期治疗，可使用中成药。

本方主证为气机阻滞，瘀血内阻。方中当归、赤芍、川芎为君药，养血调经，活血祛瘀；而当归乃是阴中之阳药，血中之气药，配合赤芍行滞调经，具有养血活血、行气通瘀调经之用。辅以五灵脂、生蒲黄、延胡索通利血脉，祛瘀止痛，延胡索为气中血药，善行气活血，气行则血行，通则不用，为止痛要药，三药相配共奏散结定痛、祛瘀生新之功；香附、陈皮理气行滞，气行则血行，理气以化瘀。小茴香、干姜、肉桂为佐药，温经散寒除湿，理气止痛，并能引诸药直达少腹。全方组合具有温经散寒、活血化瘀、理气止痛之功效。

如瘀滞较甚，或口干不欲饮，或两目暗黑者，加桃仁 10g、红花 9g；如胸痛、呃逆，甚则饮水即呛者，加桔梗 6g、枳壳 6g；如急躁易怒，情志不舒者应加柴胡 6g。

中成药：少腹逐瘀颗粒，早饭前口服，每次 1 袋，每日 2 次，温水送服。

4. 痰湿阻滞证

临床表现为月经后期，或月经量少，或闭经、不孕，经行泄泻，质黏腻，胸腹痞满，倦怠乏力，形体肥胖，带下量多，或有溢乳。舌质淡胖，苔白腻，脉缓滑无力。

治宜化痰燥湿调经。方用苍附导痰丸（《叶氏女科证治》）加减。药物组成：苍术24g（八钱），半夏24g（八钱），香附24g（八钱），枳壳24g（八钱），陈皮12~24g（四至八钱），茯苓12~24g（四至八钱），胆南星12g（四钱），甘草12g（四钱）。

水煎服，每日1剂，连服15日，服药无不适，可继服15剂。以1个月为1个疗程。不方便服用中药，或巩固期治疗，可使用中成药。

本方主证为气机阻滞，瘀血内阻。方中苍术、半夏、胆南星为君药，半夏燥湿化痰、和胃降逆，而胆南星性寒，既能豁痰又可清热，苍术性辛燥，长于健脾燥湿，三药共奏燥湿化痰之功；臣以香附、陈皮、枳壳，香附宣畅气机、行气化痰，为血中气药，有“女科之主帅”之称，陈皮理气行滞、燥湿化痰，枳壳理气宽胸、行滞消积，三药共用加强理气化痰之功；茯苓为佐药，利湿健脾，利湿使湿从小便而去，健脾以杜绝生痰之源；使以甘草，健脾和中，调和诸药。全方组合具有燥湿化痰、行气健脾之功效。

如兼见瘀滞者，或少腹胀痛，或面色晦暗，加川牛膝15g、蒲黄9g；如畏寒肢冷、腰膝酸软者，加续断10g、菟丝子30g；如面部痤疮，头发油腻者，应加荆芥9g、连翘9g。

中成药：苍附导痰丸，早饭前口服，每次12粒，每日2次，温水送服。

5. 肝郁化火证

临床表现为月经先期、量或多或少，或闭经、不孕，胸胁灼痛；头晕目眩；心烦易怒；口苦，或有溢乳。舌质红，苔黄或腻，脉弦滑。

治宜疏肝清热，凉血调经。方用丹栀逍遥散（《内科摘要》）加味。药物组成：牡丹皮1.5g（五分），柴胡1.5g（五分），栀子1.5g（五分），当归3g（一钱），茯苓3g（一钱），白术3g（一钱），芍药3g（一钱），炙甘草3g（一钱），生姜6g（二钱），薄荷6g。

用法：水煎服，每日1剂，连服15日，服药无不适，可继服15剂。以1个月为1个疗程。不方便服用中药，或巩固期治疗，可使用中成药。

本方主证为肝气郁滞，火热内生。方中牡丹皮性味辛、苦、凉，善化凝血而清伏热，清泄郁热；栀子味苦、气寒，善涤瘀郁之热，且体轻入气，取其肃降之气以行条达之用，共为君药，两者为用使气火皆能够得到平复。臣以柴胡、当归、白芍条达肝气，柔肝缓急，养肝血，三药共用疏肝而不伤正。白术、茯苓、甘草为佐药，健运中州之脾土，脾气健，则营血生化亦有源，气畅血和，薄荷轻清，禀春升之木气，助柴胡疏肝散热，生姜宣阳明之气，开胃醒脾。使以甘草，调和诸药，全方组合具有清热疏肝健脾之功效。

如肝火较盛者，或面红目赤，或小便色黄，加龙胆草9g、黄芩6g；如带下色黄，量多者，加车前子9g；如失眠、烦躁易怒者，加黄连5g、川木通5g。

中成药：丹栀逍遥丸，早饭前口服，每次12粒，每日2次，温水送服。

6. 气血亏虚证

临床表现为月经后期、量少，或闭经、不孕，面色淡白或萎黄；少气懒言；神疲乏力，舌淡苔白,脉细弱。

治宜益气养血调经。方用人参养荣汤(《太平惠民和剂局方》)加味。药物组成:白芍 36g(九钱),当归 12g(四钱),陈皮 12g(四钱),黄芪 12g(四钱),肉桂 12g(四钱),白术 12g(四钱),人参 12g(四钱),炙甘草 12g(四钱),熟地黄 6g(二钱),五味子 12g(四钱),茯苓 6g(二钱),远志 6g(二钱)。

用法:加生姜 3 片,大枣 2 枚,水煎服,每日 1 剂,连服 15 日。服药无不适,可继服 15 剂。以 1 个月为 1 个疗程。不方便服用中药,或巩固期治疗,可使用中成药。

本方主证为营血不足,血虚气弱。方中以人参、黄芪、白术、茯苓、甘草益气健脾,气为血之帅,血为气之母,血不足而补其气,此乃阳生则阴长之义。熟地黄、当归、白芍养肝而生心血;陈皮理气燥湿和胃,以防益气补血之药滋腻滞气,有碍脾胃运化功能。人参、黄芪、五味子能补肺,熟地黄可以滋肾,远志能通肾气上达于心,肉桂能导诸药入营生血,亦能引火归原,强化命门之火。全方共用以补气养血调经。

如气虚较盛者,或神疲懒言,或精神不振,人参加量到 30g,另加党参 15g;如面色苍白,身倦嗜睡者,加阿胶 6g、鹿角胶 6g;如月经量多不能自止者,加炮姜 8g、醋艾炭 8g。

中成药:人参养荣丸,早饭前口服,每次 12 粒,每日 2 次,温水送服。

三、名家经验

姚寓晨:溢乳闭经,火炎于上,经闭于下,此乃心肾交济失司,肝木疏泄太过,火愈盛则阴愈亏也。夫肝与心乃母子相生,母实则泻其子,直折其上炎之势。先给左金丸(包煎) 9g、大生地黄 15g、细木通 5g、竹叶子 6g、紫丹参 9g、琥珀末(研细吞服)3g、柏子仁 9g、淡秋石 9g、焦栀子 9g。当肝经上窜之火渐平,宜滋养肾水以泻心火而调奇经。给予炙龟甲(先煎) 30g、生熟地黄各 15g、山萸肉 10g、阿胶(烊化)12g、怀牛膝 20g、柏子仁 10g、卷柏 10g、泽兰叶 10g,交泰丸(包煎)10g。连服数月,月经来潮后,调理冲任,给予炙龟甲(先煎)30g、山萸肉 12g、菟丝子 12g、生熟地黄各 12g、全当归 10g、赤白芍各 10g、大川芎 10g、制香附 10g、桑寄生 12g。最后以六味地黄丸缓调,巩固疗效。

四、临证心得

1. 中医治疗高催乳素血症仍有优势。中医治疗高催乳素血症(HPRL)是以辨证论治,对因治疗为原则,对原发疾病,如垂体肿瘤尚有改善作用。燥湿化痰中药对气滞痰阻之原发疾病有明显治疗作用。疏肝理气药物服用后多有不同程度的情绪改善作用,可从两个层面解决患者的问题。中药服用后多有心情愉悦之感,药效持续时间长。

2. 从临床资料来看,现今罹患肝郁者众。这一点与古人看法不尽相同,古人在对高催乳素血症月经后期病机的认识上,认为"经血为水谷之精气……其源源而来,生化于脾,总统于心,藏受于肝,宣布于肺,施泄于肾,妇人则上为乳汁,下归血海而为经脉"。现代医家报告,肝郁证高催乳素血症(HPRL)病人发病率有逐年上升趋势。这与社会环境有密切关系。这批患者以中青年妇女为多。她们需承受来自家庭与社会各方面巨大的精神压力，情志不遂，肝失疏泄，人体气机的升降与调节紊乱，气血不和，胞脉胞络失养，冲任不能相资，难以摄精成孕。故临床中要注意疏肝解郁，补益肾气。

3. 在辨证用药的同时，对患者应注意进行心理疏导治疗。临床中高催乳素血症（HPRL）之人，不乏情绪控制不佳，这类多见于家庭妇女，她们当中大部分是心因性HPRL，社交圈子小，与社会接触少，易于放大自己的痛苦和焦虑情绪，许多人因为偶尔一次血清泌乳素的升高而紧张焦虑，焦虑情绪导致内分泌代谢的紊乱，恶性循环进一步导致病情加重。因此，对此类病人，要采取综合性的治疗方案，不但要用药物治疗，还要进行心理上的疏导教育，才能收到事半功倍的效果。

4. 适当时可生麦芽与炒麦芽同用。生麦芽健脾和胃，疏肝行气，可用于脾虚食少，乳汁郁积；炒麦芽行气消食回乳。自元代至明清时期，各医家多习惯使用炒麦芽回乳，然近年研究发现，两者均具有良好的回乳功效，且两者配伍使用，回乳效果可事半功倍。

高催乳素血症（马堃）

第五节　低促性腺激素性闭经

女子年满 14 周岁，第二性征未育；或年满 16 周岁，第二性征已发育，月经尚未来潮，称为原发性闭经。正常月经周期已建立后又中断 6 个月以上或按自身月经周期计算停止 3 个周期以上者，称为继发性闭经。

低促性腺激素性闭经是指由于先天遗传或后天获得性因素引起下丘脑分泌促性腺激素释放激素（GnRH）或垂体分泌卵泡刺激素（FSH）和黄体生成素（LH）水平降低，无法诱导卵泡发育，从而导致雌激素水平低下导致的闭经，包括下丘脑性闭经和垂体性闭经。下丘脑性闭经可分为功能性下丘脑闭经、基因缺陷或器质性、药源性三大类，垂体性闭经可分为先天性垂体促性腺激素（Gn）缺乏症、垂体肿瘤、空蝶鞍综合征、希恩综合征。其临床特征以促性腺激素分泌不足，雌激素、孕激素水平低于正常范围，卵巢有卵子储备但无卵泡发育，长时间闭经，不孕，乳房及生殖器官萎缩为主。中医学将闭经称之为“闭经”“经闭”“不月”“月事不来”“经水不通”等。

一、历代论述

闭经一病在古文献中命名繁多，“女子不月”“不月”“月事不来”“血枯”等。“经闭”二字命名，首见于《妇人大全良方·调经门》，“闭经”首见于《世医得效方》。

1. 春秋战国时期　此期主要对病因病机进行了探索，有关闭经的论述最早见于《黄帝内经》的“女子不月”“月事不来”等，从“二阳之病发心脾”，“血脱，气竭肝伤”以及“胞脉闭”三方面探讨闭经的病因病机。《素问·阴阳别论》说：“二阳之病发心脾，有不得隐曲，女子不月……”所思不遂，谋虑怫逆，则心脾之营阴暗耗，而成不月之病。《素问·腹中论》：“此得之年少时，有所大脱血，若醉入房，中气竭，肝伤，故月事衰少不来也。”失血、房劳、饮食失宜等导致脏腑虚损，血枯经闭，并记载了第一首妇科处方四乌鲗骨一藘茹丸以治“血枯”经闭。《素问·评热病论》：“月事不来者，胞脉闭也。胞脉者，属心而络于胞中，今气上迫肺，心气不得下通，故月事不来也。”心气不能下布，血行迟涩，闭阻胞脉，胞宫乏血，故月事不来。

2. 秦汉时期　本病认识的思想奠基时期，张仲景进一步发挥《黄帝内经》的理论，从症状角度将闭经命名为“经水断绝”，在《金匮要略·妇人杂病脉证并治》说：“妇人之病，因虚、积冷、结气，为诸经水断绝，至有历年，血寒积结胞门，寒伤经络。”闭经原因有虚实两端，虚者乃脏腑亏虚，冲任气血失调；实者肝郁气滞、寒湿凝滞，冲任受阻。《金匮要略·妇人杂病脉证并治》曰：“妇人经水不利下，抵当汤主之。”瘀血阻滞，经隧不通，血行不畅，甚则经闭不行，治以活血化瘀，抵当汤（水蛭、虻虫二味为主药）主之。《金匮要略·水气病脉证并治》阐述了经水不通的脉象：“少阳脉卑，少阴脉细，男子则小便不利，妇人则经水不通。”即经水不通的脉象以细弱为主。

3. 魏晋隋唐时期　继承了前人的总结，强调脏腑虚损的重要内因，对于病名、症状、病因病机、变证、治法都有了更进一步的认识。《脉经》对闭经的病名、症状、病机均进行了探讨，“经闭不利”“月事不来”“经水闭”“亡经”“不月水”“月信不来”“月水不来”“经水不通”“经水断”“血断”“经水不下”等，并提出了由于多汗、下利、呕吐使津液耗损从而血虚，最终导致闭经的观点。《诸病源候论》提出月水不来的脉诊特点为“诊其肾脉微涩，为不利者，是月水不来也”，病机方面尤其重视冲任之脉损伤对于闭经的影响，认为“妇人月水不通者，由劳损血气，致令体虚，受风冷，风冷邪气客于胞内，伤损冲任之脉，并手太阳、少阴之经，致胞络内绝，血气不通故也”，还论述了月水不通导致女子不孕的机理实为“月水不通则无子者，由风寒邪气客于经血。夫血得温则宣流，得寒则凝结，故月水不通。冷热血结，搏子脏而成病，致阴阳之气不调和，月水不通而无子也。”《备急千金要方》已认识到原发性闭经和继发性闭经的不同，“治妇人女子诸病后，月经闭绝不通，及从小来不通，并新产后瘀血不消”，“女人从小至大月经未尝来，颜色萎黄，气力衰少”；“治妇人盛实，有热在腹，月经瘀闭不通，及劳热热病后，或因月经来，得热不通方”，记载了泻热法治疗闭经；详细记载了“桃仁汤”“芒硝汤”“干漆汤”“桃仁煎”“硝石汤”等活血化瘀方治疗月水不通；针刺治疗闭经常用带脉、血海、腰俞、气穴、照海、会阴等穴。

4. 宋金元时期　对闭经的认识逐步完善，闭经的病名逐渐趋于固定，多沿用前代“月水（候）不通”，“月事（使）不下”的名称，学术思想呈现百家争鸣。《仁斋直指方论》曰：“经脉不行，其候有三：一则血气盛实，经络遏闭，其脉滑实见之；一则形体憔悴，经络涸竭，其脉虚弱见之；一则风冷内伤，七情内贼，以致经络痹滞，其脉浮涩见之。”《女科百问》指出“夫月水不通，因风冷客于胞络，或醉后入房，或为血枯血瘕血癥，或因堕坠惊恐，皆令月水不通”，论述了月水不通的原因在于风寒外邪及房劳、堕坠惊恐、血枯血瘕血癥等;对女性经候当行不行处方用药以活血化瘀通经为主,如通经丸、桃仁散等。《妇人大全良方》强调情志为病,“忧愁思虑则伤心,伤心则血逆竭,血逆竭则神色先散,而月水先闭也”;“若经候微少,渐渐不通,手足骨肉烦疼,日渐羸瘦,渐生潮热,其脉微数,此由阴虚血弱,阳往乘之,少水不能灭盛火,火逼水涸,亡津液。当养血益阴,慎无以毒药通之”,常用柏子仁丸、泽兰汤、沉香鳖甲散、资血汤、鳖甲煎丸等。《素问病机气宜保命集》言“如女子不月,泻心火,血自下也”,认为心气不得下通,是女子不月的主因,提出先通泻再补养的治疗方法。《儒门事亲》因血中瘀滞所致月事沉滞不行,主张畅行气血后补之,以桃仁承气汤加当归攻补兼施,经通之后,更用四物汤补之。《兰室秘藏》中经闭不行有三论,一为妇人脾胃久虚,或形羸,气血俱衰;二为心胞脉洪数,躁作,时见大便秘涩;三为劳心,心火上行,月事不来。《丹溪心法》以逐痰化瘀通经为主,“血枯经闭者,四物加桃仁、红花。躯脂满经闭者,以导痰汤加芎、连,不可服地黄,泥膈故也”。

5. 明清时期 继承与补充时期,治则治法逐步趋于规范化。《万氏妇人科》论述闭经不行其候有虚亦有实,既有气分又有血分;既有气郁血滞,又有痰涎壅滞;脾胃损伤,气耗血枯法当补其脾胃,养其血气;气郁血滞,法当开郁气,行滞血;躯肢迫塞,痰涎壅滞法当行气导痰。《校注妇人良方》认为保护胃气是治疗室女月水不通及经闭成劳的关键,用药多补而勿壅滞气机,少用破血逐瘀之品。《傅青主女科》对本病的辨治以心肝脾郁及肾虚为主,“经云:女子七七而天癸绝。有年未至七七而经水先断者,人以为血枯经闭也,谁知是心肝脾之气郁乎”,治疗必须散心肝脾之郁,而大补其肾水及大补心肝脾之气,则精溢而经水自通矣,方用益经汤。《血证论》分虚实寒热四治:寒闭者多为积冷结气,经水断绝,用桂枝、黑姜、附子、肉桂、细辛、吴茱萸等温水行气化瘀;热闭者乃肝火横逆,从胞脉上迫于心肺,治宜平其肝火,使肺气得下降,心血得下注,取当归芦荟丸;实证者水与血结在血室,用大黄甘遂汤主之;虚证者,或因失血过多,或因过淫精竭,或因生产过多,或室女血枯,或心念不遂,脾气抑郁,分别以四物汤、左归饮或三才汤、圣愈汤、炙甘草汤、归脾汤主之。《女科经纶》将闭经分为属实的“女子月事不来属于胞脉闭”和属虚的“女子不月属二阳之病”两类,“胞脉闭”属实,或风冷客胞,或火热客胞,或积痰污血、瘀塞胞门,其基本病机为血滞;“二阳之病”属虚,或脾胃虚弱,心脾血少,血无生化源,或气郁不畅,肝劳血伤,肾水枯涸,其基本病机为血枯。

二、临证要点

(一)辨证要点

辨别虚实:闭经是妇科病中的疑难病症。其病因复杂,病性有寒、热、虚、实之分,病位主要与肝、脾、肾有关。临证应以虚实为纲,首先辨其虚实,在虚实辨证的基础上,再进行脏腑气血辨证。

低促性腺激素性闭经一般以虚证多见。如年逾16岁尚未行经;或月经初潮年龄较晚;或月经后期、稀发、量少而渐致停经;身体发育欠佳,尤其是第二性征发育不良;或伴腰酸腿软、畏寒肢冷、头昏眼花、面色萎黄、五心烦热、舌淡脉弱者;或久病大病后,或产后、人工流产术后出现闭经，多属虚证。如以往月经尚属正常，突然停闭又伴有其他实证的，如伴情志不舒或经期冒雨涉水，过食生冷之品；或因环境改变；或形体肥胖，胸胁胀痛，脉弦有力者，多为实证。实证闭经如失治或误治，也可转化成虚证，出现虚实夹杂之复杂证候，需结合四诊辨析。

现归纳为七个证候类型。

（二）辨证论治

1. 气血虚弱证

临床表现为月经周期延迟、量少、色淡红、质薄，渐至经闭不行；神疲肢倦，头晕眼花，心悸气短，面色萎黄；舌淡、苔薄，脉沉缓或细弱。

治宜益气养血调经。方用人参养荣汤加味（《太平惠民和剂局方》）。药物组成：白芍 36g（三两），当归、陈皮、黄芪、桂心（去粗皮）、人参、白术（煨）、甘草（炙）各 12g（各一两），熟地黄（制）、五味子、茯苓各 9g（各七钱半），远志（炒，去心）6g（半两）。

用法：剂量酌情减量，水煎服，每日 1 剂，1 个月为 1 个疗程。不方便服用中药，或巩固期治疗，可使用中成药。

方中白芍为君药，重用白芍养血补虚，当归、熟地黄助白芍以补血，人参、黄芪甘温大补元气，培补中州，温补气血，盖脾胃既为气血之化源，而万物之滋补，亦必仗脾胃运行而始得。白术、茯苓健脾养胃，资生气血；熟地黄滋阴益肾，物生于阳而成于阴，阴阳相互依存，无气便不能生形，无形便不能载气，滋补肾阴意欲阴中求阳。桂心导诸药入营生血，亦能引火归原，强化命门之火。佐以陈皮行气和胃，远志、五味子养心安神。组方立足于脾肾两脏，盖补肾中之火以生土也，补肾中之水以滋土也，如土得春夏时雨，而生化之妙以成。

若兼见毛发脱落、精神淡漠、阴道干涩、性欲减退、生殖器萎缩等症，是精血亏败、冲任虚衰之症，可加鹿角霜 10g、紫河车 10g 等血肉有情之品填精补髓；若思虑忧结所致者，兼见心悸、失眠、多梦心烦等症，可加柏子仁 15g、卷柏 10g、熟地黄 10g、红泽兰 12g，四药相配，祛瘀血而不伤正，养阴血而不滞瘀；若脾虚纳少、化源不足者，加砂仁 10g、山药 15g 健脾醒胃；因虫积血虚而致闭经者先治虫积，继以扶脾胃、补气血而治闭经。

中成药：乌鸡白凤丸，1 次 1 丸，1 日 2 次。

针灸治疗：膈俞、肝俞、脾俞、肾俞、关元、气海、足三里、三阴交，操作毫针补法，背俞穴针尖向督脉方向斜刺，关元略向下斜刺使针感向前阴放散，30 次为 1 个疗程，治疗 3~5 个疗程。

2. 肾气亏虚证

临床表现为年逾 16 岁尚未初潮，或月经初潮较迟，潮后即推后，量少色淡，继而出现闭经；原发闭经者，形体多见矮小，或体质纤弱，或发育不良；伴见肾气不足证，如腰膝酸软、头晕耳鸣或小便量多；气损及阳，可见畏寒肢冷，或大便不实；舌淡苔薄白，脉沉弱。

治宜补肾益气，调养冲任。方用大补元煎（《景岳全书》）。药物组成：人参 3~60g（一钱至二两），炒山药、杜仲各 6g（各二钱），熟地黄 6~90g（二钱至三两），当归、枸杞子 6~9g

（各二至三钱），山茱萸 3g（一钱），炙甘草 3~6g（一至二钱）。

用法：水煎服，每日 1 剂，1 个月为 1 个疗程。不方便服用中药，或巩固期治疗，可使用中成药。

本方原“治男妇气血大坏，精神失守”。脾为后天之本，气血生化之源。若脾气虚弱、化源不足，则营血亏虚，冲任不充，血海不能如期满溢，遂使经期延后，量少色淡质稀。《丹溪心法》所言“过期而来，乃是血虚”即是指此而言。其他证候均为血虚气弱，失其濡养所致。治宜补血益气而调经。大补元顾名思义，即大补元气。方中人参大补元气，补气以生血，为君药。熟地黄、当归补血养营，使经血有源，为臣药。君臣相伍，气生血长，气血并补。山药补脾益气，佐人参以益气血生化之源；枸杞子、山茱萸滋肝肾，益精血；杜仲补肝肾，调冲任，共为佐药。炙甘草既助人参补气健脾，又调和诸药，为佐使。全方肝、脾、肾三脏同治，气血阴精同补，健脾益气以生血，滋肾养肝以充血，血足冲任盛，血海按时满溢。

若脾虚而见食少便溏者，去熟地黄，加白术 10g、砂仁（后下）10g、白扁豆 12g 以健脾祛湿；气损及阳可加鹿角胶 10g，温肾益精养血；子宫发育不良者可加紫石英 15g，温肾暖宫助子宫发育。

中成药：金匮肾气丸，口服，1 次 1 丸，1 日 2 次。

3. 阴虚血燥证

临床表现为月经先多后少，渐至闭经，五心烦热，颧红，潮热盗汗，口干舌燥，舌质红或有纹，脉细数。

治宜养阴清热调经，方用加减一阴煎（《景岳全书》）加味。药物组成：生地黄、芍药、麦门冬各 6g（各二钱），熟地黄 9~15g（三至五钱），炙甘草 2~3g（六分至一钱），知母、地骨皮各 3g（各一钱）。

用法：水煎服，每日 1 剂，1 个月为 1 个疗程。不方便服用中药，或巩固期治疗，可使用中成药。

本方所治之证皆肾阴不足、热伏冲任所致。禀赋不足、天癸未充，或房劳多产伤肾，或思虑过度、欲火偏旺，以致肾阴偏虚，虚火耗精，精亏血损，冲任不充，故月经周期延后、经量少、色红质稠，渐至月经停闭不行。熟地黄为君，滋阴补肾，填精益髓。生地黄甘寒，养阴滋液，清热凉血；芍药味苦酸性微寒，养血敛阴柔肝，与生地黄配伍肝肾并补，二药为臣。麦冬甘寒，养阴清心；知母甘苦性寒，滋肾益阴，清降虚火；地骨皮甘寒，凉血而泻阴火，三药为佐；甘草调和诸药为使。诸药合用，既能滋肾阴，又能降虚火，肾水足，虚火降，则冲任调畅，月经可通。

若虚烦不得眠者加酸枣仁 20g、夜交藤 15g 以除烦安神；虚烦潮热者，加青蒿 10g、鳖甲（先煎）10g 以清虚热。

中成药：百合固金丸，口服，1 次 6g（1 袋），1 日 2 次。

4. 气滞血瘀证

临床表现为月经闭止，胸胁胀满，少腹胀痛拒按，精神抑郁，舌质紫暗，边有瘀点，苔薄，脉沉涩或沉弦。

治宜理气活血，祛瘀通经。方用血府逐瘀汤（《医林改错》）。药物组成：当归、生地黄、红花、牛膝各 9g（各三钱），桃仁 12g（四钱），枳壳 6g（二钱），赤芍 6g（二钱），柴胡 3g（一钱），甘草 3g（一钱），桔梗 4.5g（一钱半），川芎 4.5g（一钱半）。

用法：水煎服，每日 1 剂，1 个月为 1 个疗程。不方便服用中药或巩固期治疗者，可使用中成药。

方中桃仁性平味苦，活血祛瘀；红花、川芎性温味辛，红花活血祛瘀通络，川芎活血行气；赤芍性微寒味苦，清热凉血，祛瘀止痛；当归性温味甘、平，补血活血；生地黄性寒味甘、苦，清热凉血，养阴生津；柴胡、枳壳性微寒味甘平，行气活血而疏肝解郁；桔梗性平味苦辛，载药上行，合枳壳则升降上焦之气而宽胸；牛膝性平味苦酸，通利血脉，引血下行；甘草调和诸药。纵观全方配伍，可谓不寒不热，气血双调，解气分之郁结，行血分之瘀滞，活血而不伤阴，祛瘀又能生新，具有活血化瘀、行气止痛的功效。

若胸胁乳房胀痛者，加青皮 10g、路路通 10g 行气散结；若气郁化火，烦躁易怒、口苦咽干者，加黄芩 10g、栀子 10g 以清肝泻火；若肝郁脾虚，纳少便溏者，去桃仁、生地黄，加炒白术 15g、茯苓 15g 健脾化湿。

中成药：丹莪妇康煎膏，口服，每次 10~15g（2~3 勺），每日 2 次。

5. 肝肾阴虚证

临床表现为年满 16 周岁尚未行经，或初潮较晚，经量减少，色鲜红，质黏稠，周期逐渐延后以致停闭不行；腰膝酸软，神疲倦怠，头晕耳鸣，两目干涩，面色少华；舌质淡黄，苔少，脉沉细或细涩。

治宜滋肾柔肝，调补冲任。方用归肾丸《景岳全书》。药物组成：熟地黄 240g（八两），山药 120g（四两），枸杞子 120g（四两），山茱萸肉 120g（四两），茯苓 120g（四两），当归 90g（三两），杜仲（盐水炒）120g（四两），菟丝子（制）120g（四两）。

用法：炼蜜为丸，每次 6~9g，空腹时淡盐汤送下；亦可作汤剂水煎服，用量按比例酌情减量。1 个月为 1 个疗程。

本方所治之证由肝肾亏损，精血不足，冲任失养，无血可下所致。《傅青主女科》曰："经水出诸肾。"方中熟地黄补肾填精养血，重用为君。枸杞子、山茱萸助熟地黄滋养肝肾，补益精血，为臣。菟丝子、杜仲既能滋肾阴而填精血，又可补肾气而助阳，还可强壮腰膝；山药、茯苓补脾益肾，养后天以资先天；当归补血调经，其活血之功又可使诸补益之品补而不滞，以上共为佐使。本方由六味地黄丸加减变化而成，体现阴阳并补，肾肝脾同治，但重在补肾益精养血之治法。

若伴有小腹冷痛，夜尿多等肾阳虚证候者，加温肾阳药，如淫羊藿 12g、巴戟天 15g、仙茅 12g 等；如阴虚火盛者，去杜仲、菟丝子，加牡丹皮 10g、知母 10g。

中成药：杞菊地黄胶囊，口服，每次 5~6g，每日 3 次。

6. 痰湿阻滞证

临床表现为月经由推后渐至停闭，可见带下量多，色白清稀，或黏稠，胸胁满闷，呕恶痰多，饮食不思或倦怠乏力，形体多见肥胖，舌淡胖苔白腻，脉多弦滑。

治宜豁痰除湿，活血通经。方用苍附导痰丸（《叶氏女科证治》）加减。药物组成：苍术60g（二两）、香附60g（二两）、枳壳60g（二两）、陈皮45g（一两五钱）、茯苓45g（一两五钱）、胆南星30g（一两）、甘草30g（一两）。

用法：上药共为末，姜汁和神曲为丸。每次3~5g，每日2次，淡姜汤下；亦可水煎服，用量酌减。1个月为1个疗程。

本方证病机在于痰湿内阻。治痰之法，先哲有“治痰先治气，气顺痰自消”和“湿痰则燥之”之训。方中苍术苦温，气味雄烈，功擅燥湿健脾，朱丹溪云其为“足阳明经药，气味辛烈，强胃健脾，发谷之气，能径入诸药，疏泄阳明之湿”；香附辛苦微甘，疏肝解郁，理气调经，为“气病之总司，女科之主帅”，方中用之，一是疏理全身气机，使气行则湿化，湿化痰自消，二则有助于调经。两药合用，燥湿健脾，理气化痰，重用为君。生痰之源在脾，茯苓甘淡，渗湿健脾，与苍术相伍，有燥渗结合之妙，可祛水湿而健脾气，以绝生痰之源；痰阻气滞，陈皮、枳壳理气行滞，和胃化痰，又能加强香附行气化滞之功，上三药为臣。生姜和胃，神曲消滞，共促脾胃运化水湿；胆南星燥湿化痰，甘草调和诸药，综观全方，熔燥湿、行气、化痰、健脾四者于一炉，祛痰而不伤正，扶正而不碍邪。

中成药：二陈丸，口服，每次12~16g，每日3次。

针灸：天枢、气海、水道、三阴交、脾俞、三焦俞，丰隆、阴陵泉，操作用毫针提插捻转泻法，其余腧穴平补平泻法。

7. 寒凝血瘀证

临床表现为月经后期渐至月经停闭，小腹冷痛拒按，得热痛缓，形寒肢冷，面色青白，小便清长，大便不实，舌紫暗，苔白，脉沉紧。

治宜温经散寒，活血调经。方用温经汤（《妇人大全良方》）加减。药物组成：当归、川芎、肉桂、莪术各6g（各五分），人参、牛膝、甘草各9g（各七分）。

用法：水煎服，每日1剂，1个月为1个疗程。不方便服用中药，或巩固期治疗，可使用中成药。

方中肉桂温经散寒，通脉调经为君。当归补血活血，调经止痛；牛膝活血祛瘀，引血下行，两者助肉桂温经活血为臣。川芎乃血中之气药，善活血行气调经；莪术活血化瘀止痛；气属阳，故以人参大补元气，伍肉桂使阳气振奋，而寒邪去，以上为佐。甘草和中调药为使。全方共奏温经散寒、活血调经之效。故宜用于寒气客于血室，以致血气凝滞之证。

若寒甚者加吴茱萸10g、炮姜10g；若经行腹痛者加乌药10g、延胡索10g，温经散寒，活血止痛；若块多腹痛者再加蒲黄10g，化瘀止痛；畏寒肢冷者加补骨脂10g、巴戟天10g，温肾助阳。

中成药：少腹逐瘀颗粒，用温黄酒或温开水送服，每次1袋（5g），每日3次。

温针灸：穴位分为两组（第一组取关元、中极、地机、合谷、子宫、血海，第二组取肾俞、大肠俞、次髎、膈俞、肝俞），两组穴位交替使用，针刺操作平补平泻法，并将艾条截成1寸大小，插在针柄上温针灸。

三、名家经验

丁光迪:脾胃尤为关键,而冲脉亦隶于阳明,无论血气的升降,上下的通泰,心肾的交通,奇经的调和,都要中焦枢机功能的正常,才能执中州以运四旁。

王乐亭:关元、中极、归来、三阴交、合谷为针灸主方。关元培肾固本,益气壮阳;又为小肠之募穴,小肠与心相表里,心主神明,心气下通,胞宫得以荣养温煦,血液生化经水,月事才能来潮。中极能助气化,调理胞宫。三阴交统调肝、脾、肾三脏,健脾化湿,疏肝益肾。归来穴为足阳明胃经穴,胃经为多气多血之经,而冲脉隶属于阳明,合谷为手阳明大肠经,所过为"原",有调气和血之功能。

哈荔田:闭经之因虽繁复,实为血滞与血枯;血滞宜通,血枯宜补,强攻峻补皆非度;实不过苦寒辛燥,虚不妄辛热滋腻;枯滞总宜行活血,经通养荣滋阴液。经通之后,无论原属血枯、血滞,都应不同程度地予以滋阴养血生津之品,使经水源头充盛,进而取得远期疗效,常用药如女贞子、鸡血藤、墨旱莲、杭白芍。

裘笑梅:情志不遂导致脏腑功能紊乱也是引起闭经的重要环节,临证常选用逍遥散、乌药散、蒺藜散等方,或随证加入柴胡、橘络、八月札、白蒺藜、大麦芽、川楝子、延胡索、香附之类。

班秀文:肾为气血之始,脾胃为气血生化之源,肝藏血而主疏泄,治闭经不离肝脾肾三脏。但肝有生发的作用,在妇女则为先天,为冲任脉之所系。在病变上,肝郁则诸脏皆郁。因而从肝论治,尤为重要,治疗过程,均不离于血,不离于肝。

罗元恺:调经之法,因时用药很重要。适时攻补,攻补交替,是治疗闭经关键的一着。尤其是虚证患者,多为肾、肝、脾虚损,气血不足,冲任失调所致,可采用中药周期疗法,先根据辨证调补21天左右,继而攻逐通经6~7天。这种先补后攻的治法,是以补法先行,使气血充盈,脏腑功能旺盛。治疗期间,如白带增多,则为佳候,是阴精渐复之征,不必加以固涩。然后适当攻逐通利,引血下行,以顺应月经生理调节蓄满而溢之机。

夏桂成:血枯经闭治疗先当调理脾胃,扶助后天,以养先天,取当归建中汤加入太子参、黄芪、炙甘草、谷麦芽等品,待脾胃功能转佳后,再从肾肝论治,大补精血,恢复其本。一般以血肉有情之品,如紫河车、鹿角胶等长期大剂量投之。

四、临证心得

1. 闭经首先要鉴别是生理性还是病理性、原发性还是继发性。低促性激素性闭经需详细询问病史,原发性闭经需了解患者出生史、生长发育情况、有无嗅觉障碍家族史、同胞姐妹月经情况等;继发性闭经需了解停经前月经情况、停经前有无诱因、药物使用史。进一步完善体格检查及相关辅助检查,寻找闭经的原因,排除器质性病变。可采用GnRH刺激试验鉴别下丘脑性闭经与垂体性闭经。目前西医主要采用外源性激素治疗低促性激素性闭经,中医综合治疗提高临床疗效,缩短疗程。故本病的治疗建议衷中参西,对因、对证综合治疗,辨证施治是核心,配合中医特色治疗、精神健康治疗及生活方式调整，临床疗效较佳。

2. 低促性激素性闭经的中医病机以虚证多见，功能性下丘脑闭经其主要病机为肾气虚弱。“经水出诸肾”，脑 - 肾 - 天癸 - 冲任 - 胞宫生殖轴在月经的生成与调节中占有重要地位。现代研究认为“肾气”对女性来说主要指在大脑皮质控制下的下丘脑 - 垂体 - 卵巢轴的神经内分泌调节功能；“天癸”相当于下丘脑分泌的促性腺激素释放激素和垂体分泌的促性腺激素类物质；“冲任”类似于女性性腺卵巢及其所产生的卵细胞和性激素的作用。动物实验证明，益肾填精中药不仅可使下丘脑 GnRH 的基因表达水平上调，GnRH 的合成及分泌增多，同时又使垂体 GnRH 受体的基因表达水平上调，GnRH 受体蛋白合成增多。故其治疗应遵循“虚则补之”的原则，宜补益肾气通经为主，加入补肾填精之品如熟地黄、山药、玄参、山萸肉等。

3. 中医治疗闭经在于调、补、通、缓，即调经之要在于调肝肾，补之基础在于固护脾胃，通经之用妙在变通，缓缓治疗以求痊愈。调经之要在于调理肝肾：肝藏血，主疏泄，性喜条达，妇人以肝为先天；肾藏精，主生殖，为天癸之源，为冲任之本，与胞宫相系，与脑髓相通，“经水出诸肾”，“肝为肾之子，肝郁则肾亦郁矣”。补之基础在于固护脾胃：脾为后天之本，气血生化之源，是气机升降之枢纽。脾强胃健，气血化生有源，下注冲任，胞宫有血可藏，经水得行。通经之用妙在变通：经闭者，月水不通，必以通为治。然而通经之法，绝非破气、破血之属所能囊括，针对具体致病因素进行辨证施治，使气血充和、升降得宜，通则寓于其中。

4. 中药治疗应从以下几个方面提高临床效果：①养血滋阴，肝肾合治：血中养阴如归芍地黄汤、归肾丸、养精种玉汤等均属于血中补阴、肝肾两补的方剂；具体药物应以当归、白芍、熟地黄为基础，再加入山药、山萸肉、玄参、牡蛎、龟甲、牛膝、女贞子等。闭经是一个病程极长的疾病，因此服药过程亦较长。血除有静的一面外，主要在于流动，因此尚需加行血调经之品，如丹参、赤芍、川芎、鸡血藤等，可交替使用。②与降火相结合：在闭经病症中，阴虚癸水不足，也就容易出现火旺的证候。《景岳全书》说：“火性本热，使火中无水，其热必极，热极则亡阴，而万物焦枯矣。”故阴虚出现火旺者，务必要结合降火。火不降则阴亦不能复，降火就是滋阴，滋阴必须降火。在朱丹溪所制的大补阴丸及知柏地黄丸中，均用知母、黄柏以降火。《傅青主女科》的一些滋阴方中，多用地骨皮、牡丹皮、黄柏、青蒿之类降火而清虚热。③与宁心安神相结合：肾之阴阳是处在一种运动状态中，与心火有着特别重要的关联，所谓心肾相交，水火既济，才能保障肾阴阳的正常运动。《慎斋遗书》说：“欲补肾者须宁心，使心得降，心得降则肾自升(实)。”只有在安定心神，保证静的前提下，才能较好地恢复肾阴，提高癸水水平。常用的药物有莲子心、炒酸枣仁、青龙齿、合欢皮等。

5. 在中药基础上可配合针灸特色疗法：《针灸大成》治疗妇人月事不来，面黄干呕，妊娠不成，采用平补平泻法针刺曲池、支沟、足三里、三阴交以降浊化瘀；对于肾虚血瘀、月水断绝者针刺肾俞、合谷用补法，中极、三阴交用平补平泻法以益肾利湿、化瘀通经。《针灸集成》治疗胞脉瘀滞、月经不通，补合谷、血海，泻三阴交、气冲；针刺照海、三阴交以益阴暖胞、调经血、温下元,治疗月水不来。《备急千金要方》针刺水泉、照海滋肾阴、调冲任,治疗肾虚、冲任不调所致的阴暴出、淋漏、月事不来。《医学纲目》针刺气海用补法,三阴交用平补平泻法益气通络、养胞通经。《针灸资生经》带脉、侠溪针刺用泻法以利湿降浊、通络调经治疗闭经,伴小腹坚痛。文献研究发现古代文献对于闭经针灸处方的取穴,主要集中在肾经、任脉、胃经、脾经、肝经,以远端取穴为主,近端取穴为辅;腧穴使用频次较高的为气冲、水泉、血海、中极、曲池、腰俞、四满、足临泣。现代文献针灸处方频次较高的腧穴为三阴交、关元、肾俞、中极、血海、合谷,灸法在治疗闭经中应用较多。临床运用需结合临床实际,辨证论治与分经论治相结合,可配合艾灸、隔药灸、电针等以提高疗效。

第六节 黄体功能不全

黄体功能不全(LPD)是指因排卵后黄体发育不良或过早退化,使孕酮分泌不足(需与子宫内膜对孕酮反应性降低相鉴别)而引起的分泌期子宫内膜发育迟缓或停滞,或基质和腺体发育不同步,不利于受精卵种植和早期发育,而引起不孕、流产及月经紊乱等现象,是造成女性不孕的主要原因之一。中医无该病名的专门记载,根据其临床表现,可见于“月经先期”“月经过少”“不孕”“胎漏”“胎动不安”“滑胎”等疾病。

一、历代论述

中医对部分不孕症的有关论述可资参考,其代表性论述如明代薛己《校注妇人良方·产宝方序论第三》:“妇人以血为基本,苟能谨于调护,则血气宣行,其神自清,月水如期,血凝成孕。若脾胃虚弱,不能饮食,荣卫不足……难于子息。”提出“血聚受孕”的妊娠生理理论,明确提出“气血”是受孕的物质基础,若血虚气少,则难以子息。明代张景岳《景岳全书·妇人规》云:“妇人所重在血,血能构精,胎孕乃成。欲察其病,惟于经候见之;欲治其病,惟于阴分调之……凡此皆真阴之病也。真阴既病,则阴血不足者,不能育胎;阴气不足者,不能摄胎。凡此摄育之权,总在命门。正以命门为冲任之血海,而胎以血为主,血不自生,而又以气为主,是皆真阴之谓也。所以凡补命门,则或气或血,皆可谓之补阴,而补阴之法,即培根固本之道也。”张景岳对妊娠生理、不孕病理也从“精气血”做了阐释。推而言之,治疗黄体功能不全,仍以补益气血、阴精为主。

二、临证要点

(一)辨证要点

黄体功能不全中医病机以肾虚为本,涉及肝、脾;须辨气、血、阴、阳亏虚之不同或并见;辨病理因素为气滞或血瘀。

(二)辨证论治

治疗方面,对于黄体功能不全且无生育要求的患者,主要以恢复正常月经为目的;

而对于有生育要求的患者，则以调经助孕，预防妊娠早期流产为主。根据月经周期气血阴阳消长变化，应用中药调周疗法，以达到调经种子的目的。

1. 肾阳虚证

临床表现为易流产，月经周期或先或后，经量偏多、偶或量少，色淡红、常夹腐肉状血块，腰酸，小腹冷痛，行经期大便稍溏，经前胸闷烦躁，乳房胀痛，舌质淡红，苔黄白腻，脉弦细。基础体温（BBT）高温相偏短，欠稳定。

治宜养血调肝，补肾助阳。方用毓麟珠（《景岳全书》）加减，药物组成：人参10g（三钱），白术（土炒）10g（三钱），茯苓10g（三钱），芍药（酒炒）10g（三钱），川芎6g（二钱），炙甘草6g（二钱），当归10g（三钱），熟地黄10g（三钱），菟丝子15g（五钱），杜仲10g（三钱），鹿角霜6g（二钱），花椒6g（二钱）水煎服，每日1剂，1个月为1个疗程。如不方便服用中药，或巩固期治疗，可使用中成药。

本方原方治妇人气血俱虚，经脉不调，不受孕者，唯毓麟珠随宜加减用之为最妙。方以八珍双补气血，温养冲任；菟丝子、杜仲、鹿角霜温养肾气，调理冲任。诸药合用，既能温补先天肾气以生精，又能培补后天以生气血，使精充血足，冲任调摄，胎孕可成。

如心肝气郁，乳房胀痛明显，胸闷，时欲叹气者，加广郁金、制香附各9g，绿萼梅5g；如夹有血瘀，小腹作痛者，加五灵脂10g、益母草15g。

中成药：麒麟丸：每次6g，每日2~3次。适用于脾肾两虚证。

针灸：腹背交替针刺。

主穴：①第一组：百会、本神、关元、归来、血海、三阴交；②第二组：风池、脾俞、肾俞、腰阳关、太溪。

配穴：脾虚用足三里；肝郁用支沟、太冲。

操作手法：每天治疗1次，每次治疗留针20~30分钟；百会、本神，穴位向后侧平刺；其余穴位采用直刺手法。关元穴，排空小便、针感要求达到阴道，归来宜往附件部放散，脾俞针尖向脊柱方向斜刺，针感可延腰传至下腹为佳。主穴均用捻转平补平泻法。其他配穴虚者针用补法，实者针用泻法或用平补平泻法。

特殊灸：

月经结束至排卵期，每5天脐灸1次：先令患者仰卧，神阙填药隔姜，每次治疗1.5小时，灸感传到后腰为佳。

排卵后至月经，每3天督灸1次：令患者俯卧位，膀胱经第一侧线脾俞至次髎。隔生姜重灸，每次治疗2小时，灸感传到腹部为佳。

2. 肾阴虚证

临床表现为婚久不孕，或多次流产，月经先期，经量或多或少，色红，夹小血块，头昏腰酸，胸闷烦躁，夜寐甚差，便干尿黄，舌质红苔黄，脉弦细数。

治宜滋阴补肾，清热调经。方用滋水清肝饮（《医宗已任编》）加减，药物组成：丹参、赤白芍、生地黄、山药、山萸肉、炒牡丹皮、茯苓各10g（二钱半），炒柴胡6g（一钱半），炒栀子10g（二钱半），钩藤（后下）12g（三钱），续断12g（三钱），生甘草、五灵脂10g（二钱半）。

水煎服，每日1剂，1个月为1个疗程。如不方便服用中药，或巩固期治疗，可使用中成药。

本方是在六味地黄丸的基础上加味化裁而来。方中生地黄、山药、山萸肉滋补肝肾，填精益髓；续断补益肝肾；赤芍、丹参活血调经；栀子配牡丹皮以清肝泄热；柴胡、白芍以补肝血，疏肝气；茯苓、钩藤宁心安神；五灵脂苦咸甘温，入肝经血分，功擅通利血脉；生甘草调和诸药。全方配伍，共奏滋肾养阴、清肝泄热之效。

如肾阳虚，腰酸甚，下肢有冷感者，加杜仲12g、制狗脊10g；心火偏旺，精神不安，失眠者，加青龙齿（先煎）10g、炒酸枣仁9g、莲子心5g。

中成药：左归丸：每次9g，每日2次。适用于肾阴虚证。

针灸

主穴：百会、本神、关元、归来、血海、三阴交、脾俞、肾俞、太溪。

配穴：脾虚：足三里；肝郁：支沟、太冲。

操作手法：同前。

耳针（揿针）、耳穴贴压：第一组：子宫、内分泌；第二组：卵巢、脾、肾。

操作方法：先在各穴区探得敏感区，常规消毒清理油脂皮屑后，选用5mm×5mm胶布将王不留行子或揿针，每穴固定1粒。患者每日按压3~5次，每个穴位按压3~5分钟，以患者能耐受为度。3天更换1次。两组交替使用。

3. 肾虚肝郁证

临床表现为婚久不孕，有流产史，月经先期量多，或先后不一，量多少不定，色红，夹小血块，头晕腰酸，胸闷烦躁，乳头或乳房胀痛，或头痛，夜寐甚差，舌质偏红，苔黄腻，脉弦细。

治宜补肾助阳，温肝解郁。方用补肾解郁汤（夏桂成经验方）加减，药物组成：当归、赤白芍、山药、山萸肉、熟地黄、牡丹皮、茯苓、菟丝子各10g（二钱半），紫石英12g（三钱），制香附8g（二钱），柴胡6g（一钱半），钩藤（后下）12g（三钱），栀子8g（二钱）。

水煎服，每日1剂，1个月为1个疗程。如不方便服用中药，或巩固期治疗，可使用中成药。

本方系夏桂成经验方，方以“三补三泻”山药、山萸肉、熟地黄、茯苓滋补肝肾，填精益髓；当归补血活血；菟丝子、紫石英温肾助阳益精气；栀子配牡丹皮以清肝泄热；柴胡、香附、赤白芍以补肝血，疏肝气；钩藤养心阴、益肝血而宁心安神。全方配伍，共奏滋肾养阴、疏肝解郁之疗效。

如脾胃较差，腹胀便溏者，去当归、熟地黄、栀子，加炒白术、煨木香各9g；如心肝火旺，夜寐较差，口舌溃破者，去当归、山萸肉，加黄连5g、青龙齿（先煎）15g、黛灯心3g。

中成药：六味地黄丸合逍遥丸：六味地黄丸每次9g，每日2次。逍遥丸每次3丸，每日3次。适用于肾虚肝郁证。

针灸

主穴：百会、本神、关元、归来、血海、三阴交、风池、肝俞、肾俞、太冲。

配穴：脾虚：足三里；肾虚：然谷；血瘀：合谷、天枢。

操作手法：同前。

特殊灸：

月经结束至排卵期，每 5 天脐灸 1 次：先令患者仰卧，神阙填药隔姜，每次治疗 1.5 小时，灸感传到后腰为佳。

排卵后至月经，每 3 天督灸 1 次：令患者俯卧位，膀胱经第一侧线脾俞至次髎。

隔生姜重灸，每次治疗 2 小时，灸感传到腹部为佳。

耳针（揿针）、耳穴贴压：子宫、内分泌、卵巢、肝、肾。

操作方法：先在各穴区探得敏感区，常规消毒清理油脂皮屑后，选用 5mm×5mm 胶布将王不留行子或揿针，每穴固定 1 粒。患者每天按压 3~5 次，每个穴位按压 3~5 分钟，以患者能耐受为度。3 天更换 1 次。

4. 肾虚血瘀证

临床表现为婚久不孕或有流产史，月经后期，经量多，色紫红，有较大血块，或兼夹膜状血块，腰酸腹痛，胸闷烦躁，夜寐较差，舌质暗红，边有紫点，苔黄腻，脉涩。

治宜补肾助阳，活血化瘀。方用毓麟珠（《景岳全书》）合逐瘀脱膜散（夏桂成经验方）加减，药物组成：人参 10g（三钱），白术（土炒）10g（三钱），茯苓 20g（六钱），芍药（酒炒）20g（六钱），川芎 6g（二钱），炙甘草 6g（二钱），当归 20g（六钱），熟地黄 10g（三钱），菟丝子 15g（五钱），杜仲 10g（三钱），花椒 6g（二钱），山药、牡丹皮各 10g（三钱），续断、鹿角霜（先煎）各 6g（二钱），五灵脂、肉桂（后下）各 3g（一钱），莪术 10g（三钱）。

水煎服，每日 1 剂，1 个月为 1 个疗程。如不方便服用中药，或巩固期治疗，可使用中成药。

本方原方治妇人气血俱虚，经脉不调，不受孕者，唯毓麟珠随宜加减用之为最妙。方以八珍及山药双补气血，补益冲任；续断、菟丝子、杜仲、鹿角霜、肉桂、花椒温养肾气，调理冲任。合逐瘀脱膜散之五灵脂、莪术、牡丹皮活血化瘀。诸药合用，既能温补先天肾气以生精，又能培补后天以生气血，又能活血化瘀，使精充血足，冲任调摄，胎孕可成。

如心肝郁火，胸闷乳胀，头痛失眠者，去当归、肉桂，加钩藤（后下）、白蒺藜各 12g，莲子心 3~9g；如脾胃不和，腹胀便溏，纳差神疲者，去当归、熟地黄，加炒白术 12g，煨木香 9g，党参 12g。

中成药：麒麟丸：每次 6g，每日 2~3 次。适用于脾肾两虚证。

血府逐瘀丸：每次 2.4g，每日 2 次。适用于血瘀证。

针灸：腹背交替针刺。

主穴：第一组：百会、本神、关元、归来、血海、三阴交；第二组：风池、脾俞、肾俞、腰阳关、太溪。

配穴：肝郁取支沟、太冲；肾虚取然谷；血瘀取合谷、天枢。

操作手法：同前。

特殊灸：

月经结束至排卵期，每 5 天脐灸 1 次：先令患者仰卧，神阙填药隔姜，每次治疗 1.5 小时，灸感传到后腰为佳。

排卵后至月经，每 3 天督灸 1 次：令患者俯卧位，膀胱经第一侧线脾俞至次髎。

隔生姜重灸，每次治疗 2 个小时，灸感传到腹部为佳。

5. 脾肾两虚夹湿证

临床表现为婚久不孕或自然流产，月经先后不一，行经量多，色淡红，质黏腻，有腐肉样血块，小腹坠痛，头昏腰酸，腹胀矢气，大便溏泄，神疲乏力，胸闷烦躁，乳房胀痛，舌质淡红，苔白腻，脉细弱。基础体温（BBT）高温相偏低，下降缓慢。

治宜健脾补肾助阳。方用：温胞饮（《傅青主女科》）加减，药物组成：党参 15g（三钱半），炒白术、巴戟天、杜仲、菟丝子、山药、芡实各 10g（二钱半），肉桂（后下）3g（八分），补骨脂、紫石英（先煎）各 10g（二钱半），绿萼梅 6g（一钱半）。

水煎服，每日 1 剂，1 个月为 1 个疗程。如不方便服用中药，或巩固期治疗，可使用中成药。

原方治下部冰冷不受孕。方以巴戟天、补骨脂、杜仲、菟丝子、紫石英温肾助阳益精气；肉桂补益命门，温肾助阳以化阴；党参、炒白术益气健脾以养化源并除湿；山药、芡实补肾涩精；绿萼梅疏肝解郁而醒脾。全方共奏温肾助阳暖宫、填精助孕之效。

如心肝气郁，胸闷者，加炒柴胡 5g、制香附 9g、青陈皮 6g；如脾虚泄泻明显者，加砂仁（后下）5g、煨木香 9g、炮姜 3g；如痰湿偏盛，口腻痰多者，加制半夏、制川朴、陈胆南星各 9g；如脾胃不和，腹胀便溏，神疲乏力者，加砂仁（后下）5g、藿香 10g。

中成药：麒麟丸：每次 6g，每日 2~3 次。适用于脾肾两虚证。

针灸：穴位埋线，穴位埋线疗法是中医经络理论与现代物理医学相结合；是针刺疗法与组织疗法结合的产物。在相应的穴位埋入蛋白质线（以线代针），起到“长效针感”。

选穴：脾俞、肾俞、腰阳关、关元、中极、归来、血海、三阴交。

注意事项：①为防止感染，埋过线的穴位不能着水，24 小时内不能洗澡。②前 2~3 天局部比较酸痛，根据个体差异，酸痛程度不等，注意休息，很快就能缓解。③埋线部位几天后有瘀青，是因为埋线时小毛细血管渗血造成皮下出血，切勿紧张，1~2 周后自行吸收消散，1~2 天后热敷可加快吸收。④少数人埋线后有些低热，过一两天就会好，可不用药；有些轻微过敏，出一点小红疹，可吃息斯敏，或不用处理，会自愈。

推拿：患者俯卧位，延督脉从长强到大椎用拍法振奋阳气，大椎发热后，医者两掌分推背腰部；掌根按揉脊柱两侧（重点部位肝俞至大肠俞及腰骶部）；拇指按压肝俞、三焦俞、肾俞、次髎等穴；手掌揉推八髎部位至发热，向下腹传导为佳；然后仰卧位，医者用单掌揉、按小腹；双拇指揉按脐下冲任脉路线；拇指揉按关元，反复 3~5 遍。

三、名家经验

夏桂成：补肾调周法。经期主要选用五味调经散加减；经后期治拟补肾滋阴养血，用养阴奠基汤(白芍、怀山药、地黄、牡丹皮、女贞子、续断等)或主要使用滋肾生肝饮(山茱萸、熟地黄、续断、牡丹皮、菟丝子等),滋补肝肾;经间排卵期治拟活血通络,用补肾化瘀促排汤(当归、赤芍、白芍、生地黄、怀山药、茯苓、续断、菟丝子、紫河车等);经前期是胚胎着床期,是黄体功能不全治疗的关键时期,宜补肾阳而疏肝,方用助孕汤(当归、白芍、菟丝子、紫河车、淫羊藿、柴胡、醋香附等),能有效改善子宫内膜容受性,提高黄体功能。

四、临证心得

1. 中医认为肾虚是导致黄体功能不全的病理基础,其发病原因与脏腑气血功能失常,冲、任、督、带损伤有密切关系。肾元虚损为发病之本,肝郁在妇科经孕疾病中亦占重要地位,肝失条达、气血失和常致患者黄体期黄体功能不足发生。

2. 从临床资料来看,现今罹患肾阳虚者众多。黄体功能不全往往以肾阳虚为主,但治疗不能单纯温肾助阳。阴阳互为根本,相互依存,相互转化。治疗虽以温阳为主,绝不可脱离养阴。宜注重阴阳平衡,阴中求阳。黄体期为肾的阳气充盛、肝的阳气升发的旺盛时期。肾阳不足,失于温煦;肝气郁结,失于条达,则阳气升发不及,不能达到和维持较高的基础体温,以至于黄体功能不全。或难于摄精成孕,不利于受精卵或胚胎种植;或孕酮分泌不足或子宫内膜对孕酮反应性降低,不利于胚胎早期发育而流产。为此,多采用滋阴养血、温肾助阳、疏肝解郁系列方案,治疗黄体功能不全,多数患者终如愿妊娠得子。

3. 临床注重中药调周法。中药调周法首先根据月经周期的特点规律用药,通过对月经周期不同阶段阴阳气血消长变化和肾 - 天癸 - 冲任 - 胞宫在月经周期不同阶段的阴阳气血波动状态进行调整,以达到正常的动态平衡。经行活血化瘀,疏肝补肾;经前疏肝温肾,补脾益血,以资经源。以中药调周法首先提前治疗,若黄体功能改善良好,即可准备怀孕,孕后继续保胎 3 个月。

第七节 黄素化卵泡未破裂综合征

黄素化卵泡未破裂综合征(LUFS)是指卵泡发育成熟但不破裂,尚未排出时已在卵巢内原位黄素化、形成黄体并分泌孕激素,机体出现类似排卵周期的改变而实际并未排卵的一种疾病。本病以持续不孕为主要临床特征。根据其表现,该类疾病常归于中医学“不孕症”范畴。

一、历代论述

1. 先秦、秦汉时期 张仲景在《金匮要略·妇人杂病脉证并治》中曰“妇人少腹寒久不受胎”,即妇人不孕是因为冲任胞宫虚寒,瘀血停阻于内,他认为妇人之病,因虚积冷结气,为诸经水断绝,至有历年,血寒积结胞门。这一论述所提及的积冷、结气、瘀血,此三者常常互为因果而缠结在一起。说明机体气血充盛濡养冲任胞宫,阳气充足推动孕卵按时排出，反之则或可出现 LUFS。

2. 两晋隋唐时期　对不孕症病因病机的研究已经有了很大进展，并积累了很多经验。人体阴寒内盛引起诸多疾病从而导致不孕症的发生是不孕症的主要病因病机，随着病因病机学说的发展，逐渐认为应该从人体内外环境双方面探讨其病因，重视风寒湿等致病邪气以及气血失调和胞宫积冷、积血等对不孕症的影响。晋代王叔和《脉经》言"妇人少腹冷，恶寒久，年少者得之，此为无子；年大者得之，绝产"，"少阴脉浮而紧，紧则疝瘕，腹中痛，半产而堕伤。浮则亡血，绝产，恶寒——"肥人脉细，胞有寒，故令少子。其色黄者，胸上有寒"，认为胞宫阴寒内盛、阳虚内寒及精气不足气虚血瘀是不孕症的主要病机。皇甫谧《针灸甲乙经》曰"女子绝子，血在内不下……"认为不孕症是由于女子腹内有血块凝聚不能泄下，提出了瘀血不孕症的病因。隋代巢元方《诸病源候论》云"子脏冷无子者，由将摄失宜，饮食不节，乘风取冷，或劳伤过度，致风冷之气，乘其经血，结于子脏，子脏则冷，故无子"，认为引起不孕症的外部因素是风冷等六淫邪气入于子脏（胞宫），而致胞宫功能失调，从而导致不孕症，而内部因素主要是劳伤气血，由体内其他疾病而导致。唐代孙思邈《备急千金要方・妇人方》曰"妇人者，众阴所聚，常与湿居"，"凡人无子，当为夫妇俱有五劳七伤，虚羸百病所致，故有绝嗣之患"，指出瘀血和阴湿是导致不孕症的关键因素。

3. 宋、金、元时期　认为不孕的病因病机与女性经带、气血有着不可分割的联系，同时提出阴阳失调、痰湿内停皆可致不孕。陈自明《妇人大全良方・求嗣门》言："然妇人挟疾无子，皆由劳伤血气生病；或月经闭涩，或崩漏带下，致阴阳之气不和，经血之行乖候，故无子也。"朱丹溪在不孕症方面的另外一个独特观点是首次提出了痰湿可致不孕症，《丹溪心法・子嗣》云："若是肥盛妇人，禀受甚厚，恣于酒食之人，经水不调，不能成胎，谓之躯脂满溢，闭塞子宫……"

4. 明、清时期　进一步完善和发展了不孕症病因病机的理论特点，从病因而言，更加强调包括七情致病因素和体质因素在内的内因；从病机来说，将脏腑经络病机与气血病机有机结合，使之更臻完善。

张介宾《景岳全书・妇人规》言："产育由于血气，血气由于情怀，情怀不畅，则冲任不充，冲任不充则胎孕不受。"薛己《校注妇人良方・求嗣门》中比较全面地概括了不孕症的各种病因病机："窃谓妇人之不孕，亦有因六淫七情之邪，有伤冲任；或宿疾淹留，传遗脏腑，或子宫虚冷；或气旺血衰；或血中伏热；又有脾胃虚损，不能营养冲任。审此，更当察其男子之形气虚实何如，有肾虚精弱，不能融育成胎者；有禀赋微弱，气血虚损者；有嗜欲无度，阴精衰惫者，各当求其源而治之。"不仅从生理、心理角度探讨不孕症的病因病机，而且在前人的基础上亦主张从男女双方寻找不孕症的发病根源。陈修园《女科要旨・种子》中认为妇人无子的原因可概括为内有七情之伤、外有六淫之感，或者是气血偏盛、阴阳相乘。傅山继承并完善了痰湿不孕症的病因研究，《傅青主女科・肥胖不孕》中指出妇人身体肥胖，痰涎甚多，脾虚湿盛，不能受孕。由于脾主运化水湿，脾虚运化失职，水湿内停，湿聚成痰，壅塞胞宫从而导致不孕症的发生。陈士铎《石室秘录》中指出导致妇女不能生育的疾病有十种：胎胞冷、脾胃寒、带脉急、肝气郁、痰气盛、相火旺、肾水衰、任督病、膀胱气化不行及气血虚而不能摄精，全面地概括了不孕症所涉及的种种病因。

以上这些论述，对于今天我们认识 LUFS 仍有重要意义。

二、临证要点

（一）辨证要点

第一，要辨别虚实。不孕兼见体质虚弱，精力不充，纳少疲倦，动则气短，腰膝酸困，舌质淡嫩体胖，脉以沉细无力为主，此为虚；体型肥胖，情绪烦躁，腰腹冷痛，纳可，舌质暗红或淡嫩，苔白厚腻或薄白，脉弦滑有力，属实。

第二，要辨脏腑之病位。情绪烦躁，焦虑不安，乳房胀痛，舌质紫暗，边有瘀点、瘀斑，病位在肝；形体肥盛，喜卧少动，白带量多，舌质淡嫩，舌苔白厚腻，脉象弦滑，病位在脾；畏寒喜暖，腰腹冷痛，头晕耳鸣，月经后期或量少，舌质淡，舌苔薄白，脉象沉细无力，病位在肾。

第三，要辨痰湿、瘀血之病理因素。在辨虚实与辨脏腑病位的基础之上，明确痰湿与瘀血的病理特点及相互关系。

现归纳为五个证候类型。

（二）辨证论治

1. 肾气虚证

肾气不足，冲任虚衰，阳气推动、温煦无力，阴气滋润、濡养不足，使孕卵不能即时发育，不得按时排出，长期困窘于胞宫之中，发生原位黄素化。临床以婚久不孕，精神疲倦，小便清长，舌质淡，苔薄白，脉沉迟细为主要表现。

治宜补肾益气，调补冲任。方用毓麟珠（《景岳全书》）加味。药物组成：当归 120g（四两），熟地黄（蒸捣）120g（四两），白芍（酒炒）60g（二两），川芎 30g（一两），人参 60g（二两），白术（土炒）60g（二两），茯苓 60g（二两），炙甘草 30g（一两），菟丝子（制）120g（四两），杜仲（酒炒）60g（二两），鹿角霜 60g（二两），川椒 60g（二两）。

水煎服，每日 1 剂，连服 2 个月。如不方便服用中药，或巩固期治疗者，可使用中成药。

本方主证为肾气不足，冲任虚损，方中四君子汤益气，四物汤补血共为君药；菟丝子、杜仲、鹿角霜温养气血为臣药；佐以花椒温督脉；炙甘草和中益气，调和诸药，为使药。全方既温养先天肾气以生精，又培补后天脾气以生血，精血充足，孕卵得排，胎孕乃成。

若月经量多者，加炮姜、艾叶炭、阿胶以固冲止血；经少不畅者，加鸡血藤、丹参活血调经；心烦少寐者加酸枣仁、柏子仁、夜交藤养心安神；腰膝酸软者加续断、桑寄生补肾强腰；小便清长者酌加覆盆子固精缩尿。

中成药：补中益气丸与桂附地黄丸，每次 1 丸，每日 2 次，温水送服。

针灸：取关元、三阴交、肾俞、命门，操作用毫针补法，可用灸，针刺关元针尖略向下斜刺，使针感向前阴放散。

2. 肾阴虚证

肾阴亏虚，冲任血海匮乏，胞宫失养，经间期重阴转阳之时未达到高水平的重阴，不能及时转阳，荣卵困塞于胞宫之中黄素化，不得排出，故致不孕。临床以婚后不孕，阴中干涩，五心烦热，舌质淡红或红，少苔，脉细或细数为主要临床表现。

治宜滋肾养血，调补冲任。方选养精种玉汤(《傅青主女科》)。药物组成：大熟地(酒蒸)30g(一两)，当归(酒洗)15g(五钱)，白芍(酒洗)15g(五钱)，山萸肉(蒸熟)15g(五钱)。

水煎服，每日1剂，服3个月。服药3个月后不受孕，仍照原方加杜仲(炒断丝)6g(二钱)，续断6g(二钱)，白术(土炒焦)15g(五钱)，云苓9g(三钱)，服数剂后必受孕。不方便服用中药，或巩固期治疗，可使用中成药。

本方主证为肾阴不足，冲任匮乏，胞宫失养，方中当归、白芍养血柔肝；熟地黄补肾益精；山萸肉滋养肝肾。全方既补肾益精，又养血柔肝，阴气充盛，即时重阴转阳，孕卵如期发育、排出，则胎孕方成。

若胸胁隐痛、两目干涩者加女贞子、墨旱莲柔肝养阴；面色萎黄、头晕眼花者加龟甲、紫河车填精养血；五心烦热、午后潮热者加地骨皮、牡丹皮、知母滋阴清热。

中成药：六味地黄丸与杞菊地黄丸，每次1丸，每日2次，温水送服。

针灸：取关元、三阴交、肾俞、太溪、次髎，操作用毫针补法，针刺关元针尖略向下斜刺，使针感向阴部放散。

3. 肾阳虚证

肾阳不足，冲任虚寒，胞宫失煦，肾中鼓动、温煦功能不足，经间期重阴转阳之时，即使已达到高度重阴，阳气推动不力，重阴迟不能转阳，致卵子不能及时排出，长期困于胞宫之中黄素化，故而难以受孕成胎。临床以婚久不孕，月经后期或量少，白带量多、清稀，腰腹畏寒，性欲淡漠，舌质淡嫩，舌苔薄白，脉象沉细为主要临床表现。

治宜温肾助阳，调补冲任。方选温胞饮《傅青主女科》。药物组成：白术(土炒)30g，巴戟(盐浸)30g，人参9g，杜仲(炒黑)9g，菟丝子(酒浸，炒)9g，山药(炒)9g，芡实(炒)9g，肉桂(去粗，研)9g，附子(制)0.6g，补骨脂(盐水炒)6g。

水煎服，每日1剂，服1个月。如不方便服用中药，或巩固期治疗者，可使用中成药。

本方主证为肾阳不足，方中巴戟天、补骨脂、盐杜仲温肾助阳；肉桂、附子补益命门之火；人参、白术益气健脾，山药、芡实补肾涩精。全方温肾助阳，暖宫助孕，肾中阳气充盛，冲任气血满溢，胞宫得养，重阴及时转阳，荣卵如期排出，则胎孕所成。

若小便清长，夜尿频多者加益智仁、海螵蛸补肾缩尿；性欲淡漠者加紫石英、肉苁蓉温肾填精。

中成药：桂附地黄丸，每次1丸，每日2次，温水送服。或定坤丹，每次1丸，每日2次，温水送服。

针灸：取关元、肾俞、阳陵泉、中极、膀胱俞，操作用毫针补法，针刺关元针尖略向下斜刺，使针感向阴部放散。

4. 肝郁证

肝气郁结，疏泄失常，冲任失和，血海蓄溢满盈失调，本该气机调畅推动卵子排出之时，气机不畅，卵子阻滞于胞宫之中，发生黄素化，不得排出，故而难成胎孕。临床以婚后不孕，情绪烦躁，经前乳胀，或经行腹痛，舌质淡或紫，舌苔薄白，脉弦为主要临床表现。

治宜疏肝解郁，理血调经。方选开郁种玉汤（《傅青主女科》）。药物组成：白芍（酒炒）30g（一两），香附（酒炒）9g（三钱），当归（酒洗）15g（五钱），白术（土炒）15g（五钱），牡丹皮（酒洗）9g（三钱），茯苓（去皮）9g（三钱），天花粉 6g（二钱）。

水煎服，每日 1 剂，服 1 个月。不方便服用中药，或巩固期治疗，可使用中成药。

本方主证为肝郁气滞，方中当归、白芍养血柔肝；白术、茯苓健脾培土；牡丹皮凉血活血，香附理气开郁，天花粉清热生津。全方共成疏肝健脾、养血种子之功，全身气机顺畅，冲任和调，血海蓄溢满盈协调，经间期氤氲之时，卵子顺势而出，则胎孕乃成。

若痛经较重者加延胡索、生蒲黄、生山楂化瘀止痛；心烦口苦者加栀子、夏枯草清泄肝热；胸闷纳少者加陈皮、砂仁健脾和胃；经前乳胀明显者加橘核、青皮、玫瑰花理气行滞。

中成药：逍遥丸，每次 1 丸，每日 2 次，温水送服。 或柴胡疏肝散，每次 1 袋，每日 2 次。

针灸：百会、印堂、神门、太冲、内关、膻中、期门，操作用毫针泻法。

5. 痰湿证

素体脾虚，聚湿成痰，或肥胖之体，躯脂满溢，痰湿内盛，壅塞冲任，脾中清阳之气不升，饮食水谷难以运化，痰湿浊邪停滞中焦，壅塞气机，气滞与痰湿互相影响，卵子被壅滞于胞宫、胞络间，就地黄素化，不得顺势排出，故胎孕难成。临床以婚久不孕，胸闷呕恶，带下量多、质黏，舌质淡胖，舌苔白厚腻，脉象滑为主要临床表现。

治宜燥湿化痰，理气调经。方选加味补中益气汤（《傅青主女科》）合苍附导痰丸（《叶氏女科证治》）加减。加味补中益气汤药物组成：人参 9g，生黄芪 9g，柴胡 3g，当归（酒洗）9g，白术（土炒）30g，升麻 1.2g，陈皮 1.5g，茯苓、半夏（制）9g。苍附导痰丸药物组成：苍术（制）6g，香附（童便浸渍）6g，陈皮（去白）4.5g，南星（炮，另制）3g，枳壳（麸炒）3g，半夏 3g，川芎 3g，滑石（飞）12g，白茯 4.5g，神曲（炒）3g。

水煎服，日 1 剂，服 1 个月。

本方主证为脾虚痰湿内停，方中苍附导痰丸燥湿化痰，补中益气汤健脾益气，升清和胃，香附、枳壳理气行滞，神曲健脾和胃消食。全方共奏燥湿健脾、化痰调经之功。脾气健旺，清升浊降，痰消湿除，气机畅达，血气和调，冲任胞宫节律协和，卵子适时排出，胎孕则易成。若脘闷呕恶者加砂仁、木香以醒脾理气和胃；白带多者加虎杖、车前子除湿止带；月经久不至者加川牛膝、王不留行以活血行经。

中成药：健脾丸和苍附导痰丸，每次 1 丸，每日 2 次，温水送服。

针灸：中脘、胃俞、内关、足三里、膻中，操作用毫针补法或艾灸。

三、名家经验

夏桂成：在月经周期性规律基础上，结合中医阴半月阳半月相对平衡性及圆运动规律，将月经周期分为经后早期、经后中期、经后晚期、经间期、经前前半期、经前后半期和行经期7期。经后早期（月经干净后3~5天）滋阴养血，以阴扶阴，常用归芍地黄汤、加味二甲地黄汤等；经后中期（月经干净3~5天后）滋阴助阳，阴阳并调，常用加减补天五子种玉汤；经间期（两次月经中间时期）宜补肾活血，重在促新，其中气血活动不足、氤氲不佳者重在活血通络，常用促排卵汤等，阴阳失衡，阴或阳有所不足者，重在调复阴阳，或扶阴阳，稍佐活血以助排卵，常用补肾促排卵汤、益肾通经汤等；经前期（经间期后到行经期）经前前半期宜补肾助阳，扶助阳长，常用加减右归饮、毓麟珠等，经前后半期宜助阳理气，补理兼施，常用毓麟珠、越鞠丸加减；行经期（月经来潮到结束的时间）治疗上多活血化瘀以生新。

罗元恺：用加味左归丸治疗肾阴虚型不孕症，用加味右归丸治疗肾阳虚型不孕症，而对于肾阴阳两虚型不孕症应该阴阳双补，可以参照上述方药斟酌运用，但求达到补阴不亡阳，补阳不亡阴，阴阳相长之目的；用开郁种玉汤加减治疗肝郁型不孕症；用丹栀逍遥散合金铃子散加减治疗气滞血瘀型不孕症；用苍附导痰丸合佛手散加减治疗痰湿内阻型不孕症；用毓麟珠加减治疗气血虚弱型不孕症。

钱伯煊：用左归丸以益肾填精治疗肾虚精亏之不孕症；用右归丸以温肾暖宫治疗肾阳虚损之不孕症；用知柏地黄丸以滋补肾阴治疗肾阴亏虚、相火偏旺之不孕症。同时，他认为调经是治疗不孕症的关键之一，临诊时常用基本方，并根据具体情况进行化裁。气虚的患者以补中益气汤加减治疗；血热的患者以玉女煎加减治疗；气滞的患者以逍遥散加减治疗；肝郁化火的患者以丹栀逍遥散加减治疗；寒凝的患者以《金匮要略》中的大温经汤加减治疗；若患者寒凝有风可以用《证治准绳》中的吴茱萸汤加减治疗；气血不足的患者以八珍汤加减治疗；冲任不调的患者以左归饮加减治疗。

韩百灵：用自创百灵育阴汤（熟地黄20g、山萸肉15g、山药15g、海螵蛸20g、牡蛎20g、龟甲20g、续断15g、桑寄生15g、杜仲15g、白芍15g、阿胶15g、鳖甲20g、菟丝子15g、枸杞子15g）调经促孕治疗肾虚不孕症；创制百灵调肝汤（当归15g、赤芍15g、牛膝15g、川芎10g、王不留行15g、通草15g、川楝子15g、皂角刺15g、瓜蒌15g、丹参15g、香附15g）治疗肝郁不孕症。

谈勇：认为本病的发生以肾虚肝郁为中心证候，血瘀、痰湿为标，本质在于肾虚肝郁，冲任失调，自拟补肾促排卵汤（菟丝子10g、续断15g、丹参10g、当归10g、赤芍12g、白芍12g、川芎10g、牡丹皮10g、炒白术10g、炒薏米仁10g、红花8g、郁金12g、柴胡8g、僵蚕10g、三棱10g）以补肾行气疏肝、活血化瘀通络。

四、临证心得

1. 中医治疗黄素化卵泡未破裂综合征仍有优势。中医治疗本病是辨证论治，针对病因和病机治疗，对原发疾病，如盆腔慢性炎症、盆腔轻度粘连尚有微妙的改善作用，为卵子的排出以及卵子排出后所处的内环境起到了整体调节的作用，不仅有益于排卵，亦有利于精卵的结合，从而提高妊娠率。补肾益气中药对气虚而又月经不调的原发疾病有明显治疗作用，中医药服用后多有精力充沛之感，体质明显增强，药效持续时间长，从根本上改变体质。

2. 在辨证治疗的同时，对患者应进行正确、及时的心理疏导和建议。临床中一大部分婚久不孕的女性患者急于备孕，常定期监测排卵，而忽略了焦虑情绪对卵泡发育的影响，人生存于自然社会中，与自然环境协调统一，和平共处，顺应自然本来的规律才是正道，隔天监测卵泡的行为造成的紧张焦虑的情绪违背了卵泡的自然轻松生长环境，可能导致或者加重卵泡黄素化不破裂患者的病情。“两神相搏，合而成形”所以，在女性备孕期间不主张单纯、机械地以西医教科书为依据，严格根据监测卵泡的结果，指导夫妻同房，而建议放松心情，营造舒适自然的环境，适当注重排卵期，有助于达到性高潮，促进卵子排出，改善受孕率。

3. 相较于西药促排卵药物而言，中医辨证论治治疗黄素化卵泡未破裂综合征对卵巢的破坏力更小，不会或极少形成卵巢过度刺激征，减轻了对女性的伤害。通过辨证论治，整体调理，使机体的各个脏腑之间的协调功能更加完善，有利于调整原本不规则、不合理的机体循环系统，建立全新的循环节奏。

4. 中医在治疗本病过程中，不仅限于通过中医辨证论治调整女性的排卵，而且适度频率的夫妻性生活既有利于促进、调节女性性激素的脉冲式释放及卵子排出，又有益于男性精液的代谢循环再生成，同时利于增进夫妻双方感情。所以认为，非排卵期适当频率的性生活对夫妻双方均有益，有利于排卵及受孕。

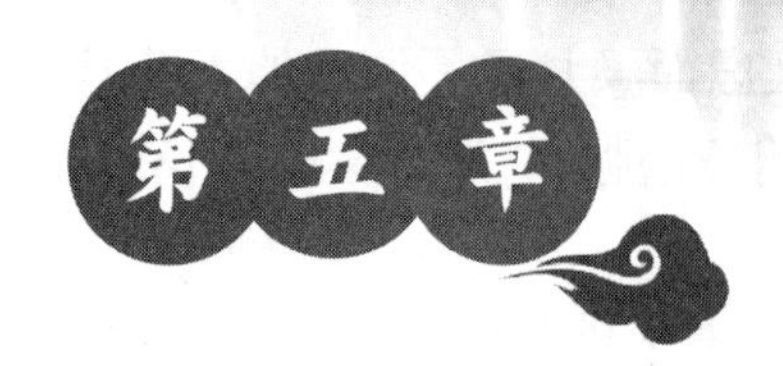

第五章 子宫内膜异位症与子宫腺肌病

第一节 子宫内膜异位症

子宫内膜异位症（简称内异症）是指子宫内膜组织（腺体和间质）种植和生长在子宫腔被覆黏膜及子宫肌层以外的雌激素依赖性疾病。内异症常导致不孕，其不孕率高达30%。2000年Buyalos等首次提出内异症性不孕症的概念。中医学古文献中无“内异症”病名记载，根据其临床表现，可归属于“经行腹痛”“痛经”“癥瘕”“不孕”等范畴。多年来中医学对内异症进行的系统研究，认为“瘀血阻滞胞宫、冲任，阻碍阴阳气之交合，不能摄精成孕”是内异症性不孕症的基本病机。

一、历代论述

1. 春秋战国时期 《灵枢·水胀》记载：“石瘕生于胞中，寒气客于子门，子门闭塞，气不得通，恶血当泻不泻，衃以留止，日以益大，状如怀子，月事不以时下。皆生于女子，可导而下。”肠覃为“寒气客于肠外，与卫气相搏，气不得荣，因有所系，癖而内著，恶气乃起，瘜肉乃生。其始生也，大如鸡卵，稍以益大，至其成，如怀子之状，久者离岁，按之则坚，推之则移，月事以时下，此其候也。”该书所论述的石瘕、肠覃应属于妇科癥瘕范畴。

2. 先秦两汉时期 “癥瘕”的病名则首见于《神农本草经》，在该书禹余粮条目下出现了“癥瘕”之名。

有关痛经的记载，最早见于张仲景《金匮要略·妇人杂病脉证并治》之“带下，经水不利，少腹满痛，经一月再见”，并设立了治疗此证的土瓜根散，以行血祛瘀，温经止痛。

3. 隋唐时期 隋代的《诸病源候论》较全面地阐述了“癥瘕”的病因病机及临床证候特点，将癥瘕积聚的病因分外部因素和内部因素。外部因素有风冷等六淫邪气客于经血，内部因素有自身调摄不当，如饮食不节、当风取冷、劳伤过度、经期产后摄生不慎、情志不遂等，日久发为“八瘕”，瘀血积于胞宫，阴阳血气不调和，结搏子脏，胞宫功能失调，致阴阳之气不和，瘀阻交合，以致不孕。“……血瘕之聚。令人腰痛，不可以俯仰，横骨下有积气，牢如石，小腹里急苦痛，背膂疼，深达腰腹下挛，阴里若生风冷，子门擗，月水不时，乍来乍不来，此病令人无子。疗之瘕当下，即愈。”这可能是内异症继发性痛经并伴不孕的描述。在治疗上，巢元方主张“下瘕”，即祛瘀，祛除致病因素。

唐代孙思邈指出阴湿、情志不遂致瘀是导致不孕症的关键因素，主张先破血逐瘀，攻下积聚，后缓中补虚、温肾助孕以治疗妇人因瘀所致原发性不孕、继发性不孕及复发性流产，代表方为紫石门冬丸、荡胞汤。

王焘之《外台秘要》中同样除了口服汤药外，亦有应用温经散寒、活血散瘀、温肾壮阳之法治疗不孕症的坐导药记载。“又疗久无子断绪，少腹冷疼，气不调，地黄汤方。”“令子宫内炙丸方，麝香、皂荚、蜀椒，上三味捣筛……以绵裹内产宫中……”“通真论疗妇人子门冷，坐药法。蛇床子、茱萸、麝香，上三味捣散，蜜丸，绵裹如酸枣纳之，下恶物为度。”

4. 宋金元时期　自宋代以来，医家各抒己见，丰富了对内异症性不孕症发病机理的认识，为“种子必先调经”的治疗思想打下基础。

刘完素倡导“火热论”，认为风热伤于经血，热灼经血，煎灼成瘀，伤及胞宫，或为月经不调或为闭经，可导致不孕症的发生。其在《黄帝素问宣明论方》中指出：“月经不来，则风热伤于经血，故血在内不通……或大肠虚，变为下利，流入关元，致绝子嗣。”

张从正在学术思想上坚持“贵流不贵滞”，提出痰瘀互结，阻隔气机，阴阳失和，主张以攻下法，去痰实结滞，逐痰以通经，治疗不孕症。

5. 明清时期　明清时期医家重视实用之学，对于病症的认识开始逐渐趋于理、法、方、药的系统化。在对前人处方用药经验进行分析归纳的同时，又结合个人的经验论述，从而形成了比较完善的理论体系，在指导临床方面有很大的意义。

（1）继承和完善了对于癥瘕积聚致不孕的论述：《景岳全书·妇人规》是张景岳详细论述妇科疾病的专卷，指出妇人之“癥痞”积聚日久损及脾肾，邪正之气相搏结，瘀积气结伤及冲任胞宫则出现月水不通、不孕。“妇人久癥宿痞，脾肾必亏，邪正相搏，牢固不动，气联子脏则不孕，气联冲任则月水不通”。

明代武之望详细描写了内异症的临床表现，并认为血气不调，或气郁化火，瘀阻胞宫，是为不孕。《济阴纲目》中指出：“每见妇人之无子者，其经必或前或后，或多或少，或将行作痛，或行后作痛，或紫或黑或淡，或凝而不调，不调则血气乖争，不能成孕矣。月经或前或后及行后作痛者，是机体气虚之故。其量少而色淡，是机体血虚之由。”《济阴纲目·求子门》云：“女性多气多郁，气多则为火，郁多则血滞，故经脉不行，诸病交作，生育之道遂阻矣。”

清代陈士铎指出癥瘕碍精之气液布施而成不孕这一病机。“任督之间，倘有癥瘕之证，则精不能施，因外有所障也。”

清代吴谦在《医宗金鉴·妇科心法要诀》云：“女子不孕之故，由伤其任、冲也……因宿血积于胞中，新血不能成孕……”宿血积聚，日久损伤冲任胞宫，导致胞脉不通，两精不能相合，说明血瘀是内异症性不孕的病因病机。

清代《竹林女科证治》对于不孕症分型辨证施治中明确提出“妇人血滞不孕”一节，认为血虚所致经血停滞，瘀血阻胞宫，治疗上宜补血通脉受胎。“妇人血虚经滞，蓄积不行，小腹疼痛，久不成胎，宜五物煎”（四物汤加肉桂）化裁。

清代《傅青主女科种子》云：“癥瘕碍胞胎而外障，则胞胎必缩于癥瘕之内，往往精施而不能受。”

清代柳宝诒《柳选四家医案·评选爱庐医案》曰：“痛经数年，不得孕育，经水三日前必腹痛，腹中有块凝滞……询之闺阁之时无是病，既嫁之后有是疾。”描述了继发性痛经合并不孕的临床表现。

（2）深化了致“瘀”原因的认识：明代薛己在《校注妇人良方·求嗣门》中比较全面地概括了血瘀性不孕的各种病因病机：六淫七情之邪伤及冲任，或宿疾及脏，或子宫虚冷，或血中伏热，而成瘀证不孕。积血不行发为癥瘕，遂难成子息。“窃谓妇人之不孕，亦有因六淫七情之邪，有伤冲任；或宿疾淹留，传遗脏腑；或子宫虚冷；或气旺血衰；或血中伏热……各当求其源而治之。”

明代朱橚《普济方·妇人诸疾门》分析类似内异症的病因有冷热不调、气弱血虚。“冷热不调……气弱血虚……则使月水不利，次至不通，渐结成块。又有月信不断，以舍合阴，阳气内入，使经候不时，内结积聚成块，此终身不孕，宜与琥珀丸磨去之。因产而复生癥瘕块硬，按之而不动……琥珀丸治之。”

（3）明确瘀证不孕的治疗法则：明代薛己《校注妇人良方·产宝方序论第三》载：“然妇人以血为基本，苟能谨于调护，则气血宣行，其神自清，月水如期，血凝成孕。”明代武之望对此证治法崇祛瘀、行气、补虚，使血气和平。“积去、滞行、虚回，然后血气和平，能孕子也”。明代《普济方》治之以活血温肾之琥珀丸，通治癥瘕积聚、终身不孕等。《竹林女科证治》对“妇人血滞不孕”予补血通脉受胎之“五物煎”（四物汤加肉桂）化裁。清代张璐认为瘀血阻于胞络，瘀血不去，新血不生，使肾精失于濡养，难以施化。《张氏医通·妇人门》云：“因瘀积胞门，子宫不净，或经闭不通，或崩中不止，寒热体虚而不孕者，局方皱血丸为专药。”清代王清任《医林改错》中所载少腹逐瘀汤是治疗寒凝血瘀不孕的良方。

总之，瘀证不孕的治疗，各有侧重，但总体上为祛瘀活血，宣行气血，调补冲任，助孕受胎。

二、临证要点

（一）辨证要点

1. 辨别虚实　内异症的病理基础是瘀毒内蕴，瘀毒日久则伤及脾肾，由实致虚。因此内异症性不孕症有虚实之分。不孕伴有腰膝酸软、头晕耳鸣、乏力、舌淡脉细者为虚证；不孕但体质强盛、声音洪亮、中气充沛、脉有力者多为实证。病程短、年龄偏轻者多为实证；病程长、年龄偏大者多为虚证。卵巢子宫内膜异位囊肿行手术治疗后或多次超促排卵后多为虚证。

2. 辨别寒热　不孕伴经行腹痛、畏寒肢冷、喜暖喜按、大便溏薄者多为寒证；不孕伴口干、五心烦热、大便干结、舌质红者多为热证。

（二）辨证论治

1. 肾虚血瘀证

临床表现为婚久不孕，月经不调，经量或多或少、色暗有血块；头晕耳鸣，腰酸膝软，精神疲倦，舌质淡暗，有瘀斑，脉沉细尺弱。

治宜滋肾养血，活血化瘀。方用养精种玉汤（《傅青主女科》）加减。药物组成：熟地黄（酒蒸）30g（一两），当归（酒洗）15g（五钱），白芍（酒洗）15g（五钱），山萸肉（蒸熟）15g（五钱），莪术 9g（三钱），丹参 15g（五钱）。

水煎服，经后期开始服用，每日 1 剂，连服 14 日，此后改当归 6g、丹参 9g，去莪术，加巴戟天 12g、杜仲 12g，再服 14 剂。1 个月为 1 个疗程。不方便服用中药，或巩固期治疗，可使用中成药。

傅青主云："此方之用，不特补血而纯于填精，精满则子宫易于摄精，血足则子宫易于容物，皆有子之道也。"该方重用熟地黄为君，以滋补肾精；山萸肉补肝养肾为臣；当归、白芍补血养肝调经，莪术破血祛瘀，丹参活血祛瘀、通经止痛共为佐使，共奏滋肾养血、活血化瘀之功。

如阴虚火旺、五心烦热、口干、盗汗者，加知母 9g、黄柏 9g、生地黄 12g；如肾阳虚衰、畏寒怕冷、大便溏薄者，加补骨脂 12g、巴戟天 12g 等。

中成药：六味地黄丸合血府逐瘀口服液。六味地黄丸口服，大蜜丸每次 1 丸，每日 2 次。血府逐瘀口服液，每次 1 支（10ml），每日 3 次。黄体期停服血府逐瘀口服液。

2. 气虚血瘀证

临床表现为婚久不孕，经行量或多或少，色暗淡，质稀或夹血块，或经期腹痛，肛门坠胀不适，面色淡而晦暗，神疲乏力，少气懒言，纳差便溏；舌淡胖边尖有瘀斑，苔薄白，脉沉细。

治宜益气活血，化瘀调经。方用圣愈汤（《医宗金鉴·妇科心法要诀》）加减。药物组成：生地黄 20g（五钱），熟地黄 20g（五钱），白芍 16g（四钱），川芎 8g（二钱），潞党参 20g（五钱），当归 16g（四钱），黄芪 20g（五钱），丹参 12g（三钱）。

水煎服，每日 1 剂，连服 14 日，服药无不适，可继服 14 剂。1 个月为 1 个疗程。不方便服用中药，或巩固期治疗，可使用中成药。

方中潞党参、黄芪补气，当归、白芍、生熟地黄补血滋阴，川芎活血；丹参活血调经。该方有补气养血之功。气旺则血自生，血旺则气有所附。

如畏寒肢冷、大便溏薄者加肉桂 6g、干姜 6g；如腰酸不适者，加菟丝子 15g、杜仲 12g。

中成药：补中益气丸合血瘀逐瘀口服液。补中益气丸丸剂：口服，小蜜丸 1 次 9g；大蜜丸每次 1 丸，每日 2~3 次。血府逐瘀口服液，每次 1 支（10ml），每日 3 次。黄体期停服血府逐瘀口服液。

3. 气滞血瘀证

临床表现为婚久不孕，月经或先或后，经量多少不一，或经来腹痛；或经前烦躁易怒，胸胁乳房胀痛，精神抑郁，善太息；舌暗红或舌边有瘀斑，脉弦细。

治宜疏肝理气，活血化瘀。方用开郁种玉汤（《傅青主女科》）加减。药物组成：白芍(酒炒)30g（一两），香附(酒炒)12g（三钱），当归(酒洗)20g（五钱），白术(土炒)20g（五钱），牡丹皮(酒洗)12g（三钱），茯苓(去皮)12g（三钱），天花粉 8g（二钱），莪术 12g（三钱），丹参 20g（五钱）。

水煎服，经后期开始服用，每日 1 剂，连服 14 日，此后改当归 9g、丹参 9g，加巴戟天 12g、杜仲 12g，去莪术，再服 14 剂。1 个月为 1 个疗程。不方便服用中药，或巩固期治疗，可使用中成药。

“此方之妙，解肝气之郁，宣脾气之困，而心肾之气亦因之俱舒，所以腰脐利而任带通达，不必启胞胎之门，而胞胎自启。不特治嫉妒者也。”方中重用白芍为君药，养肝平肝；当归养血为臣，酒洗开郁；白术健脾，茯苓健脾宁心；香附疏肝理气，为解郁要药；牡丹皮清热凉血以泻郁火，莪术破血祛瘀，丹参活血祛瘀；天花粉润燥生津，共奏疏肝理气、活血化瘀之功。

如肝郁化火者，则加栀子 8g、生地黄 12g；如乏力懒言、自汗等气虚甚者可加黄芪 16g、党参 12g 等。

中成药：逍遥丸合六味地黄丸。逍遥丸口服，每次 6~9g，每日 1~2 次。六味地黄丸口服，大蜜丸每次 1 丸，每日 2 次。

4. 寒凝血瘀证

临床表现为婚久不孕，月经后延，量少色暗，小腹冷痛或坠胀疼痛，经行腹痛，得热痛减；腰骶冷痛，遇寒加重，带下色白，舌紫暗，有瘀斑，脉沉弦。

治宜温经散寒、活血化瘀。方用少腹逐瘀汤（《医林改错》）加减。药物组成：小茴香(炒)7 粒，干姜(炒)0.6 g(二分)，延胡索 3 ~4g(一钱)，没药(研)6 ~8g(二钱)，当归 9 ~12g(三钱)，川芎 3~4 g（一钱），官桂 3~4 g（一钱），赤芍 6 ~8g（二钱），蒲黄(包煎)9 ~12g（三钱），五灵脂(炒)6~8 g（二钱）。

水煎服，经后期开始服用，每日 1 剂，连服 14 日，服药无不适，可继服 14 剂。1 个月为 1 个疗程。不方便服用中药，或巩固期治疗，可使用中成药。

方用小茴香、肉桂、干姜味辛而性温热，入肝肾而归脾，温经散寒，温通血脉；当归、赤芍、川芎入肝，行瘀活血；蒲黄、五灵脂、延胡索、没药化瘀行气止痛。

中成药：桂枝茯苓胶囊。每次 3 粒，每日 3 次，口服，经期停药。

中医外治法：红花 9g、乳香 9g、没药 9g、川芎 9g、当归 15g、赤芍 15g、千年健 9g、五加皮 15g、桑寄生 15g、艾叶 15g、羌活 9g、独活 9g。将草药包裹于纱布包中，隔水蒸约 20 分钟取出，敷于小腹或患处（如痛处或卵巢囊肿一侧腹部）30 分钟，置于一旁晾干，次日重复使用，一个热敷包可反复使用 1 周。

5. 湿热瘀阻证

临床表现为婚久不孕，月经提前、量多、色深红、质稠有块，经前或经期小腹灼痛、拒按或痛引腰骶；非经期小腹时痛、肛门坠胀，带下黄稠，烦躁易怒，小便短赤，大便偏干。舌质暗红，有瘀斑，苔黄或黄腻，脉弦数。

治宜清热除湿，化瘀调经。方用清热调血汤（《古今医鉴》）加减。药物组成：牡丹皮 10g（二钱半），黄连 4g（一钱），生地黄 16 g（四钱），当归 16g（四钱），白芍 16g（四钱），川芎 8g（二钱），桃仁 8g（二钱），红花 8g（二钱），延胡索 16g（四钱），莪术 8g（二钱），香附 8g（二钱）

水煎服，经后期开始服用，每日 1 剂，连服 14 日，服药无不适，可继服 14 剂。1 个月为 1 个疗程。不方便服用中药，或巩固期治疗，可使用中成药。

方中黄连清热燥湿；当归、川芎、桃仁、红花、莪术活血祛瘀；牡丹皮、白芍、生地黄清热凉血；香附、延胡索行气活血止痛。诸药配合，既能清热燥湿，又能活血化瘀止痛，从而达到瘀散热清湿去之目的。

如月经量多或经期长者，可加黄芩 9g、地榆 12g、藕节炭 12g 凉血止血；如带下黄稠、伴有低热者，加红藤 30g、败酱草 30g、土茯苓 30g。

中成药：妇科千金片（胶囊）。每次 6 片（2 粒），每日 3 次，口服。

中医外治法：同寒凝血瘀证。

6. 血瘀蕴毒证

临床表现为婚久不孕，经行不畅，腹痛逐渐加重，月经量多、色暗、有血块，伴腰骶酸痛，平素腹痛，或经期低热，性交痛，舌紫暗，舌体瘀斑、瘀点，苔薄白，脉涩、结或代。

治宜祛瘀解毒，通络止痛。方选祛瘀解毒方（连方经验方）加减。药物组成：玫瑰花 15g，连翘 15g，金银花 30g，大血藤 15g，丹参 15g，当归 12g，赤芍 12g，川芎 9g，生地黄 12g，炙甘草 6g。

水煎服，经后期开始服用，每日 1 剂，连服 14 日，服药无不适，可继服 14 剂。1 个月为 1 个疗程。若不方便服用中药，或巩固期治疗者，可使用中成药。

方中红藤、丹参共同作为本方的君药，加强活血化瘀之功效，发挥着重要作用。另外，红藤还有清热解毒、止痛的功效，活血化瘀的同时亦可解除机体所蕴生之毒邪，可谓新因久疾一并而治，是本方中极为重要的一味药物。再配以丹参，两者相辅相成，共奏散瘀、解毒、止痛的作用。臣药为金银花、连翘和玫瑰花。金银花味甘性寒，具有清热解毒、疏散风热之功效，《本草拾遗》云其"主热毒、血痢、水痢"。连翘性苦微寒，清热解毒、消痈散结，《本草下义》记载"能散结而泄化络脉之热"。温病学中常提及"透法"在金银花、连翘这两味药上得到了很好的诠释，此病辨为血瘀，病当在营分，营血之疾当用透法，此处正是运用了这两味药的透营分之热毒而外达的作用，使瘀毒"去之有道"。玫瑰花理气解郁、和血散瘀，加强本方的化瘀之功效。牡丹皮、赤芍为本方之佐药，其中牡丹皮凉血、化瘀止痛，《神农本草经》谓本药"除坚癥瘀血留舍肠胃"，《药性论》记载本品"治女子经脉不通，血沥腰疼"；赤芍凉血、消肿、止痛，《名医别录》记载本品"通畅血脉，缓中，散恶血，逐贼血，去水气"；当归、川芎、生地黄养血活血；炙甘草调和诸药。诸药合用，共奏祛瘀解毒、通络止痛之功效。

中成药：丹莪妇康煎膏：适用于血瘀蕴毒证（以痛经为主症，无囊肿可见者）。散结镇痛胶囊：适用于血瘀蕴毒证（伴内异囊肿者）。

腰酸痛者，加牛膝 12g、续断 15g、杜仲 9g；输卵管积水者，加防己 9g、泽兰 12g、益母草 15g、木通 6g 等；经前或经行乳房胀痛明显者，加柴胡 12g、郁金 9g、玫瑰花 15g 等；月经量多者，加棕榈炭 9g、茜草炭 9g、三七粉 3g 等；月经量少者，加山萸肉 12g、炒酸枣仁 15g、泽兰 9g、艾叶 9g、益母草 15g、红花 12g 等。

三、名家经验

尤昭玲：对于内异症性不孕症根据月经周期生理特点进行治疗，在经后期（月经第 6~14 天）采用暖宫促泡之法，其认为在促卵泡生长时切勿用苦寒酸涩之药，以防影响卵泡长养；排卵前后使用传统通经、活血、化瘀之品，忌用伤泡或碍泡之品。常用助卵方加减：生地黄、熟地黄、玉竹、沙参、石斛、山药、黄精、莲肉、百合、菟丝子、桑椹子、枸杞子、橘叶、月季花、三七花、甘草等。全方既温养先天肾气以生精，又培补后天以生血，并佐以调和肝血、交通心肾之品，使肾气足，气血旺，肝气平，心肾交，胞宫充盈，血海满溢，阴阳调和，冲任得养。

朱南孙：认为内异症性不孕症为瘀阻瘕聚之证，治拟化瘀破结，调理冲任，常用药：赤芍、三棱、莪术、川楝子、蒲黄、石见穿、五味子、刘寄奴、血竭粉（吞服）。朱教授认为内异症性不孕症患者在化瘀散结去除病灶的同时应调补气血和肝肾，以党参为君，加强胞脉蠕动之力；丹参、当归、川芎养血活血；路路通、娑罗子、王不留行理气通络、疏通胞脉之闭塞；巴戟天、淫羊藿、蛇床子温肾促排卵；石楠叶、石菖蒲移情易性；制香附、川楝子疏理冲任气机。

蔡小荪：认为内异症性不孕症是“因瘀积胞门，子宫不净……而不孕”。因此，蔡老以活血化瘀为治疗大法，使瘀血化、癥瘕消，气血通畅，阴阳调和，胞宫的生理功能恢复正常，从而促进受孕。同时，瘀血停留日久则引起脏腑的虚损，而肾为先天之本，脏腑阴阳之根，脏腑的虚损首先表现为肾的亏虚。因此在活血化瘀的基础上予以补肾。蔡老治疗内异症性不孕系列方，分别为内异 1 号、内异 2 号、内异 3 号。内异 1 号、内异 2 号月经期服用，内异 1 号方由当归、川芎、赤芍、丹参、川牛膝、制香附、生蒲黄等组成；内异 2 号方由当归、生地黄、丹参、白芍、生蒲黄、花蕊石等组成。痛经明显时用内异 1 号，重用生蒲黄。月经量多时用内异 2 号，有活血止血功效。非经期用内异 3 号，活血消癥。在患者症状改善后加用补肾调周法。经净后至排卵前加孕Ⅰ方（茯苓、生地黄、路路通、怀牛膝、制黄精、麦冬、淫羊藿、石楠叶、公丁香、降香片），排卵后至经前 3 天，在使用孕Ⅰ方基础上，根据基础体温情况，黄体期改用孕Ⅱ方（茯苓、生地黄、熟地黄、女贞子、山茱萸、麦冬、鹿角霜、仙茅、淫羊藿、巴戟天、紫石英）。

王大增：认为内异症性不孕症患者离经之血瘀滞体内，故以制大黄、桃仁活血消癥，化瘀通腑；予地龙、路路通疏其运卵通道，易于受精；淫羊藿、菟丝子温肾助孕。

裘笑梅：结合现代药理研究，独辟蹊径，采用清化逐瘀、补肾助阳、通络助孕之法，标本兼顾，于月经周期中动态观察，及时调整，在治疗内异症性不孕症方面取得了较好的临床疗效。药用半枝莲、忍冬藤、红藤、续断、狗脊、杜仲、延胡索、当归、川芎、大麦芽、炒山楂、苏木、泽兰，并随症加减。方中半枝莲、红藤、忍冬藤既能清热解毒，又能活血逐瘀、通络散结；续断、狗脊、杜仲补益肝肾、通利血脉以助气血之运行，而达通络助孕之功；当归、川芎以养血活血，补血而不滞血，行血而不伤血；延胡索疏理气机，行滞逐瘀；苏木、泽兰活血祛瘀，通络止痛；大麦芽、炒山楂行滞散结又能逐瘀、止痛。此方妙在通补并用，气血两调，是为清化散瘀、通络助孕之良方。

司徒仪：巧用“药对”治疗内异症性不孕症。①女贞子、墨旱莲：女贞子甘平，其色青黑，益肝补肾；墨旱莲甘寒汁黑，入肾补精，故能益下而荣上，强阴而黑发也。此二味虽为滋补之品，但性质平和，不若生地黄、熟地黄之腻滞，宜于久服缓补。②白芍、当归：白芍酸收性合，守而不走，为血中之阴药；当归辛甘而温，辛香性开，走而不守，为血中之阳药。二药合用，辛而不过散，酸而不过敛，一开一合，动静相宜，补血而不滞血，行血而不耗血，养血补血之功最良。③丹参、香附：丹参味苦微寒而润，苦能降泻，微寒清热，能升能降，入心、肝二经，长于活血祛瘀，凉血消痈，养血安神；香附甘微苦，辛能散，苦能降，甘能缓，芳香性平，无寒热偏性，故为理气良药，长于理气解郁，调经止痛。

李祥云：对于以血瘀为主、肾虚为辅的内异症性不孕症患者，首选经验方三棱、莪术、苏木、水蛭、土鳖虫、夏枯草、菟丝子、淫羊藿、肉苁蓉、巴戟天。方中水蛭咸苦平，归肝经，功擅破血逐瘀消癥，《神农本草经》云：“主恶血、瘀血、月闭，破血癥瘕聚，无子，利水道。”土鳖虫咸寒，入肝经，性善走窜，作用较强，善逐瘀血、消癥瘕、通经闭，《神农本草经》曰：“主心腹寒热洗洗，血积癥瘕，破坚，下血闭。”两药相须而用，破血逐瘀、消癥散结之力明显增强，同为君药。三棱、莪术破血行气消积；菟丝子甘温，入肝、肾、脾经，既能补肾阳，又能益阴精，不燥不滞，为平补肝脾肾之良药；淫羊藿补肾阳，强筋骨；巴戟天、肉苁蓉甘温，归肝肾经，补肾阳、益精血，为臣药。苏木活血祛瘀，消肿定痛；夏枯草清肝、散结，为佐药。全方共奏活血破瘀散结、温补肾阳之效。

四、临证心得

1. 明确病理基础，抓住治疗重点

（1）瘀毒内蕴是内异症的病理基础：内异症异位内膜组织在雌、孕激素的作用下周期性脱落、出血，产生局部异位病灶的出血与坏死。中医称为“离经之血”。唐容川《血证论》说：“然既是离经之血，虽清血、鲜血，亦是瘀血。”“离经之血”既为瘀，则血瘀是贯穿内异症发生发展过程中的中心环节，也是内异症最基本的病理基础。瘀滞日久，可转化为毒。研究显示，内异症的病理过程即是慢性炎症过程，表现为内异症异位内膜组织及盆腔液中有大量的炎性物质的蓄积，这些病理产物不能及时排出体外，蕴积体内，败坏形体而转化为毒。瘀和毒在内异症发生发展过程中相互促进，形成瘀毒内蕴格局，导致内异症病情的进一步发展。

（2）瘀毒伤肾是内异症性不孕症主要病机：内异症病程较长，瘀毒互结，缠绵难愈、易伤及脏腑。“四脏相移，必归脾肾”，“五脏之伤，穷必及肾”，且瘀血日久，蕴而化毒，即“血瘀蕴毒”，导致下焦胞宫瘀毒弥散，艰于孕育。肾为先天之本，藏精，主生殖。卵泡发育依赖于肾中精气的充盛，若肾阴不足，精血乏源，致卵泡生长缺乏物质基础，不能发育成熟；阴损及阳，肾阳虚弱，排卵缺乏内在动力。因此，由瘀化毒，瘀毒内蕴，伤及肾精是内异症性不孕症的病理基础。

2. 注重病理基础，进行序贯分期治疗　瘀血内停，阻滞冲任胞宫，不能摄精成孕；瘀毒不化，病势势必缠绵，久之伤及肾阴，阴血亏耗，无以摄精，终致不孕。故治内异症性不孕症，首先必须化瘀解毒，瘀血化、内毒清，则釜底抽薪，肾之阴血不再被伤。此时再补肾填精、养阴血，并根据月经周期进行调理：经后期以滋肾益阴养血之品促卵泡生长；排卵期补肾活血助卵泡排出；经前期温肾暖宫辅以滋肾益阴之药，滋养黄体。如此施治，则精血旺，任脉通，可以成孕。

3. 抓住治疗主线，顾及四脏相移　内异症不仅损害患者的体质和生育能力，造成精神上的痛苦，还严重影响了患者的社会心理状况和家庭关系。研究显示抑郁和焦虑的精神疾患在内异症患者中很常见。妇女以肝为先天，久不受孕亦可致肝气郁结，肝郁又可致不孕，故在治疗内异症性不孕症时还需注意调肝。

子宫内膜异位症（赵瑞华）

第二节　子宫腺肌病

子宫腺肌病（AM）是一种子宫内膜腺体和间质侵入子宫肌层内生长的良性疾病，可表现为弥漫型或局灶型病灶，常见于子宫后壁，多为弥漫性生长，部分表现为子宫腺肌瘤。临床上其最常见的症状为痛经、经量增多和 / 或经期延长。古代医籍中无“子宫腺肌病”这一病名的记载，根据其经行腹痛、经量增多、子宫增大等临床症状及体征，将其归属于“痛经”“月经不调”“癥瘕”“不孕”等范畴，而经行腹痛又为其最主要的临床表现之一，故在此主要以“痛经”为例讨论治疗。

一、历代论述

痛经在清代之前并无统一的病名，古籍医书中常称之为“月水来腹痛”“经期腹痛”“经行腹痛”等，至清代徐灵胎的《女科指要》才明确运用“痛经”这一病名。

1. 先秦、秦汉时期　《五十二病方》中已记有“女子月事”。《黄帝内经》则更全面地论述了月经的产生及其与生育功能的密切关系，其中关于痛经的论述主要散见于“腹痛”“心腹痛”“痛经”等相关论述。《灵枢·水胀》有肠覃和石瘕，对其特点和病变部位也有比较确切的描述和分析。现代多数学者认为，肠覃与卵巢囊肿相类似。《金匮要略·妇人杂病脉证并治》提出了瘀血所致经来腹痛的病机：“带下，经水不利，少腹满痛，经一月再见。”同时记载了治疗的相关药物组成：如运用土瓜根散破瘀通经；当归芍药散用于妇人妊娠或经期，肝郁脾虚、脾虚血少、肝脾不和之腹中拘急疼痛，以养血调肝，健脾利湿；温经汤用于冲任虚寒而有瘀的月经不调、痛经、崩漏等，以温经散寒，养血祛瘀止痛等，这些经方至今仍在广泛运用。

2. 两晋、隋唐时期　晋代开始出现了妇科的专科著作。在《小品方》古卷子本残卷序文，引用的参考书目中，有《治妇人方》13 卷，又据《隋书·经籍志》记载，南北朝时，有《范氏疗妇人药方》11 卷和徐德秀《疗妇人瘕》1 卷，这些妇科著作虽未见流传下来，但说明当时对于妇科疾病的认识已经较为丰富。隋代巢元方《诸病源候论·妇科杂病诸候一》对“月水来腹痛”有详细论述：“妇人月水来腹痛者，由劳伤血气，以致体虚，受风冷之气，客于胞络，损冲任之脉，手太阳、少阴之经。冲脉、任脉皆起于胞内，为经脉之海也；手太阳小肠之经，手少阴心之经也，此二经共为表里，主下为月水。其经血虚，受风冷，故月水将下之际，血气动于风冷，风冷与血气相击，故令痛也。”为研究痛经的病因病机奠定了理论基础。《诸病源候论·妇科杂病诸候二》描述血瘕症状与子宫腺肌病疼痛性质类似，且指出该病常导致不孕。“血瘕病……横骨下有积气，牢如石，小腹里急苦痛，背膂疼，深达腰腹下挛，阴里若生风冷，子门擗，月水不时，乍来乍不来，此病令人无子。”隋唐时期在处方用药方面，活血化瘀温通为主，药物多选用破血药、攻下药、虫类药物。唐孙思邈《备急千金要方》治疗痛经大致仍遵循《金匮要略》通经活血的原则，以破血化瘀、温经止痛为主，多用虫类药物破血消癥、温通之品来温经行血，较少用养血补气类药。如《备急千金要方·妇人方》吴茱萸汤、抵当汤、桃仁散、牡丹大黄汤、牛膝丸等。

3. 宋、金、元时期　宋代临床医学发达，妇产科的成就尤为显著。宋代太医局设有教授，专门培养妇产科医学生，推动了妇产科的发展，中医妇产科已成为一门独立的临床医学学科，著名的妇产科学家和妇产科著作相继出现。直至金元时期，对痛经的病因、发病时间及诊治均有系统论述。宋齐仲甫《女科百问·经水欲行先身体痛或腹痛》篇中指出：“经候欲行，身体先痛也，或风冷之气，客于胞络，损伤冲任之脉，及手太阳手太阴之经，故月水将下之际，血气与风冷相击，所以经欲行而腰痛也。”并列举温经汤、没药除痛散、琥珀散等方剂；《圣济总录》是宋徽宗诏编的医学名著，由医家献方及民间验方整理汇编而成，其中对于妇科，尤其是痛经方面的研究较为明确。《圣济总录》中曰“室女月水来腹痛者，以天癸乍至”提出了此病的发病年龄为天癸乍至，而其症状为“心神不宁”，其发病机制为“间为寒气所客”，导致“其血与气不流利”引发腹痛。此段描述首次提出了痛经的发病年龄多为少女时期，少女经行腹痛多因素体虚弱，寒凝气血，流利不畅。被誉为我国第一部比较完善的综合性妇产科专著——陈自明所著《妇人大全良方》中，对于痛经论述更为详细，《妇人大全良方·调经门》曰“若其时劳力，则生虚热，变为疼痛之根。若恚怒则气逆，气逆则血逆，逆于腰腿，则遇经行时腰腿痛重，过期即安也”，阐述了因虚致痛的病机，琥珀散、延胡索散、没药散等方剂一再被列举。《格致余论》为元代著名医家朱丹溪所著。朱丹溪从虚、实两方面阐释痛经的病因病机，曰“临行时腰疼腹痛……有瘀血”，“经行后作痛……血气俱虚”，“经水将来作痛……血实也”，认为气血俱虚、血实、血瘀是导致痛经发生的重要原因。另外，情志不畅亦是引起痛经的重要因素，如“忧思忿怒……不调不痛，作痛发热”，表明此病可由情志不畅等因素引起。痛经偶伴热邪，如“经水者阴血也……其色红……血为气之配”；同时明确指出气的升降出入运动对痛经有着重要的影响，“气热则热……气滞则滞……因气而行”。并且行经之时出现血块，亦认为是由于气机郁滞的原因，如“成块者，气之凝也”，“经将行腹痛，属气之滞，用香附、青皮、桃仁、胡索……”

4. 明、清时期　明清时期为妇科专科发展的高峰，在痛经这一疾病上，对其病因、病机转变形成了全面的认识，除血瘀这一基本病机外，更进一步明确该病具有虚实两端，不仅“不通则痛”，也更强调“不荣则痛”，除活血理气外，尤为重视补益，慎用破血之品及注重调理肝、脾、肾，体现脏腑气血辨证论治的特点。

（1）以血为本，脏腑同调：明薛己编著的《校注妇人良方》继承陈自明“风冷客于胞络冲任”思想，突出了调补气血特色，重视痛经属虚者调治。在从脾论治方面，“气虚血弱，用补中益气汤”，“心血虚弱，用芎归汤补养之”等。属肝者“肝经怒气，用加味逍遥散”；肝经血虚“用四物汤加人参、白术、柴胡、牡丹皮”；属肾者“肾虚火用六味地黄丸”；肝脾同治“肝脾血虚，用八珍汤加牡丹皮”。

（2）虚实两端，气血同治：张景岳在《景岳全书·妇人规·经期腹痛》辨证以虚实为纲，“实者，或因寒滞，或因血滞，或因气滞，或因热滞；虚者，有因血虚，有因气虚。然实痛者，多痛于未行经前，经通而痛自减；虚痛者，多痛于既行之后，血去而痛未止，或血去而痛益甚”。从虚实、气血论治，提出了寒凝、血滞、气滞、热滞、气虚、血虚等导致痛经发生的病机，并以疼痛是否拒按及发生的时间段来辨别虚实，“凡妇人经行作痛，挟虚者多，全实者少，即如以可按拒按及经前经后辨虚实，固其大法也”。同时列举不同方剂的辨证侧重点：温经汤（寒痛）、交加散（结聚作痛）、醋附丸（行滞止痛）、牛膝散（通经止痛）、姜黄散（逐瘀止痛）、当归没药丸（血瘀作痛）、玄胡当归散（血逆作痛）。

（3）痛期不同，治法不同：《傅青主女科》中“经水未来腹先疼”方用宣郁通经汤。“经水忽来忽断时疼时止”治以“补肝中之血，通其郁而散其风”，方用加味四物汤。“经行后少腹疼痛”以疏肝为主，兼顾补肾，方用调肝汤。

（4）痛处不同，逐瘀不同：王清任《医林改错》记载血府逐瘀汤、膈下逐瘀汤、少腹逐瘀汤，此三方均具有活血祛瘀止痛的功效。膈下逐瘀汤主证为“少腹积块疼痛”，或兼有经行少腹疼痛，用以活血祛瘀，行气止痛。血府逐瘀汤活血化瘀，行气止痛，具有行气宽胸、引血下行的特点。而少腹逐瘀汤“此方治少腹积块疼痛，或有积块不疼痛，或疼痛而无积块，或少腹胀满”与子宫腺肌病症状很是贴切。

（5）首提病名，痛有表里：徐灵胎所著《女科指要》首次提及“痛经”一词，并指出痛经的病位有表里之分，周身关节肌肉疼痛为“在表”，经行时少腹疼痛为“在里”。

二、临证要点

（一）辨证要点

根据古代各个时期医家治疗痛经的经验，结合西医学对子宫腺肌病的生理及病理机制研究，可知该病临床上多由外邪入侵、情志内伤、素体不足或手术损伤等因素，使得机体脏腑功能失调，气血失和，冲任受损，而致经血不循常道而成“瘀血”，瘀血阻滞冲任、胞宫、胞脉、胞络而发病。子宫腺肌病的基础病机为血瘀，又可以进一步分为虚、实、寒、热四个方面；而冲任二脉的调节统摄能力、胞宫的气血运行都与其发生发展密切有关。

首先要辨别虚实。子宫腺肌病属实证者，多由不通则痛所致，与气滞、寒凝、湿热等相关，病久又损伤气血，导致气血不足；属虚者，多由气血亏虚，冲任气血虚少，或肝肾不足，以致不能濡养冲任，进一步导致局部瘀血形成，或形成虚实夹杂之证。实证多为经前或经行之时出现腹痛，不通则痛；虚证多为经后腹痛，不荣则痛。虚证可由久病或房劳、先天禀赋不足、精血亏少、冲任脉及子脏失于濡养，以及脾胃虚弱而致气血不足或久病耗气伤血所致。而实证，或因经行前感受湿热邪气，血与邪气相结，导致气血阻滞。也可因平素过食寒凉之品或经前感受寒邪，寒邪与血互结于子脏，导致少腹疼痛。亦可由平素肝气郁结或肝失疏泄而引起血瘀气结，至经行之时，气机愈加阻滞所致。

其次要辨寒热。子宫腺肌病患者出现面色㿠白，畏寒肢冷，经行小腹冷痛，得温痛减，经量少，或经色紫暗、夹血块，苔白，脉细或沉紧，其证属寒。出现经前后或经行发热，或感腹内灼热疼痛，月经提前、量多、色鲜红、质稠、夹血块，可伴小便黄，大便干结，舌红有瘀点，苔黄，脉弦数，其证属热。

子宫腺肌病病机在于经血不循常道，离经之血蓄积胞宫导致瘀血内阻而发病。瘀血阻滞胞宫，发为痛经；瘀积日久，发为癥瘕；瘀阻胞宫冲任，两精不能相搏，发为不孕；瘀血不去，新血不能归经，发为月经不调；虚实夹杂，寒热可见，正虚与邪实相互影响。

根据子宫腺肌病临床表现，可归纳为气滞血瘀、寒凝血瘀、热瘀互结、气虚血瘀、肾虚血瘀五个证候类型。

（二）辨证论治

1. 气滞血瘀证

临床表现为经前小腹两侧胀痛，乳胀，肛坠，经行则小腹坠胀刺痛剧烈，按之仍痛或拒按，腰骶酸痛，向两侧大腿内侧放射，大便少而不畅，经血或多或少，经色暗，有血块，舌紫暗或有瘀点瘀斑，苔薄脉弦或涩。

治宜理气活血，化瘀消癥。方用加味四物汤（《济阴纲目》）。药物组成：当归 6g（一钱半），川芎 6g（一钱半），炒芍药 4g（一钱），熟地黄 4g（一钱），延胡索 4g（一钱），醋莪术 4g（一钱），醋香附 4g（一钱），砂仁 3g（八分），桃仁 3g（八分），红花 2g（五分）。

水煎服，每日 1 剂，连服 5 日，服药无不适，下次经来之时可继服 5 剂。不方便服用中药，或巩固期治疗，可使用中成药。

本方主证为气滞血瘀，经来腹痛。血亏夹滞，不能统营气于经，故脐腹疼痛，然后经行。方中熟地黄补血以滋冲任，白芍敛阴以益肾肝，川芎行血海以调经，当归养血脉以荣经，莪术破气中之血，香附理血中之气，桃仁破瘀血以通经，延胡索活滞血以止痛，红花活血生新，砂仁醒脾行气，水煎温服，使滞化气行，则经血调和而脐腹疼痛无不退，天癸循环无不自如。

如疼痛剧烈者，加全蝎 3g、三棱 9g、莪术 15g 以活血通络止痛；痛甚伴作呕者，加法半夏 9g、生白芍 15g 以柔肝和胃止痛；月经量多夹块者，加蒲黄 9g、三七 3g、益母草 15g 以化瘀止血。

中成药：血府逐瘀口服液，口服，每次 1 支，每日 3 次。活血化瘀、行气止痛，适用于气滞血瘀证子宫腺肌病。

2. 寒凝血瘀证

临床表现为经前或行经时，小腹疼痛剧烈，按之痛甚，得热痛减，经血量少，色暗红或紫有块，或月经延后，手足不温，形寒肢冷，畏寒，舌淡苔白润，脉沉或弦紧。

治宜温经散寒，化瘀止痛。方用少腹逐瘀汤加减（《医林改错》）。药物组成：炒小茴香 0.5g（七粒），炒干姜 0.8g（二分），延胡索 4g（一钱），没药 4g（一钱），当归 12g（三钱），川芎 4g（一钱），肉桂 4g（一钱），赤芍 8g（二钱），蒲黄 12g（三钱），五灵脂 8g（二钱）。

水煎服，每日 1 剂，连服 5 日，服药无不适，下一周期经来之时可继服 5 剂。不方便服用中药，或巩固期治疗，可使用中成药。

本方主证为寒凝成瘀，经行腹痛。方中当归、川芎、赤芍活血散瘀，养血调经；小茴香、干姜、肉桂散寒通阳，温暖冲任；蒲黄、五灵脂、延胡索、没药活血祛瘀，散结定痛。诸药相配，共奏化瘀散结、温阳散寒、调经止痛之功。

如恶心呕吐者，加吴茱萸 3g、法半夏 9g 温胃止呕；腹泻者，加白术 15g、肉豆蔻 6g 健脾止泻；阳虚内寒者，加制附片 9g、淫羊藿 12g 温补脾肾。

中成药：少腹逐瘀颗粒，温水冲服，每次 1 袋，每日 3 次，活血祛瘀、散寒止痛，适用于寒凝血瘀证子宫腺肌病。

3. 湿热瘀阻证

临床表现为经前或经期或感腹内灼热，拒按，痛连腰骶，或平时小腹痛，至经前疼痛加剧，月经提前、量多、色紫红，质稠，夹血块，子宫偏大，触痛明显，可伴带下量多，黄稠臭秽，或伴低热，小便黄赤，大便干结，舌红有瘀点，苔黄腻，脉滑数或濡数。

治宜清热除湿，化瘀止痛。方用清热调血汤（《古今医鉴》）加薏苡仁 30g。药物组成：薏苡仁 30g（一两），当归 12g（三钱），川芎 4g（一钱），白芍 8g（二钱），生地黄 12g（三钱），黄连 8g（二钱），香附 8g（二钱），桃仁 8g（二钱），红花 4g（一钱），延胡索 12g（三钱），牡丹皮 12g（三钱），莪术 8g（二钱）。

水煎服，每日 1 剂，连服 5 日，服药无不适，下次月经之时可继服 5 剂。不方便服用中药，或巩固期治疗，可使用中成药。

本方主证为湿热瘀阻于冲任，不通则痛。方中黄连、薏苡仁清热除湿；当归、川芎、桃仁、红花、牡丹皮活血祛瘀通经；莪术、香附、延胡索行气活血止痛；生地黄、白芍凉血清热，缓急止痛。全方共奏清热除湿、化瘀止痛之效。

如经行质稠量多者，加蒲黄9g以清热化瘀止血；下腹疼痛、灼热感明显、带下黄稠者，去川芎，加黄柏12g、土茯苓30g以清热除湿；若月经过多或经期延长者，酌加槐花12g、地榆12g、马齿苋30g；带下量多者，酌加黄柏12g、樗根白皮12g。

中成药：妇炎康胶囊，口服，每次5g，每日2次，清热化湿，逐瘀止痛，适用于湿热瘀阻证子宫腺肌病。

4. 气虚血瘀证

临床表现为经期或经后小腹隐痛喜按，肛门坠胀，月经量少，色淡质稀，神疲乏力，头晕心悸，失眠多梦，面色苍白，舌淡，苔薄，脉细弱。

治宜益气活血，祛瘀止痛。方用举元煎（《景岳全书》）合失笑散（《太平惠民和剂局方》）加味。药物组成：人参12~16g（三至四钱），炙黄芪12~16g（三至四钱），炙甘草4~8g（一至二钱），升麻2g（五分），炒白术4~8g（一至二钱），炒五灵脂12g（三钱），炒蒲黄12g（三钱）。

水煎服，每日1剂，连服5日，服药无不适，下一周期经来之时可继服5剂。不方便服用中药，或巩固期治疗，可使用中成药。

本方主证为气虚血瘀，不荣则痛，或虚中夹实。举元煎较补中益气汤而药简力专，重用参、芪以益气固脱，佐以术、草益气摄血，升麻以升阳举陷。加上失笑散方中五灵脂苦咸甘温，入肝经血分，功擅通利血脉，散瘀止痛；蒲黄甘平，行血消瘀，炒用并能止血，两者相须为用，为补气升提、化瘀散结止痛的常用组合。

如腹痛尤其是腹部冷痛剧烈者，加艾叶15g、小茴香3g、干姜6g以温经止痛；腰腿酸软者，加续断15g、桑寄生30g以补肝肾强筋骨。

中成药：止痛化癥胶囊，口服，每次4粒，每日3次，益气祛瘀，活血止痛。适用于气虚血瘀证子宫腺肌病。或补血益母丸，口服，每次12g，每日2次，益气养血，活血化瘀，适用于癥结不明显，痛经不甚，以气血亏虚为主证者。

5. 肝肾亏虚证

临床表现为腰骶酸坠，经前尤甚，经行下腹酸痛，月经量多，或量少淋漓不净，头晕乏力，腰膝酸软，不孕，舌质暗苔薄，脉细沉。

治宜益肾活血，软坚化瘀。方用调肝汤（《傅青主女科》）加味。药物组成：炒山药16g（四钱），阿胶（白面炒）12g（三钱），当归（酒洗）12g（三钱），白芍（酒炒）12g（三钱），山萸肉（蒸熟）12g（三钱），巴戟天（盐水浸）4g（一钱），甘草4g（一钱）。

水煎服，每日1剂，连服5日，服药无不适，下一周期经来之时可继服5剂。

本方主证为肝肾不足，虚中夹实，经来腹痛。方中巴戟天、山茱萸补肾气，填肾精；当归、白芍、阿胶养血疏肝，缓急止痛；山药补脾肾，生精血；甘草调和诸药。全方共奏补肾疏肝止痛之效。

如经行淋漓不尽者，加茜草15g、乌贼骨15g化瘀止血；小腹冷痛喜温，畏寒肢冷者，加仙茅15g、补骨脂9g、艾叶15g、肉桂3g温肾助阳；手足心热者，加地骨皮15g、鳖甲9g

养阴清热。

本病亦可采用外治法，包括直肠给药、中药外敷，针灸治疗等，已在临床实践中取得较好疗效。清代吴师机《理瀹骈文》曰："外治之理，即内治之理，外治之药，亦即内治之药。所异者，法耳。"通过体表、阴道、肛门等部位给药或者物理刺激使药物直达病所，从而避免了口服药物的不良反应和肝脏的首过效应，增加了药物作用的途径，尤其在治疗子宫腺肌病这类以妇科痛证为主要表现的疾病上具有一定的优势，且见效迅速。

1. 直肠给药　直肠给药法是把中药煎煮后保留灌肠或者制成栓剂纳入直肠内。由于女性盆腔血管丰富，中药直接进入直肠后经静脉丛吸收，提高盆腔中药物浓度，也可改善盆腔局部组织微循环，起到消炎、改善循环、缓解疼痛等作用。

化瘀散结灌肠液由桃红四物汤化裁而来，药物组成为当归、川芎、赤芍、地黄、桃仁、红花、川牛膝、三棱、莪术、丹参、鳖甲、龟甲、木通、连翘、金银花，制成每瓶含量 50ml 的灌肠液，直肠给药，每次 50ml，每日 1 次。令患者排尽残留粪便后，取侧位用肛管插入直肠 12~14cm，缓慢推入。拔出肛管后卧床 30 分钟，10 日为 1 个疗程，间隔 3~4 日后，继续第二疗程。

2. 中药外敷　中药外敷法包括中药热敷法和中药敷脐法。中药热敷法是将中药制成粗粉状置入外敷纱布包中，加热后中药药包置于子宫腺肌病患者的下腹部，通过药包的热蒸汽使局部的毛细血管扩张、血液循环加速，利用其温热达到温经通络，驱寒止痛，改善循环的功效。中药敷脐法是将中药制成一定的剂型外敷于脐部而防治疾病的一种疗法。脐（神阙穴），位于腹部中央，介于中下焦之间，先天之命蒂，后天之气舍，可以调整一身上下阴阳平衡。神阙穴归于任脉，而任脉为阴脉之海，与督脉（阳脉之海）相表里，共司人体之百脉，所以脐和诸经百脉相通。脐又为冲、任脉循环之所，且任脉、督脉、冲脉为"一源三歧"，同起于胞宫，故脐与子宫关系密切。

活血止痛热敷包（组成：桂枝、吴茱萸、当归、丹参、艾叶、乌药、透骨草、延胡索）经净后 3 天热敷下腹正中部位，持续至月经来潮前停用。

敷脐止痛散（组成：乳香、没药、血竭末、吴茱萸、炒蒲黄、大黄、冰片等）于月经前 3 天起开始用，清洗肚脐后将药粉用醋或黄酒调为糊状，纳脐中，并用胶布固定，每 2 天 1 次，经净后停药。

3. 针灸治疗　一方面能够调节气血，使气血运行畅通；另一方面能够调节脏腑，使脏腑平衡。运用针刺加艾灸治疗子宫腺肌病患者，辨证取穴，以针刺关元、足三里、气海、大横、三阴交、血海、水道、太冲，且每日行穴位艾灸，取穴八髎、肾俞、命门、脾俞、足三里。

三、名家经验

傅青主：对经前腹痛及经后腹痛专门分列两章，经前腹痛"妇人有经前腹疼数日，而后经水行者，其经来多是紫黑块，人以为寒极而然也，谁知是热极而火不化乎！……治法似宜大泄肝中之火，然泄肝之火，而不解肝之郁，则热之标可去，而热之本未除也，其何能益！方用宣郁通经汤"。经后腹痛"妇人有少腹疼于行经之后者，人以为气血之虚也，谁知是肾气之涸乎！……治法必须以舒肝气为主，而益之以补肾之味，则水足而肝气益安，肝气安而逆气自顺，又何疼痛之有哉！方用调肝汤”。

哈荔田：强调应着眼于“不通”这一主要矛盾，结合证候的寒热虚实，或温而通之，或清而通之，或行而通之，或补而通之。“温清法当分虚实，寒消热去病自愈”，“行补要在辨气血，气顺血和痛自失”。辨证时需分清气血，看其偏于气滞或偏于血瘀。一般胀甚于痛，得嗳气、矢气则舒，兼见乳胁作胀者多偏于气滞；痛甚于胀，小腹拒按，血块大或多者偏于血瘀。偏于气滞者应调气定痛，偏于血瘀者宜行瘀定痛。

夏桂成：提倡补肾调周以治本，化瘀通经以治标。将“补肾调周法”灵活贯穿于月经周期的各个时期。认为经后期为阴长之期，阴衰血少，瘀血又蓄，辨证多属正虚血瘀，治以滋阴养血为主，稍佐化瘀之品；经间期为重阴转阳之期，辨证多属正盛邪实，治以补肾调气血；经前期为阳长之期，此期阴阳两旺，邪正搏结，治以补肾助阳为主；行经期为重阳转阴之期，此期胞宫由实转虚，由于阳气不足，瘀血泄而不净，新血受瘀血阻滞离经又为新的瘀血，治以活血化瘀为主，辅以助阳之品。

朱南孙：“不通”是痛经的根源，不管是虚证的气血虚弱、肝肾亏损，还是实证的气滞血瘀、寒凝血瘀，最终都会引起气血不能正常运行，所以最终的病理结果“瘀”是本病的关键。从临床上看，虚证的痛经多因虚致瘀；实证的痛经多是由于寒凝、气滞而导致气血运行不畅，瘀阻作痛。常用方剂以路路通、益母草、白芍、熟地黄、三棱、桂枝、当归、川芎等药物为核心，起到化瘀不伤正的功效。

四、临证心得

1. 中医治疗子宫腺肌病具有明确优势。近年来中医药对子宫腺肌病的研究不断深入，中医治疗子宫腺肌病采用辨证论治，综合治疗。各医家从中医内治、外治、内外合治以及中西合治等方面治疗本病，各有所长，各有侧重，取得了显著疗效，在改善痛经、月经量多等临床症状的同时具有提高妊娠率的作用，且长期用药无明显毒副作用。

2. 从发病机制来看，虚实夹杂者众。子宫腺肌病之发病，“瘀血”阻滞为关键，但临床上瘀血产生的原因众多：若患者平素体质虚弱，气血不足则无以推动血液的运行，阳虚则血脉失于温通，阴虚则筋脉失于柔润，故不论患者气血阴阳哪方面不足均可导致血脉流通不畅，留而为瘀。临床所见，单一虚证或实证者少见，往往本虚标实、虚实夹杂者众。治病当求本，辨证应求因，瘀血是病理产物，既要祛除，但又不能忘记除瘀的原因。要注重肝、肾二脏，肾为先天之本，主藏精，寓元阳，主生殖；肝为藏血之脏，与冲任血海有关，主疏泄，主情志，肝、肾在女性生殖、月经周期、经血充盈、气机舒畅中发挥重要的作用。故应用三棱、莪术等破血行气散瘀之品时，要注意不宜久攻久伐，以免损伤脏腑气血，使虚者益虚。

3. 须注意月经周期性变化。女子以血为本，而经血的盛衰，如月有盈亏，潮有朝夕，顺应肾气、阴阳、气血的变化规律而周期性发生变化。采用分期论治法，周期治疗遵循女子月事每一期间差别特点选择用药。经前至经期胞宫气血由满盈而泻溢，血海渐虚，此时外邪可乘虚而入，与胞宫气血相搏结，而致瘀阻冲任，经血外泄不畅，“不通则痛”，此时血室正开，应因势利导，促进血液排出，以防瘀血留滞，故应治以活血化瘀、散寒止痛为主。经后期胞宫气血藏而不泻，此时应以固其本为主，治以温肾助阳，同时常因气随血行，患者时有乏力懒言等气虚的表现可同时补益气血。

4. 须重视未病先防，已病防变。在辨证治疗的同时，对患者应注意进行正确的饮食及生活起居教育。药物治疗的同时，患者应避免食用含激素类食品，少食辣椒、蒜、葱等辛辣之品及凉性瓜果；劳逸适度、起居有常；养成良好的心态，调整工作生活压力，保证充沛的休息和睡眠；适当锻炼，陶冶情操。

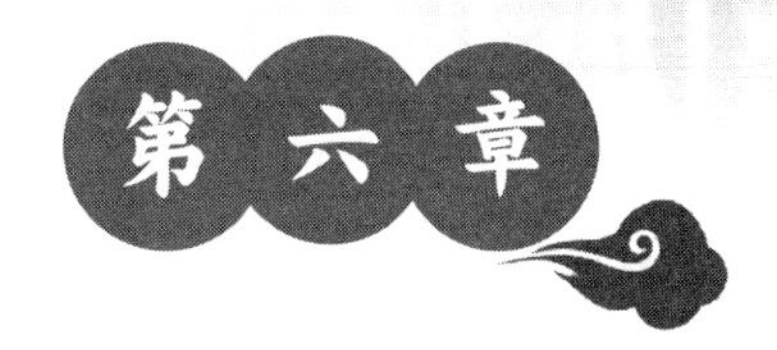

第六章 女性不孕相关感染类疾病

第一节 盆腔炎性疾病后遗症

盆腔炎性疾病后遗症(SPID)是盆腔炎性疾病的遗留病变,以往称为慢性盆腔炎。常因盆腔炎性疾病未能彻底治疗或患者体质较差,病程迁延所致,亦有初始即表现为慢性炎性病变者。盆腔炎性疾病后遗症较为顽固,当患者抵抗力低下时,可急性发作。根据发病部位及病理不同,可分为慢性输卵管炎与输卵管积水、输卵管卵巢炎及输卵管卵巢囊肿、慢性盆腔结缔组织炎。根据其相类似症状,该类疾病常归于中医学“癥瘕”“带下病”“妇人腹痛”“不孕”等范畴。

一、历代论述

1. 先秦、秦汉时期　始见癥瘕之疾及“带下”病名。《素问·骨空论》提到“任脉为病,男子内结七疝,女子带下瘕聚”,其中的带下、瘕聚与盆腔炎性疾病后遗症可见的带下异常、盆腔包块相一致,并指出这些症状与任脉为病有关。另有《素问·玉机真脏论》云:“脾传之肾,病名曰疝瘕。少腹冤热而痛,出白。”论述了带下病的病机为风寒传变,由脾传肾,其表现为少腹烦热疼痛,流出白色浊液,该症状与感染外邪之盆腔炎性疾病相近。此外《素问·举痛论》云“寒气客于脉中,则血泣脉急……寒气上及少腹,血泣在下相引,故腹痛引阴股。”指出寒邪侵入胞宫,寒性收引,致气血凝滞,胞脉瘀阻,不通则痛。

汉代张仲景在《金匮要略·妇人杂病脉证并治》首次提及“妇人腹痛”的症状,为描述盆腔炎性疾病症状的最早记载。“妇人中风,七八日续得寒热,发作有时。经水适断者,此为热入血室。其血必结,故使如疟状,发作有时”,指出热入血室的发生与经期调摄和体质强弱有关。同时仲景基本按病机制定了妇人腹痛的治法大纲:“妇人腹中诸疾痛,当归芍药散主之”,“妇人腹中痛,小建中汤主之”。“温经汤”条文中亦指出少腹里急、腹满。赵以德在《金匮方论衍义》中注释:“此腹痛者,由中气脾土不能升,阴阳二气乖离,肝木乘克而作痛。”言明妇人腹痛与肝、脾二脏相关。

2. 两晋隋唐时期　对癥瘕有了较为全面的论述,记载了腹部包块、月经紊乱、腹痛、不孕等情况，与盆腔炎性疾病后遗症的主要表现相对应。隋代巢元方所著《诸病源候论》中对癥瘕论述较为全面，第十九卷专论积聚癥瘕，在“妇人杂病诸候”中又列有积聚候、癖病候、疝候、癥候、八瘕候，进行了详细的分类和论述，更具体地认识了不同部位、不同病因、伴有不同症状的癥瘕。指出“癥瘕者，皆由寒温不调，饮食不化，与脏气相搏结所生也”；“（积聚）皆由阴阳不和，风冷搏于脏腑而生积聚也”；“小腹痛者，此由胞络之间，宿有风冷，搏于血气，停结少腹，因风虚发动，与血相击，故痛也”。说明妇人的积聚、腹痛与风寒邪气入侵、搏结气血有关，正邪交争，气血运行不畅，气滞血瘀凝于胞宫、胞脉，结聚日久，则可产生瘀浊、癥瘕，故有疼痛及有形包块出现。《诸病源候论·八瘕候》指出：“经血未尽而合阴阳，即令妇人血脉挛急，小腹急痛……”与不良性行为是盆腔炎性疾病发病的一个高危因素的现代认识高度吻合，有很好的预防意义。

3. 宋、金、元时期　重视精、气、血在妇科疾病发病中的作用，并对癥瘕的病因病机有更全面的认识。陈自明在《妇人大全良方》中论述了妇人气血不调可致“妇人腹痛”：“夫妇人小腹疼痛者，此由胞络之间夙有风冷，搏于血气，停结小腹，因风虚发动与血相击，故痛也。”陈无择在《三因极一病证方论·妇人女子众病论证治法》指出，癥瘕一病“多因经脉失于将理，产蓐不善调护，内作七情，外感六淫，阴阳劳逸，饮食生冷，遂致营卫不输，新陈干忤，随经败浊，淋露凝滞，为癥为瘕”。

4. 明、清时期　出现关于盆腔炎性疾病后遗症形成的类似记载，认识到湿邪在发病中的作用，在治法上主张攻补兼施，形成了诸多代表性方剂。明代张景岳在《景岳全书·妇人规》中提到：“瘀血留滞作癥，唯妇人有之，其证则或由经期，或由产后，凡内伤生冷，或外受风寒，或恚怒伤肝，气逆而血留……总由血动之时，余血未净，而一有所逆，则留滞日积，而渐以成癥矣。”指出妇人经期、产后“血动之时”外感、内伤等导致湿热之邪与气血搏结，滞而成瘀，可导致冲、任、带三脉失调，瘀阻日久形成有形可循的癥瘕，此论述与盆腔炎性疾病后遗症的形成过程相似。不仅指出了瘀血留滞日久可形成癥瘕，且说明了内外遭受寒邪和情志郁怒是导致瘀血留滞、引起疼痛和癥瘕的主要原因。

明代薛己的《校注妇人良方》列有痃癖诸气、疝瘕、八瘕、腹中瘀血、癥痞、食癥、积年血癥方论，方药具备，附有治验。其于病机之论述虽未超出前贤，但在治法上一改昔人纯用攻下之法，主张攻补兼施。

清代吴谦主编的《医宗金鉴·妇科心法要诀》中，对本病以歌赋形式进行表达，提纲挈领，其曰：“五积六聚分脏腑，七癥八瘕气血凝，癥积不动有定处，瘕聚推移无定形。”《傅青主女科·带下》将带下病分为5种，阐述了肝脾肾功能失调引起妇人腹痛、带下的机理，列清病因病机，辨证入微，处方精妙。傅青主制完带汤“大补脾胃之气，少佐以舒肝之品”治疗肝郁脾虚之带下色白，制易黄汤“补任脉之虚”“清肾火之炎”治疗任脉湿热之带下色黄。王清任《医林改错》中创少腹逐瘀汤，治疗下腹部寒瘀互结的积块、腹痛、痛经、月经紊乱，组方精妙而实用，流传甚广。

5. 近代病名沿革　1988年由卫生部组织编写的《中国医学百科全书中医妇科学》首次将“盆腔炎”编入中医书本，作为中西医通用病名之一。同年罗元恺主编的第五版中医妇科教材《中医妇科学》中提出“盆腔疼痛证”病名，将发生于女性盆腔部位，与妇科有关，但排除经、带、胎、产的疼痛证，统称为盆腔疼痛证。

1997 年马宝璋主编的第六版中医妇科教材《中医妇科学》中首见“妇人腹痛”病名，书中首次对该病进行全面系统的论述，并提出西医学的盆腔炎、子宫颈炎、盆腔淤血综合征等引起的腹痛均属于其范畴。然而众医家对此病名及其相对应之西医学疾病的范畴存在一定争议。

2002 年，张玉珍主编的普通高等教育“十五”国家级规划教材《中医妇科学》直接采用“慢性盆腔炎”为病名，列入盆腔炎章节，将此病名作为中西医通用病名。

2004 年由肖承悰教授主编的《中医妇科学》中首次提出“妇人慢性腹痛”，更突出盆腔炎性疾病后遗症通常由盆腔炎性疾病急性期未彻底治愈，或病程迁延所致，有起病缓慢、病情顽固反复不愈的特点，与急性盆腔炎下腹疼痛，伴高热寒战等特点有所分别，将“妇人腹痛”更明确地指向现代西医学病名“盆腔炎性疾病后遗症”及“盆腔淤血综合征”。

2012 年 7 月《中医妇科常见病诊疗指南（中华中医药学会）》将盆腔炎性疾病和盆腔炎性疾病后遗症分别叙述，前者对应以往所称之“急性盆腔炎”，后者对应以往所称之“慢性盆腔炎”。至此，盆腔炎性疾病后遗症成为一个独立的疾病，其引起的慢性盆腔痛也有别于其他的妇女下腹痛。

2012 年由罗颂平主编的卫生部“十二五”规划教材全国高等中医药院校教材《中医妇科学》（第 2 版）即在“妇科杂病”一章中列“盆腔炎性疾病”一节，并分列“急性盆腔炎”“盆腔炎性疾病后遗症”两部分。

二、临证要点

（一）辨证要点

盆腔炎性疾病后遗症多为湿热瘀毒残留，冲任胞宫之气血搏结所致。余邪留恋，凝滞不去，胞宫胞脉及冲任气血运行受阻而湿、热、瘀互结为病。日久难愈，耗伤气血，损伤正气，则脏腑气血阴阳俱损，虚实错杂，但以血瘀为关键。本病涉及的脏腑以脾、肾、肝为主，证型以实证为主，或为虚中夹实证。应着重了解腰腹疼痛的性质、发作诱因及与月经周期的关系，结合全身症状、舌脉进行综合分析，辨别虚实寒热。治疗以祛瘀为主，配合利湿、清热、理气、补虚等，常内服外治并用，标本兼顾，综合施治。此外，还应顾及正气，调和身心，避免复感外邪。

现归纳为五个证候类型。

（二）辨证论治

1. 湿热瘀结证

本证由于湿热余邪与气血搏结于冲任胞宫所致。临床表现为下腹隐痛，或少腹疼痛拒按，痛连腰骶，或阴部坠胀，经行或劳累时加重；经期延长，月经量多，伴痛经；带下量多，色黄，质黏稠，有臭气；小便黄赤，大便干结或不爽；舌红，苔黄腻，脉滑数或弦数。

伴见低热起伏，婚久不孕，胸闷纳呆，口干不欲饮等。

治宜清热利湿，化瘀止痛。方用银甲丸（《王谓川妇科经验选》）加减。药物组成：金银花 15g（五钱），连翘 15g（五钱），升麻 15g（五钱），红藤 30g（一两），蒲公英 30g（一两），生鳖甲 30g（一两），紫花地丁 30g（一两），生蒲黄 12g（四钱），椿根皮 12g（四钱），大青叶 12g（四钱），茵陈 12g（四钱），桔梗 12g（四钱），琥珀末 12g（四钱）。

上药共研细末，炼蜜成 63 丸，每丸约重 3.5g，视病情轻重和胃纳强弱，每次服 1~2 丸，每日 2~3 次。若病重，或不便制丸时，可采用煎剂。丸剂中药物用量 30g，煎剂减为 15g；丸剂中药物用量 15g，煎剂减为 9~12g。琥珀末不宜入煎，研末随煎剂分次冲服，每剂 3g。

银甲丸由川派医家王渭川所创，根据《金匮要略》中的"升麻鳖甲汤"和《温病条辨》中的"银翘散"加减，增入化湿、解毒、活血的药味而成，原方治疗湿热蕴结下焦之黄、赤白带，现发现其对于子宫内膜炎、子宫颈炎及一切妇科下焦慢性炎症均有明显疗效。方中金银花、连翘清热解毒；红藤、蒲公英、紫花地丁、大青叶共伍以增强清热解毒之力；茵陈、椿根皮清热利湿；升麻、桔梗透邪外出；若湿热郁久则成瘀，故以生蒲黄活血化瘀，生鳖甲疏邪活血；琥珀性味甘平，效能镇静安神、利尿通淋、活血化瘀。全方以清热解毒为主，祛除下焦瘀积之湿热，使湿热瘀邪尽祛，则药到病除。

临证中若出现正气虚损或湿、热、瘀、邪之偏颇，当随证加减化裁。正气虚损加四君子汤补益正气，对瘀滞兼有气虚不足以运血者尤为恰当；若带下量多、色黄、稠如脓者，加黄柏 10g、车前子(包煎) 15g；若腹痛甚者，加香附 15g、延胡索 15g 以理气止痛。

中成药：妇科千金片（胶囊），每次 6 片（2 粒），每日 3 次，口服。或丹白颗粒，开水冲服，每次 1 袋，每日 3 次。妇科千金片（胶囊）适用于湿重于瘀者；丹白颗粒适用于瘀重于湿者。

针灸：选取关元、中极、子宫、次髎、三阴交、阴陵泉、足三里，每天针刺 1 次，每次留针 20 分钟，留针期间行针 2~3 次，均用中等强度捻转手法，捻转的幅度为 2~3 圈，捻转的频率为每秒 2~4 个往复，每次行针 5~10 秒。

中药保留灌肠：红藤 30g，蒲公英 15g，败酱草 20g，紫花地丁 15g，三棱 15g，莪术 15g，延胡索 15g，皂角刺 15g，蛇床子 15g。浓煎 100g，温度 38~40℃，采用一次性保留灌肠袋，灌肠前嘱患者排空大小便，左侧卧位，臀部抬高 10cm 以上为宜，插管深度 10~15cm，灌肠速度应以 100ml 药液在 20 分钟内滴完为宜，灌肠液在肠道存留时间最少在 4~6 小时，每日 1 次，经期停用。该法使药液直达炎症部位，促进局部炎症的吸收，避免肝脏的首过效应，减轻恶心，呕吐和泄泻等不良反应。

中药直肠纳药：康妇消炎栓，睡前取 1 枚，纳入直肠 2~7cm 处。

中药外敷：败酱草 30g，红藤 30g，丹参 15g，赤芍 15g，乳香 10g，没药 10g，透骨草 30g，三棱 10g，莪术 10g，将中药装入布袋，蒸透后温热熨敷小腹，每次 20~30 分钟，每日 1 次，经期停用。该法通过高浓度药物直接作用于皮肤、毛窍，直达病所，促进炎症病理产物的吸收和消散。

中药离子导入：丹参 10g，红藤 20g，赤芍 15g，乳香 10g，没药 10g，红花 10g，三棱 10g，莪术 10g，水煎煮，浓缩至 60~100ml，取汁后用离子导入仪经皮给药治疗，每日 1 次，每次治疗 30 分钟，经期停用。该法是集中药外用、经络穴位、热疗、电疗于一体的理疗方法，促进中药有效成分快速进入人体，同时集电流双重刺激，改善微循环，有效加强组织再生，增强炎症的吸收，降低局部神经兴奋性，起到消炎止痛的功效。

2. 气滞血瘀证

本证属肝气内伤，气行不畅，血行瘀阻，结于冲任胞宫而致。临床表现为下腹胀痛或刺痛，经期或劳累后加重；月经先后不定期，量时多时少，经行不畅，色暗血块多，瘀块排出则腹痛减，经期延长，伴见经期情志抑郁，乳房胀痛；平素胸胁胀满，情志不畅，口唇爪甲紫暗，皮肤有瘀点；舌质紫暗，有瘀斑，苔薄白，脉涩。

治宜活血化瘀，理气止痛。方用膈下逐瘀汤（《医林改错》）加减。药物组成：五灵脂（炒）8g（二钱），当归 12g（三钱），川芎 8g（二钱），桃仁（研泥）12g（三钱），牡丹皮 8g（二钱），赤芍 8g（二钱），乌药 8g（二钱），延胡索 4g（一钱），甘草 12g（三钱），香附 6g（钱半），红花 12g（三钱），枳壳 6g（钱半）。

水煎服，每日 1 剂。痛经甚者经前 3~5 日开始服用，若经量多者经期停药。

膈下逐瘀汤为王清任创制的活血化瘀名方，原方所治之症包括积块、小儿痞块、痛处不移、卧则腹坠、肾泻及久泻，属瘀血内结之证。方中以桃仁、红花、川芎、赤芍、当归等为基础药物，具有活血祛瘀止痛的作用，主治瘀血内结所致的各种病症。膈下逐瘀汤行气作用比较大，方中配伍香附、乌药、枳壳等疏肝行气止痛的药物，主治瘀血结于膈下，肝郁气滞之两胁及腹部胀痛有积块者。又加当归、川芎、桃仁、红花、赤芍活血化瘀，延胡索、五灵脂化瘀行滞，牡丹皮凉血活血，甘草缓急止痛、调和诸药。使气顺血调则疼痛自止。

若因外感湿热滞留，冲任胞宫气机失畅而起，症见低热起伏，加败酱草 30g，蒲公英 15g，黄柏 10g，土茯苓 20g，地骨皮 15g；若疲乏无力食少可加黄芪 15g，白术 15g，焦山楂 15g，鸡内金 20g；有炎症包块者，加皂角刺 15g，三棱 10g，莪术 10g。

中成药：血府逐瘀胶囊，每次 4 粒，每日 3 次，口服。

针灸：选取气海、血海、中极、内关、三阴交、足三里，操作同上。

3. 寒湿凝滞证

本证因寒湿之邪侵袭冲任胞宫，与气血相结，寒性凝滞而血行不畅，寒气伤阳又致脏腑失温。临床表现为小腹冷痛，或坠胀疼痛；经行后期，量少色暗，痛经，瘀块排出则痛减；带下清稀量多；小便清长，大便稀溏；舌淡暗，苔白腻，脉沉迟。常伴有平素小腹、腰骶冷痛，经期或劳累后加重、得热痛减，神疲乏力，四肢不温等。

治宜祛寒除湿，化瘀止痛。方用温经汤（《金匮要略》）加茯苓 15g，苍术 15g。药物组成：吴茱萸 9g（三两），当归 6g（二两），白芍 6g（二两），川芎 6g（二两），人参 6g（二两），桂枝 6g（二两），阿胶（烊化）6g（二两），牡丹皮（去心）6g（二两），生姜 6g（二两），甘草 6g（二两），半夏6g(半升),麦冬(去心)9g(一升),茯苓15g,苍术15g。

水煎服,每日1剂,分温三服,阿胶烊冲。

本方证因冲任虚寒,瘀血阻滞所致。冲为血海,任主胞胎,二脉皆起于胞宫,循行于少腹,与经、产关系密切。本方证虽属瘀、寒、虚、热错杂,但以冲任虚寒,瘀血阻滞为主。治当温经散寒,祛瘀养血,兼清虚热。方中吴茱萸功擅散寒止痛,桂枝长于温通血脉,两者为君。当归、川芎活血祛瘀,养血调经;牡丹皮活血凉血,三者为臣。阿胶甘平,养血而滋阴润燥;白芍养血敛阴,柔肝止痛;麦冬养阴清热,制吴茱萸、桂枝之温燥。人参、甘草益气健脾;半夏、生姜通降胃气;再加以茯苓、苍术健脾化湿。诸药配伍,温而不燥,刚柔并济,温养化瘀。原方治疗冲任虚寒兼有瘀血所致的崩漏证治,方后亦注"主妇人少腹寒,久不受胎"之宫寒不孕;"兼取崩中下血",即崩漏下血;"月水来过多"、月水"至期不来",这些因冲任虚寒兼有瘀血阻滞所致的证候。

若小腹冷痛甚者,去牡丹皮、麦冬,加艾叶10g,小茴香6g以增强散寒止痛之功;气滞甚者,加香附15g,乌药10g理气止痛;若大便溏薄者,去当归,加炒白术20g,山药20g以健脾利湿;若带下量多、质稀色白者,加金樱子15g,鸡内金20g化湿止带。

中成药:温经养血合剂合桂枝茯苓胶囊。温经养血合剂,每次10ml,每日3次,口服;桂枝茯苓胶囊,每次4粒,每日3次,口服。

针灸:选取神阙、气海、关元、三阴交、足三里,操作同上。

中药浴足:艾叶30g,干姜30g,桂枝30g,生姜30g,细辛10g,黄芪30g,淫羊藿30g。将药材加水煮30分钟,煎好后去渣取汁,倒入足浴器中,待温度适合后泡脚,每次30分钟,每晚1次,微微汗出为宜,经量多者经期停用。

4. 气虚血瘀证

本证因久病而气血耗伤,中气不足,又有瘀血留于冲任胞宫而疼痛结块。临床表现为下腹疼痛或坠痛,缠绵日久,痛连腰骶,经行加重;经期延长,月经量多;带下量多,色白质稀;神疲乏力,食少纳呆,精神萎靡,少气懒言,面色白;舌淡暗,或有瘀点瘀斑,苔白,脉弦涩无力。

治宜益气健脾,化瘀散结。方用理冲汤(《医学衷中参西录》)加减。药物组成:生黄芪12g(三钱),党参8g(二钱),白术8g(二钱),生山药20g(五钱),天花粉16g(四钱),知母16g(四钱),三棱12g(三钱),莪术12g(三钱),生鸡内金(黄者)12g(三钱)。

每日1剂,水煎服,煎至将成,加好醋少许,滚数沸服,分3次服用。

原方主治妇人经闭不行,或产后恶露不尽结为癥瘕,以致阴虚作热,阳虚作冷,食少劳嗽,虚证沓来。亦治月闭血枯。并治男子劳瘵,一切脏腑癥瘕、积聚、气郁、脾弱、满闷、痞胀、不能饮食。此方虽归于女科方,实则蕴含变通之法,可治多种杂病。方中攻补兼施的精髓为"用三棱、莪术以消肿祛瘀,而用参、芪诸药以保护气血,则瘀血去而气血不伤,且参、芪能补气,得三棱、莪术以流通之,则补而不滞,元气愈旺"。白术、山药补气健脾。正气恢复,元气旺盛则能鼓舞三棱、莪术之力以消癥瘕,方中时刻顾护正气,体现攻补兼施之法。鸡内金,医家多认为是消食化积之药,张锡纯认为此药能化瘀血又不伤气分。故鸡内金于此方可助三棱、莪术消癥之力。黄芪配伍天花粉、知母，寒温并用则药性平和。张锡纯于方后加少许醋，以醋兑服能加强全方攻积作用。女子以血为本，而冲为血海，此方以健脾益气养血为主，佐以理气化瘀。故可使气血流通，补而不滞，具有扶正祛邪、攻补兼施的特点。

其药物组成虽简，但稍微加减变化后，实为一首双向调节之剂。“热者，加生地、天冬各数钱；凉者，知母、天花粉各减半，或皆不用；凉甚者，加肉桂、乌附子各二钱”。若久病及肾，腰膝酸软无力者，加续断 15g、杜仲 15g 以补肾壮腰。

中成药：①补中益气丸合少腹逐瘀颗粒。补中益气丸，每次 8 粒，每日 3 次，口服；少腹逐瘀颗粒，每次 8 粒，每日 3 次，口服。②丹黄祛瘀胶囊（适用于气虚血瘀及痰湿凝滞证），每次 2~4粒，每日 2~3 次，口服。

针灸：选取合谷、足三里、气海、神阙、八髎、三阴交，操作同上。

5. 肾虚血瘀证

本证为先天肾气不足，或后天房劳多产伤肾，或瘀血日久，化精乏源，久病及肾。临床表现为下腹疼痛或有结块，经期疼痛加重，月经量或多或少，经色紫暗有块，带下量多质稀；腰酸软，头晕耳鸣，口干不欲饮；舌暗或有瘀点，脉弦细。

治宜温肾助阳，活血止痛。方用温胞饮（《傅青主女科》）合失笑散（《太平惠民和剂局方》）加减。药物组成：白术（土炒）30g（一两），巴戟天（盐水浸）30g（一两），人参 10g（三钱），杜仲（炒黑）10g（三钱），菟丝子（酒浸，炒）10g（三钱），山药（炒）10g（三钱），芡实（炒）10g（三钱），肉桂（去粗，研）10g（三钱），附子（制）1g（二分），补骨脂（盐水炒）8g（二钱），炒蒲黄（包煎）8g（二钱），五灵脂（包煎，酒研）8g（二钱）。

水煎服，每日 1 剂，分 3 次服用。

温胞饮见于《傅青主女科》，原方治疗下部冰冷不孕。傅氏指出“寒冰之地，不生草木，重阴之渊，不长鱼龙”，“胞胎居于心肾之间，上系于心而下系于肾。胞胎之寒凉，乃心肾二火之衰微也。故治胞胎者，必须补心肾二火而后可”。需用温胞饮，旺心肾之气，生心肾之火。心为君主之官，化生心火，下交于肾；肾主生殖，为元气之根，化生肾火，“心肾之火自生，则胞胎之寒自散”。脾主运化水湿和生化气血，胃为水谷之海，若脾胃不能正常运化，则气血亏虚，故在补肾治疗的同时兼顾脾胃。温胞饮方中白术意在健脾养胃而化源，巴戟天温肾暖宫，两药协同，直达脾肾两脏；附子、肉桂补命门之火；杜仲、菟丝子、芡实益精，以防桂附辛热而伤精气，又达“阴中求阳”之效；山药、人参健脾益气，补骨脂补肾温阳，健脾止泻。失笑散所治诸症为瘀血内停、阻滞脉道所致。五灵脂入肝经血分，功擅通利血脉，散瘀止痛；蒲黄行血消瘀，炒用并能止血，两者相须为用，为化瘀散结止痛之良方。两方合用，共奏温补肾阳、活血止痛之功。

若经来量多又夹有血块，加益母草 20g，炒茜草 10g 化瘀止血；若经来量少，加川牛膝 15g，丹参 10g，川芎 10g，泽兰 10g 以活血调经。

中成药：妇宝颗粒，每次 10g，每日 2 次，口服。

针灸：选取肾俞、太溪、血海、膈俞、子宫、三阴交、足三里，操作同上。

三、名家经验

许润三：从"瘀"和"结"的角度论治盆腔炎性疾病后遗症及其引起的慢性盆腔痛，以理气活血、通络消癥、兼顾益气补虚为基本治法。处方使用桂枝茯苓丸加味和四逆散加味，并在此基础上酌情加用化瘀通络、逐瘀消癥之品，同时注重益气补虚药物的使用。

朱南孙：针对热瘀交结，冲任气滞之盆腔炎性疾病，自创"朱氏盆炎汤"：蒲公英15g，紫花地丁15g，红藤15g，败酱草15g，生蒲黄（包煎）12g，柴胡9g，延胡索9g，川楝子9g，刘寄奴12g，广地龙12g，三棱12g，莪术12g，制乳香6g，制没药6g。全方清中有化，消中有疏，清热化瘀，疏理冲任。后朱氏妇科第四代传人胡国华以本方为基础，兼加补益肝肾之品，治疗盆腔炎性疾病后遗症效果显著。

刘奉五：认为盆腔炎性疾病后遗症应属于中医"寒湿""湿热下注""内痈""癥瘕"等范围，"且以下腹疼痛，腰痛，白带量多或发烧为主证"。刘老针对湿热、湿毒型，自拟"清热利湿汤"加减治疗。以延胡索、五灵脂、香附行气活血止痛；炒荆芥穗、柴胡疏气升散以除湿；瞿麦、萆薢、萹蓄、木通、车前子、滑石清利湿热于下。一升一降，行气活血，疏通经脉，通导湿热，标本兼治。

哈孝廉：认为本病的发病原因多是冲任损伤，肝气郁结，寒湿热邪阻塞，痰浊凝积，久则正气不足，邪气侵袭，疏泄失调而成。治宜清热解毒、消肿散结。他在《黄帝内经》"坚者消之""结者散之"原则的指导下，继承整理哈荔田教授的临床经验，组成"散结丹"（薏苡仁30g，马齿苋30g，贯众15g，红藤30g，败酱草15g，半枝莲20g，黄药子15g，天葵子10g，炒黑丑10g，党参15g，乌药10g）。全方清热解毒，消肿散结，适用于卵巢囊肿及盆腔炎性包块。

班秀文：认为阴户及胞宫位于下焦阴湿之地，若经前产后，胞脉空虚，恰其时手术器械直伤经络，或摄生不慎感染邪毒，直犯下焦，则见带下如脓，重者兼见发热、腹痛拒按，甚则胞脉胞络气血纠结，盆腔包块积聚，即为带下重病，该病往往是湿、热、瘀共存的病变。而带下重病气血瘀滞远远重于一般带下病，当治以化瘀消癥。但妇人形体娇弱，不耐攻伐，故如何处理正气和瘀血的关系是治疗的关键，若一味峻破猛攻，妄图收效于一旦，则往往瘀未去而正已伤，湿瘀胶著之象更甚。

夏桂成：认为盆腔炎性疾病发生的主要病因为"湿、热、毒、瘀"。本病常发生在经期、产后或宫腔手术操作后，胞脉空虚之时，热毒、湿邪乘虚而入，与败血（即血瘀）搏结于胞中，导致气血运行不畅；如果正气渐复，邪气渐衰，病情趋缓，湿热瘀毒之邪残留于内，形成慢性炎症，甚至导致癥瘕。其证型以气滞血瘀为主，其次是湿热瘀阻，再次是寒湿留滞。

四、临证心得

1. 充分发挥中医中药和物理疗法在治疗盆腔炎性疾病后遗症中的作用。本病病理改变为组织破坏、广泛粘连、增生及瘢痕形成，局部血运较差，西医尚无特效疗法，应充分发挥中医药优势，在辨证论治的原则指导下内外同治、中西医结合、分周期给药，多途径、多方法，进行个体化综合治疗，以更好地提高临床疗效。此外现代技术的发展，如盆腔治疗仪、微波治疗、红外线治疗等物理疗法均可发挥积极作用。近年来热敏灸在治疗盆腔炎性疾病后遗症方面也有较多研究，热敏灸治疗舒适，可以温通经络，将热力透入腹部，与其他中医特色疗法相结合治疗寒凝型腹痛有较好疗效。

2. 避免诱因，阻断伏邪发病是预防盆腔炎性疾病后遗症的关键因素。盆腔炎性疾病后遗症具有邪伏体内、遇因待发的发病特点，要注意扶正祛邪，防治并重。其涉及的伏邪主要有伏寒、伏湿、伏毒、伏瘀，邪留体内，病性缠绵，易损伤正气，故治疗用药在活血化瘀、清热祛邪的同时应注意扶正。临床常用扶正之法包括温肾助阳、健脾和胃、益气养血等，此类疗法均有提高机体免疫的功效；祛邪之法包括散寒、清热、除湿、解毒、化瘀等，活血化瘀药具有改善血液流变性，降低血液黏滞度，改善微循环的作用，清热解毒药更是对敏感细菌有直接抑制和杀灭作用。《素问·上古天真论》曰："法于阴阳，和于术数，食饮有节，起居有常，不妄作劳，故能形与神俱，而尽终其天年，度百岁乃去。"盆腔炎性疾病后遗症患者更应劳逸结合，规律作息；加强锻炼，增强体质；调节情志，舒缓压力；忌食辛辣助热之品；注意性卫生保健；尽量减少宫腔操作，避免引动伏邪之诱因，防止疾病发作。

3. 对于反复发作的可查及病原体感染的患者，建议性伴侣同时治疗。盆腔炎性疾病后遗症好发于性活跃期妇女，而由淋病奈瑟球菌或沙眼衣原体感染引起的盆腔炎性疾病患者的男性性伴侣常无症状。为减少疾病传播，在女性患者系统治疗完成、症状缓解及其性伴得到足够治疗前应禁止性交。

嘱盆腔炎性疾病后遗症导致的不孕患者在治疗结束前严格避孕。尤其对于慢性输卵管炎或输卵管积水的患者，自行试孕有可能增加异位妊娠及早期妊娠丢失的风险。而且大量的活血消癥药物也可能对妊娠造成影响。

第二节 子宫内膜炎

子宫内膜炎可引起炎性因子吞噬精子，造成精子数减少及精子活动力下降，干扰受精卵着床，炎性反应还可引起宫腔粘连，宫颈内口粘连、狭窄，输卵管阻塞、粘连，导致不孕。

子宫内膜炎因发病的轻重缓急及范围大小有不同的临床表现。常见症状为发热、下腹痛、阴道分泌物增多，日久可不孕，产后发病可表现为恶露异常，月经期发病可出现经量增多、经期延长、痛经等。

根据其表现，该类疾病常归于中医学"带下""妇人腹痛""产后发热""恶露不绝""热入血室""月经过多""经期延长""不孕"范畴。

一、历代论述

1. 先秦、秦汉时期　在此时期的医籍及经典著作中就已论述了带下的定义、生理作用、病理表现及病因等。

带下，有广义和狭义之分。广义“带下”泛指妇产科疾病，《素问·骨空论》言“任脉为病，男子内结七疝，女子带下瘕聚”，始以“带下”作为正式病名出现在医籍文献中，提示了带下病与奇经脉功能失常有关；狭义“带下”分为生理性和病理性带下。生理性带下的机理，在《黄帝内经》中有详细记载，《灵枢·五癃津液别》曰：“五谷之津液，和合而为膏者，内渗入于骨空，补益脑髓，而下流于阴股。阴阳不和，则使液溢而下流于阴，髓液皆减而下，下过度则虚，虚故腰背痛而胫酸。”这段话指出，人体的五谷精微，稠厚似膏者下流入于阴中，起到了濡润的作用。病理性带下也有论述，在《黄帝内经》中称为“淫”。如《灵枢·五色》中“女子在于面王，为膀胱、子处之病，散为痛，抟为聚，方员左右，各如其色形。其随而下至胝，为淫，有润如膏状，为暴食不洁”，《灵枢·本神》“神伤则恐惧，流淫而不止”，《素问·痿论》“入房太甚，宗筋弛纵，发为筋痿，及为白淫”，分别指出“淫”的病因有“暴食不洁”“神伤”“入房太甚”，表现为带下量增多。

2012年成都老官山汉墓出土竹简468载：“女子白沦，其出不痛而多，其白不清而星(腥)臭。”竹简424载：“女子红沦赤白半。”从传世的医籍来看，在后世的医籍中并未论及有“白沦”和“红沦”之症，但从医简上论述的症状可以看出女子沦病当为带下病，而且涉及白带的颜色、质地及气味。

狭义“带下”之名，始见《神农本草经》：“男子五劳七伤、虚乏羸瘦、女子带下、崩中、血闭、阴蚀、虫蛇蛊毒所伤。”并论述了多种治疗带下病的药物，如《神农本草经》牡蛎条“味咸，平，主……女子带下赤白”，地榆条“味苦，微寒，主妇人乳痓、痛七伤、带下病”等。

子宫内膜炎可以出现阴道分泌物增多的表现，属于中医“带下病”的范畴，以上带下的有关论述并无直接对应子宫内膜炎的内容，但至东汉出现中医的经典《伤寒论》《金匮要略》后，“热入血室”这一概念出现，并与子宫内膜炎的表现有很多相合之处，其理论影响至今。

“热入血室”一词最早见于张仲景之《伤寒论》，然张仲景未对其作明确释义。《伤寒论》中提到“热入血室”的条文共有4条：①《伤寒论·辨阳明病脉证并治》曰：“阳明病，下血谵语者，此为热入血室。但头汗出者，刺期门，随其实而泻之，濈然汗出则愈。”(第216条)②《伤寒论·辨太阳病脉证并治》言：“妇人中风，发热恶寒，经水适来，得之七八日，热除而脉迟身凉，胸胁下满，如结胸状，谵语者，此为热入血室也，当刺期门，随其室而泻之。”(第143条)③《伤寒论·辨太阳病脉证并治》言：“妇人中风七八日，续得寒热，发作有时，经水适断者，此为热入血室，其血必结，故使如疟状，发作有时，小柴胡汤主之。”(第144条)④《伤寒论·辨太阳病脉证并治》曰：“妇人伤寒，发热，经水适来，昼日明了，暮则谵语，如见鬼状，此为热入血室，无犯胃气及上二焦，必自愈。”(第145条)《金匮要略》中的叙述基本一致。

对于“血室”的认识，自古至今医家有“冲任脉”说、“子宫”说、“肝脏”说、“非特定部位”说等不同解释，根据条文所述，热入血室的病因，是妇人经期感受风寒，或因外感热病期间月经来潮，未经疏解，导致邪热随气自表入内，出现月经异常、发热、神志异常、胁腹症状等表现，这与经期子宫内膜炎的表现或者子宫内膜炎的经期表现有相似，故部分医家认为“热入血室”为女子所独有的，是月经来潮前后，机体感染热性病而出现的各种症状的代名词。条文叙述病因病机、症状表现、治疗及其转归预后，后世医家在此基础上多有论述。

2. 两晋隋唐时期　南宋许叔微也在《普济本事方》中认为“治妇人室女伤寒发热，或发寒热，经水适来，或适断，昼则明了，夜则谵语，如见鬼状。亦治产后恶露方来，忽尔断绝。”提出热入血室有发热、月经失调、神志异常等表现，提出用小柴胡加地黄汤治疗。

“带下病”虽然早在《神农本草经》中出现，但首次在隋代巢元方《诸病源候论·妇人杂病诸候一》二十四带下候中得以详细论述：“冲任之脉，既起于胞内，阴阳过度则伤络，故风邪乘虚而入于胞，损冲任之经，伤太阳、少阴之血，致令胞络之间，秽液与血相兼，连带而下，冷则多白，热则多赤，故名带下。”指出病因为阴阳过度感风邪，病机为络伤风邪入胞，损经伤血，表现为下白或者下赤。并在“五色俱下带”中根据白带的颜色分成“五色带”“青、黄、赤、白、黑，五色候”。

“白带”“赤带”首次分见于唐代孙思邈《备急千金要方》，书内分别记载有治疗白带，赤带的方药，并把以前所称作“白崩”“白漏”等病理性带下，全部归入“赤白带下”的条目之中，标志着此期医家对病理性带下的认识得到了巩固和深化。

子宫内膜炎的一个重要的病因就是经期、产后流血未尽之时房事不节，导致感染，出现内膜炎症。在《诸病源候论·妇人杂病诸候二》四十九“八瘕候”中明确指出了这一病因并详细描述了症状表现：“若经血未尽而合阴阳，即令妇人血脉挛急，小腹重急、支满，胸胁腰背相引，四肢酸痛，饮食不调，结牢。恶血不除，月水不时，或月前月后，因生积聚，如怀胎状。邪气甚盛者，令人恍惚多梦，寒热，四肢不欲动，阴中生气，肿内生风，甚者害小便涩，涩而痛，淋沥，面黄黑，成病，则不复生子。”其主要表现有：腹痛、月经失调、癥瘕、发热、小便涩痛等，符合现代子宫内膜炎的表现，并明确指出可导致不孕。巢氏并在书中多处提出经期性生活的结局是“绝子”，如妇人杂病诸候月水不断候、结积无子候中均有提及。

而在《巢氏病源补养宣导法》中引《养生方》云：“月水未绝，以合阴阳，精气入内，令月水不节，内生积聚，令绝子，不复产乳。”此外，本书还明确指出带下病可导致不孕：“带下无子者，由劳伤于经血，经血受风邪则成带下。带下之病，白沃与血相兼带而下也 。病在子脏，胞内受邪，故令无子也。”

唐代王焘《外台秘要》曰：“若生后恶露未已，合阴阳，即令妇人经脉挛急，令人少腹里急支满，胸胁腰背相引痛苦，四肢酸削，饮食不调，结牢恶血不除，月水不如时，或在前或在后，乍久不止，因生积聚如怀胎状，邪气盛甚，令人恍惚多梦，寒热 ，四肢不欲时动，阴中生气，肿肉生风，甚者小便不利，苦痛如淋状，面目黄黑，岁月病即不复生子。”此处王焘强调产后调摄禁房事的重要性，若不禁房事，亦如经期性生活后出现的症状和转归。

唐代孙思邈《备急千金要方》曰“带下五贲……三曰经脉未断,为房事则血漏”,指出经期性生活可导致月经淋漓不尽,或者带下漏血。“赤白带下”病名首次出现在《备急千金要方》中,且“白带”“赤带”正式从带下病中区分用药。

3. 宋、金、元时期　两宋时期完成了妇产科的独立分科,关于妇科疾病的病因病机、治疗的理论都有了丰富的发展。

宋代医家仍多以风邪为带下病之主要病因。对于带下病的认识,病因病机上延续前朝的观点,重视风邪致病,或夹寒热,致经血不通,子脏寒热不调,如杨仁斋《仁斋直指方论·论崩中带下》曰:“下部……秽液常流,谓之带下……冷带杂下,多因下焦不固内挟风冷得之。”陈自明《妇人大全良方》曰:“夫此病者,起于风气、寒热之所伤,或产后早起,不避风邪,风邪之气入于胞门;或中经脉,流传脏腑而发下血,名为带下。”治疗上,《妇人大全良方》引许学士云“凡妇人有白带是第一病,令人不产育,宜速治之”,说明陈氏认同带下病可导致不孕症这一观点,故而要重视带下病的治疗,并将其治疗放在首位。陈氏在《产宝方》中提出“大率治病,先论其所主。男子调其气,女子调其血。气血,人之神也,不可不谨调护。然妇人以血为基本,气血宣行,其神自清。所谓血室,不蓄则气和;血凝结,则水火相刑。”强调治疗的根本在于调血,所以在治疗带下病的方剂中,其善用当归、地黄、芍药、川芎等养血活血等治血之药,并且提出用小柴胡汤、干姜柴胡汤、海蛤散治疗本病,不再囿于以往应用小柴胡汤。

宋代《圣济总录》中,细分了带下病各种分型、兼证及各阶段病程,并随证列举方药,列明了方药、用量、用法,集前人诊治方药之大成。

宋代齐仲甫所撰《女科百问》有“妇人有带下,或淋漓不断,何以别之”,“秽液与血相称兼带而下,冷则多白,热则多赤,久而则为淋沥之病也”,认为带下病迁延日久可导致淋漓之病,必然出现虚羸不足,提出以大补益当归丸补妇人诸虚不足。这与子宫内膜炎迁延日久出现月经淋漓、体虚的表现是一致的,其治疗原则与用药符合临床。

而至金代后,出现带下病属湿邪为病的主张,如张子和《儒门事亲》曰:“因余经上下往来,遗热于带脉之间。热者,血也。血积多日不流,火则从金之化为白,乘少腹间冤热,白物滑溢,随溲而下,绵绵不绝。”即带下病“以湿为本”,此观点深远影响着后世医家对带下病病因病机的探讨,为“带下为湿病”的理论奠定了基础。

金元时期,带下病的病因还有痰饮、七情内伤之说。朱丹溪在《丹溪心法》中曰:“漏与带,俱是胃中痰积流下,渗入膀胱。”为后世从痰论治带下病奠定了基础,又曰:“赤白带者,皆因七情内伤,或下元虚惫,感非一端。”认为七情内伤,下元虚损也可导致带下病,强调带下病的病因有多种。

治疗上,《丹溪心法》提出“善治痰者,不治痰而治气”,丹溪常在燥化痰湿的方药中加入一两味理气之品,使化痰不留滞,在其治疗带下病的方药中枳实、半夏、香附等理气之药起辅助燥化痰湿的作用。其著作中针对具体不同类型的带下病列有详细的治疗方药,为后人的诊治提供参考。

带下病的用药治疗上,因李东垣元气阴火之说,治病着重应用补脾升阳除湿法,以扶脾治虚为主。他开创了多种独特的治疗思路，可谓发前人所未发。而从东垣著作中来看，《兰室秘藏》记载治疗带下病的方药有升阳除湿汤、酒煮当归丸、固真丸、丁香胶艾汤、助阳汤、当归附子汤、调经补真汤、延胡苦糠汤、桂附汤、补经固真汤、温卫补血汤、四圣散。燥湿化痰理气、补脾升阳除湿的治法，已经成为当代治疗带下病的主要治法之一，应用甚广，也成为在子宫内膜炎疾病发展过程中的阶段性的治法。

4. 明、清时期　明代李时珍在《本草纲目》中，将带下划为一大类疾病。而书中主治“带下”的药物有130余种，收录了明代及明以前治疗带下病的单方、验方、名方50余首，并附有详细的用法，极大地丰富了带下病的治疗内容。

而明王肯堂《女科证治准绳》引《诸病源候论》的内容，强调若经血未尽，而合阴阳，最终可导致“不复生子也”。武之望《济阴纲目》中引王肯堂所论“……或因经行而合阴阳，皆令气虚不能摄血。若时止时行，腹痛脉沉细，此寒热邪气客于胞中，非因虚弱也”，指出经期性生活，寒热之邪直中胞宫，导致月经失调、腹痛，病机是气虚不摄血。从西医学的角度看，这也是属于子宫内膜炎的病因、临床表现，对于指导临床有参考意义。

清代傅青主所著《傅青主女科》，尤其重视带下病，并将带下病列于各篇之首。《傅青主女科上卷·带下》指出“夫带下俱是湿证”，且湿邪“加以脾气之虚，肝气之郁，湿气之侵，热气之逼”而致带下各症。傅青主以五色、五行、脏腑论带，主要从病程、颜色、气味做出描述，将带下病划分为白带、青带、黄带、黑带、赤带5种类型，并认为“妇科一门，最属难治，不难于用方，难于辨证也”。而治疗则以祛湿为治病之本，所提治疗五带的方剂完带汤、易黄汤、清肝止淋汤等仍为现代的常用之方。

至清代，温病学说形成。“热入血室”的证治在温病学说的基础上有了很大的发展。王士雄在《温热经纬》中云：“温邪热入血室有三证，如经水适来，因热邪陷入而搏结不行者，此宜破其血结，若经水适断，而邪乃乘血舍之空虚以袭之者，宜养营以清热。其邪热传营，逼血妄行，致经未当期而至者，宜清热以安营。”病机和治法明确清晰。

吴鞠通在《温病条辨》中详细描述了热入血室的不同表现、舌脉之象、病机及其变化、治法，提出方药竹叶玉女煎方、护阳和阴汤方、加减复脉汤仍用参方、加减桃仁承气汤方和其详细用法，并告诫“乃今人一遇是证，不辨热入之轻重，血室之盈亏，遽与小柴胡汤，贻害必多”。内容翔实具体，对于今人在子宫内膜炎的辨证和治疗上均有实用意义，指导颇多。

二、临证要点

（一）辨证要点

子宫内膜炎的病因不同、体质不同、感邪不同、病程长短不同，疾病的表现形式不同，故辨证时要考虑的内容较复杂，重点考虑以下几方面：

辨寒热：本病多为感湿、热、寒之邪为主，临证时需根据腹痛性质、程度、带下的性状及全身症状和舌脉辨寒热。少腹胀痛，经行或劳累时加重，带下量多、色黄，舌暗红，苔黄腻，脉滑或弦滑为湿热之象；下腹冷痛或刺痛，腰骶冷痛，喜温，带下量多、色白质稀，舌质淡暗或有瘀点，苔白腻，脉沉迟或沉涩为寒湿之象。

辨虚实：病程短、不伴有全身症状者多表现为实证；病程长、素体虚、伴有全身症状者多为虚证。

辨急慢：发病急、发热明显、腹痛重，或恶露异常，或经行异常，或带下量多、色黄或赤白带下，或带下黄绿如脓、味臭秽，及有明显的全身症状者，多为急；发病缓、发热不明显、腹痛轻者多为慢。

辨湿热瘀：本病病因病机复杂，病情易缠绵，证候错杂，应抓住病因病机的核心，区分湿、热、瘀的偏重。发热明显、腹痛重、带下臭秽、苔黄、脉数者热偏重；下腹胀痛、带下量多、口腻不欲饮、便溏、苔腻、脉滑者湿偏重；下腹刺痛、经行有瘀块、舌暗、有瘀斑、脉涩者瘀偏重。

（二）辨证论治

1. 热毒炽盛证

临床表现为发病突然，高热，或壮热不退，恶寒或寒战，下腹胀痛或灼痛剧烈，拒按；带下量多，色黄质稠，味臭秽，经期者可伴有月经量多或崩中下血、色深红、质稠浓；产后或流产后发生者可有恶露时下时止，头痛，或伴烦躁，口苦口干，大便秘结，小便短赤；舌红，苔黄厚或黄燥，脉滑数或洪数。

治宜清热解毒，凉血消痈。方用五味消毒饮（《医宗金鉴·外科心法要诀》）合解毒活血汤（《医林改错》）。药物组成：金银花 12g（三钱），野菊花、蒲公英、紫花地丁、紫背天葵子各 5g（各一钱二分），连翘 8g（二钱），葛根 8g（二钱），柴胡 12g（三钱），当归 8g（二钱），生地黄 20g（五钱），赤芍 12g（三钱），桃仁（研）32g（八钱），红花 20g（五钱），枳壳 4g（一钱），甘草 8g（二钱）。

原方服法：水煎，加酒半盅，再滚二三沸时，热服。渣如法再煎服。被盖出汗为度。水煎服，每日 1 剂，连服 7 日。

金银花清热解毒、消散痈肿为君；连翘、紫花地丁、蒲公英、野菊花，紫背天葵子清热解毒，凉血消肿散结；生地黄、赤芍、桃仁、红花凉血活血化瘀；当归养血活血；葛根解肌退热；柴胡发表退热；枳壳行滞散结；甘草和中缓急；少加酒以通血脉，有利于痈肿疔毒之消散。配合成方，共奏清热解毒、散结消肿之功。

带下臭秽难闻，加鱼腥草 15g、马齿苋 12g、黄柏 12g；腹胀明显者，加枳实 6g、厚朴 9g；少气懒言、脉滑无力者，为热盛兼有气虚之象，加人参 15g；高热、烦渴明显者，为热盛伤津，加西洋参 12g、麦冬 15g、天花粉 15g。

中成药：妇乐颗粒，开水冲服，每次 12g，每日 2 次。

本证型病情急、重，病情变化快，需注意患者的神志、斑疹、舌苔、脉象的变化，以辨热入营血、热陷心包等变证，及时采取有效措施。

2. 湿毒壅盛证

临床表现为发热恶寒或低热起伏，下腹部疼痛拒按，腰骶痛；带下量多，色黄或黄绿，质稠味臭；或月经量多或淋漓不净；或恶露不绝；咽干口苦，小便短赤，大便溏泄；舌质红，苔黄厚腻，脉滑数。

治宜解毒利湿，活血行气止痛。方选银翘红酱解毒汤（《中医妇科临床手册》）。药物组成：金银花 30g，连翘 30g，红藤 30g，败酱草 30g，牡丹皮 9g，生栀子 30g，赤芍 12g，桃仁 12g，薏苡仁 12g，延胡索 12g，川楝子 9g，乳香 6g，没药 6g。

水煎服，每日 1 剂，连服 7 日。

本方以清热解毒、活血化瘀药物组成为主。金银花、红藤、连翘、败酱草、薏苡仁清热解毒，利湿排脓；栀子、赤芍、牡丹皮、桃仁凉血祛瘀；川楝子、延胡索、乳香、没药行气活血止痛。诸药共用，有清热解毒、凉血祛瘀、行气止痛之功效。

高热恶寒者加荆芥 6g、防风 6g、柴胡 9g；大便溏薄热臭者加葛根 9g、黄芩 9g、黄连 3g；大便秘结者加生大黄（后下）9g；热毒盛者加紫花地丁 30g、蒲公英 30g、黄连 6g。

中成药：金鸡胶囊，口服，每次 4 粒，每日 3 次。

3. 湿热瘀阻证

临床表现为少腹部隐痛，或疼痛拒按，痛连腰骶，低热起伏，经行或劳累时加重，带下量多色黄，质黏稠；或恶露不畅，色暗有块；胸闷纳呆、口干不欲饮，大便溏，或秘结，小便黄赤；舌体胖大，色红，苔黄腻，脉弦数或滑数。

治宜清热利湿，祛瘀止痛。方选银甲丸（《王渭川妇科经验选》）。药物组成：金银花 15g（五钱），连翘 15g（五钱），升麻 15g（五钱），鳖甲 30g（一两），琥珀 12g（四钱），夏枯草 15g（五钱），紫花地丁 30g（一两），蒲公英 30g（一两），红藤 30g（一两），生蒲黄 12g（四钱），椿根皮 12g（四钱），大青叶 12g（四钱），茵陈 12g（四钱），桔梗 12g（四钱）。

水煎服，每日 1 剂，连服 7 日。

本方从湿热蕴结下焦着手创制，以《温病条辨》之银翘散和《金匮要略》之升麻鳖甲汤为基础加减而成。金银花、连翘、蒲公英、紫花地丁、红藤、大青叶、升麻等药重在清热解毒；以茵陈、椿根皮清热除湿；鳖甲、生蒲黄、琥珀活血化瘀，软坚散结；夏枯草清热泻火、散结消肿；桔梗辛散行气，共奏清热除湿、化瘀行滞之功。

月经量多、淋漓不尽者，加马齿苋 12g、地榆炭 12g；带下量多甚，色黄稠者加黄柏 9g，色白者加茯苓 15g、车前子（包煎）12g、泽泻 12g；腹痛明显，加乳香 9g、没药 9g、延胡索 12g；大便溏薄者加白术 15g、薏苡仁 12g。

中成药：妇科千金片（胶囊）。每次 6 片（2 粒），每日 3 次，口服。

4. 寒湿凝滞证

临床表现为小腹冷痛，或坠胀疼痛，经行腹痛加重，喜热恶寒，得热痛缓，经行错后，经血量少，色暗，带下淋漓；困倦乏力，腰骶冷痛，婚久不孕；舌暗红，苔白腻，脉沉迟。

治宜散寒除湿、化瘀止痛。方选少腹逐瘀汤（《医林改错》）。药物组成：小茴香 1.5g（七粒），干姜 0.8g（二分），延胡索、官桂、没药、川芎各 4g（一钱），炒赤芍、五灵脂各 8g（二钱），蒲黄、当归各 12g（三钱）。

水煎服，每日 1 剂。

方中小茴香、干姜、官桂温经散寒，通达下焦；延胡索、没药利气散瘀，消肿定痛；蒲黄、五灵脂活血祛瘀，散结止痛，其中蒲黄生用，重在活血祛瘀，五灵脂炒用，重在止痛而不损胃气；当归、川芎乃阴中之阳药，血中之气药，配合赤芍用以活血行气，散滞调经。全方能温经散寒、活血祛瘀。

小腹冷痛较甚，加吴茱萸 9g、艾叶 9g；带下日久、量多、质稀明显，加金樱子 12g、芡实 12g；有腰痛者，加杜仲 15g、续断 15g。

中成药：少腹逐瘀胶囊，温开水送服，每次 3 粒，每日 3 次。或红花如意丸，口服，每次 1~2g，每日 2 次。少腹逐瘀胶囊适用于痛位在下腹者，红花如意丸适用于下腹痛并兼见下肢关节疼痛者。

5. 气滞血瘀证

临床表现为少腹部胀痛或刺痛，经行腰腹疼痛加重，经血量多有块，瘀块排出则痛减；或月经淋漓不尽、量少、色暗有块；带下量多，婚久不孕；经前情志抑郁，乳房胀痛；舌体紫暗，有瘀斑或者瘀点，苔薄，脉弦涩。

治宜行气活血，化瘀止痛。方选血府逐瘀汤（《医林改错》）。药物组成：当归 12g（三钱），生地黄 12g（三钱），桃仁 16g（四钱），红花 12g（三钱），枳壳 8g（二钱），赤芍 8g（二钱），柴胡 4g（一钱），甘草 4g（一钱），桔梗 6g（一钱半），川芎 6g（一钱半），牛膝 12g（三钱）。

水煎服，每日 1 剂。

方中桃仁破血行滞而润燥，红花活血祛瘀以止痛，共为君药。赤芍、川芎助君药活血祛瘀；牛膝活血通经，祛瘀止痛，引血下行，共为臣药。生地黄、当归养血益阴，清热活血；桔梗、枳壳一升一降，宽胸行气；柴胡疏肝解郁，升达清阳，与桔梗、枳壳同用，尤善理气行滞，使气行则血行，以上均为佐药。桔梗并能载药上行，兼有使药之用；甘草调和诸药，亦为使药。合而用之，使血活瘀化气行，则诸症可愈。

若少腹刺痛明显，可加丹参 9g、莪术 9g；若烦急，胁痛或乳房胀痛明显，舌尖红，加郁金 12g、栀子 12g 以疏肝清热。

中成药：血府逐瘀胶囊，口服。每次 6 粒，每日 2 次，1 个月为 1 个疗程。

6. 气虚血瘀证

临床表现为下腹部疼痛结块，缠绵日久，痛连腰骶，经行加重，经血量多有块；或月经淋漓不尽，量少，色暗有块；带下量多，精神不振，疲乏无力，食少纳呆；舌体暗红，有瘀点瘀斑，苔白，脉弦涩无力。

治宜益气健脾，化瘀止痛。方选理冲汤（《医学衷中参西录》）。药物组成：生黄芪 12g（三钱），党参 8g（二钱），白术 8g（二钱），生山药 20g（五钱），天花粉 16g（四钱），知母 16g（四钱），三棱 12g（三钱），莪术 12g（三钱），生鸡内金（黄者）12g（三钱）。

水煎服，每日 1 剂。

用三棱、莪术以消瘀血，参、芪诸药以护气血，则瘀血去而气血不致伤损，且参、芪能补气，得三棱、莪术之力，则补而不滞，而元气愈旺。元气既旺，愈能鼓舞三棱、莪术之力，以消瘕症，天花粉、知母滋阴退热，鸡内金运脾消食，山药、白术健脾补中。

原方加减：服之觉闷者，减去白术；觉气弱者，减三棱、莪术各 4g（一钱）；泻者，以白芍代知母，白术改用16g（四钱）；热者，加生地黄、天冬各8~12g（数钱）；凉者，知母、天花粉各减半，或皆不用；凉甚者，加肉桂（捣细冲服）、乌附子各8g（二钱）；瘀血坚甚者，加生水蛭（不用炙）8g（二钱）；室女与妇人未产育者，若用此方，三棱、莪术宜斟酌少用，减知母之半，加生地黄数钱，以濡血分之枯；若其人血分虽瘀，而未见癥瘕，或月信犹未闭者，虽在已产育之妇人，亦少用三棱、莪术；若病人身体羸弱，脉象虚数者，去三棱、莪术，将鸡内金改用15g（四钱），因此药能化瘀血，又不伤气分也，迨气血渐壮，瘀血未尽消者，再用三棱、莪术未晚。

中成药：补中益气丸合桂枝茯苓胶囊。补中益气丸，口服，每次9g，每日2次；桂枝茯苓胶囊，口服，每次3粒，每日2次。

7. 肾虚血瘀证

临床表现为少腹疼痛，绵绵不休，白带增多，质清稀；或月经淋漓不尽，量少，色暗有块；腰脊酸楚，神疲乏力；夜尿频多，或婚后不孕；舌暗或有淤点，苔薄白，脉细。

治以补肾活血，祛瘀止痛。方选六味地黄丸（《小儿药证直诀》）合失笑散（《太平惠民和剂局方》）加川牛膝、丹参、川芎、赤芍。药物组成：熟地黄32g（八钱），山茱萸24g（六钱），山药24g（六钱），泽泻12g（三钱），牡丹皮12g（三钱），茯苓（去皮）12g（三钱），五灵脂（酒研，淘去沙土）、蒲黄（炒香）各4g（一钱）。

方中重用熟地黄，滋阴补肾，填精益髓，为君药。山萸肉补养肝肾，并能涩精；山药补益脾阴，亦能固精，共为臣药。三药相配，滋养肝、脾、肾，称为“三补”。但熟地黄的用量是山萸肉与山药两味之和，故以补肾阴为主，补其不足以治本。配伍泽泻利湿泄浊，并防熟地黄之滋腻恋邪；牡丹皮清泻相火，并制山萸肉之温涩；茯苓淡渗脾湿，并助山药之健运。三药为“三泻”，渗湿浊，清虚热，平其偏胜以治标，均为佐药。六味合用，三补三泻，其中补药用量重于“泻药”，是以补为主；肝、脾、肾三阴并补，以补肾阴为主，这是本方的配伍特点。另加五灵脂散瘀止痛，通利血脉。蒲黄既有行血之力，又有止血之功。川牛膝可引瘀血下行，活血祛瘀；丹参活血调经，祛瘀止痛；川芎活血行气止痛；赤芍清热凉血，活血止痛。以上诸药共奏补肾活血、祛瘀止痛之功效。若带下量多，绵绵不断，质清稀如水，加金樱子12g、苍术9g；若小便清长，或夜尿多，大便溏薄；舌质淡，苔白润，脉沉迟，可加肉豆蔻6g、补骨脂9g，或改用内补丸（《女科切要》）。

中成药：①肾气丸合桂枝茯苓胶囊。适用于畏寒肢冷、小便频数较著者。肾气丸（每100粒重20g）：口服，每次20~25粒（4~5g），每日2次；桂枝茯苓胶囊，口服。每次3粒，每日2次。②六味地黄丸合血府逐瘀胶囊。适用于头晕耳鸣、五心烦热、咽干口燥者。六味地黄丸，口服。大蜜丸每次1丸，每日2次；血府逐瘀胶囊，口服。每次3粒，每日2次。

以上三型于慢性子宫内膜炎多见，子宫内膜息肉患者中上述三型占75.66%，可伴有月经的异常，易出现月经淋漓不净，临证需根据兼证辨虚实。同时患有息肉的患者在考虑西医手段的同时要考虑本病中医治疗中本虚标实的病机。

8. 阴虚内热证

临床表现为绝经后出现阴道流血、量少、色暗红，带下量少、色黄或伴有血丝，或带下色红、质稠，小腹隐痛，腰膝酸软，头晕耳鸣，五心烦热，或伴有发热，咽干，舌红少苔，脉细数。

治宜滋阴清热，固冲止血。方选知柏地黄汤（《医宗金鉴》）。药物组成：山药、山茱萸各160g（四两），牡丹皮、茯苓、泽泻、黄柏（盐水炒）、知母（盐水炒）各120g（三两），熟地黄320g（八两）。

原方为细末，炼蜜为丸，梧桐子大，每服百丸，空腹或午前白开水或淡盐汤送下。现原方各味药减半，水煎服，每日1剂。

方中熟地黄滋肾阴，益精髓；山茱萸滋肾益肝，山药滋肾补脾；泽泻泻肾降浊，丹皮泻肝火；茯苓渗脾湿，知母、黄柏清肾中伏火，清肝火。

若带下量多，色黄，或脓性，或伴有腹痛，酌加连翘12g，红藤12g；若流血多，加益母草15g，地榆15g，贯众炭9g。

中成药：知柏地黄丸，口服。每次8丸，每日3次。

三、名家经验

夏桂成：急性阶段以温热病为传变之要，属于中医温病范畴，以卫气营血辨治为主。一般属于热毒证，故以清热解毒为治则，同时，还应注意局部瘀血的存在，联合化瘀止痛之法；慢性阶段以改邪养正为本，采用周期调节疗法，提出以心肾交合为着眼点的调理原则。

班秀文：辨治带下病湿热下注及热毒蕴结证时，兼顾热瘀有形郁结的特点，重视肝郁化火在白带病中的机理认识，“治带不忘瘀”。

瞿晓竹：只要病机为局部气血凝滞，营气不从，阻逆于肌肉而发者，均可称为疮疡。慢性子宫内膜炎的病因病机与外科阴证疮疡相似，且两者都具有难消、难溃、难敛的特点。瞿老师自拟益气化瘀调冲汤治疗慢性子宫内膜炎疗效显著，能明显减轻和缓解症状，且经期用药往往有事半功倍之效。方药组成：生黄芪30g，当归12g，川芎9g，桃仁10g，红花9g，益母草15g，赤芍12g，牡丹皮10g，大血藤20g，败酱草20g，生蒲黄15g，王不留行10g，路路通10g，小茴香6g，甘草6g。

益气化瘀调冲汤是在辨证论治前提下，根据慢性子宫内膜炎“气虚为本，瘀热互结”的病机特点，汲取外科阴证疮疡的治疗理论，结合现代中药药理研究成果，以虚、瘀、热论治，以益气化瘀、清热利湿立法的临床经验方。瞿老师临床治疗中重用生黄芪，多取60g或90g。临证加减：气虚明显者加党参、白术、山药；腹痛剧烈者加金铃子散；瘀血明显者加五灵脂，取失笑散之义；带下量多者加生薏苡仁、白花蛇舌草、生栀子。

四、临证心得

首辨病，次辨证，再辨症：子宫内膜炎可同时有不同程度的子宫内膜息肉、宫腔粘连、少量胎盘残留，或胎盘附着部的复旧不全，或伴有宫内节育器等，故临证时首先要辨病以分析病因、明确诊断，除了运用中医药治疗外，也要考虑采取其他有针对性的治疗手段和措施，以期尽早达到患者怀孕的目的。

内膜炎的病因病机为湿、热、寒、瘀、虚为主，病机错杂，病程长，在辨证论治的基础上要注意病机的变化和虚实的转变，不可一证到底，贻误治疗时机。若只投以大量苦寒清热解毒之剂，而忽视疾病的不同阶段出现不同“证”的变化，中医认为“热易清而湿难除”，若过于清热，则易导致寒湿瘀阻胞脉，病证缠绵不愈。而久病耗伤正气，治疗过程为图一时之效而用清热解毒等克伐之品，气虚则成必然，一味克伐，必然难愈。

子宫内膜炎的表现多样，临证时依病因病机立治法，同时需注意针对腹痛、发热、带下量多、月经量多、经期延长、不规则出血、息肉等症状给予止痛、清热、止带、止血、软坚散结等对症治疗以增强疗效。

急性期需注意疾病的传变：即夏桂成所主张急性阶段以温热病为传变之要，属于中医温病范畴，临床治疗时以卫气营血辨治为主。

改善子宫内膜容受性：子宫内膜炎症恶化了胚胎着床的内外环境，使内膜容受性变差，在不孕症患者的治疗过程中尤其要密切关注内膜容受性的改善，以提高受孕率和成功率。

服药时间：急性期时用药要及时；慢性子宫内膜炎则考虑非经期时内膜修复，此时用药治疗，邪无出路，药物难以速效，病情易缠绵。月经期子宫内膜的功能层剥脱，经期用药，因势利导，月经量增多，邪毒瘀血随子宫内膜脱落，邪有出路，药物作用明显。

慢性子宫内膜炎的病程较长，容易缠绵反复，故用药时间可延长至炎症明显消退后2~3个月经周期以巩固疗效。

配合月经节律，分段论治：月经节律中，胞宫气血有由满盈、溢泻至空虚的变化，子宫内膜炎也出现伴随月经周期性发作的表现——痛经、月经量多、淋漓不净等，故临证时在辨证论治的同时需要遵循“经前勿补，经后勿泻”的原则，注重经前散寒、祛瘀、清热、利湿为主治其标，经后益肾、健脾、化湿为主以治本，本固则疾病无以复发。

夏桂成即对于炎症的慢性阶段（包括盆腔炎）擅长采用周期调节疗法，锁定在经后期和排卵期，而不在经前期和行经期。行经期多以疼痛为主症，此时需要急则治其标。经后期用滋阴的方法奠定基础。

心理指导：子宫内膜炎病程长、病情易反复，影响到患者的生活质量，加之长期的不孕，来自于自身、家庭、社会的压力较大，可能对患者的心理状态有影响，故而需要适当的注意患者的心理状态。临证时给予健康指导、疾病指导、生活方式指导等，比如增加与患者的沟通频率、及时解答患者的疑问和困惑、增强患者的治疗信心，必要时建议患者进行心理评估和心理治疗。

注重亚临床子宫内膜炎患者的治疗：无明显临床表现的亚临床子宫内膜炎在临床中易被漏诊而耽误治疗，而病理诊断是金标准。此类患者亦适合中药治疗。

第三节 阴道炎、宫颈炎

阴道炎是指病原体侵入阴道导致的阴道黏膜产生的炎症,以白带的性状发生改变及外阴、阴道瘙痒、灼痛为临床特征。临床常见类型有细菌性阴道病、滴虫性阴道炎、外阴阴道假丝酵母病、萎缩性阴道炎。宫颈炎是子宫颈的急慢性炎症,包括宫颈阴道部炎症及宫颈管黏膜炎症。

因两者均以带下增多,色质气味异常改变为临床主要症状,故均属中医学"带下病"范畴。

一、历代论述

1. 秦、汉、隋唐时期 "带下"首见于《素问·骨空论》:"任脉为病……女子带下瘕聚。"早期众多医家多认为此处带下为病变部位,而非疾病。东汉时期开始将"带下"引入疾病范畴。《金匮要略》称为"下白物"。《神农本草经》称带下为"白沃""赤沃""赤白沃";《脉经》称"漏下赤白";《针灸甲乙经》称"白沥""赤白沥"。广义性"带下病"首见于《神农本草经》;狭义性"带下病"首见于隋代《诸病源候论》,并指出带下有青、赤、黄、白、黑五色各侯,配属五脏,青属肝虚,黄属脾虚,赤属心虚,白属肺虚,黑属肾虚。《诸病源候论》以五脏配以五色论带下辨证,为带下的辨证开辟了先河。

2. 宋、金、元时期 宋代医家开始明确划分带下及崩漏的范畴。《妇人大全良方》载"人有带脉,横于腰间,如束带之状,病生于此,故名为带",指出带下病的发生与带脉有关。金代刘完素提出"湿热瘀结任脉","带下者,任脉之为病也……",认为任脉湿热为带下病的主要病因。此后张子和、李东垣、汪机等医家均从湿而论。元代朱丹溪提出"胃中痰积流下渗入膀胱",主湿痰下注。《太平圣惠方》将带下病的产生归于冲任二脉,曰:"夫妇人白带下者,是劳伤血气,损动冲任之脉。"

3. 明、清时期 在此时期,狭义性"带下"已广泛使用,且对病机的论述得以完善,认为"带下病"为冲任督带损伤,脏腑功能失常,主要以肝、脾、肾三脏为主,包括脾虚、肾虚、脾肾亏虚、肝郁脾虚、湿热下注等。明代医家对带下病病因的认识仍以"湿"为主导,部分医家认为寒邪也可导致带下病的发生。清代医家对带下病的病因考虑较为全面,包括湿、寒、痰、瘀血、七情、生活因素、地理因素。《名医指掌》曰:"夫带下者,由湿痰流注于带脉而下浊液,故曰带下。"《傅青主女科》曰"妇人忧思伤脾,又加郁怒伤肝……致湿热之气蕴于带脉之间","带脉通于任督,任督病而带脉始病",将带下病病机归于任督二脉。

二、临证要点

(一)辨证要点

辨寒热虚实:主要根据带下的量、色、质、气味的异常、发病的新旧及伴随症状、舌脉辨其寒热虚实。带下量多、色黄、质稠、有臭秽,伴下腹疼痛或阴痒者,多属湿热。带下量多、色黄脓样,或五色杂见、质稠秽臭,伴高热寒战,下腹疼痛拒按,多属热毒。带下量多、色白或淡黄、质黏、无臭气者，多属脾虚或夹湿。带下量多、色白或无色、质清稀，甚如水样、无臭气者，多属肾阳虚。带下量不甚多、色赤白、质稍黏、无臭气者，多属肾阴虚。总之带下色深、质稠、有臭秽者，多属实、属热；色淡、质稀、无臭秽者，多属虚、属寒。

（二）辨证论治

应抓住带下的量、色、质的变化，并结合全身症状、舌脉进行综合分析。治疗以补肾、健脾、祛湿为主，同时应配合使用外治法。急性宫颈炎阶段以内服清热解毒药为主；慢性宫颈炎以外治法疗效较好。

1. 脾虚证

临床表现为白带增多、绵绵不断、色白或淡黄、质黏稠、无臭味，面色萎黄或淡白，神疲倦怠，纳少便溏，腹胀足肿，舌质淡胖，苔白或腻，脉缓弱。

治宜健脾益气，化湿止带。方用五味异功散（《医学心悟》）。药物组成：人参 9g（三钱），白术（炒）6g（二钱），茯苓 6g（二钱），炙甘草 3g（一钱），陈皮 3g（一钱）。

水煎服，每日 1 剂，分 3 次温服。不方便服用中药，或巩固期治疗，可使用中成药。

本方由四君子汤加陈皮而成，根据脾与湿的特殊关系，从脾入手去治疗各种带下证。在四君子汤的基础上加陈皮，旨在行气化滞，醒脾健运，共奏健脾化湿止带之功，使之补而不滞。若脉数有热，可加炒黄柏、莲子心；若脉迟厥冷，可加炮姜、大枣；若白带量多则加薏苡仁，增强健脾渗湿的功效；青带加柴胡、栀子以清热疏肝；赤带加丹参、当归以养血活血；黄带加石斛、荷叶、陈皮以养脾胃；黑带则加杜仲、续断补肾，以奏脾肾双补之效。

中成药：参苓白术散，三餐后服，每次 6g，每日 3 次。

中医外治法：蛇床子 30g，贯众 20g，椿根皮 20g，透骨草 20g，苦参 20g，地肤子 30g，百部 20g，白鲜皮 30g 煎液，先熏后坐浴，每日 2 次，早、晚各 1 次，7 日为 1 个疗程，经期停用。

2. 肾虚证

临床表现为带下清冷、质稀如水、久下不止、无臭味，面色苍白无华，腰脊酸楚，大便稀薄或五更泄泻，尿频清长，或夜尿增多，舌苔薄白，脉沉迟。

治宜温肾助阳，固涩止带。方用内补丸（《女科切要》）加味。药物组成：鹿茸 6g（二十钱），肉苁蓉 9g（三十钱），菟丝子 12g（四十钱），沙苑子 9g（三十钱），肉桂 6g（二十钱），制附子 6g（二十钱），黄芪 9g（三十钱），桑螵蛸 9g（三十钱），白蒺藜 9g（三十钱），紫菀茸 9g（三十钱）。

上药共研细末，炼蜜为丸，如绿豆大。每次服 3~6g，每日服 2~3 次，饭前温酒送服。也可用饮片作汤剂水煎服。

方中鹿茸、肉苁蓉补肾阳，益精血；菟丝子补肝肾，固冲任；沙苑子温肾止痛；肉桂、制附子补火助阳，温养命门；黄芪补气温阳；桑螵蛸收涩固精；白蒺藜祛风胜湿；紫菀茸温肺益肾。全方共奏温肾培元、固涩止带之功。

若腹泻便溏者，去肉苁蓉，酌加补骨脂、肉豆蔻；若精关不固，精液下滑，带下如崩，谓之“白崩”，治宜补脾肾，固奇经，佐以涩精止带之品，方选固精丸（《仁斋直指方》）。

中成药：金匮肾气丸，早、晚饭后每次 4~5g，大蜜丸每次 1 丸，每日 2 次。

中医外治法：苦参 50g，生大黄 20g，制黄精 20g，藿香 20g，白鲜皮 20g，蛇床子 20g，生甘草 10g，上 7 味分为 2 份，一份加至温开水中，煮成 1 000ml 外洗液，待温度适宜后，冲洗坐浴；另一份用 1ml 注射器纳入阴道，涂抹于宫颈，重复 1~2 次，隔日 1 次，1 个月为 1 个疗程，连续使用 3 个月，经期停用。

3. 肝郁脾虚证

临床表现为带下色白、绵绵不断、质较清晰、无秽臭气，下腹坠痛，面色无华，神疲，伴乳房胀痛，舌淡，苔薄白，脉弦细。

治宜补脾柔肝止带。方用完带汤（《傅青主女科》）加味。药物组成：白术（土炒）30g（一两），山药（炒）30g（一两），人参 6g（二钱），白芍（炒）15g（五钱），车前子（酒炒）9g（三钱），苍术（制）9g（三钱），甘草 3g（一钱），陈皮 1.5g（五分），黑芥穗 1.5g（五分），柴胡 1.8g（六分）。

水煎服，每日 1 剂，分 3 次温服。不方便服用中药，或巩固期治疗，可使用中成药。

分析此方之理法，非独治肝脾，实乃脾、胃、肝三经同治，方中白术、山药炒用，以增健脾燥湿之力，与人参、甘草共奏补脾益气之功；柴胡意在升举阳气，配伍白芍、陈皮兼以疏肝理气，肝气条达，利于脾气之健运；苍术燥湿，车前子利水。利水湿，通水道，使湿浊沉降，顺流而出，然而脾气当升，湿浊才得以下降，故用荆芥穗，取其轻扬走窜之性，荆芥穗宜炒黑，一则减其辛温之性，以轻轻疏散，宣畅气机，助柴、芍以条达肝气而御肝木之乘脾；二则兼可入血分，散血分之滞，通络和血，引血归经；三则中药炒黑，往往有收敛的作用；更以甘草调和诸药，寓散于补，寄消于升，诸药调和，共奏培土抑木、祛湿化浊之功，使脾气健旺，肝气条达，清阳得升，湿浊得化，则带下自止。

若郁热者，加牡丹皮、栀子；若腰酸者，加独活、桑寄生、牛膝；若有癥块者，加皂角刺、穿山甲片、三棱、莪术。

中成药：加味逍遥丸，早、晚饭后服，每次 6g，每日 2 次。

中医外治法：完带汤加龙骨 30g，牡蛎 30g，赤芍 15g，鱼腥草 30g，土茯苓 20g，白鲜皮 30g，椿根皮 30g，艾叶 20g，花椒 20g，蛇床子 30g，加至温开水中，煮成 1 000ml 外洗液，待温度适宜后，冲洗坐浴，每日 2~3 次，7 日为 1 个疗程，经期停用。

4. 湿热下注证

临床表现为带下量多、色黄或黄白相兼、质稠有臭味，外阴瘙痒或阴中灼热，伴小腹或腰骶胀痛，烦热头昏，口苦咽干，小便短赤或色黄，大便干结，舌质红，苔黄腻，脉滑数。

治宜清热利湿止带。方用易黄汤（《傅青主女科》）加味。药物组成：山药（炒）30g（一两），芡实（炒）30g（一两），黄柏（盐水炒）6g（二钱），车前子（酒炒）3g（一钱），白果 10 枚。

水煎服，每日 1 剂，分 3 次温服。不方便服用中药，或巩固期治疗，可使用中成药。

方中重用山药、芡实健脾止带，补任脉之虚，补而不滞，又能利水；山药归脾、肺、肾三经，功能补脾胃、益肺肾，芡实归脾、肾经，功能补脾固肾，兼能收涩止带。黄柏苦寒，直达下焦，既能清肾中之火，又可解任脉之热；白果引诸药入任脉，清热利湿止带；车前子利水渗湿，水湿得化，故湿热得解，任脉自安，黄带自止。全方共奏平补脾肾、清热止带之功，补中有清，涩中有利，标本兼顾，则黄带可止。

若湿邪偏甚，带下色白量多，如豆腐渣或凝乳状，伴阴部瘙痒，脘闷纳差。舌红，苔黄腻，脉滑数，可选用萆薢渗湿汤（《疡科心得集》）。

中成药：康妇炎胶囊，早、晚饭后服，每次 3 粒，每日 2 次。

中医外治法：蛇床子散。

组成：蛇床子 30g，苦参 30g，明矾 15g，川花椒 10g，土茯苓 30g，地肤子 15g，黄柏 15g，百部 15g，水煎煮，每日 1 剂，冲洗阴道，7 日为 1 个疗程，连续运用 1~3 个疗程，经期停用。

或予中成药红核妇洁洗液，用法：用药前用水清洗阴部后擦干，取 10ml 药液于稀释瓶中，加温开水至 100ml，摇匀，用稀释后的药液冲洗外阴和阴道，每日 2 次，连用 7 日为 1 个疗程。

5. 湿毒蕴结证

临床表现为带下量多、黄绿如脓，或赤白相兼，或五色杂下、状如米泔、臭秽难闻，小腹疼痛，腰骶酸痛，口苦咽干，小便短赤，舌红，苔黄腻，脉滑数。

治宜清热解毒，除湿止带。方用五味消毒饮（《医宗金鉴》）加味。药物组成：金银花 12g（四钱），天葵子 6g（二钱），野菊花 6g（二钱），蒲公英 6g（二钱），紫花地丁 6g（二钱），土茯苓 9g（三钱），薏苡仁 9g（三钱），黄柏 6g（二钱），茵陈 6g（二钱）。

方中金银花、野菊花、蒲公英、紫花地丁、天葵子清热解毒；加土茯苓、薏苡仁、黄柏、茵陈清热利湿止带。全方合用，共奏清热解毒、除湿止带之功。

若腰骶酸痛，带下腥臭量多者，可酌情加用马齿苋、鱼腥草、贯众等清热解毒；若小便淋痛，兼有白浊者，可加用萆薢、萹蓄、木通、甘草梢以解毒通淋。

中成药：康妇炎胶囊，早、晚饭后服，每次 3 粒，每日 2 次。

中医外治法：溻痒汤（《疡医大全》）。

组成：蛇床子 30g，花椒 9g，白矾 9g，水煎，放至合适温度熏洗外阴后坐浴，每日 2 次，7 日为 1 个疗程，经期停用。

三、名家经验

孙光荣：带下病的发生与湿、毒、热和脏腑功能失调关系密切，治疗离不开清热解毒、利湿止带和调理脾肾、补元摄带两大法则。分清泌浊饮为孙老自拟的治疗带下病的内服基本方，全方功效益气活血、利湿清热。孙老治疗带下病以“子母方”为主要方法，把汤药内服方加外洗方同时使用。清带汤是孙老治疗带下病的外治验方，其基本组方思想是在运用清热解毒止痒药物的同时加用敛湿止带的药物。方用蛇床子、炙百部、白花蛇舌草解毒杀虫止痒；蒲公英、金银花、生薏苡仁清热解毒利湿；白鲜皮、地肤子祛风止痒；煅龙骨、煅牡蛎、芡实仁固涩止带；紫苏叶芳香辟秽，可消除带下增多所致之腥味，生甘草调和诸药。全方融清、利、敛为一体，相反相成，相得益彰，共奏清热解毒、利湿止带之功。

李发枝：“人乳头状瘤病毒（HPV）感染可导致宫颈炎的发生，其辨证以虚为本，以湿热瘀为标，具有本虚标实的特点，病机为湿热瘀滞肝经，治宜从肝经论治。方用萹蓄、瞿麦、车前子以清利肝经湿热，导热下行；柴胡、川楝子、延胡索、牡丹皮以行气活血，通络化瘀；白芍疏肝柔肝，理气止痛；黄芪益气补中，化湿利水，诸药合用共奏清肝利湿、化瘀解毒、行气止痛之功效。”

四、临证心得

1. 肝脾同治。临床常以平肝疏土、补脾祛湿除带下。女子湿盛而火衰，肝郁而气弱，则脾土受伤，湿土之气下陷，是以脾精不守，不能化荣血为经水，反为带下。《傅青主女科》以完带汤治疗肝郁脾虚湿盛之白带，脾气健则湿气消；用清肝止淋汤治赤带。《济阴纲目·赤白带下门》曰：“一孀妇腹胀胁痛……带下青黄……此乃郁怒伤损肝脾，朝用归脾汤，以解脾郁生脾气，夕用加味逍遥散，以生肝血清肝火，百余剂而愈。”肝舒脾健，则带下可。以上均体现出肝脾同治的思想。

2. 临床常用白术与苍术配伍。白术味苦、甘，性温，入脾、胃经，具有燥湿和中、补脾益胃之功。苍术性味苦温辛烈，具有健脾、燥湿、解郁、辟秽之功，治疗湿盛困脾诸证。朱丹溪称：“苍术治湿，上、中、下皆有可用。又能总解郁。”白术甘温，善于燥湿补脾，能运能健，善化善补，最适于脾虚带下或诸虚带下。苍术同为温化治带药物，但苍术与白术相比，苍术辛窜之性更为猛烈，故有开通上下之功。升疏肝脾之阳，通腠理、达肌肤之力更强，故用于湿邪遏制之寒湿带下更为合适，又白术与苍术一守一走，一补一通，联合使用，燥湿之带之力更强。

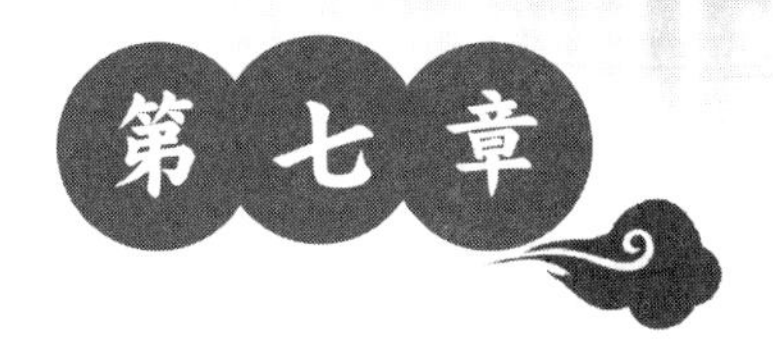

第七章

女性不孕相关器质性疾病

第一节　子宫肌瘤

子宫肌瘤又称子宫平滑肌瘤，是女性生殖系统中最常见的良性肿瘤，其中宫体肌壁间肌瘤最为常见。其发生与性激素水平相关，多见于30~50岁育龄期妇女，20岁以下少见。据尸检统计，30岁以上妇女约20%有子宫肌瘤。经量增多、经期延长、下腹包块、邻近器官压迫症状、不孕和腹痛是本病可出现的临床症状，上述症状一般与肌瘤大小不成正比。因子宫肌瘤多无症状或很少有症状，因此，临床报道的发病率远低于肌瘤真实发生率。根据其临床表现，在中医学属于“癥瘕”范畴。

一、历代论述

妇科癥瘕，是指妇女下腹部有结块，或胀、或满、或痛、或出血者。大抵癥多坚硬不移，痛有定处，病属血分；瘕则推之可移，痛无定处，病属气分。癥与瘕的产生密切相连，常先气聚成瘕，日久则血瘀成癥；两者表现不易分开，如石瘕即是癥积表现，故古今多以癥瘕并称。

1. 先秦、秦汉时期　这段时期是中医理论的奠定期和高峰期，涌现出《黄帝内经》《神农本草经》《伤寒杂病论》等一大批经典著作。“瘕”最早记载于《黄帝内经》。“癥瘕”合称首见于最早的本草学著作《神农本草经》，该书记载了禹余粮、龙骨、鳖甲等20余味针对性的药物。以《黄帝内经》为代表的中医经典著作对妇科癥瘕的概念范畴、病因病机、治法治则论述丰富，为后世奠定了本病的理论基础。病因方面，指出不内外因中饮食过度、起居不节、用力过度，内因中“伤于忧怒”也是发病因素。病机方面，《黄帝内经》记载了风寒内侵、痰湿内聚、血瘀抟聚、气机逆滞等为癥瘕发病机制，四者互相促进，尤以寒、瘀、湿出现频率更高，三者常抟结为患。如《灵枢·百病始生》论：“肠外有寒，汁沫与血相抟，则并合凝聚不得散，而积成矣。卒然外中于寒，若内伤于忧怒，则气上逆，气上逆则六输不通，温气不行，凝血蕴里而不散，津液涩渗，著而不去，而积皆成矣。”《黄帝内经》十分重视并多次强调外感风冷为与本病发生的始发因素，如《灵枢·百病始生》

云："积之始生，得寒乃生。"《灵枢·水胀》载："石瘕生于胞中，寒气客于子门，子门闭塞，气不得通，恶血当泻不泻，衃以留止，日以益大，状如怀子，月事不以时下。皆生于女子，可导而下。"《素问·骨空论》记载"任脉为病，男子内结七疝，女子带下瘕聚"，这是后世从奇经论治本病的源头。关于诊断，《素问·大奇论》中描述了瘕病的脉象"肾脉小急，肝脉小急，心脉小急，不鼓皆为瘕"，小急为寒甚，不鼓则血不流，故血内凝而为瘕也。关于治法，《素问·至真要大论》提出："寒者热之，热者寒之，微者逆之，甚者从之，坚者削之，客者除之，劳者温之，结者散之，留者攻之……薄之劫之，开之发之，适事为故。"《灵枢·水胀》也提出"可导而下"的治则。《素问·六元正纪大论》言"大积大聚，其可犯也，衰其大半而止，过者死"，对本病治疗极有指导意义。

《金匮要略·妇人妊娠病脉证并治》论述了妊娠期癥瘕证治，"妇人宿有癥病，经断未及三月，而得漏下不止，胎动在脐上者，为癥痼，害。妊娠六月动者，前三月经水利时，胎也。下血者，后断三月，衃也。所以血不止者，其癥不去故也，当下其癥，桂枝茯苓丸主之。"，桂枝茯苓丸散寒、化瘀、利湿，切合《黄帝内经》寒、瘀、湿抟结为患的病机，因而成为妇科癥瘕第一方。

2. 两晋隋唐时期　全面继承了先秦两汉中医典籍有关论述，并在两个方面有所深化，一是以《诸病源候论》为代表的著作，将癥瘕病因病机论述进一步阐释补充；二是以《备急千金要方》为代表的著作，记载了大量治疗癥瘕的方剂，极大改变了《黄帝内经》有论无方的局面。隋代巢元方《诸病源候论·虚劳病诸候》言"虚劳之人，阴阳伤损，血气凝涩，不能宣通经络，故积聚于内也"，提出了因虚致积的病机。《诸病源候论·妇人杂病诸候》中详尽描述了癥瘕的病因、病机、证候以及转归，如"癥瘕者，皆由寒温不调，饮食不化，与脏气相搏结所生也"，"此或月经否涩不通，或产后余秽未尽，因而乘风取凉，为风冷所乘，血得冷则结成瘀也。血瘀在内，则时时体热而面黄，瘀久不消，则变成积聚癥瘕也"，"若经血未净而合阴阳……结牢恶血不除，月水不时，或月前月后，因生积聚，如怀胎状"等。《诸病源候论》对癥瘕造成不孕、水肿等症亦有论述，如《诸病源候论·月水不通无子候》云："月水久不通，非止令无子，血结聚不消，则变为血瘕；经久盘结成块，亦作血癥。血水相并，津液壅涩，脾胃衰弱者，水气流溢，变为水肿。如此难可复治，多致毙人。"唐代孙思邈《备急千金要方·妇人方下》也强调癥瘕可引起带下、不孕："妇人产后十二癥病，带下无子……"《外台秘要·八瘕》观点相似："血瘕者，妇人月水新下，未满日数而中止，因饮食过度，五谷气盛，溢入他脏，若大肌寒，吸吸不足，呼吸未调，而自劳动，血下走肠胃之间，流落不去，内有寒热与月水合会，则生血瘕之聚……有此病者令人无子。"

仅在《备急千金要方·妇人方》中即记载了 20 余首能治疗癥瘕的方剂，比如，以祛邪攻下逐瘀为主的，能"治十二瘕癖，及妇人带下，绝产无子，并服寒食药而腹中有癖者"的"硝石大黄丸"，"治月经不通，结成癥瘕如石，腹大骨立"的"破血下癥方"；以补益为主的，如能"治妇人虚损，及中风余病，疝瘕……无所不治，服之令人有子"的"大泽兰丸"；寒温并用，攻补兼施的方剂最多，比如"牡蒙丸""干姜丸""鸡鸣紫丸""当归丸"

等。《千金翼方》部分方剂与《备急千金要方》重复记载，也新增了“辽东都尉所上丸”“五京丸”“生地黄丸”等，后者亦载于《外台秘要》。《备急千金要方·针灸》亦记载了针灸外治疗法：“小腹胀满，痛引阴中，月水至则腰背痛，胞中瘕，子门寒，大小便不通，刺水道入二寸半，灸五壮，在大巨下三寸”；“太溪主胞中有大疝瘕积聚，与阴相引痛。”

3. 宋、金、元时期　以陈自明为代表的医家秉承了宋前医家风冷、血瘀、气滞、痰湿、食积、虚损等多因素发病学说，如《妇人大全良方》载：“夫妇人疝瘕之病者，由饮食不节，寒温不调，气血劳伤，脏腑虚弱，受于风冷，冷入腹内，与血相结所生……妇人之病有异于丈夫者，或因产后血虚受寒；或因经水往来取冷过度，非独因饮食失节，多挟于血气所成也。”《太平圣惠方·积聚论》强调了脏腑虚弱是导致本病发病的内在因素：“夫积聚者，由阴阳不和。腑脏虚弱，受于风邪，搏于腑脏之气所为也。”

《儒门事亲·凡在下者皆可下式》重视下法在癥瘕上的运用，“《黄帝内经》一书，惟以气血通流为贵……陈莝去而肠胃洁，癥瘕尽而荣卫昌。不补之中，有真补者存焉”。刘河间则在《素问玄机原病式·寒类》指出本病有寒热之别，“血不流而寒薄，故血内凝而成瘕也……瘕病亦有热者也，或阳气郁结，怫热壅滞，而坚硬不消者，非寒癥瘕也，宜以脉证别之”。李东垣在《兰室秘藏》通过引用内经理论，得出治疗癥瘕的安心和血泻火法，“内经所谓小肠移热于大肠，为虙瘕，为沉，脉涩不利，则月事沉滞而不利，故云为瘕，为沉也。或因劳心，心火上行，月事不来，安心和血泻火，经自行矣”。朱丹溪在《丹溪心法》论述“痰挟瘀血，遂成窠囊”，“块乃有形之物也，痰与食积死血而成也”，认为积块的产生，亦可由痰与食积死血兼夹而成。

《济生方》记载了“香棱丸”“通经丸”“琥珀汤”“六合汤”等多首治疗癥瘕的方剂，尤其是能“治五积，破痰癖，消癥块及冷热积聚”的“香棱丸”仍被后世广泛应用。《太平惠民和剂局方·治妇人诸疾》强调作为妇科圣剂的“四物汤”可以治疗癥瘕，“四物汤调益荣卫，滋养气血。治冲任虚损，月水不调，脐腹㽲痛，崩中漏下，血瘕块硬，发歇疼痛，妊娠宿冷，将理失宜，胎动不安，血下不止，及产后乘虚，风寒内搏，恶露不下，结生瘕聚，少腹坚痛，时作寒热。”《女科百问·未出闺门女有三病》云：“神仙聚宝丹：治妇人血海虚寒，外乘风冷，搏结不散，积聚成块，或成坚瘕。”

4. 明、清时期　明清及民国时期名医辈出，相关论述更加丰富，理法方药均有补充。

（1）道明妇人癥瘕特性，邪实致病论述日趋圆融。

《景岳全书·妇人规》“瘀血留滞作癥，惟妇人有之”，点明女性癥瘕有特殊性，这是继《素问·骨空论》“任脉为病，男子内结七疝，女子带下瘕聚”之后，又一直指人心的论述。

1）从寒凝血瘀立论：《万氏妇人科·石瘕》承《黄帝内经》石瘕之论：“石瘕者，因行经之时，寒气自阴户而入，客于胞门，以致经血凝聚，月信不行，其腹渐大，如孕子状。”《女科证治准绳·杂证门》载：“妇人月经痞涩不通，或产后余秽未尽，因而乘风取凉，为风冷所乘，血得冷则成瘀血也……瘀久不消，则为积聚癥瘕矣。”王清任在《医林改错》提出“治少腹积块疼痛，或有积块不疼痛，或疼痛而无积块，或少腹胀满，或经血见时，先腰酸少腹胀，或经血一月见三五次，接连不断，断而又来，其色或紫、或黑、或块、或崩漏，兼少腹疼痛，或粉红兼白带”的少腹逐瘀汤，在当代广为应用。

2）从气滞血瘀立论：《校注妇人良方·妇人癥痞方论》提出“肝火郁滞”病机。《万氏妇人科·调经章》言：“妇人女子，闭经不行……忧愁思虑，恼怒怨恨，气郁血滞，而经不行者，法当开郁气，行滞血而经自行。苟用补剂，则气得补而益结，血益凝聚，致成癥瘕胀满之疾，所谓养虎自遗患也。”唐宗海《血证论·瘀血》亦指出：“癥之为病，总是气与血轇轕而成，须破血行气，以推除之，元恶大憝，万无姑容。即虚人久积，不便攻治者，亦宜攻补兼施，以求克敌。”

3）从痰瘀互结立论：《景岳全书·妇人规》载：“凡汁沫凝聚，旋成癥块者，皆聚之类，其病多在血分。”武叔卿《济阴纲目》言：“盖痞气之中，未尝无饮，而血癥，食癥之内，未尝无痰，则痰、食、血未有不先因气病而后形病也。故消积之中，当兼行气消痰之药为是。”强调痰、食、血、气合而为癥，提出行气消痰治法。

4）从湿热瘀结立论：《医学心悟·医门八法》指出：“夫积聚、癥瘕之症，有初、中、末之三法焉……及其所积日久，气郁渐深，湿热相生，块因渐大，法从中治，当祛湿热之邪，削之、耎之以底于平。”《女科证治准绳·调经门》提出：“少腹热痛为热瘕。以刘河间法治之。”《景岳全书·妇人规》记载肝郁化热者，“肝火不清，血热而滞者，宜加味逍遥散”，提出“气热则干涸，宜寒而行之”。

（2）传承因虚致癥理论，扶正消癥方药更为丰富。

《校注妇人良方·妇人积年血癥方论》谓：“窃谓罗谦甫先生云，养正积自除。东垣先生云，人以胃气为本，治法宜固元气为主，而佐以攻伐之剂。”《景岳全书·积聚》言：“凡脾肾不足及虚弱失调之人，多有积聚之病。盖脾虚则中焦不运，肾虚则下焦不化，正气不行则邪滞得以居之。若此辈者，无论其有形无形，但当察其缓急，皆以正气为主。凡虚在脾胃者，宜五味异功散，或养中煎、温胃饮、归脾汤之类主之；虚在肝肾者，宜理阴煎、肾气丸、暖肝煎之类酌而用之。此所谓养正积自除也。”

1）从益气消癥立论：《景岳全书·妇人规》曰：“或忧思伤脾，气虚而血滞；或积劳积弱，气弱而血不行……而渐以成癥矣。”《傅青主女科》创补益任督带脉、益气化瘀消癥的升带汤，“此方利腰脐之气，正升补任督之气也。任督之气升，而疝瘕自有难容之势”。《医学衷中参西录》创益气化瘀消癥的理冲汤，“补破之药并用，其身形弱者服之，更可转弱为强。即十余年久积之癥瘕，硬如铁石，久久服之，亦可徐徐尽消”，两方均为后世袭用。

2）从调血消癥立论：《万氏妇人科·产后章》提出四物汤加减治疗癥瘕：“产后冲任损伤，气血虚惫，旧血未尽……不可轻用固涩之剂，使败血凝聚，变为癥瘕……如小腹刺痛者，四物汤加元胡、蒲黄（炒）、干姜（炒）各等分。”《景岳全书·妇人规》论及癥瘕时提出补血调血消癥：“若虚在血中之气而为滞为痛，微则四物汤，甚则五物煎、决津煎、大营煎方可。”

3）从补肾消癥立论：《景岳全书·积聚》指出：“凡脾肾不足及虚弱失调之人，多有积聚之病。盖脾虚则中焦不运，肾虚则下焦不化，正气不行则邪滞得以居之……虚在肝肾者，宜理阴煎、肾气丸、暖肝煎之类酌而用之。”又说：“病久而弱，积难摇动者，不可攻。凡此之类，皆当专固根本，以俟其渐磨渐愈，乃为良策……病久脾肾气滞而小腹痛胀者，宜八味地黄丸。”

二、临证要点

（一）辨证要点

首先，要辨别虚实主次。癥瘕属虚者多素体虚弱，倦怠乏力，少气懒言，畏风自汗，动则气短，或纳呆便溏，或腰膝酸软，面色少泽，舌淡质嫩，脉弱无力为主；素体强健，精力充沛，声高气粗，舌质偏老，苔黄厚腻，脉沉取有力，则属实。新病初发者，多属实；久病迁延者多属虚；年轻体壮者，多属实；老长体衰者，多属虚；外感风寒者，多属实；内伤劳损者，多属虚。正如《医宗金鉴·癥瘕积痞痃癖疝诸证门》载：“凡治诸癥积，宜先审身形之壮弱，病势之缓急而治之。如人虚，则气血衰弱，不任攻伐，病势虽盛，当先扶正气，而后治其病；若形证俱实，宜先攻其病也。”

其次，要分清是寒是热。热证者多见月经量多，质黏稠，带下量多色黄如脓，或小腹热痛，身热口渴，心烦不宁，大便秘结，小便黄赤，舌红，苔黄，脉数。寒证者多见月经后期、量少、有血块、色暗淡，甚或月经停闭，伴经行腹痛、得温痛减，或小腹冷感，面色暗淡，形寒肢冷，手足不温，舌淡，苔白，脉沉缓或紧。分清寒热，可避免《儒门事亲·凡在下者皆可下式》所说的“当寒反热，当热反寒，未见微功，转成大害”。

现归纳为 7 个证候类型。

（二）辨证论治

1. 气滞血瘀证

临床表现为下腹包块质硬，下腹或胀或痛，或按之痛，或经期延长、淋漓不净，或经行不畅，或经量多，经色暗、夹血块。或经行小腹疼痛，经前乳房胀痛，胸胁苦满。精神抑郁，心烦易怒，时善太息，面色晦暗，肌肤甲错。舌质暗，可见瘀点瘀斑，苔薄白、脉弦涩。

治宜行气活血，化瘀消癥。方用香棱丸（《济生方》）加减。药物组成：木香（不见火）15g（半两），丁香 15g（半两），京三棱（细挫，酒浸一宿）30g（一两），炒枳壳（去瓤，麸炒）30g（一两），蓬术（细挫）30g（一两），青皮（去白）30g（一两），炒川楝子 30g（一两），炒茴香 30g（一两）。

用法：水煎服，每日 1 剂，连服 14 日，服药无不适，可继服 14 剂。以 1 个月为 1 个疗程。

方中丁香、木香、小茴香理气温经，疏通脉络气机；枳壳与青皮疏肝解郁，消胀行气；川楝子止痛行气，去除下焦的郁结；辅以京三棱破血中之滞；莪术逐散气分之中的血瘀。全方共奏行气活血、消癥化瘀之功。

若以瘀血为主证，见下腹包块坚硬固定，小腹痛，经色紫暗；或见月经周期紊乱，经期延长或久漏不止，或肌肤甲错，两目暗黑，口干不欲饮水，大便干结，舌紫暗有瘀点瘀斑，或舌下静脉瘀紫，脉沉涩或沉弦。

治宜活血消癥，祛瘀生新。方用大黄䗪虫丸（《金匮要略》）。药物组成：大黄（蒸）7.5g（十分），黄芩6g（二两），甘草9g（三两），桃仁6g（一升），杏仁6g（一升），虻虫6g（一升），蛴螬6g（一升），芍药12g（四两），干地黄30g（十两），干漆3g（一两），水蛭6g（百枚），土鳖虫3g（半升）。

用法：上十二味，末之，炼蜜和丸小豆大，酒饮服五丸，日三服。（现代用法：上药共为细末，炼蜜为丸，每丸重3g，每服1丸，温开水送服。亦可作汤剂，水煎服。）

方中土鳖虫咸寒，破血祛瘀；大黄苦寒，泻下攻积，活血祛瘀，共为主药。桃仁、干漆、水蛭、蛴螬、虻虫助君药以活血通络，攻逐瘀血，共为臣药。杏仁开宣肺气，润肠通便，以通气机，与活血攻下药配伍则有利于祛瘀血；黄芩配大黄以清瘀热；干地黄、芍药养血滋阴，使破血而不伤血，共为佐药。甘草和中补虚，以缓和诸破血药过于峻猛伤正，调和诸药；酒服以行药势，是为使药。诸药配伍，除瘀血，清瘀热，补阴血，攻中有补。达到"润以濡其干，虫以动其瘀，通以去其闭"（《金匮要略心典》）的功效。

若行经量多，或淋漓不止者，加炒蒲黄、五灵脂、血余炭化瘀止血；若月经后期量少，加牛膝、泽兰、川芎活血调经；若经行腹痛者，可加延胡索行气止痛。

中成药：大黄䗪虫丸：每次3g，口服，每日3次，适用于气滞血瘀证血瘀偏重证。

2. 痰瘀互结证

临床表现为下腹有包块、触之或硬或不坚，小腹或胀或满，或时作痛，月经后期、量少或闭经，经质黏稠、有血块；体型肥胖，胸脘痞闷，或见呕恶痰多，或见头眩，或见浮肿，或肢体困倦，带下量多，色白质黏稠；舌体胖大，暗淡，边见瘀点或瘀斑，苔白腻，脉弦滑或沉滑。

治宜化痰除湿，散瘀消癥。方用苍附导痰丸（《叶氏女科证治》）合桂枝茯苓丸（《金匮要略》）加减。药物组成：苍术60g（二两），半夏30g（一两），香附60g（二两），枳壳60g（二两），陈皮45g（一两五钱），茯苓45g（一两五钱），胆南星30g（一两），甘草30g（一两）；桂枝、茯苓、牡丹皮、桃仁、芍药各6g。

用法：（苍附导痰丸）上为末，姜汁和神曲为丸。淡姜汤送下。（桂枝茯苓丸）上五味，末之，炼蜜和丸，如兔屎大，每日食前服一丸。不知，加至三丸。（蜜丸，每服3~5g；亦可作汤剂，水煎服）。

苍附导痰丸方中苍术性辛香，长于健脾燥湿；半夏辛温性燥，擅于燥湿化痰，和胃降逆；胆南星豁痰清热，三者为君，共奏燥湿化痰之功。陈皮兼理气行滞、燥湿化痰之功；香附宣畅气机、行气化痰，为血中之气药；枳壳理气宽胸，行滞消积。以茯苓、神曲为佐药，发挥健脾和胃、消食化积作用。另有生姜，既可解半夏、南星之毒，又有化痰降逆、和胃止呕之功。甘草为国老，调和诸药。

桂枝茯苓丸方中茯苓健脾安神、渗湿利水，桂枝温中散寒、通经利水、助阳解表。同时辅以桃仁、牡丹皮、芍药、桃仁活血祛瘀、消痈解毒。牡丹皮活血散瘀、清热凉血。芍药清热止痛、凉血祛瘀。诸药合用共奏活血化瘀、温通血脉、消瘤散结之效，且寒温相宜、药性平和，祛瘀而不耗血。

若食欲不振，加山楂、鸡内金以助运消癥；眩晕者，加天麻、菖蒲以化湿清窍；大便溏薄，加炒薏苡仁、炒白术以健脾止泻；带下量多，加海浮石、制南星、海螵蛸以化痰止带；经量过多可用四物汤合二陈汤加香附炭、益母草、党参、仙鹤草、阿胶珠等，以健脾化痰，和血止血；若腰痛者，加续断、桑寄生补肾强腰。

3. 寒凝血瘀证

临床表现为下腹包块、触之坚强，小腹冷感，月经后期、量少、有血块、色暗淡，甚或停闭，经行腹痛、得温痛减；面色暗淡，形寒肢冷，手足不温；舌质淡暗，边有瘀点或瘀斑，苔白，脉弦紧。

治宜温经散寒，祛瘀消癥。方用少腹逐瘀汤（《医林改错》）。药物组成：炒小茴香 1.5g（七粒），炒干姜 0.6g（二分），延胡索 3g（一钱），炒没药 3g（一钱），当归 9g（三钱），川芎 3g（一钱），官桂 3g（一钱），赤芍 6g（二钱），生蒲黄 9g（三钱），炒五灵脂 6g（二钱）。

用法：水煎服，每日 1 剂，连服 14 日，服药无不适，可继服 15 剂。以 1 个月为 1 个疗程。

方中当归、赤芍、川芎为主药，养血调经，活血祛瘀，而当归乃是阴中之阳药，血中之气药，配合赤芍行滞调经，具有养血活血、行气通瘀调经之功；辅以五灵脂、生蒲黄、延胡索、没药通利血脉祛瘀止痛，其中没药散结气通血滞，消肿定痛，去腐生肌，延胡索为气中血药，善行气活血，气行则血行，通则不痛，为止痛要药，四药相配共奏散结定痛、祛瘀生新之功；小茴香、干姜、肉桂为佐药，温经散寒除湿，理气止痛，并能引诸药直达少腹。综合本方，有温经散寒、活血祛瘀止痛之效。

若血瘀重，加三棱、莪术、水蛭以破瘀消癥；若经量过多，可加三七粉。

中成药：桂枝茯苓丸：每次 4 粒，口服，每日 3 次。

4. 湿热瘀结证

临床表现为下腹有结块，或胀或痛，月经量多，经期延长，经色暗，有血块，质黏稠，带下量多色黄如脓；身热口渴，心烦不宁，大便秘结，小便黄赤；舌暗红，边有瘀点或瘀斑，苔黄腻，脉弦滑数。

治宜清利湿热，化瘀消癥。方用大黄牡丹皮汤（《金匮要略》）。药物组成：大黄 12g（四两）、牡丹皮 3g（一两）、桃仁 9g（五十个）、冬瓜仁 30g（半升）、芒硝 9g（三合）。

用法：上药以水六升，煮取一升，去渣，纳芒硝，再煎沸，顿服之（现代用法：水煎服）。

方中大黄苦寒攻下，泄热逐瘀，荡涤肠中湿热瘀毒；桃仁苦平破血，与大黄相伍，破瘀泄热，共为君药。芒硝咸寒，泄热导滞，软坚散结；牡丹皮辛苦微寒，清热凉血，活血化瘀，并合桃仁增强散瘀之功。冬瓜仁甘寒滑利，清肠利湿，排脓散结，用以为佐。诸药合用，使湿热清，瘀滞散，则诸症自平，癥瘕可消。

若带下臭秽者，加椿根皮、黄柏、茵陈清热利湿；若腹痛剧烈者，加延胡索、川楝子行气止痛；若腹胀满者，加厚朴、枳实行气除满。

中成药：宫瘤清胶囊：每次 3 粒，口服，每日 3 次。

5. 气虚血瘀证

临床表现为下腹有包块，时有空坠，月经量多，或经期延长，经色淡红，有血块，经行或经后下腹痛；面色少华，神疲乏力，气短懒言，语声低微，纳少便溏；舌质暗淡，边有齿痕或淡紫，苔薄白，脉缓兼弦。治宜补气活血，化瘀消癥。方用升带汤（《傅青主女科》）。药物组成：白术（土炒）30g（一两），人参 9g（三钱），沙参 15g（五钱），肉桂（去粗，研）3g（一钱），荸荠粉 9g（三钱），鳖甲（炒）9g（三钱），茯苓 9g（三钱），半夏（制）3g（一钱），神曲（炒）3g（一钱）。

用法：水煎服。用水三盅，煎至将成，加好醋少许，滚数沸服。

方中有肉桂以散寒，荸荠以祛积，鳖甲之攻坚，茯苓之利湿，有形自化于无形，满腹皆升腾之气。人参、沙参、白术补脾养正；半夏化痰燥湿健脾，神曲健脾和胃，温而不燥，凉而不寒，补而不滞，攻而不猛，诚为温运和平、养正逐瘀、消积散结之佳方。

若经血夹块者，加花蕊石、炒蒲黄活血化瘀；出血量多加用田三七化瘀止血；出血量多伴头晕目眩，加何首乌、熟地黄、阿胶补益精血。

6. 血虚夹瘀证

临床表现为下腹有包块、时有刺痛，月经量少或淋漓不净，经期缩短，经色淡红、有血块，面色少华，精神萎靡，头昏眼花，失眠多梦，神思恍惚，手足麻木，舌质暗淡有瘀斑，苔白，脉虚、或弦或涩。

治宜补血活血，祛瘀消癥。方用加减四物汤（《景岳全书》）。药物组成：当归、川芎、芍药、熟地黄、莪术、三棱、肉桂、干漆（炒烟尽）各 12g。

方中熟地黄滋阴养血填精，白芍补血敛阴和营，当归补血活血调经，川芎活血行气开郁。佐以肉桂温通经脉，配以莪术、三棱、干漆以活血通络，攻逐瘀血。全方补中有通，滋而不腻，温而不燥，阴阳调和，使营血恢复而癥结自去。

用法：上㕮咀。每服五、七钱，水盅半，煎七分，食远服。

若血虚湿热兼瘀，则方用芩连四物汤（《刘奉五经验方》）加乌贼骨、茜草、贯众炭、侧柏炭。药物组成：黄芩 9g（三钱），黄连 9g（三钱），生地黄 9~15g（三～五钱），白芍 9~15g（三～五钱），当归 9g（三钱），川芎 4.5g（一钱半），乌贼骨 12g（四钱），茜草 6g（二钱），贯众炭 12g（四钱），侧柏叶炭 12g（四钱）。

用法：水煎服，每日 1 剂，连服 14 日，服药无不适，可继服 15 剂。以 1 个月为 1 个疗程。

方中用黄芩、黄连苦寒，清热燥湿。生地黄滋阴养血。当归入血分，既能补血，又补中有行。白芍养血敛阴，柔肝和营。川芎活血行气化瘀止痛。侧柏叶炭、贯众炭清热凉血。乌贼骨、茜草通利血脉。全方共奏清热燥湿、化瘀消癥之功。

若阴虚明显者加玄参、麦冬、墨旱莲；寒湿显者加柴胡、荆芥穗；肾虚明显者加续断、菟丝子、熟地黄；若血热较重、出血较多（或不规则）者，去当归、川芎，加地骨皮、青蒿、椿皮、生牡蛎；出血不止者加棕榈炭、阿胶块；若头晕，头痛，肝旺明显者加桑叶、菊花、女贞子、墨旱莲、生龙齿、珍珠母；若脾虚明显者加太子参、山药、莲子肉、白术；湿热下注者加瞿麦、车前子、木通；气滞疼痛明显者加川楝子、延胡索、五灵脂、香附。

7. 肾虚血瘀证

临床表现为下腹有结块，或胀或痛，月经后期、量或多或少，经色紫暗、有血块，面色晦暗，婚久不孕，腰膝酸软，小便清长，夜尿多；舌质暗淡，边见瘀点或瘀斑，苔白润，脉沉涩。

治宜补肾活血，消癥散结。方用肾气丸（《金匮要略》）合桂枝茯苓丸（《金匮要略》）。药物组成：肾气丸：干地黄240g（八两），山药120g（四两），山茱萸120g（四两），茯苓90g（三两），牡丹皮90g（三两），泽泻90g（三两），桂枝30g（一两），附子（炮）30g（一两）（肾气丸）。桂枝茯苓丸：桂枝、茯苓、牡丹皮、桃仁、芍药（各等分）各6g。

用法：（肾气丸）上为细末，炼蜜和丸，如梧桐子大，酒下十五丸，日再服（蜜丸，每服6g，日2次，白酒或淡盐汤送下；亦可作汤剂，水煎服）；（桂枝茯苓丸）上五味，末之，炼蜜和丸，如兔屎大，每日食前服一丸；不知，加至三丸（蜜丸，每服3~5g；亦可作汤剂，水煎服）。

肾气丸方用熟地黄为君，滋补肾阴，益精填髓。臣以山茱萸补肝肾，涩精气。山药健脾气，固肾精。二药与熟地黄相配，补肾填精之功益甚。臣以附子、桂枝温肾助阳，鼓舞肾气。佐以茯苓健脾益肾，泽泻、牡丹皮降相火而制虚阳浮动，且茯苓、泽泻均有渗湿泻浊，通调水道之功。以"三补三泻"为主，少伍温热之品，取"少火生气""阴中求阳"之法，奏温补肾气之功。

桂枝茯苓丸方中桂枝辛甘而温，温通血脉，以行瘀滞，为君药。瘀结成癥，不破其血，其癥难消，故配伍桃仁、牡丹皮活血化瘀，散结消癥，且漏下之症用行血之品，亦含通因通用之意；牡丹皮可凉血以清瘀久所化之热，共为臣药。芍药养血和血，使破瘀而不伤正，并能缓急止痛；癥瘕的形成，与气滞、血瘀、痰结、湿阻关系密切，尤其与瘀血痰湿互结最为多见，配合茯苓甘淡渗利，渗湿健脾，以消痰利水，配合祛瘀药以助消癥，并健脾养胃，以扶正气，为佐药。共奏活血化瘀、缓消癥块之功。

两方相合，共奏补肾扶正、化瘀消癥之功效。

若经量多者加花蕊石、三七粉等；腰骶酸痛加杜仲、桑寄生、狗脊。

三、名家经验

钱伯煊：强调分期论治，"在经前或行经期间，以补气养阴为主，兼固冲任，主要控制月经，不使其如崩如漏；经净后，以软化肌瘤为主，故方中常用龟甲、鳖甲、牡蛎、乌贼骨、昆布、海藻、蛤壳、海浮石等，使肌瘤得以逐渐软化，甚至缩小。"

罗元恺：认为本病是"实中有虚之证……治法上应先控制其月经过多之标证，以减少耗损而巩固体质；进而消散其癥瘕以缓图其本病，并宜按月经周期有规律地进行……平时着重于攻以散癥瘕，经期着重补涩以控制过多之经血。"罗老善用荔枝核与橘核，且作为主要药物，经期、非经期均用之。

庞泮池：治疗子宫肌瘤以"化瘀、软坚、消癥"为大法，分阶段治疗。①行经期：a. 经行1~2天，量多有块，小腹疼痛，块下痛减，脉细，苔薄，舌有紫斑。证属瘀血初下，气血受损。治宜益气养血，化瘀调经。用子宫肌瘤Ⅱ号方，组成为党参9g，黄芪9g，当归9g，白术9g，白芍9g，香附炭9g，紫石英12g，失笑散（包）12g。b. 经行3~4天，腹痛已减，块下亦少，但经量仍多，神疲气短，乏力。证属气血两亏，冲任不固。治宜益气养血，以固冲任。用养血止崩Ⅰ煎每次 20ml，每日 3 次。组成为党参 9g，黄芪 9g，白术 9g，白芍 9g，炮姜 3g，炙甘草 3g，阿胶(烊冲)9g，艾炭 9g，当归 9g，熟地黄 9g，川芎 9g，紫石英 12g，花蕊石 9g，牛角腮 9g。②经净后：经净后一般无特殊症状，以化瘀、消癥、软坚为主。用子宫肌瘤Ⅰ号方，组成为白花蛇舌草 30g，两面针 18g，石见穿 18g，铁刺苓 30g，夏枯草 15g，生牡蛎 30g，三棱 9g，莪术 9g，党参 9g，白术 9g，木馒头 30g。③绝经期：年龄已至绝经期，则加清下焦相火之品。用知柏地黄丸，每日 9g，促使早日绝经，减少经量。

何嘉琳：认为本病"形成多因脾胃虚弱，气血失调，痰瘀互结，日久成癥"，"治宜审证求因，扶正祛邪，软坚消癥"。十分重视扶正的意义，"癥瘕一病，难求旦夕之效，尤要注意调理脾胃元气，培补肝肾精血，佐以软坚消瘤，滋养子宫，恢复子宫功能，以达到扶正祛邪、消散癥瘕之目的"。

四、临证心得

1. 首辨虚实，次第缓图　本病诊治首先当辨别虚实缓急，以免犯虚虚实实之戒。然临床常遇虚实互见，寒热错杂者，虚实彼此消长，治疗宜清主次，因癥瘕乃渐积而成，治疗上应渐消缓散，且久用攻伐祛邪定必伤正，缓攻同时要顾护正气。《医学心悟·积聚》载："治积聚者，当按初、中、末之三法焉。邪气初客，积聚未坚，宜直消之，而后和之。若积聚日久，邪盛正虚，法从中治，须以补泻相兼为用。若块消及半，便从末治，即住攻击之药，但和中养胃，导达经脉，俾荣卫流通，而块自消矣……予尝以此三法，互相为用，往往有功。"清代叶天士《临证指南医案·癥瘕》指明："治癥瘕之要，用攻法，宜缓宜曲；用补法，忌涩忌呆。"

2. 顺应生理，周期用药　子宫肌瘤尤其是黏膜下肌瘤，容易导致月经量多，甚至继发性贫血。所以诸多医家共识是顺应月经周期，分期用药。

月经期治疗原则是固摄冲任，控制血量，兼以消癥，用药常选用五灵脂、蒲黄、参三七、花蕊石等化瘀止血之品。也可在一方之中以止血、祛瘀之品兼施并用，如乌贼骨配茜草、当归配芍药等，达到止血不留瘀、祛瘀不动血的目的。血量过多者，宜根据辨证，阴虚者，宜加地黄、二至、三甲等品滋阴敛阳；气虚者加用参芪术益气统血；阳虚加附子炭、鹿衔草温养固摄；瘀热者加槐花、大黄炭、马齿苋等凉血止血，从而达到止崩扶正的效果，为非经期化癥消瘤创造条件。

非经期宜活血化瘀软坚散结为主，对于正气不虚、邪气盛实者，则可加强攻逐，直折断其势，祛邪务尽；若正气虚弱，邪气不盛者，则以攻补兼施，扶正祛瘀，缓缓图之，以达消瘤缩宫之目的。

需要注意的是，对于黏膜下肌瘤，血量控制不理想者，宜及时选择手术治疗。

3. 重视预防，防重于治　肌瘤治疗改善症状、防止肌瘤增大相对容易，而消除肌瘤，取得显效则相对较难，正如张锡纯《医学衷中参西录》中所云"妇女癥瘕治愈者甚少"，"治癥瘕者十中难愈二三"，因此，本病宜预防为主。

从历代医家论述可知，本病的发生与经行产后感受风冷、血瘀停留、肝气郁滞、痰湿内阻、食积不化、脏腑虚损、失治误治等多因素有关。所以本病预防要点有:①注意保暖,避触风寒。尤其是经行产后更要重视防寒避风。②顺应生理,防血留滞。月经期、经产后,要注意气血流通,避免盲目进补收敛,防止余血浊液停留。③提高修养,避免恚怒。“肝为女子先天”,多由妇人情志不畅,肝气郁结,疏泄失常,血行不畅,久而瘀滞胞中。

第二节 宫腔粘连

宫腔粘连(IUA)是由于多种原因导致子宫内膜基底层损伤,子宫内膜发生粘连或纤维化,导致宫腔部分或完全封闭。历代医籍中无“宫腔粘连”这一病名,根据其致病特点及临床表现,可将其归属为中医“月经过少”“月经后期”“痛经”“经闭”“不孕”等范畴。

一、历代论述

月经过少,又称“经水过少”“经少”等,“经水过少”最早见于晋王叔和《脉经·平妊娠胎动血分水分吐下腹痛证》:“有一妇人来诊,言经水少,不如前者,何也?……亡其津液,故令经水少。”月经后期,又称“经行后期”“月经延后”“经迟”等,唐代孙思邈的《备急千金要方·妇人方》中有“隔月不来”,“两月三月一来”的记载。闭经,又称为“经水不通”“女子不月”“血枯”“月事不来”等,首见于《素问·阴阳别论》:“二阳之病发心脾,有不得隐曲,女子不月。”不孕,首见于《素问·骨空论》:“督脉者……此生病……其女子不孕。”痛经,最早见于《金匮要略·妇人杂病脉证并治》,其中记载:“带下,经水不利,少腹满痛,经一月再见者,土瓜根散主之。”现归纳历代医家的认识如下:

1. “肾虚”论　《灵枢·邪气脏腑病形》曰“肾脉……微涩为不月”,肾气亏损,精血匮乏,源断其流,冲任失养,血海不足以致闭经。清代傅青主《傅青主女科》中有“妇人有少腹疼于行经后……是肾气之涸乎”,还提出“经本于肾”“经水出诸肾”的观点,详述了痛经、月经后期、不孕与肾关系密切。肾气亏损致子宫失于濡养,不荣则痛,发为痛经;肾虚经亏血少,冲任亏虚,血海不能如期满盈,致使月经后期而来;肾气虚,则冲任虚衰不能摄精成孕。

2. “血瘀”论　东汉张仲景《金匮要略·妇人杂病脉证并治》提到:“带下,经水不利,少腹满痛,经一月再见者,土瓜根散主之。”指出瘀血内阻而致经行不畅,少腹胀痛,1个月后周期性再次出现的痛经特点。隋代巢元方《诸病源候论》云“血气动于风冷,风冷与血气相击,故令痛也”,指出了寒凝血瘀致痛经的病机。宋代陈自明《妇人大全良方》亦认为痛经有因于血结。

3. “肝郁”论　素性抑郁或恚怒伤肝,气郁不舒,血行失畅,瘀阻子宫、冲任,“不通则痛”,发为痛经。诚如《张氏医通》所云“经行之际……若郁怒则气逆,气逆则血滞于腰腿心腹背肋之间,遇经行时则痛而重”,亦如《傅青主女科》所言“夫肝属木,其中有火,舒则通畅,郁则不扬。经欲行而肝不应,则抑拂其气而疼生……”明代医学家吴山甫认为月经后期亦与肝郁相关,如《医方考·妇人门》:“先期者为热,后期者为寒、为郁、为气、为痰。”若素多忧郁，则气机不宣，血为气滞，运行不畅，冲任阻滞，血海不能如期满盈，遂使月经后期。

4.“脾虚”论 脾胃素虚，化源匮乏后气血不足，冲任之血虚少，行经后血海气血愈虚，不能濡养冲任、子宫；兼之气虚无力流通血气，因而发为痛经。如明代张景岳在《景岳全书》云：“凡人之气血犹源泉也，盛则流畅，少则壅滞，故气血不虚而不滞。”又如李东垣撰《兰室秘藏》言：“妇人脾胃久虚，或形羸气血俱衰而致经水断绝不行。”

5.“胞脉阻滞”论 寒、热、虚、实、外伤等均可致瘀，瘀滞冲任，胞宫、胞脉阻滞不通导致闭经、痛经、不孕等。如《素问·评热病论》载：“月事不来者，胞脉闭也。”亦如《诸病源候论》云：“风冷邪气客于胞内，伤损冲任。”又如隋代医家巢元方的《诸病源候论》所言：“血瘕病……令人腰痛，不可以俯仰，横骨下有积气，牢如石，小腹里急苦痛，背膂疼，深达腰腹下挛，阴里若生风冷，子门擗，月水不时，乍来乍不来，此病令人无子。”再如清代陈敬之《辨证录》所谓：“况任督之间有癥瘕之症，则外多障碍，胞胎缩入于癥瘕之内，往往精不能施。”

现代医家在临床实践基础上，根据仲景三因学说，探索机械性子宫内膜损伤性疾病的病因病机，认为宫腔操作手术之后继发子宫内膜损伤，主要病因为虚、瘀，基本病机是金刃损伤胞宫胞脉，瘀阻胞络或瘀热阻滞，致经血不下。其病位在子宫，血瘀为其核心病机。

二、临证要点

（一）辨证要点

首先，要辨虚实。因宫腔手术、外感风寒湿邪、气血运行失常者为实证，发病急，病程短，临床多见于肾虚血瘀、肝郁气滞、气滞血瘀证。因气血亏虚、冲任失调、脏腑功能失衡者多为虚证，主见于肾虚、脾虚证。

其次，要辨脏腑。肾藏精主生殖，肾气充盛，天癸始至，女子方能月经来潮，生殖功能发育成熟；若肾虚精亏，则不能化生肾气，生殖功能失司。肝藏血，司血海，肝藏血充足，下注冲脉、血海，则血海满盈；肝主气机疏泄，肝气条达，气行则血行，故任脉通；冲脉盛，任脉通，月事以下。脾为后天之本，化水谷精微为血，生血统血，为胞宫的行经、孕产提供物质来源。

凡经行常畏寒肢冷，腰酸，月经量少、经色淡红，苔薄白，脉涩，脉沉者，其病在肾；若烦躁，经色深红、质稠，喜叹气，胸闷，小腹胀痛，经前乳胀，便秘，腰酸，舌红苔黄，脉弦者，病在肝肾；若身重形胖、神疲、乏力、气短、便溏、舌淡苔厚、脉沉滑者，病在脾胃。

（二）辨证论治

1. 肾虚证

临床表现为月经量少或经闭不行，色暗淡，腰膝酸软，头晕耳鸣，小腹冷，或夜尿多，舌淡，脉沉弱或沉迟为主。

治宜补肾益精，养血调经。方用归肾丸（《景岳全书》）。药物组成：熟地黄240g（八两），山药120g（四两），山茱萸肉120g（四两），茯苓120g（四两），当归90g（三两），枸杞子 120g(四两),盐杜仲(炒)120g(四两),菟丝子(制)120g(四两)。

先将熟地黄熬成膏,余药共为细末。炼蜜同熟地黄膏为丸,如梧桐子大。每服 100 余丸,空腹时用滚水成淡盐汤送下。

亦可用该方水煎内服,熟地黄 20g,山药 15g,山茱萸肉 15g,茯苓 12g,当归 12g,枸杞子 15g,杜仲 12g,菟丝子 15g。每日 1 剂,每日 3 次,每次 100ml。

方中重用熟地黄滋阴养血,益精填髓为主药。山萸肉滋补肝肾、涩精止遗,山药滋肾补脾,助君药滋阴之力;杜仲补肾阳、强筋骨,菟丝子补肾益精,共为辅药。枸杞子养阴补血、益精明目,当归补血调经、活血止痛,茯苓渗湿健脾,合为佐使药。全方以滋阴为主,兼补肾阳,共奏滋阴补肾之功。

经期加赤芍 12g、牛膝 12g、香附 15g、泽兰 12g、桃仁 6g、红花 9g 等以补肾活血,行气通经;经后期加黄精 15g、紫河车粉 3g、龟甲 15g、女贞子 15g、杜仲 15g、肉苁蓉 12g、巴戟天 9g、续断 15g 等以滋肾养精血,佐以助阳;经前期加柴胡 12g、佛手 12g、女贞子 15g、墨旱莲 15g、淫羊藿 12g、鹿角霜 6g 等补肾阳,利于疏导。

中成药:胎宝胶囊 3 粒,口服,每日 3 次,适宜于偏肾精亏虚者;复方阿胶浆 20ml,口服,每日 3 次,适宜于肾虚兼血虚者。

2. 肾虚血瘀证

本证是在肾阳亏虚的基础上,再加金创所伤,致冲任、气血、胞宫受损,耗伤肾之元气精血,宿血停滞,凝结成瘀,瘀血搏结胞宫,而成肾虚血瘀之候。临床以月经量少,经色暗红,经行不畅,月经夹块、质稠,腰酸腰痛,神疲,四肢凉,舌淡紫或紫暗、有斑点,苔薄白,脉涩,脉沉为主。

治宜补肾调冲,活血化瘀。方用大黄䗪虫丸方(《金匮要略》)加减。药物组成:当归 10g,赤芍 12g,莪术 10g,土鳖虫 10g,制乳香 6g,制没药 6g,乌药 12g,红藤 15g,牛膝 12g,制大黄 8g,续断 15g,制香附 10g,皂角刺 12g,水蛭 6g,菟丝子 15g 等。

水煎服,每日 1 剂,每日 2 次。一般连续治疗 2~3 个月经周期,以期胞宫藏泻功能及月经恢复正常,或妊娠后停药。

方中当归、赤芍、莪术、制香附养血疏肝,理气活血以调经畅流;红藤清热解毒化瘀;制乳香、制没药、土鳖虫、水蛭行气活血散瘀,消癥瘕;制大黄、皂角刺泄热毒,破积滞,行瘀血,消肿排脓;续断、牛膝活血通经,补肝肾;乌药、菟丝子温肾助阳、填补精血以固冲任,修复胞宫。诸药共奏补肾温阳通络、行气活血化瘀之功效,使精血充足,瘀祛郁舒,冲任条达,经候如常,则胎孕乃成。

经后期加熟地黄、枸杞子、白芍、龟甲等滋阴养血,促进卵泡生长;排卵期加桃仁、红花、石菖蒲等行气活血,以促使排卵;经前期加用泽兰、川芎、丹参、益母草等因势利导,促使子宫内膜剥脱。

中成药:丹参注射液 16ml,加入 5% 葡萄糖注射液 250ml 中,静脉滴注,每日 1 次,7~10 次为 1 个疗程。

中医外治法:中药保留灌肠,灌肠方由三棱 10g、莪术 10g、当归 10g、制香附 10g、忍冬藤30g、重楼10g、大黄6g等组成。煎水80~100ml，直肠给药，保留药液30分钟以上，每日1~2次，10日为1个疗程，经期不用。中药外敷方由透骨草15g、钻地风15g、虎杖15g、红藤15g、当归12g、艾叶12g、白芷12g、赤芍12g、皂角刺12g、制乳香6g、制没药6g、桂枝12g、冰片12g等组成。上药置于锅内蒸热，热敷下腹部30分钟以上，每日1~2次，10日为1个疗程，经期不用。

3. 气滞血瘀证

临床表现以月经量少或经闭不行，小腹刺痛拒按，血色紫暗有块，胁肋胀痛，乳房胀痛，舌淡紫或暗，苔薄白，脉弦涩为主。

治宜活血化瘀、理气止痛。方用桃红四物汤加味（《医宗金鉴》）。药物组成：桃仁12g（三钱），红花12g（三钱），熟地黄8g（二钱），川芎4g（一钱），白芍（炒）8g（二钱），当归8g（二钱），乌药9g，郁金9g。

水煎服，每日1剂，连服7日，以1个月为1个疗程。

方中以桃仁、红花活血化瘀，共为君药；熟地黄、当归补血滋阴、活血调经，共为臣药；芍药养血柔肝，乌药、郁金行气活血共为佐药；川芎活血行气、调畅气血为使药。

腹痛周期性发作者，加益母草15g、莪术12g、川牛膝12g。月经量少腹痛者，加泽兰9g、益母草12g、马鞭草12g、川牛膝12g。偏于血虚者，加党参15g、黄芪15g、白术9g。

中成药：血府逐瘀胶囊，口服，每次0.4g，每日2次，以3个月为1个疗程。

4. 肝郁脾虚证

临床表现以月经量少或经闭不行、小腹及乳房胀痛、两胁作痛、神疲食少、脉弦而虚为主。

治宜疏肝解郁、养血健脾。方用逍遥散加味（《太平惠民和剂局方》）。药物组成：甘草（微炙赤）15g（半两），当归（去苗，微炒）30g（一两），茯苓（去皮，白者）30g（一两），白芍30g（一两），白术30g（一两），柴胡（去苗）30g（一两）。

上为粗末，每服二钱（6g），水一大盏，烧生姜一块切破，薄荷少许，同煎至七分去渣热服，不拘于时。

方中柴胡疏肝解郁，使肝气得以条达，为君药。当归养血和血，白芍酸苦微寒，养血敛阴，柔肝缓急，共为臣药。白术、茯苓健脾去湿，使运化有权，气血有源；炙甘草益气补中，缓肝之急，共为佐药。用法中加入薄荷少许，疏散郁遏之气，透达肝经郁热；烧生姜温胃和中，共为使药。

肝郁气滞较甚者，加香附、郁金、合欢皮、陈皮以疏肝解郁；血虚甚者，加熟地黄以养血滋阴；肝郁化火者加牡丹皮、栀子以清热凉血。

中成药：逍遥丸16粒，口服，每日3次，适用于偏于肝郁者；祛斑调肝胶囊3粒，口服，每日2次，适用于偏于脾虚血少者。

三、名家经验

夏桂成：经后早期滋阴养血，补肾固冲，常用归芍地黄汤加味，药用当归、白芍、山药、山茱萸、牡丹皮、茯苓、熟地黄、泽泻等；经间排卵期滋阴补肾，佐以助阳，调气血，以补肾促排卵汤促发排卵，药用丹参、赤芍、白芍、山药、山茱萸、牡丹皮、茯苓、熟地黄、续断、菟丝子、鹿角片（紫石英）、五灵脂、红花等；经前期补肾助阳，兼以疏肝理气，常用毓麟珠合越鞠二陈汤加减，药用丹参、赤芍、白芍、山药、牡丹皮、茯苓、续断、菟丝子、鹿角片（紫石英）、五灵脂、柴胡、苍术、香附；行经期理气活血，化瘀调经，以利经血排泄，方用五味调经汤合越鞠丸，药用苍术、香附、牡丹皮、丹参、赤芍、生山楂、续断、川牛膝、红花、五灵脂、鹿角片、益母草、泽兰、茯苓、艾叶。闭经治法关键在于滋阴养血，以资癸水，尤其强调闭经是血病，全实者少，虚而夹实者多，故治疗时“勿以通经见血为快”，切不可一见经闭即谓血滞，治用攻破通利之法，重伤气血；也不可一见经闭即谓虚损血枯，频用滋腻养血之品，以致脾胃受伤，或肾阳被遏，化源不足反燥精血。

四、临证心得

1. 中医治疗宫腔粘连较有优势，通过辨证论治，对因治疗，以预防分离术后再粘连及促进子宫内膜修复为主。

2. 从临床资料来看，当今罹患肾虚血瘀者众。这与社会环境有密切关系。随着社会观念和性观念的改变、性早熟和性知识缺乏及无痛人工流产技术的应用和不良广告的过度宣传，未婚女性对于婚前性行为的认可度逐年上升，人工流产的发生率增加，不恰当的宫腔操作使内膜受损及感染等进而导致宫腔粘连发病率逐年增加，因宫腔操作不当或邪毒感染，从而导致冲任、气血、胞宫损伤，耗伤肾之元气精血，宿血停滞，凝结成瘀，瘀血搏结胞宫，而成肾虚血瘀之候。

3. 顺应月经周期用药。经后期血海空虚渐复，子宫藏而不泻，呈现阴长的动态变化，加熟地黄、枸杞子、白芍、龟甲等滋阴养血，促进卵泡生长；排卵期重阴转阳、阴盛阳动之际，即氤氲之时，加桃仁、红花、石菖蒲等行气活血，以促使排卵；经前期阴已转阳，阳生渐至重阳，以备种子育胎，加巴戟天、杜仲、制何首乌等温阳益肾；行经期重阳转阴，血海由满而溢，泻而不藏排出经血，加用泽兰、川芎、丹参、香附、益母草等因势利导，促使子宫内膜剥脱。

4. 重视内外同治原则。以补肾活血、化瘀调经为治疗大法，配合针灸、保留灌肠及外敷等中医特色治疗。

5. 在辨证治疗的同时，重视早期性教育和科学选择避孕方法，尤其是未婚避孕。为了从源头上避免或减少人工流产术，医务人员应当协助社会扩大宣传力度，在临床工作中及时向年轻女性提供相关的咨询服务，普及避孕知识，使其充分认识到人工流产术，尤其是反复人工流产术的巨大危害，强调避孕的重要性和必要性，并指导其选择正确的避孕方法，提高避孕意识和避孕成功率。

第三节　子宫内膜息肉

子宫内膜息肉，多以经期延长、月经量多、不规则阴道流血、不孕、带下异常等为主要临床表现，也有部分患者仅仅是在查体时妇科超声提示子宫内膜异常。中医学中并无此病名，根据其临床表现，该疾病常归属于"经期延长""月经量多""崩漏""不孕""癥瘕""带下"等范畴。

一、历代论述

子宫内膜息肉，是西医疾病命名，是子宫内膜局部过度增生所致，表现为突出于子宫腔内的单个或多个光滑肿物。其病位在下焦，女子胞。"息肉"一词首见于《灵枢·水胀》："寒气客于肠外，与卫气相搏，气不得荣，因有所系，癖而内著，恶气乃起，瘜肉乃生。"

从组织解剖分类，多归属"癥瘕"，癥瘕作为病名最早出现在《神农本草经》。"癥"之名始见于汉代，《金匮要略·妇人妊娠病脉证并治》曰："妇人宿有癥病，经断未及三月，而得漏下不止，胎动在脐上者，为癥痼，害。"清代尤在泾《金匮要略心典》注："旧血所积。为宿病也。""瘕"最早可见于《黄帝内经》。《素问·玉机真脏论》云："脾传之肾，病名曰疝瘕，少腹冤热而痛，出白，一名曰蛊，当此之时，可按、可药。"《中藏经·积聚癥瘕杂虫论》则指出："积聚癥瘕杂虫者，皆五脏六腑真气失而邪气并，遂乃生焉。"宋代陈无择《三因极一病证方论·妇人女子众病论证治法》曰："多因经脉失于将理，产蓐不善调护，内作七情，外感六淫，阴阳劳逸，饮食生冷，遂致营卫不输，新陈干忤，随经败浊，淋露凝滞，为癥为瘕。"明代张景岳《景岳全书·妇人规》云："忧思伤脾，气虚而血滞，或积劳积弱，气弱而不行……则留滞日积而渐以成癥矣。"清萧埙《女科经纶》云："妇人积聚癥瘕皆属血病。"

从临床表现分类，多归属"经期延长""月经量多""崩漏""不孕""带下"等。隋代巢元方《诸病源候论》谓："崩中之病，是伤损冲任之脉……崩而内有瘀血，故时崩时止，淋漓不断，名曰崩中漏下。"又谓："月水不通而无子者……冷热血结，搏子脏而成病，致阴阳之气不调和，月水不通而无子也。月水久不通，非止令无子，血结聚不消，则变为血瘕；经久盘结成块，亦作血癥。"唐代孙思邈《备急千金要方》云："瘀结占据血室，而致血不归经。"宋代陈自明《妇人大全良方》系统论述了妇产科常见疾病，明确提出："凡妇人三十六种病，皆由子脏冷热，劳损而挟带下，起于胞内也。是故冲任之脉，为十二经之会海。"女子以血为用，《校注妇人良方》曰："血气宜行，其神自清，月水如期，血凝成孕。"说明妇女的月经、胎孕等生理功能，与气血关系密切。明代张景岳《景岳全书·妇人规》云："妇人所重在血，血能构精，胎孕乃成……有一月两至者，有两月一至者……有频来不止者……凡此摄育之权，总在命门，正以命门为冲任之血海，而胎以血为主，血不自生，而又以气为主，是皆真阴之谓也。"《张氏医通·妇人门》云："若因瘀积胞门。子宫不净。或经闭不通。或崩中不止。寒热体虚。而不孕者。"清代沈金鳌《妇科玉尺·月经》提出"离经蓄血"可致月经过多。清代《医宗金鉴》曰："不子之故伤任冲，不调带下经漏崩，或因积血胞寒热，痰饮脂膜病子宫。”肝气郁结，气滞脉络，血行受阻；或经期感寒，寒凝胞宫，经血失畅；或气虚乏力，无以推动血行，血滞成瘀；或血室未净，误犯房事，热瘀互结；或脾失健运，痰湿内生，痰湿壅盛，阻塞冲任等等，均可导致崩漏、不孕等妇科疾病，所谓“血脉流通，病不得生”。

二、临证要点

（一）辨证要点

其一要辨虚实。兼见体质虚弱，精力不充，纳少疲倦，动则气短，舌质嫩体胖，脉以沉细无力为主，此为虚；体质肥胖，面色黄胖而暗，容易困倦，痰涎壅盛，平素舌体胖大，舌苔白腻，口黏腻或甜，脉滑属实。内伤久病，年老者，多属虚；新病突发者，青壮年，多属实。

其二要辨脏腑。胸胁或少腹胀闷窜痛，胸闷喜太息，情志抑郁或急躁易怒，失眠多梦，舌质淡红，苔薄白，脉弦或涩，多属肝；形体消瘦或浮肿，纳少腹胀，饭后尤甚，肢体倦怠，少气懒言，面色萎黄或㿠白，大便溏薄，舌淡苔白，脉细弱，多属脾；神疲耳鸣，腰膝酸软，小便频数而清，舌淡苔白，脉沉，多属肾。

（二）辨证论治

现归纳为七个证候类型。

1. 血室瘀结证

临床表现为阴道下血、量多或少、色紫红、下血不畅、有大血块，或阴道下血日久、淋漓不尽，或小腹疼痛拒按，胸闷烦躁，口渴不欲饮，舌质紫暗或有瘀斑，脉弦或涩。

治宜活血化瘀止血。方用加味失笑散（《中医妇科治疗学》）。药物组成：蒲黄（炒香）6g（二钱），五灵脂 6g（二钱），延胡索 9g（三钱），牡丹皮 9g（三钱），桃仁 6g（二钱），香附 9g（三钱），乌药 6g（二钱）。

水煎服，每日 1 剂，连服 15 日，服药无不适，可继服 15 剂。以 1 个月为 1 个疗程。

本方主证为血瘀胞宫。方中五灵脂苦、咸、甘，温，善入肝经血分，通利血脉而散瘀血；蒲黄甘平，有活血止血、祛瘀散结之功，与五灵脂相须为用，活血散结，祛瘀止痛，共为君药。桃仁味苦、甘，性平，活血祛瘀，善于除血中积滞，化瘀破血力强；牡丹皮味辛苦、甘，性微寒，既能散血行瘀，又能清退瘀久所化之热，共为臣药；血为气之母，气为血之帅，延胡索辛、苦，温，归肝、脾、心经，辛散温通，既能活血，又能行气，且止痛作用显著，为活血行气止痛要药；香附，辛、微苦、微甘、平，归肝、脾、三焦经，疏肝理气，为妇科调经之要药；乌药辛，温，归肺、脾、肾、膀胱经，疏理气机，共为佐药。全方配伍以行气、逐瘀活血之药为主，使气帅血而行，发挥其活血散瘀、破癥化结之功。

如肝气夹冲气犯胃，恶心呕吐者，加吴茱萸 9g、法半夏 9g、陈皮 9g 和胃降逆；如经量较多者，炒蒲黄加至 12g，另加茜草根 15g、三七粉 6g、益母草 15g 化瘀止血；如兼寒者，小腹冷痛，加炮姜 6g、小茴香 9g。

中成药：龙血竭片，每次 1.2g，每日 3 次。适用于血室瘀结，出血不止者。大黄䗪虫胶囊，每次 1.2g，每日 3 次。适用于血室瘀结，血行不畅者。

2. 血室热结证

临床表现为阴道流血量多势急或淋漓不断，血色红，质黏稠，或有小血块，伴有赤白带下，有臭味，面红，心烦，口干喜凉饮，腹痛拒按，大便干结，小便黄赤，舌红，苔黄，脉数。

治宜清热解毒，凉血止血。方用清经散（《傅青主女科》）。药物组成：牡丹皮 9g（三钱），地骨皮 15g（五钱），白芍（酒炒）9g（三钱），大熟地（九蒸）9g（三钱），青蒿 6g（二钱），白茯苓 3g（一钱），黄柏（盐水浸炒）1.5g（五分）。

水煎服，每日 1 剂，连服 15 日，服药无不适，可继服 15 剂。以 1 个月为 1 个疗程。

本方主证为热盛结于血室。方中牡丹皮味辛、苦、甘，性微寒，既能散血行瘀，又能清退瘀久所化之热为君药；黄柏苦，寒，归肾、膀胱经，苦寒沉降，长于清泄下焦湿热；青蒿苦辛，寒，苦寒清热，辛香透散；地骨皮甘，寒，归肺、肝、肾经，甘寒清润，入血分，清热凉血，共为臣药。茯苓甘、淡，平，消痰利水，渗湿健脾，以助消癥之力；芍药味苦、酸，性微寒，和血养血，与诸祛瘀药合用，有活血养血之功；熟地黄甘、微温，归肝、肾经，补血滋阴，益精填髓，共为佐药。全方虽属清热泻火之剂，但有养阴凉血之品，使热去而阴不伤，达安血调经之效。

如肝郁化热，乳房作胀，心烦易怒，善太息，口苦咽干，加栀子 9g、柴胡 9g；如阴道流血甚多者，去茯苓以免渗利伤阴，加地榆 9g、茜草 12g；如兼有瘀滞，加三七 9g、益母草 15g。

中成药：加味逍遥丸，每次 6g，每日 2 次。适用于血室郁热。

3. 血室瘀热证

临床表现为阴道下血，淋漓不净，量或多或少，色暗红，质黏稠，有血块，小腹胀痛不适，胸闷烦躁，口渴咽干，夜寐不安，尿黄便艰，舌质紫暗有瘀点，苔黄或腻，脉数或弦涩。

治宜凉血化瘀止血。方用保阴煎（《景岳全书》）合失笑散（《太平惠民和剂局方》）。药物组成：生地黄 6g（二钱），熟地黄 6g（二钱），芍药 6g（二钱），山药 4.5g（一钱半），川续断 4.5g（一钱半），黄芩 4.5g（一钱半），黄柏 4.5g（一钱半），生甘草 3g（一钱）；五灵脂（酒研，淘去泥沙）6g（二钱），蒲黄（炒香）6g（二钱）。

水煎服，每日 1 剂，连服 15 日，服药无不适，可继服 15 剂。以 1 个月为 1 个疗程。

本方主证为血瘀胞宫，瘀与热结。方中生地黄甘、苦，寒，归心、肝、肾经，甘寒入营血分，善于清解营分血热，凉血止血为君药。黄芩苦，寒，清热泻火，凉血止血；黄柏苦，寒，归肾、膀胱经，苦寒沉降，清泻下焦之火；五灵脂通利血脉而散瘀血；蒲黄活血止血，祛瘀散结，共为臣药。芍药味苦、酸，微寒，和血养血，与诸祛瘀药合用，有活血养血之功；熟地黄甘、微温，归肝、肾经，补血滋阴，益精填髓；山药甘、平，归脾、肺、肾经，补脾气，具有收涩之性；续断苦、辛，微温，归肝、肾经，能补肝肾，辛散温通，能活血祛瘀共为佐药。甘草调和诸药。全方共奏清热凉血、化瘀止血之功效。

如口渴甚者，加玄参 15g、麦冬 12g；如疼痛甚者，加延胡索 12g；如经量多或淋漓不净,加茜草12g、益母草15g、大蓟9g、小蓟9g。

中成药:宫血宁胶囊,每次2粒,每日3次。适用于血室热结,出血期。血府逐瘀胶囊,每次2.4g,每日2次。适用于血室瘀结、疼痛明显者。

4. 血室湿热证

临床表现为阴道下血,量少,淋漓不尽,下腹疼痛,痛连腰骶,带下量多,色黄,肢体倦怠困重,大便秘结,小便黄赤,舌红,舌边瘀斑,苔黄腻,脉弦滑或细濡。

治宜清热化湿,化瘀消癥。方用四妙丸(《成方便读》)合加味失笑散(《中医妇科治疗学》)。药物组成:黄柏12g(四钱),苍术12g(四钱),牛膝12g(四钱),薏苡仁12g(四钱),蒲黄6g(二钱),五灵脂6g(二钱),延胡索9g(三钱),牡丹皮9g(三钱),桃仁6g(二钱),香附9g(三钱),乌药6g(二钱)。

水煎服,每日1剂,连服15日,服药无不适,可继服15剂。以1个月为1个疗程。

本方主证为湿热下注,湿热瘀结胞宫。方中黄柏苦,寒,归肾、膀胱经,苦寒沉降,清热泻火燥湿为君药。苍术辛、苦,温,归脾、胃、肝经,苦温以祛湿浊,辛香健脾;薏苡仁甘、淡,凉,归脾、胃、肺经,淡渗利水,清热渗湿;五灵脂苦、咸、甘,温,善入肝经血分,通利血脉而散瘀血;蒲黄甘,平,有活血止血、祛瘀散结之功,与五灵脂相须为用,活血散结,祛瘀止痛;桃仁苦、甘,平,活血祛瘀,善于除血中积滞,化瘀破血力强;牡丹皮苦、甘,微寒,既能散血行瘀,又能清退瘀久所化之热,共为臣药。血为气之母,气为血之帅,延胡索辛、苦,温,归肝、脾、心经,辛散温通,既能活血,又能行气,且止痛作用显著,为活血行气止痛要药;香附辛、微苦、微甘,平,归肝、脾、三焦经,疏肝理气,妇科调经之要药;乌药辛,温,归肺、脾、肾、膀胱经,疏理气机;牛膝苦、甘、酸,平,归肝、肾经,补肝肾,活血祛瘀,引血下行,共为佐药。两方合用清热化湿,行气活血,逐瘀消癥。

中成药:金刚藤胶囊,每次2g,每日3次。适用于湿热瘀结者。四妙丸合桂枝茯苓胶囊,四妙丸每次6g,每日2次,桂枝茯苓胶囊每次0.93g,每日3次。适用于湿热下注、癥瘕者。

5. 脾虚血瘀证

临床表现为月经非时而下,淋漓不断或量多如崩,经血色淡质稀或紫暗有块,身倦乏力,少气懒言,面色淡黄,纳差便溏,舌淡暗或有紫斑,苔白,脉细涩。

治宜补中益气,活血化瘀。方用补中益气汤(《脾胃论》)合失笑散(《太平惠民和剂局方》)。药物组成:黄芪(病甚劳役热甚者)18g(一钱),炙甘草9g(五分),人参(去芦)6g(三分),当归(酒焙干或晒干)3g(二分),橘皮(不去白)6g(二分或三分),升麻6g(二分或三分),柴胡6g(二分或三分),白术9g(三分)。五灵脂酒研,淘去泥沙6g(三分),蒲黄炒香6g(三分)。

水煎服,每日1剂,连服15日,服药无不适,可继服15剂。以1个月为1个疗程。

本方主证为气虚无力,血瘀胞宫。方中黄芪甘,微温,入脾、肺经,补中益气为君药。配伍人参、炙甘草、白术补气健脾为臣药,与黄芪合用,增强其补中益气之力。血为气之母,气虚时久,营血亏虚,当归味甘而辛,既善补血,又能活血,故用当归养血合营,协人参、黄芪补气养血;陈皮理气和胃,使诸药补而不滞,五灵脂通利血脉而散瘀血,蒲黄活血止血，祛瘀散结，共为佐药。少量升麻、柴胡引少阳清气上 行为佐使药；炙甘草调和诸药，亦为使药。两方合用共奏补中益气、活血化瘀之效。

如腹痛甚，加延胡索 12g、乌药 9g；如血虚者，症见头晕心悸，失眠多梦，加熟地黄 12g、龙眼肉 12g、炒酸枣仁 9g。

中成药：归脾丸，口服，每次 6g，每日 3 次。适用于心脾两虚者。参坤养血颗粒，每次 15g，每日 3 次。适用于气虚血瘀者。

6. 肾虚血瘀证

临床表现为阴道下血，量少，淋漓不尽，色紫暗有块，婚久不孕或曾反复流产，腰膝酸软，小便频，舌暗，脉沉涩。

治宜补肾益气，活血化瘀。方用补肾祛瘀方（李祥云经验方）。药物组成：淫羊藿 9g，仙茅 6g，熟地黄 15g，怀山药 18g，香附 9g，鸡血藤 12g，三棱 9g，莪术 9g，丹参 12g。

水煎服，每日 1 剂，连服 15 日，服药无不适，可继服 15 剂。以 1 个月为 1 个疗程。

本方主证为肾亏血瘀，瘀结胞宫。方中熟地黄甘、微温，归肝、肾经，补血滋阴，益精填髓为君药。山药甘平，归脾、肺、肾经，补脾肾益精血；淫羊藿辛、甘，温，归肝、肾经，功补肾阳；仙茅辛热，归肾、肝、脾经，与淫羊藿同用，增强温补肾阳之功；三棱、莪术辛、苦，归肝、脾经，辛散苦泻，破血行气，散瘀消癥；鸡血藤苦，微甘，温，归肝、肾经，既能活血，又能补血；丹参苦微寒，归心、肝经，活血化瘀，调经止痛，祛瘀生新共为臣药。香附辛、微苦、微甘，平，归肝、脾、三焦经，疏肝理气，行气止痛，调理、肝、脾三焦经气机，为气病之总司，女科之主帅为佐药。本方补中有泻，泻而不伤正，起到补肾益气、活血化瘀之效。

如偏寒者，小腹冷痛，加肉桂 3g、小茴香 9g；如肾虚甚者，腰酸明显，加桑寄生 12g、盐续断 15g；如经量多者，加茜草 12g、益母草 15g；如癥瘕日久，加鳖甲 12g、皂角刺 6g、仙鹤草 15g。

中成药：少腹逐瘀胶囊，每次 1.35g，每日 3 次。适用于血瘀偏寒者。血府逐瘀胶囊，每次 2.4g，每日 2 次。适用于血瘀偏气滞者。

7. 痰瘀互结证

临床表现为月经量少，带下量多，不孕，形体肥胖，胸脘满闷，纳呆呕恶，头晕目眩，喉中痰鸣，或肢体麻木，舌暗，舌边瘀点，舌苔白腻，脉弦滑或沉涩。

治宜化痰除湿，活血消癥。方用苍附导痰丸（《叶氏女科证治》）合桂枝茯苓丸（《金匮要略》）加减。药物组成：苍附导痰丸：苍术 60g（二两），香附 60g（二两），枳壳 60g（二两），陈皮 45g（一两五钱），茯苓 45g（一两五钱），胆南星 30g（一两），甘草 30g（一两）。上为末，姜汁和神曲为丸。桂枝茯苓丸：桂枝、茯苓、牡丹皮、桃仁（去皮尖）、芍药各等分（各 6g）。炼蜜和丸，如兔屎大。

苍附导痰丸服用方法：姜汁送服，每次 1 丸，每日 1~2 次。桂枝茯苓丸服用方法：每日饭前服 1 丸，每日 3 次。以 1 个月为 1 个疗程。

本方主证为痰瘀互结，阻于胞宫。方中苍术辛苦温，归脾、胃、肝经，燥湿健脾；桂枝味辛甘而性温，温通经脉，行瘀滞共为君药。香附辛、微苦、微甘、平，疏肝解郁，理气宽中；胆南星味苦、微辛、凉，清热化痰；茯苓甘淡性平，消痰利水，渗湿健脾，以助消癥之力；桃仁味苦甘平，为化瘀消癥之要药；牡丹皮味辛苦，性微寒，既能散血行瘀，又能清退瘀久所化之热；芍药苦、酸，微寒，和血养血，与诸祛瘀药合用，有活血养血之功，共为臣药。神曲甘辛温，归脾、胃经，健脾和胃；陈皮、枳壳行气、解郁、化痰为佐药；姜汁性味辛温，入肺、胃、脾经，引药入脾，增强化痰祛湿之功，为使药。两方合用，祛痰湿，化瘀血，通经络，行滞气，故癥瘕可消。

如胸脘痞闷食少者，加鸡内金 6g；如腰痛重，加桑寄生 15g、续断 15g、盐杜仲 15g；顽痰胶结，日久不去，加半夏 9g、昆布 9g、瓦楞子 9g。

中成药：散结镇痛胶囊，每次 1.6g，每日 3 次。适用于痰瘀互结兼气滞。丹黄祛瘀胶囊，每次 0.8~1.6g，每日 2~3 次。适用于气虚血瘀，痰湿凝滞者。

三、名家经验

牟重临：运用自拟方“梅杞散”治疗子宫内膜息肉。“梅杞散”主方：乌梅 50g，乳香 5g，枸杞子 10g。7~10 剂，研成细末，密封冷藏，每日 3 次，每次 2g，兑入温开水中口服。如内有瘀热伴盆腔炎者，加入赤芍 10g；胃脘不适者，加入陈皮 5g；与上述药物共研细末服，每次用量增至 3g。全方通过补益肝肾，消瘀散积，清虚热消除癥积。以乌梅为主药，用以消蚀胬肉，《神农本草经》谓其能“去青黑痣，恶肉”，《本草纲目》《本经逢原》等谓其疗“恶疮胬肉”，《疡科纲要》用乌梅外治疮口之肉芽，后世医家大都取其外用，还能收敛疮口，如今改用内服治疗息肉。乌梅还能酸敛护津，清退虚热，固崩止血，对原发病症有治疗作用。组方配乳香辛散温通，能散瘀消肿，去腐生肌，亦为妇科常用药物。配合枸杞子甘平质润，益精养血，为滋补肝肾要药。肾主藏精，肝藏血，肝肾同源，维系胞宫。肝肾健全，冲任通调，保持胞宫正常功能。若内有瘀热加赤芍，脾胃虚弱加陈皮，以增强清瘀热以消癥积、健脾胃以益肝肾之效。

四、临证心得

1.《景岳全书·妇人规》有云：“瘀血留滞作癥，惟妇人有之。其证则或由经期，或由产后，凡内伤生冷，或外受风寒，或恚怒伤肝，气逆而血留，或忧思伤脾，气虚而血滞，或积劳积弱，气弱而不行。总由血动之时，余血未净，而一有所逆，则留滞日积而渐以成癥矣。”子宫内膜息肉在各病证论治中，偏于血瘀论述，故无论何种证型，均可适当加入活血化瘀类药物。在治疗过程中注意中病即止，攻而不过，攻伐之时注意固护胃气。

2. 出血期与非出血期。子宫内膜息肉易引起月经经期及经量异常。如月经周期正常，经期月经量多时，增加化瘀止血类药物，减少经量及经期时间；如非正常月经周期，出血多时，以止血为主；出血少时可根据辨证分型论治。

3. 女子生殖生理与肾肝脾关系密切。《素问病机气宜保命集·妇人胎产论》提出："天癸既行，皆从厥阴论之，天癸已绝，乃属太阴经也。"《景岳全书·妇人规》说："调故经之要，贵在补脾胃以资血之源，养肾气以安血之室，知斯二者，则尽善矣。"故在治疗过程中，在分证治疗的基础上，再从脏腑辨证，适当加入相应脏腑调理之药。

4. 子宫内膜息肉较小时，可利用中药优势进行治疗。子宫内膜息肉较大，甚至有病变者或临床出血较多、严重贫血者，需西医手术治疗，术后用中药调理。

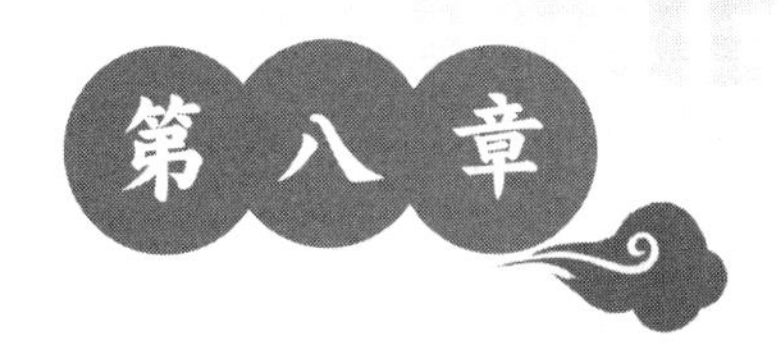

女性免疫性不孕

免疫性不孕是由于生殖系统抗原的自身免疫或同种免疫而引起的不孕症。随着生殖免疫学的发展,免疫因素造成的不孕越来越受到重视。人类性腺产生的生殖细胞及其分泌的激素,都具有抗原性。各种免疫因子可通过干扰精子输送、获能或顶体反应、穿透透明带,精卵融合,胚胎着床及生长发育过程而导致女性不孕。免疫性不孕的机制十分复杂,目前的研究仍很有限,需待进一步探讨。中医古籍无此病名记载,根据其表现及特点,可将其归属于"不孕症"范畴。

一、历代论述

1. 战国秦汉时期　此时期的医学古籍已经阐述了肾及冲、任、督脉与女性生殖功能的生理病理关系。《素问·骨空论》指出"督脉者……此生病……其女子不孕。"因督脉与肾关系密切,督脉生病,往往导致肾中阴阳失调,提出肾虚是不孕症的病因病机,为后世从肾论治不孕症提供了理论基础。《素问·上古天真大论》言:"女子七岁肾气盛,齿更发长。二七而天癸至,任脉通,太冲脉盛,月事以时下,故有子。三七……七七任脉虚,太冲脉衰少,天癸竭,地道不通,故形坏而无子也。"最早强调肾中精气在整个生命过程中的重要性,肾主宰人体的生长发育和生殖功能,对女子天癸的成熟和冲任二脉的通盛极为重要,并强调了"月事以时下"是"有子"条件,为后世对不孕症的辨证要点主要基于月经病的理论奠定基础。《灵枢·本神》载:"生之来谓之精,两精相搏谓之神。"《素问·金匮真言论》:"夫精者,身之本也。"《素问·六节藏象论》:"肾者,主蛰,封藏之本,精之处也。"可见肾气充盛,任通冲盛,月经按时来潮,两精相搏方能有子。在论及引起肾虚的因素时,《灵枢·邪气脏腑病形》曰"若入房过度,汗出浴水,则伤肾","肾脉急甚为骨癫疾……微涩为不月沉痔",提出房劳过度及淫邪因素均可影响肾而导致不孕。东汉张仲景在《金匮要略·妇人杂病脉证并治》中温经汤方下注"亦主妇人少腹寒,久不受胎",提出冲任虚寒是妇人不孕的病机之一。

2. 西晋隋唐时期　对肾虚立论进一步细化,由于脉学和病源证候学的发展,当时医家对不孕病因病机的认识较前人有很大的提高,这一时期,针对不孕的方药大量涌现,对于不孕症的病因，主要从肾阳虚、气滞血瘀、脾胃虚弱、外感邪气等方面阐述，对不孕的认识有所突破。西晋王叔和所著《脉经》言“妇人少腹冷，恶寒，年少者得之，为无子；年大者得之，为绝产。肥人脉细，胞有寒，故令少子”，从肾阳虚的角度指出不孕症的病机，提出胞脉赖肾阳温煦，若肾阳虚衰，不能温煦胞宫，则宫寒不能摄精成孕。西晋皇甫谧《针灸甲乙经》云“女子绝子，衃血在内不下，关元主之”，已经认识到女子不孕，是由于瘀血阻滞胞宫，不能下泄，而导致瘀血不孕。“妇人无子，及少腹痛，刺气冲主之……绝子，高丘主之”，气冲穴为足阳明胃经穴，亦为胃经与冲脉的交会穴，高丘即商丘，属足太阴脾经穴，提出脾胃虚弱，气血不足，不能充盛冲任，则不能摄精成孕，针刺气冲穴及商丘穴，可以调节脾胃，使气血生化有源，乃能成孕。至隋代，巢元方在继承前人学术思想的基础上，对不孕症的病因病机，尤其是外邪致病这一病因进行了广泛的阐述，在《诸病源候论》专设“无子候”，云：“若风冷入于子脏，则令脏冷，致使无儿”，“月水不通而无子者，由风寒邪气客于经血”，“带下无子者，由劳伤于经血，经血受风邪则成带下”，其观点重视风寒致病，风寒之邪客于胞宫，血为寒凝，冲任、胞宫阻滞，胎孕难成。此时期，对癥瘕导致不孕的病机的阐释已较全面，巢氏阐述了癥瘕的病因病机多为脏腑虚弱，气候变化，寒温不调，房事不洁，并独创按病因病形分别命名为“七癥八瘕”，《诸病源候论·积聚候》曰：“八瘕者……成病则不复生子。”《备急千金要方》作为唐代以前中医学学术集大成者，除根据前人认识总结不孕症病因病机为“劳伤虚损”“瘀血阻滞胞宫”“风冷之气结于子脏”等外，还提出“凡人无子，当为夫妻俱有五劳七伤，虚羸百病所致，故有绝嗣之患。夫治之法，男服七子散，女服紫石门冬丸及坐药荡胞汤，无不有子也”，提出不孕症“男女同调”的思路，弥补了前人的不足。唐代对不孕症病因的认识局限于风冷、瘀血、虚劳，主流认为不孕与“外感风冷之气”密切相关，这一时期针对不孕症的用药特点以温通为主，常以祛邪为法，佐以扶正，使用温燥药温散寒邪，破血药逐瘀通经，如《千金翼方》荡胞汤治疗妇人全不产及断绪，使用细辛、桂心、附子等温散胞宫寒湿，使用虻虫、水蛭、大黄、朴硝大破瘀血，人参、茯苓、甘草顾护元气，用药凶险霸道；再如王焘《外台秘要·妇人上》载“《广济》疗久无子，白薇丸方”，方中除地黄、人参、柏子仁、五味子等静药补虚外，余如桂心、附子、吴茱萸、秦椒、川芎、防风、藁本、桑寄生、姜黄均为温通药。其余当时处方紫石门冬丸、金城太守白薇方亦是使用大剂温热活血药。至唐代，针对不孕症，除内服药物外，亦开始重视外用药物治疗，如《千金翼方·妇人求子第一》曰“夫求子者……女服荡胞汤，及坐药”，又如《外台秘要·妇人上》言“《广济》疗无子，令子宫暖，内炙丸方”。这类阴道给药治疗不孕症的方法，自隋唐起的古代医籍中记载很多，惜目前临床少用，这类方法值得进一步研究。

3. 宋元时期　宋代妇产科已发展成为独立专科，这一时期对不孕症的认识和治疗有了新的突破，沿袭了前人对“外感风冷之气”“瘀血”“虚劳”引起不孕的认识。如《圣济总录·妇人无子》“治妇人胞胎寒冷，绝产无子，禹余粮汤方……治妇人月水不利，结积无子，大黄汤方”，《妇人大全良方·求嗣门》“续嗣降生丹治妇人病受气弱，胎脏虚损，子宫冷惫，血寒痼冷，难成子息，功效如神”。对“虚劳”病因亦有了更深入的认识，除肾阳虚衰，脾胃虚弱外，认识到肾阴虚亦可造成不孕，治宜滋阴养血，凉血降火，如朱丹溪《丹溪心法·卷五·子嗣》："怯瘦性急之人，经水不调，不能成胎，谓之子宫干涩无血，不能摄受精气。宜凉血降火，或四物加香附、黄芩、柴胡，养血养阴等药可宜。东垣有六味地黄丸，以补妇人之阴血不足。无子，服之者能使胎孕。"后世知柏地黄汤为钱乙的六味地黄丸及丹溪的大补阴丸化裁而来，其滋阴降火之功较之六味为胜，运用又比大补阴丸轻灵，在不孕疾病中，凡属肾阴亏损，相火偏亢之证，用之多能取效；宋代亦已开始认识到情志损伤对不孕的影响，如南宋严用和《济生方·求子》论不孕治法云"女子当养血抑气，以减喜怒"，主张用"抑气散"治疗。金元时期，朱丹溪首倡痰湿不孕，在《丹溪心法·卷五·子嗣》中提出："若是肥盛妇人，禀受甚浓，恣于酒食之人，经水不调，不能成胎，谓之躯脂满溢，闭塞子宫。宜行湿燥痰，用星、夏、苍术、台芎、防风、羌活、滑石，或导痰汤之类。"明确指出痰湿不孕的病因病机、症状及治疗方法。金元时期各家学说繁荣，"金元四大家"之一的张子和，作为攻邪派的代表人物，对不孕症的病因、病机的认识有其独到之处，认为"夫妇人年及二三十者，虽无病而无子，经血如常，或经血不调，乃阴不升，阳不降之故也"，主张吐、泻法治疗不孕症，"可独圣散，上吐讫冷痰三二升；后予导水丸、禹功散，泻讫三五行及十余行"（《儒门事亲·妇人无子》），先涌后泻而去痰实结滞，达降心火，益肾水之效，还其既济之道，丰富了中医对不孕症的治法。

4. 明清时期　确立了"调经为要"的学术观点，对不孕的病因病机认识更加深化，理法方药也日趋成熟。明清医家继承汉唐、宋元各家妇科学说，并在此基础上推陈出新，随着不孕症辨治内容的丰富，大量名方应运而生，诸如五子衍宗丸、毓麟珠、归肾丸、二仙汤等，对后世产生深远影响。这一时期，对不孕症治疗以调经为要的观点已蔚然成风，如万全《万氏妇人科·种子章》载"女子无子，多因经候不调……此调经为女子种子紧要也"，王肯堂《女科证治准绳·胎前门·求子》云"胎前之道，始于求子。求子之道，莫先调经"。明清对不孕的病因病机认识日趋完善，在辨证论治方面更加成熟，如清代陈士铎《石室秘录·十六论子嗣》记载不孕病因"一胞胎冷也，一脾胃寒也，一带脉急也，一肝气郁也，一痰气盛也，一相火旺也，一肾水衰也，一任督病也，一膀胱气化不行也，一气血虚而不能摄也"，已接近现代认识。随着认识的加深，开始对不孕进行辨证分型，针对不孕的证、方认识更趋于系统化，如明代武之望《济阴纲目·求子门》按不孕的病因病机，将不孕症分门别类，分为"论痰饮不孕""治血虚不孕""治宫冷不孕""治痰塞不孕""治婢妾不孕"论治，而至清代不孕症辨证论治方面更加成熟，傅青主《傅青主女科·种子》详细记录女子不孕的临床表现，根据其病机不同，以证候特点为依据，列有不孕十条"身瘦不孕、胸满不思食不孕、下部冰冷不孕、胸满少食不孕、少腹急迫不孕、嫉妒不孕、肥胖不孕、骨蒸夜热不孕、腰酸腹胀不孕、便涩腹胀足浮肿不孕"，从肾虚、肝郁，痰湿及经脉四个方面辨治，其中治疗身瘦不孕的养精种玉汤、嫉妒不孕的开郁种玉汤及下部冰冷不孕的温胞饮，目前临床仍广泛使用。明清时期医家在承袭前人学术思想时，对不孕症一些旧的认识进行大胆质疑，如针对《诸病源候论》对不孕病因之癥瘕分为"七癥八瘕"，叶天士《临证指南医案》认为"昔有七癥八瘕之说，终属强分名目"，王清任《医林改错》

中云:“积聚一症,不必论古人立五积、六聚、七癥、八瘕之名,亦不议驳其错,驳之未免过烦。”为后世以血府逐瘀汤、少腹逐瘀汤治疗癥瘕所致不孕症提供依据。这一时期,对不孕的治疗,主张辨证为要,如张景岳《景岳全书·妇人规》曰“种子之法,本无定执,因人而异,各有所宜,故凡寒者宜温,热者宜凉,滑者宜涩,虚者宜补,去其所偏,则阴阳和而生化著矣”,强调不孕的治疗因人、因病辨证施治,不可一成不变。由此可见,明清时期医家在不孕症的治疗中,已重视把握脏腑、寒热、虚实,调和偏失,辨证论治,此时以“肾虚为本、湿热、瘀血、气滞为标”的病因病机认识已大致形成,明清医家以补肾填精、养血益气、疏肝理气、活血化瘀、祛湿化痰等治法居多。

二、临证要点

(一)辨证要点

辨证时当明辨虚实,分清标本主次缓急。本虚者多见于肾虚、脾虚,尤以肾虚为主,标实者以“气滞血瘀湿热”互结为要。由于本病病机复杂多变,必须考虑标本的“先后轻重缓急”,本虚明显者,当扶正为主,辅以祛邪;标实明显者,当祛邪为主,扶正为辅,但补肾扶正需贯穿于始终,祛邪助孕为关键。

(二)辨证论治

1. 肾虚血瘀证

临床表现为婚久不孕或曾有多次人工流产史,免疫抗体阳性,或见月经后期或先后不定期、经量少、经色暗,头晕耳鸣,面色晦暗,腰膝酸软,或小腹隐痛,舌质暗,苔薄白,脉沉细或细涩。

治宜补肾活血,调经助孕。方选五子衍宗丸(《摄生众妙方》)合四物汤(《太平惠民和剂局方》)加味。药物组成:菟丝子 24g(八两),枸杞子 24g(八两),覆盆子 12g(四两),五味子 6g(二两),车前子 6g(二两),熟地黄、川芎、当归、白芍各 10g,桃仁 10g,炙甘草 10g。水煎服,每日 1 剂,分 2 次服,月经干净后服药,连服 15 天为 1 个疗程。

方中菟丝子既能温补肾阳,又可补益肾阴,且可补脾以资化源;枸杞子味甘质润,滋补肝肾而益精;熟地黄滋阴养血填精,三药合用,补肾益精的功用大增;覆盆子补肾助阳,固肾涩精,五味子补肾固精,两者助君药加强补肾之功,且可固涩肾精;当归补血活血调经;白芍柔肝养血;川芎活血行气开郁;桃仁活血化瘀;车前子利湿泄浊,防诸药滋腻恋邪;炙甘草调和诸药,诸药相伍,使肾虚得补,肾精充盛,血瘀得化,则诸症可愈。

若手足不温者,加桂枝 6g、干姜 5g;小腹痛甚者,加小茴香 6g、吴茱萸 6g。

中成药:麒麟丸,饭前服用,每次 6g,每日 2~3 次,温水或淡盐水送服。

2. 阴虚火旺证

临床表现为婚后多年未孕,免疫性抗体阳性,月经正常或先期、量偏少或多、色鲜红、质黏稠,或夹血块,伴咽干口渴,五心烦热,大便干结,小便黄赤,舌红,少苔,脉细数。

治宜滋阴降火,调经助孕。方选知柏地黄汤(《医宗金鉴》)合二至丸(《证治准绳》)加赤芍、丹参。药物组成:熟地黄 24g(八钱),山茱萸、山药各 12g(四钱),泽泻、茯苓(去皮)、牡丹皮各9g（三钱），知母、黄柏各6g（二钱），女贞子、墨旱莲各10g，赤芍10g，丹参10g。

水煎服，每日1剂，分2次服，月经干净后服药，连服15日为1个疗程。

方中重用熟地黄滋阴补肾、填精益髓，为君药；山茱萸滋养肝肾、秘涩精气；山药健脾补虚、涩精固肾，补后天以充先天，共为臣药；泽泻淡渗泄浊，并防熟地黄之滋腻恋邪；牡丹皮清泻相火，并制山茱萸之温涩；茯苓渗湿健脾，既助泽泻以泻肾浊，又助山药之健运以充养后天；黄柏、知母滋阴泻火，均为佐药；女贞子滋肾补肝，辅墨旱莲滋阴益精，凉血；赤芍、丹参清热凉血，诸药共奏滋阴降火、调经助孕之功。

中成药：知柏地黄丸，每次9g，每日3次。

3. 湿热瘀结证

临床表现为婚久不孕，免疫性抗体阳性，或见月经先期、后期，量多或少、色鲜红或暗红，或色暗有块，伴下腹疼痛，块下痛减，质黏稠，或带下量多，色黄，质稠，味臭。舌质红或有瘀点瘀斑，苔白或黄腻，脉滑数。

治宜清热利湿、活血化瘀。方选四妙丸（《成方便读》）合血府逐瘀汤（《医林改错》）。药物组成：黄柏、苍术、牛膝、薏苡仁各12g（四钱），桃仁各12g（四钱），红花、当归、生地黄各9g（三钱），川芎、桔梗各4.5g（一钱半），赤芍、枳壳、甘草各6g（二钱），柴胡3g（一钱）。

水煎服，每日1剂，分2次服，月经干净后服药，连服15日为1个疗程。

方中黄柏清下焦湿热、薏苡仁利水渗湿、桃仁破血行滞而润燥，三药合用，共奏清热、祛湿、活血之功，共为君药；苍术健脾燥湿，红花、川芎、赤芍活血祛瘀止痛，助君药祛瘀燥湿，共为臣药；佐以牛膝活血通经，祛瘀止痛，引血下行；生地黄、当归养血益阴，清热活血；桔梗、枳壳一升一降，调畅气机；柴胡疏肝解郁，升达清阳，与桔梗、枳壳同用，尤善理气行滞，使气行则血行；使以甘草调和诸药，合而用之，使湿祛血活、瘀化气行，则诸症可愈。

中成药：坤复康胶囊，每次4粒，每日3次。

4. 气滞血瘀证

临床表现为婚久不孕，免疫抗体阳性，月经后期、量少、色紫黑、有血块，经期腹痛拒按，经期乳房胀痛，胸闷不舒，精神抑郁。舌紫暗或有瘀点，苔白，脉弦细或涩。

治宜活血化瘀，行气止痛。方选血府逐瘀汤（《医林改错》）。药物组成：当归9g（三钱），生地黄9g（三钱），桃仁12g（四钱），红花9g（三钱），枳壳6g（二钱），赤芍6g（二钱），柴胡3g（一钱），甘草6g（二钱），桔梗4.5g（一钱半），川芎4.5g（一钱半），牛膝9g（三钱）。

服法：每日1剂，水煎2次分服，月经干净后服药，连服15日为1个疗程。

方中以桃仁破血行滞而润燥，红花活血祛瘀以止痛，共为君药。赤芍、川芎助君药活血祛瘀；牛膝活血通经，祛瘀止痛，引血下行，共为臣药。生地黄凉血清热，合当归又能养血润燥，使瘀去新生。气能行血，血的循行有赖于肺气的宣布和肝气的疏泄，故以桔梗开宣肺气，载药上行，配以枳壳，一升一降，宽胸行气，加强舒畅气机之功；柴胡疏肝解郁，升达清阳，与桔梗、枳壳同用，尤善理气行滞，使气行则血行，以上均为佐药。使以甘草调和诸药。合而用之，使血活瘀化气行，则诸症可愈。

若腰酸痛者，加续断 15g、杜仲 10g；腹痛者，加川楝子 10g、乌药 10g；月经量多者，加三七 3~6g、苎麻根 15g 等。

中成药：艾附暖宫丸，饭后口服，每次 1 丸，每日 3 次。

5. 脾肾阳虚证

临床表现为婚久不孕，免疫抗体阳性，或见月经不调、停闭，月经量或多或少、色暗淡，头晕耳鸣，腰膝酸软，或形寒肢冷，或纳呆便溏，或带下清稀，舌暗淡，脉沉细弱。

治宜健脾益肾、补气温阳。方用温胞饮（《傅青主女科》）加减。药物组成：土炒白术 30g（一两），盐巴戟 30g（一两），人参 10g（三钱），炒杜仲 10g（三钱），酒炒菟丝子 10g（三钱），炒山药 10g（三钱），炒芡实 10g（三钱），肉桂 6g（二钱），制附子 0.9g（三分），盐炒补骨脂 6g（二钱）。

水煎服，每日 1 剂，分 2 次服，月经干净后服药，连服 15 日为 1 个疗程。

方中巴戟天补而不峻，温而不燥，补助肾阳为君，肾阳为一身之阳的根本，"五脏之阳气，非此不能发"，故肾阳得温则全身脏腑、经络得以温煦；炒白术健脾气，复脾阳，补土以生火，补后天以养先天；杜仲、补骨脂、菟丝子助君药补肾温阳之功，俱为臣药；佐以人参、山药、芡实益肾健脾益气，以防滋腻碍胃；肉桂、附子引火归原且补心火，全方合用可温补肾阳，健脾益气，调和冲任。《黄帝内经》云"胞络者，系于肾"，欲去胞寒，必先温肾，用此方之妙，温肾扶阳，补气健脾，寒去则可受妊，虽冠以温胞之名，实行种子之能。

中成药：右归胶囊，每次 4 粒，每日 3 次，口服。

三、名家经验

许润三：肾虚为免疫性不孕发病之本，肝郁为免疫性不孕发病之标。

夏桂成：免疫性不孕多见于阴虚火旺证及阳虚瘀浊证，结合周期疗法，经后期予以滋阴抑抗汤，滋阴降火，清热利湿；经前期助阳抑抗汤，补肾健脾温阳化瘀。

陈慧侬：该病多由于房事不节、经期产后或宫腔手术操作，损伤冲任，或由于摄生不洁，感受湿热之邪，湿热瘀阻冲任，冲任阻滞，气血运行不畅，故不能摄精成孕导致不孕。病机关键为湿热瘀阻，病位在肝肾和冲任。

四、临证心得

1. 中医古籍虽然无免疫性不孕的记载，但中医治疗本病有着独特的优势，既可提高被减弱的免疫稳定功能，又可消除异常的自身抗体。治疗时可发挥中医辨病与辨证相结合的优势，在辨证论治的指导下辨病用药，将中药药理学的研究成果作为处方用药的重要依据，组方遣药时选择既符合中医辨证用药，又符合现代研究针对抗体的药物，往往能明显提高治疗效果，如现代药理研究认为熟地黄能增强低下的细胞免疫，同时也可抑制体液免疫，具有双相免疫调节作用；枸杞子、女贞子等滋阴补肾中药通过促进吞噬细胞的吞噬能力，加快运送处理循环复合物（CIC），阻止 CIC 沉积，避免免疫损伤；墨旱莲、麦冬、玄参等滋阴凉血中药可抑制免疫功能亢进，对抗变态反应，临床上治疗肾虚证免疫性不孕症可以着重加入上述药物；当归、丹参、桃仁等具有抗炎、降低毛细血管通透性、减少炎症渗出及促进吸收的作用，可通过对已沉积的抗原抗体复合物吸收，抑制抗体形成；茵陈、茯苓、泽泻、败酱草等清热解毒利湿中药能消除炎症因子，避免刺激免疫系统，从而抑制抗精子抗体（AsAb）的产生，临床上治疗湿热瘀结证免疫性不孕患者时，可以寻求这类中药。

2. 免疫性不孕是西医学病名，对于免疫抗体阳性，但无明显自觉症状，中医四诊无法收集资料者，在《黄帝内经》“正气存内，邪不可干”“邪之所凑，其气必虚”的理论指导下，我们提出“肾虚伏邪”的观点，肾虚无力抵御外邪则易感湿热毒邪（诸免疫抗原），其抗原犹如邪毒内侵，邪伏于肾，隐匿性是伏邪的重要特点，邪“伏”时可无任何不适症状，无证可辨，仅仅表现为免疫抗体阳性。伏邪是一种潜在的致病因素，是疾病发生发展转化的重要原因，也是造成不孕迁延不愈的根源。可在“肾虚伏邪”的认识下治以扶正祛邪，采用补肾（扶正）活血祛湿（祛邪）法治疗，最终达到机体“阴平阳秘”，方能摄精成孕。

3. 免疫性不孕的治疗目的在于促使患者顺利生育，中医妇科疾病病机都以损伤冲任为前提，因免疫性不孕患者受孕后流产率偏高，适当补益冲任仍然是必要的。因此此类患者一旦受孕后，不要即刻中断治疗，要加强补益冲任、养血固胎，以保证受孕的成功率，可选用寿胎丸、胎元饮等方药。

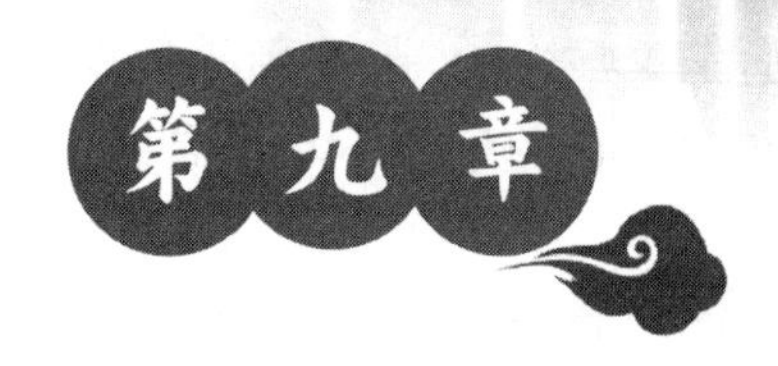

第九章 女性原因不明性不孕症

夫妇同居、有规律正常的性生活1年，未避孕未孕；或曾妊娠，后未避孕超过1年未再孕者定义为不孕症。若通过不孕症三项常规评估（精液分析、输卵管通畅度、排卵监测）仍未发现明显不孕原因的不孕状态，可诊断为原因不明性不孕症（UI）。该类患者除了不孕，常无其他特殊的临床表现，属于中医“无子”“全不产”“断绪”的范畴。

一、历代论述

1. 先秦、秦汉时期　《素问·上古天真论》云“女子七岁，肾气盛……二七而天癸至，任脉通，太冲脉盛，月事以时下，故有子……七七，任脉虚，太冲脉衰少，天癸竭，地道不通，故形坏而无子也。”描述了女子能够受孕的生理过程，并且提出了以“肾”为核心的生殖理论。此外，《素问·骨空论》中还有“督脉为病…从少腹上冲心而痛……其女子不孕”的论述，督脉总统一身之阳气，其循行下络肾，上入脑，调节各阳经气血，温煦胞胎，指出阳气在受孕过程中亦发挥着重要作用。

2. 隋、唐、宋时期　隋代巢元方所著《诸病源候论》在妇人杂病诸候篇中对不孕的病因病机做了详细的论述。认为女子不孕有内外两方面因素，内因是劳伤气血，正虚方使邪气有机可乘，“妇人挟疾无子，皆由劳伤血气……或月经涩闭，或崩血带下，致阴阳之气不和，经血之行乖候，故无子也”。外因是六淫邪气直中胞宫，“子脏冷无子者，由将摄失宜……致风冷之气乘其经血，结于子脏，故无子”。唐朝孙思邈所著《备急千金要方》云：“妇人者，众阴所集，常与湿居……月水去留，前后交互，瘀血停凝，中道断绝，其中伤堕，不可具论。”认为瘀血为导致不孕症的关键。其中“凡人无子，当为夫妻俱有五劳七伤，虚羸百病所致”和宋代妇科专著《妇人大全良方》“凡欲求子，当先察夫妇有无劳伤、痼害之属”均强调了虚损劳伤对夫妻双方求子的不利影响。

3. 元、明、清时期　元朱丹溪《丹溪心法·子嗣》中首倡痰湿不孕，提出具体治法为“行湿燥痰”，具体论述了肥盛妇人痰湿闭塞子宫和怯瘦妇人子宫干涩不能妊娠的证治。明清时期出现了大量有关女性不孕的经典著作以及中草药书籍，集前期文献之大成，形成了完备的理论。如明代张景岳《景岳全书·妇人规》提出：“种子之方，本无定轨，因人而药，各有所宜。故凡寒者宜温，热者宜凉，滑者宜涩，虚者宜补，去其所偏，则阴阳和而生化著矣。”发展至清代傅青主所著《傅青主女科·种子》列有种子十条，注重从肝肾论治不孕症，创制的养精种玉汤、温胞饮、开郁种玉汤等至今为临床所常用。

二、临证要点

（一）辨证要点

审脏腑、冲任、胞宫之病位，察气血、寒热、虚实之变化。若月经初潮推迟，月经后期、量少，常有腰痛、膝软者，多属肾虚；伴有畏寒肢冷，月经量少或多、色淡质稀者，属肾阳虚；若伴见月经先期量少、色红偶夹小血块，烦躁口渴，心烦热，阴中干涩者，多属肾阴不足；若见胸胁乳房痛，情志郁郁不乐者，多属肝气郁滞。

辨痰湿、瘀血之病理因素。形体肥胖，带下量多，质稠黏，伴胸闷泛恶者，多属痰湿；继发不孕，经期延长，赤白带下，低热起伏，苔黄腻者，多属湿热；经行腹部刺痛，月经量少不畅、夹血块，舌暗有瘀点瘀斑或舌下络脉增粗怒张者，多属血瘀。

现归纳为六个证候类型。

（二）辨证论治

本病的治疗重点是温养肾气、调理气血，使经调病除，则胎孕可成。

1. 肾虚证

（1）肾气虚证

临床以月经不调，经量或多或少、色暗红，头晕耳鸣，腰酸腿软，精神疲倦，小便清长，舌淡，苔薄，脉沉细、两尺尤甚等为主要表现。

治宜补肾益气，调养冲任。方用毓麟珠（《景岳全书》）加味。药物组成：人参 18g（二两），土炒白术 18g（二两），茯苓 18g（二两），白芍 18g（二两），当归 36g（四两），川芎 9g（一两），熟地黄 36g（四两），炙甘草 9g（一两），菟丝子 36g（四两），酒炒杜仲 18g（二两）、鹿角霜 18g（二两），川椒 18g（二两）。

丸剂：每日 1 剂，3 个月经周期为 1 个疗程，每个月经周期 20 剂。

本方主证为肾气亏虚，冲任失调。方以四物汤（当归、熟地黄、白芍、川芎）补血活血；以四君子汤（人参、白术、茯苓、甘草）健脾益气助生血，补后天以养先天；菟丝子、杜仲、鹿角霜、川椒温肝肾、填精血、调冲任、补命门；炙甘草调和诸药。全方功效补肾益气，调经种子。温养先天肾气以生精，培补后天之脾以化血，调摄冲任，使精充血足，胎孕乃成。

如小便清长，夜尿多，加益智仁 9g、桑螵蛸 9g 补肾缩尿；如头晕耳鸣甚者，加枸杞子 30g、女贞子 30g 补肾益精。

中成药：金匮肾气丸 20~25 粒（4~5g），口服，每日 2 次。

热敏灸：局部选取关元、气海、子宫穴及周围痛点和压痛点等反应部位，远端选取三阴交等穴，在上述部位为中心半径为 3cm 的范围内，距离皮肤 3~5cm 施行回旋灸和温和灸，当患者感受到艾热发生扩热、透热、传热、表面不热深部热、局部不热远部热、或其他非热感觉，以及施灸部位或远离施灸部位产生胀、酸、压、重、痛、麻等感觉时，此点即为热敏点,重复上述步骤,直至所有的热敏点被探查出,选择 3~4 个最敏感穴位予以灸疗。

（2）肾阳虚证

临床以初潮延迟或闭经,经色暗淡,腹冷肢寒,性欲淡漠,带下量多如水,腰膝酸软,夜尿频多,面色晦暗,舌淡,苔白滑,脉沉细而迟或沉迟无力为主要表现。

治宜温肾暖宫,调补冲任。方用温胞饮(《傅青主女科》)加味。药物组成:土炒白术 30g(一两),盐巴戟 30g(一两),人参 10g(三钱),炒杜仲 10g(三钱),酒炒菟丝子 10g(三钱),炒山药 10g(三钱),炒芡实 10g(三钱),肉桂 6g(二钱),制附子 0.9g(三分),盐炒补骨脂 6g(二钱)。

水煎服,每日 1 剂,连服 14 日,服药无不适,可继服 14 剂。以 4 周为 1 个疗程。不方便服用中药,或巩固期治疗,可使用中成药。

本方主证为心肾火衰,胞胎寒冷。方以人参益气,白术健脾而养后天以化源,巴戟天、补骨脂温肾暖宫,杜仲、菟丝子补肾益精,兼固任带,山药健脾补肾养冲任,肉桂、附子补命门真火而益心阳,芡实入肾益精,兼固任带。全方温补心肾之火,益精温胞。

如头晕耳鸣,腰痛如折,小腹冷痛,为阳虚内寒,加紫石英 30g、淫羊藿 9g、艾叶 9g 温肾散寒。

中成药:金匮肾气丸 20~25 粒(4~5g),口服,每日 2 次,适宜于偏肾阳气虚者;右归丸 1 丸,口服,每日 3 次,适宜于肾阳虚甚者。

艾灸:采用隔附饼艾灸。用附子末和黄酒调制成直径 2cm、厚 0.3cm 的附子饼,中间扎孔。患者俯卧位,穴位选用关元、气海、双侧肾俞、脾俞,施灸时将艾炷置于附子饼上灸之,各 3 壮,隔日 1 次。

（3）肾阴虚证

临床以月经提前、量少色红质稠,或闭经,腰腿酸软,头昏眼花,耳聋耳鸣,形体消瘦,五心烦热,舌质偏红,苔少,脉细数为主要表现。

治宜滋肾益精,养肝调冲。方用养精种玉汤(《傅青主女科》)加味。药物组成:熟地黄(九蒸)30g(一两)、山萸肉(蒸熟)15g(五钱)、当归(酒洗)15g(五钱)、白芍(酒炒)15g(五钱)。水煎服,每日 1 剂。连服 14 日,服药无不适,可继服,以 3 个月为 1 个疗程。不方便服用中药,或巩固期治疗,可使用中成药。

本方为四物汤去川芎,加山萸肉组成。熟地黄、山萸肉滋肾而益精血;当归、白芍养血调经,四药合用补肝肾而益精血,使精血充足,肝肾得养,冲任得调,则可摄精成孕。“此方之用,不特补血而纯于填精,精满则子宫易于摄精,血足则子宫易于容物,皆有子之道也。”

如血虚甚,加鹿角胶 20g、紫河车 9g 等血肉有情之品填精养血;如兼见五心烦热、两颧潮热等为阴虚火旺者,加地骨皮 15g、生龟甲 30g,以滋阴清热。

中成药:六味地黄丸(大蜜丸),每次 1 丸,口服,每日 2 次,适宜于肾阴虚证。

2. 肝郁证

临床以经期先后不定，经行不畅，经量或多或少、色暗、有血块，经行小腹胀痛，经前乳房胀痛，胸胁不舒，精神抑郁，或烦躁易怒，舌红，苔薄，脉弦为主要表现。

治宜疏肝解郁，养血理脾。方用开郁种玉汤（《傅青主女科》）。药物组成：香附（酒炒）9g（三钱），当归（酒洗）15g（五钱），白芍（酒炒）30g（一两），牡丹皮（酒洗）9g（三钱），白术（土炒）15g（五钱），茯苓（去皮）9g（三钱），天花粉 6g（二钱）。

每次月经干净后开始服药，水煎服，每日 1 剂，连服 15 剂，30 日为 1 个疗程，不方便服用中药，或巩固期治疗，可使用中成药。

本方主证为肝郁脾虚。方以当归、白芍养血活血柔肝，牡丹皮清热凉血活血，白术、茯苓健脾益气，香附为疏肝解郁之圣药、理气调经，牡丹皮泻郁火，天花粉以润燥生津。“此方之妙，解肝气之郁，宣脾气之困，而心肾之气亦因之俱舒。所以腰脐利而任脉通达，不必启胞胎之门，而胞胎自启，不特治嫉妒者也。”

如兼经行乳胀有块者，酌加陈皮 9g，重用生麦芽 30g；如经行腹痛较重，为气滞血瘀，加延胡索 9g、五灵脂 9g 以祛瘀止痛。

中成药：逍遥丸，每次 6~9g（1~1.5 袋），口服，每日 1~2 次，适宜于肝郁脾虚，脾失健运者。加味逍遥丸，每次 6g（1 袋），口服，每日 2 次，适宜于肝郁血虚，日久化热者。

针灸：取三阴交、太冲、血海、气海、中极、关元、地机、肝俞、期门、内关等穴。操作采用毫针平补平泻法，以患者产生酸麻胀痛之感为度，每日 1 次，每次留针 30 分钟。

3. 痰湿证

临床以形体肥胖，经行延后，甚或闭经，带下量多、色白质黏无臭，胸闷泛恶，面色㿠白，头晕心悸，苔白腻，脉滑为主要表现。

治宜燥湿化痰，行滞调经。方用苍附导痰丸（《叶氏女科证治》）加减。药物组成：苍术（二两）18g，香附 18g（二两），半夏 9g（一两），枳壳 18g（二两），陈皮 15g（一两五钱），茯苓 15g（一两五钱），胆南星 9g（一两），甘草 9g（一两），生姜 6g。

水煎服，每日 1 剂。

本方主证为痰湿阻滞。方以半夏、茯苓、苍术化痰燥湿健脾；陈皮、香附、枳壳行气解郁化痰；胆南星清热化痰，生姜、甘草和中。

如痰湿内盛，胸闷气短者，酌加瓜蒌、石菖蒲宽胸利气以化痰湿；如经量过多者，去川芎，酌加黄芪、续断补气益肾以固冲任；如心悸者，酌加远志以祛痰宁心；如月经后期或闭经者，酌加鹿角胶、淫羊藿、巴戟天。

中成药：二陈丸，每次 9~15g（每 100 粒约重 6g），口服，每日 2 次。

针灸：百会、天枢、三阴交、上星、足三里、丰隆、中极等穴，操作用毫针平补平泻法，以患者产生酸麻胀痛之感为度，每日 1 次，每次留针 30 分钟。

4. 血瘀证

临床以月经后期、色紫黑、有血块，少腹疼痛拒按、经前痛剧，舌紫暗，或舌边有瘀点，脉弦涩为主要表现。

治宜温经化瘀，活血调经。方用少腹逐瘀汤（《医林改错》）：小茴香（炒）7 粒（七粒），炮姜（炒）0.6g（二分），延胡索 3g（一钱），没药（研）3g（一钱），当归 9g（三钱），川芎 6g（一钱），官桂 3g（一钱），赤芍 6g（二钱），蒲黄 9g（三钱半），五灵脂（炒）6g（二钱）。水煎服，每日 1 剂，分 2~3 次服。

本方主证为冲任虚寒，瘀血内阻。方中小茴香、肉桂、炮姜味辛而性温热，入肝肾而归脾，理气活血，温通血脉；当归、赤芍入肝，行瘀活血；蒲黄、五灵脂、川芎、延胡索、没药入肝，活血理气，使气行则血活，气血通畅故能止痛。

如血瘀偏热者，可选用血府逐瘀汤（《医林改错》）；气滞血瘀者，可选用膈下逐瘀汤（《医林改错》）。

中成药：桂枝茯苓胶囊，每次 0.93g（3 粒），口服，每日 3 次。

火针：嘱患者排空小便后，取平仰卧位，火针针刺关元、中极、子宫、卵巢、足三里、三阴交，于月经周期第 11 日起 B 超监测卵泡，卵泡直径≥16mm 开始予火针治疗，每日治疗 1 次，连续治疗 5 日（或 B 超监测提示排卵后终止治疗）。

5. 湿热证

临床以经量多或经期长、色紫红、质稠有血块，带下量多、黄稠臭晦，或伴低热、小便黄赤，舌红，苔黄腻，脉滑数为主要表现。

治宜清热除湿，活血调经。方用仙方活命饮（《校注妇人良方》）。药物组成：白芷 3.6g（六分），贝母 6g（一钱），防风 6g（一钱），赤芍 6g（一钱），当归尾 6g（一钱），甘草节 6g（一钱），皂角刺（炒）6g（一钱），穿山甲（炙）6g（一钱），天花粉 6g（一钱），乳香 6g（一钱），没药 6g（一钱），金银花 18g（三钱），陈皮 18g（三钱）。

原方用法是用好酒 3 碗，煎至 1 碗半，食前服，再加饮酒 3~4 杯，以助药势。不耐酒精者，亦可水煎服。

本方主证为热毒壅滞。方以防风、白芷解表泄其热；乳香、没药散血消其毒；穿山甲、皂角刺能引诸药至有毒之处；金银花、赤芍能解热毒于瘀壅之中；贝母、天花粉可除痰中诸热；甘草、陈皮、当归可疗气血不调。

如月经过多或经期延长者，酌加槐花、地榆、马齿苋以清热止血；带下量多者，酌加黄柏、椿根白皮清热除湿。

中成药：妇炎康片，每次 1.56g（6 片），口服，每日 3 次。

中药灌肠：每晚睡前 1 次，10 日为 1 个疗程，每次月经干净 3~5 日后开始使用，治疗用药半年。

6. 血虚证

临床以身体瘦弱，月经后期量少、色淡，或闭经，面色萎黄，神疲倦怠，头晕目眩，舌淡，脉细弱等为主要表现。

治宜养血滋肾调经。方用加味四物汤（《济阴纲目》）。药物组成：当归（酒洗）5.6g（一钱半），川芎 5.6g（一钱半），芍药（微炒）3.7g（一钱），延胡索 3.7g（一钱），蓬术（醋煮）3.7g（一钱），香附（醋煮）3.7g（一钱），砂仁 3g（八分），桃仁（去皮尖）2.6g（七分），红花（酒炒）2g（五分），熟地黄

3.7g（一钱）。水煎服，每日 1 剂，连服 15 日，服药无不适，可继服 15 剂。以 1 个月为 1 个疗程。不方便服用中药，或巩固期治疗，可使用中成药。

本方熟地黄补血以滋冲任，白芍敛阴以益肾肝，川芎行血以调经，当归养血脉以荣经，蓬术破气中之血，香附理血中之气，桃仁破瘀血以通经，延胡索活血止痛，红花活血生新，砂仁醒脾理气。

如若月经过少，酌加丹参、鸡血藤养血活血；脾虚食少者，加陈皮、砂仁理气醒脾。

中成药：四物胶囊，每次 2~3g（4~6 粒），口服，每日 3 次。

三、名家经验

韩百灵："种子先调经，调经必先疏肝，肝气调达，诸经通畅，胎孕乃成。"强调了肝郁与女性原因不明性不孕症的密切关系，并自创了百灵调肝汤，治以疏肝解郁，养血调经。

韩明向：肝郁气滞、脾失健运是女性原因不明性不孕症产生的重要原因之一。情志因素与不孕症的发生关系密切；而脾作为全身气机升降的枢纽，有赖于肝气的调节。若脾运失常，气血化生无源，血海亏虚，冲任失养，月经失调，终不能受孕。

四、临证心得

1. 中医治疗不孕症具有独特的优势。原因不明性不孕症为现有检查手段尚未能明确病因的不孕症，无法针对病因进行治疗。中医治疗强调辨病与辨证结合，可整体调治原因不明性不孕症。

2. "求子之道，莫如调经"。中医理论认为，肾藏精，主生殖，调经种子重在补肾，而长期求嗣不得易导致肝气郁滞，肝郁也是导致不孕症的重要原因之一，肝藏血，主疏泄，肝气疏，则血脉通，使冲任按时盈溢，月经正常，因此补肾疏肝在不孕症的治疗当中具有重要作用。此外，"补肾调周法"根据月经四期体内的阴阳气血变化调整中药，使其趋于平衡，可恢复正常的月经周期以助孕。

3. 在辨证治疗的同时，可辅以心理治疗。随着经济的发展，现代女性的工作、生活压力不断增加，现今不孕症患病人群呈上升以及年轻化趋势。作为临床医生，不仅需要重视患者身体健康，心理健康也不容忽视，诊疗中应与患者耐心沟通，予以关怀，建立良好的医患关系，以达到事半功倍的效果。

原因不明性不孕症（连方）

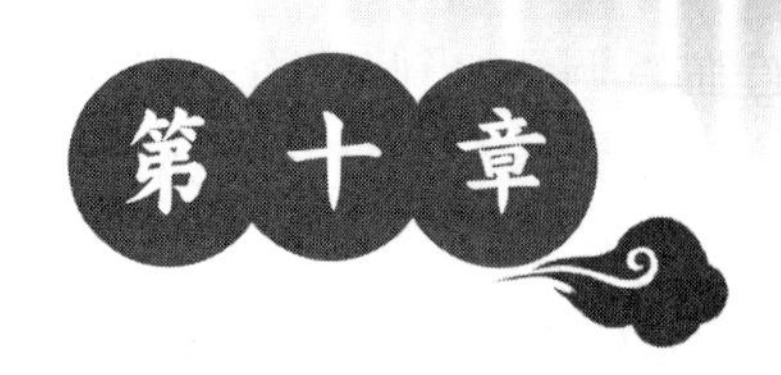

第十章 监测排卵与指导同房

西医学中通过监测排卵，寻找排卵期同房，以提高受孕概率，与中医学中寻找“氤氲期”和“的候”的含义有异曲同工之妙，两者均重视因时同房对受孕的重要意义。与西医学主要借助辅助检查监测排卵以指导同房不同，中医的“氤氲期”和“的候”是根据患者的月经周期和临床表现，经综合分析所做的判断。“氤氲”古代指阴阳二气互相作用的状态，“氤氲期”约相当于西医学中女性月经周期中的排卵期；“的候”指气蒸而热，昏而闷，有欲交接不可忍之状，即女性在排卵期前后可能表现出的性欲增强的状态。

一、历代论述

（一）氤氲

传统中医学对受孕时机的认识是逐步发展的。明代以前，主流的认识是月经刚刚干净之后即是受孕良机。如宋代杨仁斋言：“妇人月经方绝，金水才生，此时子宫正开，乃受精结胎之候，妙合太和之时，过此佳期，则子宫闭而不受胎矣。”明代袁黄在《祈嗣真诠·知时》中述“世人种子，有云：三十时辰两日半，二十八九君须算。此特言其大概耳，非的论也”，说明当时社会已出现关于受孕最佳时机的研究与思考。

“氤氲”一词始见于《周易·系辞》“天地氤氲，万物化醇，男女媾精，万物化生，此天地男女生成化育之道也”，指出天人相参，男女结合而繁衍后代与自然界阴阳结合而生万物是相似的。

明代袁黄《祈嗣真诠·知时》对生殖“氤氲期”才有了完整详细的描述：“天地生物，必有氤氲之时，万物化生，必有乐育之时。猫犬至微，将受娠也，其雌必狂呼而奔跳，以氤氲乐育之气触之而不能自止耳，此天然之节候，生化之真机也。”明确指出种子必知其时候，即“氤氲”之候。《证治准绳》引袁了凡语：“凡妇人一月经行一度，必有一日氤氲之候，于一时辰间，气蒸而热，昏而闷，有欲交接不可忍之状，此的候也。”于此时逆而取之则成丹，顺而施之则成胎矣”，进一步指出男女双方于“氤氲之候”的“的候”交合更易于受孕而成胎。

（二）的候

明代袁黄《祈嗣真诠·知时》中最早描述了“的候”即“气蒸而热，昏而闷，有欲交接不可忍之状”，对其主要特点进行了描述：“其曰三日月出庚……当其欲情浓动之时，子宫内有如莲花蕊者……内人洗下体，以手探之自知也，但含羞不肯言耳，男子预密告之，令其自言，一举即中矣。”清代叶天士撰《叶氏女科证治》将此特点总结简化为“妇人经尽之候，必有一日，子宫内挺出莲花蕊子，气蒸而热，神昏而闷，有欲交接不可忍之状”，描绘了“的候”时女性身体出现的一系列生理变化并尝试应用于临床指导同房。

清代吴谦等编撰的《医宗金鉴》云：“男子聚精在寡欲，交接乘时不可失，须待氤氲时候至，乐育难忍是真机。”再一次指出“的候”之时乃男女交接的天然节候，此时女子容易受孕成胎。

在当时的历史条件下，古代医家能总结出氤氲期的几个特点：经净之后、情欲相对高涨、自觉微热，“子宫内挺出莲花蕊子”（约指排卵期带下略多，阴道口因而润滑），已是难能可贵。

（三）交合

明代万全《广嗣纪要·协期》云：“男女交媾之际，更有避忌，切须慎之……所忌之要，备述于后：天地震动，卒风暴雨……以上类目，切须忌之，不可交合，犯之者，令人寿夭，小则生病……又有交合禁忌：神力劳倦，愁闷恐惧……以上所忌，不可交合，令人虚损，耗散元气……子母难保。”首先提出了“的候”之时当有所避忌。万全还认为“夫妇交合之时，所当避忌者，素女之论颇详。然男女无疾，交会应期，三虚四忌，不可不讲。三虚者……四忌者……犯此三虚四忌者，非唯无子，令人夭寿。”亦强调了“的候”之禁忌，为后世指导男女同房提供了理论基础。明代陶本学在《孕育玄机》中还指出了夫妇交合时情感和畅的重要意义，“男子之交，交其神也，交其精也……有等宫墙外望，不睹室家之好，垂首而返，两无缱绻之情，是神与精两不相交也”。清雪岩禅师《女科旨要》总结：“庶子宫开，两情美，真元媾和，如鱼得水，虽素不孕者亦孕矣。”

应该指出的是，虽然明代袁黄在《祈嗣真诠·知时》提出了“氤氲之候”“的候”的概念，但此后明清时期的大量的文献中仍将月经刚净（甚至将净）作为受孕时机。例如明万全《广嗣纪要·协期》云：“何为种子法？经里问缘由……经水既行，则子宫开，血海净，斯能受其精矣。”又云：“落红满地是佳期，经水过时空霍乱。霍乱之后枉费功，树头树底觅残红。但解开花能结子，何愁丹桂不成丛。”万氏还说：“月事初下，谓之红铅……子宫正开，玉种蓝田……阳偶阴和，雨顺风恬。芳花结子，丹桂森森。”此后的清代文献大多引用了同样论述。由此可见明清诸家仍多认为月经干净后子宫正开，是同房受孕的好时机。

总之，“氤氲期”和“的候”是古代先贤临床智慧的结晶，适用于无生殖系统疾病的适龄男女，对指导同房受孕有重要意义，但对于有生殖系统疾病的夫妇，仍需积极配合其他治疗才能取得满意的妊娠结局。

二、临证要点

调经种子汤（清王维德《外科全生集》）

当归身 4g，川芎 4g，吴茱萸 4g，熟地黄 6g，制香附 6g，酒白芍 3g，茯苓 3g，牡丹皮 3g，延胡索 3g，陈皮 3g，生姜 3 片。

若经水先期者色必紫，加条芩 3g；过期者色必淡，加官桂 2g、干姜 2g、熟艾 2g，经期开始服至经净后 2~3 天，水煎，每天 1 剂，分 2 次空腹服用。

经期准而不受孕者，用续断 8g，沙参 8g，杜仲 8g，当归 8g，益母草 8g，制香附 8g，川芎 2g，橘红 2g，砂仁（炒研）2g，红花 1g，经来时煎服 4 剂，下期再服必孕。

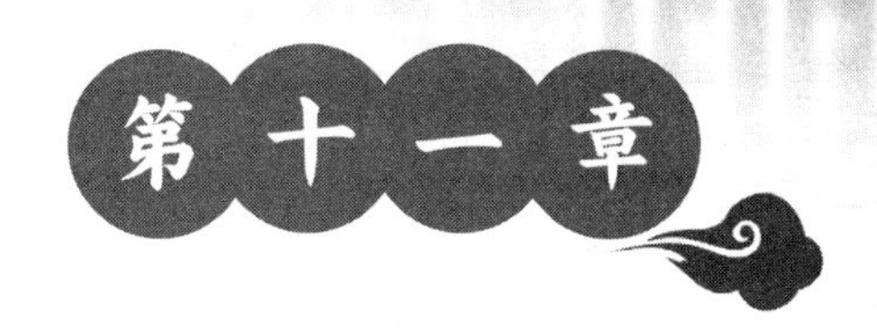

第十一章 病理妊娠

第一节 先兆流产

先兆流产指妊娠28周前，出现阴道少量流血，常为暗红色，时为血性白带，或出现轻微下腹痛或腰骶酸痛，但宫口未开，无妊娠物排出，子宫大小与停经时间相符，经休息及治疗后，可继续妊娠者。据其表现，常归属于中医学“胎漏”与“胎动不安”。

妊娠期阴道少量流血，时出时止，或淋漓不断，而无腰酸、腹痛、小腹坠胀者，称为“胎漏”，亦称“胞漏”或“漏胎”。

妊娠期间出现腰酸、腹痛、小腹下坠，或伴有阴道少量流血者，称为“胎动不安”，又称“胎气不安”。

胎漏、胎动不安多发生在妊娠早期，少数在妊娠中期。

一、历代论述

胎动不安之名最早见于隋代《诸病源候论》，晋代开始有了“胞漏”之名。

1. 秦汉、魏晋时期　此时期有了胞漏的病名及症状，并初步提出了活血安胎、养血安胎、健脾安胎、清热安胎的治疗原则。早在汉代《金匮要略方论·妇人妊娠病脉证并治》中记载了因癥病而致妊娠出血的病症，据其血瘀病因，提出“下其癥”的治则治法，并有健脾、养血、清热安胎方药，如“妇人妊娠，宜常服当归散主之”，“妊娠养胎，白术散主之”。而到晋代《脉经·平妊娠胎动血分水分吐下腹痛证》开始有了“胞漏”之名，提出“妇人有漏下者……有妊娠下血者，假令妊娠腹中痛，为胞漏……”的定义。

2. 隋唐时期　有了对“胎动不安”的认识，将“漏胞”与“胎动不安”分列病源及辨证施治，明确母病与胎病两大病因。隋代《诸病源候论》首先提出“胎动不安”，将“妊娠漏胞候”与“妊娠胎动候”分列，虽未指出“漏胞”与“胎动不安”的症状区别，但指出“漏胞者……冲任气虚，则胞内泄漏”与“胎动不安者，多因劳役气力或触冒冷热，或饮食不适，或居处失宜”的不同病因。至唐代《经效产宝》明确提出“漏胞”与“胎动不安”有母病与胎病两大病因，要根据母病、子病而分别采取治母或治子的措施，指出：“安胎有二法，因母病以动胎，但疗母疾，其胎自安，又缘胎有不坚，故致动以病母，但疗胎则母瘥，其理甚效，不可违也。”

3. 宋金元时期　进一步细化胎漏、胎动不安的病因，认为其病因有内、外因之分，涉及阴阳气血寒热，开始注重脾肾与该病的密切关系，并据因论治。如宋代《普济本事方·妇人诸疾》就载有“补虚益血”“补血安胎”“抑阳助阴”的不同治法。《妇人大全良方》将其病因归纳为外感、跌仆损伤、七情失宜、脾气虚弱等。《女科百问》提出曾有胎动不安之苦者，“可预服杜仲丸”（即杜仲、续断为丸），首创补肾安胎防治胎漏、胎动不安。而元代朱丹溪在当归散的基础上加以发挥，提出“黄芩、白术乃安胎圣药”，以强调健脾与清热对安胎的重要性。

4. 明、清时期　此期医籍明确了胎漏、胎动不安症状异同，提出妊娠病两大治则，在肾虚、血虚、血热的基础上，重点补充了“血瘀”“湿热”也为该病致病原因，并提供了治法与方药。明代《济阴纲目》记载“胎动、胎漏皆下血，而胎动有腹痛，胎漏无腹痛为异尔”，提出“……故胎动宜行气，胎漏宜清热”。《景岳全书·妇人规》则提出要动态观察“腹痛、下血、腰酸、下坠”胎动不安四大症状的轻重变化，来预测胚胎存活与否，以决定安胎抑或下胎，完善了妊娠病“治病与安胎并举”和“下胎”两大治则。清代《医林改错·少腹逐瘀汤说》又提出血瘀致胎漏的治法。《女科经纶》则有不同认识：“妊娠忽然下黄汁如胶，或如豆汁，胎动腹痛。薛己按：前证肝脾湿热……”提出清热利湿安胎法。随后清代《叶天士女科》据虚实寒热提出“胎寒不安”“胎热不安”“胎虚不安”的病因及治则。《医宗金鉴》则强调“胎漏下血多因热，四物阿胶栀侧芩”，认为胎漏下血多属血热，宜阿胶汤清之，其方即四物汤加阿胶、黑栀子、侧柏叶、黄芩也。晚清张锡纯创制的寿胎丸更是“从肾论治”胎漏、胎动不安的典范。

二、临证要点

（一）辨证要点

B超提示胚胎存活者，根据腰酸、腹痛的性质及阴道流血的量、色、质及舌质、脉证，以分虚实、寒热、气血，积极对症安胎治疗。

一般阴道出血量少、色淡红、质稀薄，伴下腹隐痛，多属血虚；伴气短无力或少腹下坠者，多属气虚；伴腰膝酸软者，多属肾虚；下腹灼痛，阴道下血量少、色深红、质稠多属实热，或色鲜红、质薄，多属虚热；下腹灼痛，阴道下血量少，或淋漓不尽，色暗红或赤白相兼，质黏稠多属湿热；下腹刺痛，或胀痛，阴道少量流血、色暗红，舌暗或青紫或有瘀斑，脉沉弦或沉涩多属瘀滞。

现归纳为六个证候类型。

（二）辨证论治

1. 肾虚证

临床以妊娠期腰膝酸软、腹痛下坠，或有阴道少量流血、色淡暗，或伴头晕耳鸣、小便频数、夜尿多，或曾屡孕屡堕，舌淡苔白，脉沉滑尺弱为主要表现。

治宜固肾安胎,佐以益气。方用寿胎丸(《医学衷中参西录》)加党参、白术。药物组成:菟丝子(炒熟)24g(四两),桑寄生24g(二两),川续断12g(二两),真阿胶12g(二两),党参12g(二两),白术12g(二两)。水煎服,每日1剂,连服15日,服药无不适,可继服至胎安。不方便服用中药,或巩固期治疗,可使用中成药。

本方主证为肾精不足,冲任失固。方以菟丝子补肾益精,固摄冲任,肾旺自能荫胎,故重用菟丝子为君药。桑寄生、续断补益肝肾,肝肾同源,为臣药。阿胶养血安胎,为佐使。四药合用,共奏补肾养血、固摄安胎之效。加党参、白术健脾益气,是以后天养先天,生化气血以化精,先后天同补,加强安胎之功。

如气虚者,加人参74g;如大气陷者,加生黄芪110g;如食少者,加炒白术74g;如凉者,加炒补骨脂74g;热者,加生地黄74g;阴道出血不止,加荆芥炭6g、仙鹤草30g、海螵蛸10g以固冲止血,水和为丸。

中成药:滋肾育胎丸,每次5g,每日3次,淡盐水或蜂蜜水送服,适宜于:肾阴虚内热证;固肾安胎丸,每次1袋,每日3次,温水送服,适宜于肾阴虚证。

2. 气虚证

临床以妊娠期伴有阴道少量流血、色淡红、质稀薄,或腰酸、小腹空坠而痛,或神疲肢倦、面色㿠白、气短懒言,舌质淡,苔薄白,脉滑无力为主要表现。

治宜益气养血,固冲安胎。方用胎元饮(《景岳全书·妇人归》)。药物组成:人参6~15g(二钱),当归6g(二钱),杜仲6g(二钱),芍药6g(二钱),熟地黄6~9g(二至三钱),白术4.5g(一钱半),陈皮2.1g(七分),炙甘草3g(一钱)。

水煎服,每日1剂,连服15日,服药无不适,可继服,可继服至胎安。不方便服用中药,或巩固期治疗,可使用中成药。

本方主证为气虚失摄,冲任失守。方中人参、白术甘温益气、健脾调中,以助生化之源,使气旺以载胎,为君药;当归、熟地黄、白芍补血养血,以血养气,杜仲补肾以壮先天均为臣药;陈皮行气,使诸药补而不滞为佐药;炙甘草甘温建中,调和诸药,全方共奏益气养血、固冲安胎之功。

如下元不固而多遗浊者,加山药10g、补骨脂10g、五味子5g;如气分虚甚者,白术加量至12g,加黄芪10g;如阴道流血量多者,加海螵蛸10g以固冲止血;如虚而兼寒多呕者,加炮姜3~8g;如虚而兼热者,加黄芩6g,或加生地黄8g,去杜仲;如阴虚小腹作痛,加枸杞子8g;如多怒气逆者,加香附6g或砂仁9g;如有所触而动血者,加川续断、阿胶各4~8g;如呕吐不止,加半夏4~8g,生姜3~5片。

中成药:补中益气丸,每次8~10丸,每日3次,温开水送服。

3. 血虚证

临床以妊娠期腰酸、腹隐痛,或阴道少量流血、色淡红、质稀薄,头晕眼花,心悸失眠,面色萎黄,舌淡,苔少,脉细滑为主要表现。

治宜补血固冲安胎。方用苎根汤(《妇人大全良方》)加续断、桑寄生。药物组成:生干地黄28g(二两),苎根28g(二两),当归14g(一两),芍药14g(一两),阿胶14g(一两),

甘草 14g（一两），续断 14g（一两），桑寄生 14g（一两）。

水煎服，阿胶烊化冲服，每日 1 剂，连服 15 日，服药无不适，可继服至胎安。

本方主证为血虚不养，冲任不固。方以干地黄、苎麻根养血清热安胎，为君药；当归、芍药、阿胶助补血养血之功，为臣药；桑寄生、续断补益肝肾，精血同源，为佐药；甘草和中益气，调和诸药，为使药。诸药合用，共奏补血养血、清热安胎之效。

如伴气虚，小腹下坠，加黄芪 30g、升麻 9g 补气升提。

4. 血热证

（1）实热证

临床以妊娠期腰酸、小腹灼痛，或阴道少量流血、色鲜红或深红、质稠，渴喜冷饮，小便短黄，大便秘结，舌红，苔黄而干，脉滑数或弦数为主要表现。

治宜清热凉血，固冲止血。方用阿胶汤（《医宗金鉴》）加减。药物组成：阿胶 15g（四钱），熟地黄 15g（四钱），白芍 15g（四钱），黑栀子 15g（四钱），侧柏叶 15g（四钱），黄芩 15g（四钱）。

水煎服，每日 1 剂，阿胶烊化冲服，连服 15 日，服药无不适，可继服至胎安。

本方主证为血热扰胎，冲任不固。方以黑栀子、侧柏叶、黄芩清热止血安胎，釜底抽薪，为君药；白芍滋阴凉血以救阴，为臣药；熟地黄、阿胶增加养血滋阴之功，扬汤止沸，为佐使药。全方有清热凉血、止血安胎之效。

如漏下黄汁，或如豆汁甚多者，宜用黄芪汤（黄芪 74g，糯米 50g）；如尿血，宜四物汤加血余炭 10g、白茅根 10g。

（2）虚热证

临床以妊娠期腰酸、小腹灼痛，或阴道少量流血、色鲜红、质稀，或五心烦热，咽干少津，便结溺黄，舌红少苔，脉细数为主要表现。

治宜滋阴清热，养血安胎。方用保阴煎（《景岳全书》）。药物组成：生地黄 9g（二钱），熟地黄 9g（二钱），黄芩 9g（一钱半），黄柏 9g（一钱半），白芍 9g（二钱），山药 9g（一钱半），续断 9g（一钱半），生甘草 6g（一钱）。水煎服，每日 1 剂，连服 15 日，服药无不适，可继服至胎安。不方便服用中药，或巩固期治疗，可使用中成药。

本方主证为肾阴不足，血热扰胎。方以生地黄、黄芩滋阴清热凉血，为君药；熟地黄、白芍助养血敛阴，黄柏协黄芩清相火虚热，为臣药；山药、续断补肝肾，固冲任，为佐药；甘草调和诸药，为使药。诸药合用，共奏滋阴补肾、清热凉血之效。

如小便赤热，或兼怒火动血者，加焦栀子 4~8g；如夜热身热，加地骨皮 6g；如肺热多汗者，加麦冬 6~10g、酸枣仁 6~10g；如血热甚者，加黄连 6~9g；如血虚血滞，筋骨肿痛者，加当归 8~12g；如气滞而痛，去熟地黄，加陈皮 6~9g、青皮 3~6g、牡丹皮 6~9g、香附 6~9g；如血脱血滑，及便血久不止者，加地榆 4~8g，或乌梅 1~2 个，或百药煎 4~8g；如血气正盛者，不必用熟地黄、山药；如肢节筋骨疼痛或肿者，加秦艽、牡丹皮各 4~8g。

中成药：滋肾育胎丸，每次 5g，每日 3 次，淡盐水或蜂蜜水送服。

5. 血瘀证

临床以宿有癥积，孕后常有腰酸，下腹刺痛，阴道不时流血、色暗红，或妊娠期不慎跌仆闪挫，或劳力过度，或妊娠期手术创伤，继之腰酸腹痛，胎动下坠或阴道少量流血，大小便正常，舌暗红，或有瘀斑，脉弦滑或沉弦为主要表现。

治宜活血化瘀，补肾安胎。方用桂枝茯苓丸（《金匮要略》）合寿胎丸（《医学衷中参西录》）。药物组成：桂枝 6g（10 铢），茯苓 6g（10 铢），芍药 6g（10 铢），牡丹皮 6g（10 铢），桃仁 6g（10 铢）；寿胎丸方药参考本章节肾虚证。

桂枝茯苓丸中 5 味药共为细末，炼蜜和丸，如兔屎大，每日食前服 1 丸，不效，加至 3 丸。开水送下。寿胎丸制法、剂量与服法参考本章节肾虚证。或为汤剂，各药剂量按现代药典剂量按原方比例，将两方合而水煎服，每日 1 剂。连服 15 日，服药无不适，可继服至胎安。不方便服用中药，或巩固期治疗，可使用中成药。

桂枝茯苓丸主证为瘀阻胞宫，胎元不固。方以桂枝温经通阳，以促血脉运行而散瘀，为君药；桃仁、牡丹皮化瘀消癥为臣药；茯苓健脾益气，与桂枝同用，通阳开结，伐邪下行，白芍养肝和营，缓急止痛，与桂枝同用和血除痹，两者共为佐药；合寿胎丸使攻伐而不伤正。诸药合用，共奏化瘀消癥、补肾安胎之效。

如少腹胀痛者，加醋柴胡 6g、香附 6g、木香 5g 行气止痛；出血多者，加茜草炭 10g、蒲黄炭 10g 活血止血。

中成药：桂枝茯苓胶囊，每次 3 粒，每日 3 次，温开水送服。保胎无忧片，每次 6 片，每日 3 次，温开水送服。

6. 湿热证

临床以妊娠期腰酸腹痛，或阴道少量流血、淋漓不尽、色暗红，或伴有低热起伏，小便黄赤，大便黏，舌质红，苔黄腻，脉滑数或弦数为主要表现。

治宜清热利湿，补肾安胎。方用当归散（《金匮要略》）合寿胎丸（《医学衷中参西录》），去川芎、阿胶，加茵陈。药物组成：当归、芍药、黄芩、川芎各 24g（一斤），白术 12g（半斤）；寿胎丸方药参考本章节肾虚证。

水煎服，每日 1 剂。连服 15 日，服药无不适，可继服至胎安。

本方主证为湿热郁阻，胎元不固。方以白术、黄芩健脾除湿，坚阴清热，为君药；茵陈清热利湿，为臣药；当归、白芍、川芎补血养胎以防利湿伤阴，为佐使药；合寿胎丸补肾既增除湿之功，又防导利而胎不安。诸药合用攻补兼施，祛湿热不伤正气，使湿去热孤，邪去胎安。

如湿重于热者，汤剂中酌加薏苡仁 10g 以利水渗湿；如热重于湿者，汤剂中可加黄柏 10g、栀子 9g 以清热祛湿；兼有胁痛者，可加醋柴胡 6g 以疏肝理气。

三、名家经验

傅青主："妊娠少腹作疼，胎动不安，如有下堕之状。人只知带脉无力也，谁知是脾肾之亏乎。夫胞胎虽系于带脉，而带脉实关于脾肾。脾肾亏损，则带脉无力，胞胎即无以胜任矣。况人之脾肾亏损者，非饮食之过伤，即色欲之太甚。脾肾亏则带脉急，胞胎所以有下坠之状也。然则胞胎之系，通于心与肾，而不通于脾，补肾可也，何故补脾？然脾为后天，脾非先天之气不能化，肾非后天之气不能生，补肾而不补脾，则肾之精何以遽生也？是补后天之脾，正所以补先天之肾也；补先后二天之脾与肾，正所以固胞胎之气与血，脾肾可不均补乎！”

夏桂成：强调“补养肾气是固摄胎元的主要方法”，而因心主血和心藏神，同时重视心-肾-子宫轴系统调治。孕后阴血下聚胞宫，以养胎元，心血相对不足，心血不足则心火上炎，心神不宁，心肾不能相交，水火不能相济，则子宫失于固藏。临床见大多患者孕后心情紧张，胸闷心慌，心烦不寐，时见少量阴道出血、小腹抽痛、腰酸等流产先兆，在养血补肾同时，注意宁心安神，调节情志，使心肾相交，水火相济，胎元才能得以安固。尤其注重心理疏导，情志调节，心身同治。

四、临证心得

1. 胎漏、胎动不安主要表现为妊娠期腰酸、腹痛下坠、阴道出血，诊断时必须排除异位妊娠及葡萄胎，以及全身性和器质性病患引起的阴道出血。

2. 胎漏、胎动不安是妊娠病，临床应首辨胚胎、胎儿是否存活。在整个治疗过程中应根据症状及体征，结合β-人绒毛膜促性腺激素（β-HCG）测定及B超辅助检查以观察病情变化。阴道流血量逐渐增多，腰酸腹痛加重，早孕反应消失，尿妊娠试验转阴，胎殒难留分别按胎死不下、堕胎、小产处理。

3. 临床上治疗胎动不安及胎漏，在发挥中医辨证论治的同时，亦要借鉴西医学的最新研究成果，针对不同的病因结合西药保胎效果更好。若因染色体异常引起的流产，保胎已属无效，则应尽快下胎益母；若免疫功能异常者，配合相关免疫治疗等。

4. 调节情志、消除焦虑对防治本病亦不容忽视，许多先兆流产的患者因害怕流产情绪紧张、失眠，这不但不利于胎儿的发育，且易加重先兆流产症状，甚至发展为难免流产，故此时应与患者充分沟通，减轻其心理负担。另外在辨证论治的基础上可加减酸枣仁、远志、莲子心、茯神等安神定志药物，此即“欲补肾者，需宁心，使心得降，肾始实”。

5. 胎漏、胎动不安的治疗，预防其发生尤为重要，即所谓“上工治病，不治已病治未病”。故对以往有先兆流产病史者，需在孕前、孕早期开始用中药固护冲任，且应中药保胎至以往流产月份后2周更为合适。

第二节 异位妊娠

异位妊娠（EP）是指胚胎种植在子宫体腔以外部位的妊娠，俗称“宫外孕”。但异位妊娠较“宫外孕”含义更广泛，异位妊娠可发生于输卵管、卵巢、腹腔、阔韧带、子宫颈、子宫角、残角子宫等部位，以及近年来明显增多的剖宫产瘢痕妊娠。其中输卵管妊娠最为常见，占95%以上。本节重点讲述输卵管妊娠。根据其表现，在中医“妊娠腹痛”“妊娠下血”“癥瘕”等病症中有类似症状的描述。

输卵管是子宫角向两侧延展的一对黏膜肌性管道，长 8~14cm，根据其组织结构和功能的不同分为间质部、峡部、壶腹部、伞部四段。输卵管壁由三层构成，外层为浆膜层，中层为肌层，内层为黏膜层，根据输卵管妊娠的部位不同可分为间质部妊娠、峡部妊娠、壶腹部妊娠和伞部妊娠。输卵管妊娠的发生部位以壶腹部最多，其次是峡部，伞部及间质部妊娠相对较少。

一、历代论述

早在一千多年前，中医古籍即对异位妊娠有所认识，却未明确其病名。如《金匮要略·妇人妊娠病脉证并治》记载的“妇人怀妊，腹中㽲痛，当归芍药散主之”，“妇人有漏下者，有半产后因续下血都不绝者，有妊娠下血者，假令妊娠腹中痛，为胞阻，胶艾汤主之”。宋代《圣济总录·妇人血积气痛》中用没药丸“治妇人血气血积，坚癖血瘕，发歇攻刺疼痛，呕逆噎塞、迷闷，及血蛊胀满，经水不行”。明代《普济方》载“月水不行，腹为癥块”中用桂枝桃仁汤“治气郁乘血，经候顿然不行，脐腹㽲痛，上攻心胁欲死”。直至1981 年，卫生部组织编写的《中国医学百科全书·中医妇科学》，才出现“宫外孕”病名，将其作为与西医通用的一个病名收入。早在 20 世纪 60 年代，山西医学院于载畿教授在老中医指导下率先提出“少腹蓄血”的中医病机，拟定“宫外孕Ⅰ号方”“宫外孕Ⅱ号方”，并在 1986 年写入罗元恺教授主编的《中医妇科学》（第五版）教材。

二、临证要点

（一）辨证要点

首要分期。根据腹痛程度、血压、有无晕厥、有无休克等临床表现，以及辅助检查等辨别输卵管妊娠有无破损，分为未破损期和已破损期。

次再辨证。辨证时要根据全身症状、舌脉之征，辨别气血虚实与气血亏脱的程度，再参考 β-HCG、孕酮（P）的升降判断异位胎元之存殒。未破损期可辨为胎元阻络证、胎瘀阻滞证；已破损期可辨为气血亏脱证、正虚血瘀证、瘀结成癥证。

（二）辨证论治

输卵管妊娠未破损时，多属气血阻滞、瘀血内停少腹的实证；输卵管妊娠已破损时，属于正虚血瘀的虚实夹杂证，或气血两亏的虚证。

本病的治疗以化瘀消癥为基本治法。药物治疗必须在有输血、输液及手术准备的条件下才能进行。治疗过程中必须密切观察病情变化，治疗方案随时根据病情变化进行调整，及时采取恰当的处理措施。

1. 未破损期

（1）胎元阻络证：临床表现为多有停经，或有不规则阴道流血，或少腹隐痛，可有宫颈举摆痛，或有一侧附件区轻度压痛，或扪及质软的包块；β-HCG 阳性；舌暗苔薄，脉弦滑。

治宜化瘀消癥杀胚。方用宫外孕Ⅰ号方加味。药物组成:丹参15g,赤芍15g,桃仁15g,蜈蚣(去头足)3条,紫草15g,天花粉20g,三七片10g。

水煎服,每日1剂,连服7剂。以1周为1个疗程。

宫外孕Ⅰ号方为山西医学院第一附属医院经验方。方中丹参苦,微寒,具有活血化瘀止痛的作用;赤芍苦,微寒,功效凉血化瘀,消癥止痛,与丹参共奏活血化瘀之功,并有消癥散结之效,共为君药;桃仁苦、甘,平,功效活血祛瘀;三七甘,平,功效活血化瘀,辅助君药增强化瘀消癥之效,共为臣药;紫草苦,寒,功效散结止痛;天花粉甘、微苦,微寒,功效消肿杀胚;蜈蚣味辛,性温,具有通络散结止痛的功效,三药相合增强君药消癥止痛之效,共为佐使药。全方共用,达化瘀散结、消癥杀胚之功。

(2)胎瘀阻滞证(指未破损的陈旧性输卵管妊娠):临床表现为多有停经,或有不规则阴道流血,小腹或有坠胀不适;或扪及一侧附件区包块,可有轻压痛;β-HCG曾经阳性,现转为阴性。舌质暗,脉弦细或涩。

治宜化瘀消癥。方用宫外孕Ⅱ号方加味。药物组成:丹参15g,赤芍15g,桃仁15g,三棱15g,莪术15g,三七片10g,水蛭10g,九香虫10g。

水煎服,每日1剂,连服7剂。以1周为1个疗程。

宫外孕Ⅱ号方在宫外孕Ⅰ号方基础上增加三棱、莪术。本方中丹参苦,微寒,具有活血化瘀止痛的作用;赤芍苦,微寒,功效凉血化瘀,消癥止痛,与丹参共奏活血化瘀之功,并有消癥散结之效,共为君药。三棱、莪术破血行气、消癥止痛,桃仁苦、甘,平,功效活血祛瘀,三七甘,平,功效活血化瘀,辅助君药增强化瘀消癥之效,共为臣药。水蛭、九香虫均为虫类药,强于破血通经、逐瘀消癥,二药相合增强君药消癥止痛之效,共为佐使药。全方共用,达化瘀散结、消癥杀胚之功。

兼神疲乏力、心悸气短者,加黄芪15g、党参15g以益气。兼见腹胀者,加枳壳10g、川楝子10g以理气行滞。

2. 已破损期

(1)气血亏脱证:临床表现为多有停经,不规则阴道流血,突发下腹剧痛;面色苍白,冷汗淋漓,四肢厥冷,烦躁不安,甚或昏厥,血压明显下降;β-HCG阳性;阴道后穹窿穿刺或腹腔穿刺或B超提示有腹腔内出血;舌淡苔白,脉细微。

因输卵管妊娠破裂引起大量腹腔内出血,气血厥脱,首要应及时手术治疗。术后再辅以中医治疗。

治宜活血化瘀,益气养血。方用八珍汤(《正体类要》)合血府逐瘀汤(《医林改错》)加减。药物组成:党参15g(一钱),白术15g(一钱),茯苓15g(一钱),炙甘草6g(五分),熟地黄15g(一钱),白芍15g(一钱),当归15g(一钱),川芎10g(一钱),陈皮6g(五分),桃仁15g(四钱),柴胡12g(一钱),川牛膝15g(三钱),桔梗10g(一钱),枳壳12g(二钱)。

水煎服,每日1剂,不拘时服。

本方中人参、白术、茯苓、炙甘草温中健脾、益气扶正,此四药均为甘温之品,术后正气亏虚,气随血脱,以四君子汤补气;当归、川芎、芍药、地黄滋阴养血、补血合营,质润之品也，腹腔大量失血后，血海空虚，以四物汤补血。所谓“气旺则百骸资之以生，血旺则百骸资之以养。形体既充，则百邪不入”。桃仁破血行滞而润燥，牛膝活血通经，祛瘀止痛，引血下行，桔梗、枳壳一升一降，宽胸行气；柴胡疏肝解郁，升达清阳，与陈皮、桔梗、枳壳同用，尤善理气行滞，使气行则血行。桔梗并能载药上行，甘草尚有调和诸药之能。因患者少腹素有瘀滞，而致异位妊娠，诸药合而用之，使血活瘀化气行。

(2) 正虚血瘀证：临床表现为多有停经，不规则阴道流血，曾发生下腹剧痛，现仍有腹痛拒按（输卵管妊娠发生破损不久）；妇检或B超检查发现盆腔一侧有混合性包块、压痛；头晕、乏力、神疲；β-HCG阳性。舌质暗，脉细弦。

治宜扶正化瘀，消癥杀胚。方用宫外孕Ⅰ号方加味。药物组成：丹参15g，赤芍15g，桃仁15g，党参15g，黄芪15g，熟地黄20g，制何首乌15g，蜈蚣（去头足）3条，紫草15g，天花粉20g。

水煎服，每日1剂，连服7剂。以1周为1个疗程。

方中丹参味苦，性微寒，具有活血化瘀止痛的作用；赤芍味苦，性微寒，凉血化瘀，消癥止痛，与丹参共奏活血化瘀之功，并有消癥散结之效，共为君药；桃仁味苦、甘，性平，活血祛瘀；党参、黄芪补气健脾；熟地黄、何首乌滋阴养血，共为臣药；紫草味苦，性寒，散结止痛；天花粉味甘、微苦，性微寒，消肿杀胚；蜈蚣味辛，性温，具有通络散结止痛的功效，三药相合增强君药消癥止痛之效，共为佐使药。全方共用，达化瘀散结、消癥杀胚之功。

(3) 瘀结成癥证：临床表现为曾有停经、不规则阴道流血、下腹剧痛，现腹痛减轻或消失（输卵管发生破损已久），小腹坠胀不适；妇检或B超检查发现盆腔一侧有局限的混合性包块，可有压痛。β-HCG曾经阳性，现转为阴性。舌质暗，脉弦细涩。

治宜破瘀消癥。方用宫外孕Ⅱ号方加味。药物组成：丹参15g，赤芍15g，桃仁15g，三棱15g，莪术15g，三七10g，水蛭10g，九香虫10g。

水煎服，每日1剂，连服7剂。以1周为1个疗程。

兼气短乏力、神疲纳呆，加黄芪15g、党参15g、神曲10g以益气扶正，健脾助运。若腹胀甚者，加枳壳10g、川楝子10g以理气行滞。

本病亦可根据分期辨证采用外治法治疗：①中药外敷：侧柏叶20g、黄柏20g、大黄15g、薄荷10g、泽兰15g研成细末，蜂蜜调膏，纱布固定，外敷患侧下腹部，每日1次，每次4~6小时，适用于非急症期输卵管妊娠。②中药保留灌肠（待β-HCG转阴后使用）：毛冬青30g、大黄20g、败酱草30g、金银花藤30g，浓煎至100~150ml，保留灌肠。

3. 异位妊娠手术后康复治疗

(1) 中草药治疗

1) 术后未排气前，治疗以运脾醒胃理气为主，基本方选平胃散（苍术15g、陈皮6g、厚朴15g、大腹皮10g、法半夏10g、甘草6g）加减。水煎服，每日1剂。

2) 排气后，治疗原则是扶正祛邪。根据具体辨证选用益气养血，或活血化瘀，或清热解毒等治法。

（2）中药封包外敷：术后第1日开始，用大腹皮30g、莱菔子30g、厚朴30g、吴茱萸30g、小茴香15g，装入2层纱布的布袋内，微加热后敷于胃脘部和下腹部，帮助术后胃肠功能的恢复。每次1小时，每日1次，共3日。

（3）中药温液熏洗足部：术后第1日开始用中药温液（川厚朴20g、枳壳20g、木香20g、乌药20g、丹参20g、当归20g、川芎20g，水煎），熏洗双足部。每日1次，共3日。

（4）耳穴压豆：术后开始用王不留行籽敷压耳穴（选双大肠、小肠、交感、内分泌、三焦等耳穴），共3日。

三、名家经验

罗元恺：主要病机是气滞血瘀或少腹蓄瘀。在输卵管破裂前，或后遗包块，治宜活血化瘀消炎散（休克型除外）。少腹蓄瘀者可用宫外孕Ⅰ号方，以促进腹腔内离经之血的吸收；盆腔包块形成者，可用宫外孕Ⅱ号方（宫外孕Ⅰ号方加三棱、莪术），以化瘀消癥。

徐荣斋：治疗方面，凡气血虚弱，包块较大较硬的，选用宫外孕Ⅰ号方或Ⅱ号方；气血已虚弱，包块不大不硬的，选用风阳方（永嘉县人民医院经验方：当归6~12g，川芎、苏木、荆芥各3~6g，益母草、炒山楂各9~12g，红花、丹参、泽兰叶各6~9g，延胡索9g，炒栀子、炮姜炭各4.5g）。其中以气血是否虚弱为前提，结合包块大小及伴发症，随症加减；或攻补兼施，或侧重于补，或侧重于攻，是治疗宫外孕的大法。

刘奉五：对于陈旧性宫外孕"以活血化瘀，消癥止痛为法，方用活络效灵丹加三棱、莪术，效果比较理想"，还应当根据病人的不同情况辨证分析，兼见下焦湿热之象者，加用清利湿热的药物，如萹蓄、瞿麦、木通、车前子、冬瓜子、金银花、连翘、败酱草、黄芩等。

四、临证心得

1. 临证当首辨危重与否。如病情危重，生命体征不平稳，B超提示大量腹腔积液，后穹窿穿刺抽出不凝血，当急诊手术，挽救生命。病情稳定后，按照辨证论治，促进术后恢复。

2. 少腹血瘀为主要病机，治以活血化瘀、消癥杀胚为法。临床上以宫外孕Ⅰ号方为主方加减，效果较佳。

3. 陈旧性宫外孕见癥结包块者，可加九香虫、水蛭、蜈蚣等虫类药，走窜活络、通经散结。蜈蚣味辛，性温，具有通络散结止痛的功效。九香虫功能理气止痛，温肾助阳，《本草纲目》载其："主治膈脘滞气，脾肾亏虚，壮元阳。"水蛭功擅破血逐瘀，常与九香虫合用，一药主温，一药主通。

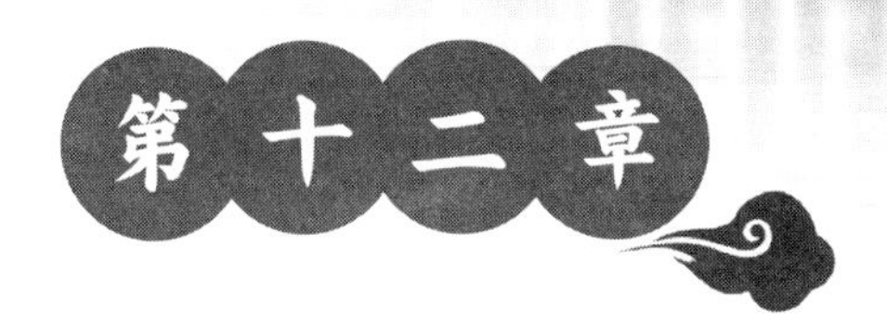

复发性流产

复发性流产（RSA）指与同一性伴侣连续发生3次及3次以上的自然流产。中医称“滑胎”，亦称“屡孕屡堕”或“数堕胎”。

一、历代论述

本病首见于《诸病源候论·妊娠数堕胎候》。把滑胎定为病名，始于清代，之后沿用至今。

1. 隋、唐时期　此时期提出“数堕胎”病名，已认识到数胎堕与气血的关系。如隋代《诸病源候论·妊娠数堕胎候》云：“若血气虚损者，子脏为风冷所居，则血气不足，故不能养胎，所以致胎数堕，候其妊娠而恒腰痛者，喜堕胎。”唐代昝殷在《经效产宝》中指出：“安胎有二法，因母病以动胎，但疗母疾，其胎自安，又缘胎有不坚，故致动以病母，但疗胎则母瘥。其理甚效，不可违也。”提出了根据母先病或胎先病先病先治的安胎原则。

2. 宋代时期　仍沿用“数堕胎”病名，除了仍关注气血病因之外，开始认识到肾与该病的关系，并提出该病应期而下的特点及孕前防治的“治未病”学术思想。如宋代《妇人大全良方》记载“若血气虚损者，子脏为风寒所苦，则血气不足，故不能养胎，所以数堕胎也”，与隋代《诸病源候论·妊娠数堕胎候》对“数堕胎”的病因认识如出一辙。《女科百问》首次提出其临床特点为应期而下，并提出“若妊娠曾受此苦，可预服杜仲丸”，初步认识到该病应提前防治，且补肾是关键。

3. 明代时期　开始对“数堕胎”的病因病机及辨证施治进行了较为全面的论述，涉及内因外因、脏腑功能、气血寒热，进一步明确了治疗该病应有“未病先防”的学术思想。如明代《景岳全书·妇人规》指出：“凡妊娠之数见堕胎者，必以气脉亏损而然，而亏损之由，有禀质之素弱者；有年力之衰残者；有忧怒劳苦而困其精力者；有色欲不慎而盗损其生气者。此外如跌仆、饮食之类皆能伤其气脉，气脉有伤而胎可无恙者，非先天之最完固者不能，而常人则未之有也。”并且指出“屡见小产、堕胎者，多在三个月及五月、七月之间，而下次之堕必如期复然”的胎堕现象。同时提出胎热、肝肾亏虚、肝脾不和均可导致“数堕胎”。治疗方面重点强调“预培其损”的原则，创制胎元饮、泰山磐石散治疗此疾。

4. 清代时期 确立滑胎的病名，明确了滑胎以肾为核心的病机思想，补充了血瘀可致滑胎的病机。如《医宗金鉴·妇科心法要诀》确定“数数堕胎，则谓之滑胎”。清代张锡纯《医学衷中参西录》认为肾气虚则为滑胎之根本，创制寿胎丸防治滑胎流传至今，为保胎基础方药。王清任则提出少腹逐瘀汤可以治疗血瘀导致滑胎的新见解，具有临床指导意义。

二、临证要点

（一）辨证要点

本病多有堕胎或小产的病史，初期多有先兆流产的症状，根据相关检查，排除男方因素或女方非药物所能奏效的因素，主要以滑胎者伴随的全身证候、舌脉，以分虚实、寒热、气血，针对病因辨证论治，可参考先兆流产的辨证要点。

（二）辨证论治

应于孕前开始治疗。孕前需预培其损，扶正祛邪；孕后可按先兆流产章节辨证施治。

1. 肾虚证

临床以屡孕屡堕，甚或应期而堕，精神萎靡，头晕耳鸣，腰酸膝软，小便频数或涩少，目眶暗黑，或面色晦暗，舌质淡红，苔薄白，脉沉弱或细为主要表现。

治宜补肾益气、固冲安胎。方用寿胎丸（《医学衷中参西录》）加味。方药、剂量、用法及方解参考先兆流产章节。

若偏于阳虚者，兼见畏寒肢冷，小便清长，大便溏薄，舌淡苔薄白，脉沉迟弱者，治宜温补肾阳，方用寿胎丸加仙茅 10g、淫羊藿 15g、鹿角霜 30g，水和成丸。

若偏于阴虚，兼见心烦少寐，便结溲黄，形体消瘦，舌红少苔，脉细滑而数者，治宜养血清热固冲，方用保阴煎（《景岳全书》）加杜仲 10g、桑寄生 15g。（保阴煎方药、服法及方解参考第十一章第一节先兆流产）。

中成药：保胎灵片，每次 5 片（每片 0.5g），每日 3 次，温开水送服，适宜于脾肾阳虚证。滋肾育胎丸，每次 5g，每日 3 次，用淡盐水或蜂蜜水送服，适宜于脾肾两虚，冲任不固证。固肾安胎丸，每次 6g 每日 3 次，温水送服，适宜于肾阴虚证。

2. 气血虚弱证

临床以屡孕屡堕，头晕眼花，神倦乏力，心悸气短，面色苍白，舌质淡，苔薄，脉细弱为主要表现。

治宜益气养血，固冲安胎。方用泰山磐石散（《景岳全书》）。药物组成：人参 3~5g（一钱），黄芪 12g（一钱），白术 10g（二钱），炙甘草 4g（五分），当归 8g（一钱），川续断 15g（一钱），川芎 4g（八分），白芍 10g（八分），熟地黄 15g（八分），黄芩 5g（一钱），砂仁 4g（五分），糯米 5g（一撮）。上药用水一盅半，煎至七分，食远服。但觉有孕，三五日常用一服，四月之后，方无虑也。

本方主证为气血两虚，系胞无力。方以白术、人参、黄芪健脾益后天之气为君药；当归、熟地黄、白芍、川芎补血，气血互补以养胎元，为臣药；续断补肾强腰固护先天肾气，黄芩清热凉血，防上药升阳化热，砂仁理气安胎，且醒脾气，以防诸益气补血药滋腻碍胃，糯米补脾养胃以助安胎，共为佐药。炙甘草益气和中，调和诸药，为佐使药。全方合用，共奏补气养血固冲之效。

如反复下血，色鲜红者，加墨旱莲 15g、生地黄炭 9g、地骨皮 9g、仙鹤草 12g、黄芩炭 9g、贯众炭 9g；如下血色淡或暗，加艾叶炭 9g、莲房炭 9g、海螵蛸 12g。

中成药：八珍颗粒，每次 6g，每日 3 次，温开水送服。

3. 血瘀证

临床以素有癥瘕之疾或素有瘀血潜伏，孕后屡孕屡堕，时有少腹刺痛或胀痛，肌肤无华，舌质紫暗或有瘀斑，苔薄，脉细弦或涩为主要表现。

治宜祛瘀消癥固冲。方用少腹逐瘀汤（《医林改错》）加菟丝子、续断、桑寄生。药物组成：炒小茴香 1.5g（七粒），炒干姜 3g（二分），延胡索 3g（一钱），没药 6g（二钱），当归 9g（三钱），川芎 6g（二钱），官桂 3g（一钱），赤芍 6g（二钱），蒲黄 9g（三钱），炒五灵脂 6g（二钱），菟丝子 30g，续断 10g，桑寄生 15g。

水煎服，每日 1 剂，连服 15 日，服药无不适，可继服 15 剂。以 1 个月为 1 个疗程。若不方便服用中药，或巩固期治疗者，可使用中成药。

本方主证为瘀阻胞宫，冲任失调。少腹逐瘀汤方以当归、川芎、赤芍养血活血，为君药；官桂、干姜、小茴香温经散寒，为臣药；蒲黄、五灵脂、没药、延胡索活血化瘀，散结止痛，为佐药；加菟丝子、续断、桑寄生固护冲任，使攻伐而不伤正。诸药相配，共成补肾固冲、活血安胎之功。

如体质偏热，口干咽燥，睡眠不安者，去官桂、干姜、小茴香，加黄芩 15g；如小便频数者，加益智仁 12g；如大便秘结者，去官桂、干姜、小茴香，加生地黄 12g、肉苁蓉 12g、火麻仁 15g。

中成药：桂枝茯苓胶囊，每次 3 粒，每日 3 次，温开水送服。

三、名家经验

叶天士："妊娠有三月而堕者，有六七月而堕者，有屡孕屡堕者，由于气血不足，名曰滑胎"，提出"妇人有孕，全赖血以养之，气以护之。"

班秀文：滑胎一般有脾肾气虚、血热动火、跌仆损伤等病因，从临床所见，以脾肾气虚为多。对本病的治疗，除了同样要辨证论治外，还要有分两个步骤进行：一则未孕先治，固肾为本；一则既孕防病，已病早治。所谓未孕先治，固肾为本，即在未受孕之前，就着重于肾气的调养。其所以屡孕屡堕，总的机理不外乎冲任不固、肾失封藏所致。所以在未受孕之前，必须注意调理气血，温养冲任，以肾为本，从而固护其根蒂。

四、临证心得

1. 滑胎病因复杂，确定病因至关重要。该病的发生多与父母因素与胚胎因素相关，故注重母系因素的同时，不能忽视父系病因的查找与纠正。孕前可利用西医学的检查手段和中医辨证，查找病因，纠正病因后方可开始受孕。

2. 治疗上以未病先防，预培其损，既病防变，辨证论治为基本原则。本章节辨证施治重点在于预培其损，扶正祛邪，若受孕后又出现先兆流产现象，治疗可参考先兆流产章节治疗。受孕后以防治与安胎并举，辨证与辨病结合为总体思路。注重发挥中西医结合优势，强调治疗的阶段性及连续性，即孕前防治、助孕、保胎治疗三个阶段，环环相扣。

3. 近年来免疫因素导致的复发性流产成为研究热点。中西医结合防治取得明显疗效。如补肾活血中药可以纠正抗磷脂抗体阳性的自身免疫状态，改善胎盘微循环，防止血栓，降低反复流产率；主动免疫或被动免疫疗法结合中药辨证施治有效改善同种免疫患者因免疫攻击而导致的反复流产等。

4. 有研究显示，自然流产次数与既往人工流产次数呈正相关性，而随着人工流产次数增多，患者的流产复发率也随之升高。因此避免人工流产、减少人工流产的次数、及早纠正人工流产后的正虚邪伏状态可能是预防复发性流产的重要环节。在流产后瘀血不尽，新血遽难化生，因此可致阴道流血不绝、色紫暗或有血块，小腹疼痛等症，可给予加味生化颗粒（开水冲服，每次 15g，每日 3 次）以活血化瘀、温经止痛，促进瘀祛新生。

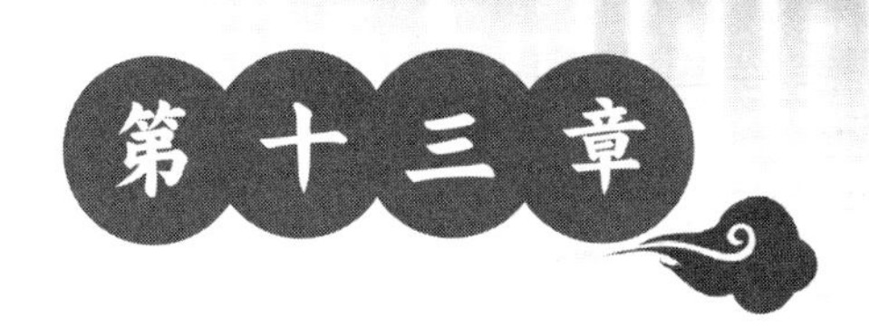

中医药在辅助生殖技术中的应用

第一节 中医药在辅助生殖技术中分阶段论治方案

一、降调节方案日

降调节是体外受精 - 胚胎移植（IVF-ET）控制性卵巢刺激长方案中的重要一环，即在使用 Gn 治疗前 1 个月经周期的黄体中期开始，给予促性腺激素释放激素激动剂（GnRH-a），从而使垂体处于脱敏状态，Gn 分泌处于低水平。利用垂体的降调节，可以减少早发 LH 峰的发生，改善卵子质量，募集更多卵泡，使卵泡发育同步化，提高 IVF-ET 成功率。

（一）中医证候认识

中医学源远流长，古典文献中虽然没有"卵泡发育""卵细胞"等西医学名词，但却有对相关生殖理论的阐述。《灵枢·天年》云："人之始生……以母为基，以父为楯。"《灵枢·经脉》云："人始生，先成精。"《灵枢·决气》云："两神相搏，合而成形。常先身生，是谓精。"所述之"精"，似与西医学之"卵子、胚胎"同属。说明胚胎的形成，乃是父精母血相结合的结果，与现代认识精卵结合成受精卵，着床后发育成胚胎的过程相符。《素问·上古天真论》曰："女子七岁，肾气盛，齿更发长；二七而天癸至，任脉通，太冲脉盛，月事以时下，故有子。"由此可见，女子的生殖与肾关系甚为密切。肾气充，故而天癸应时泌至，注于冲任，冲任通盛，男女生殖之精才能成熟，男精溢泻，女经调畅，阴阳两合，两精相搏，使能妊娠。这与西医学所指"卵巢功能是女性生殖能力的根本"如出一辙。《张氏医通》指出："气不耗，归经于肾而为精；精不泄，归精于肝而化清血。"卵泡为有形之物，为精血所化。精血相互资生，相互转化，是卵泡生长发育的物质基础，其盛衰直接影响着卵子质量的好坏。《格致余论·阳有余阴不足论》曰："主闭藏者肾也，司疏泄者肝也。"肝主疏泄，肾主闭藏，一开一阖共同调节，使藏泻有序，经水和调；又脾为后天之本，气血生化之源，先天之精有赖于后天水谷之精的不断充养；"渗诸阳""渗三阴"，卵子赖以生长、成熟，排泄有时。

（二）名家经验

连方：针对 IVF-ET 周期中生殖内分泌及卵泡、子宫内膜的形态与功能变化，以辨病与辨证相结合的临床诊疗思路，认为本病以肾阴亏、肾气虚、冲任失调为基本病机，确立补肾益阴之法，拟二至天癸方：女贞子 15g，墨旱莲 15g，枸杞子 15g，菟丝子 15g，当归 9g，白芍 9g，川芎 9g，熟地黄 9g，制香附 12g，炙甘草 6g。已有的研究显示二至天癸方可显著改善其肾虚证候，提高卵母细胞质量、受精率、卵裂率、优质胚胎率及临床妊娠率。

尤昭玲：认为在降调过程中，抑制其垂体的功能，性腺轴受影响而失去正常的反馈，使卵泡处于“休眠”状态，故治疗定位在心、肝、脾，须调肝健脾、清心安神、调和阴阳，心为五脏六腑之大主，为君主之脏，主神明，定魂魄，心神宁静方可使机体处于安静缓和的状态，在增强降调节效果的同时，又改善了降调节过程中出现的不适症状；肝气条达、阴阳调和助卵巢宁静“休养”后募集到更多卵泡；脾为后天之本，气血津液化生之源，培补后天脾胃化生精气以滋养卵巢孕育优质卵泡。降调期间用中医辅助治疗，以不影响降调效果为治疗准则。忌用活血化瘀、通经活络、温补肾阳、暖巢动卵之药品和治疗方法。拟降调方：柴胡 10g、白芍 10g、当归 10g、白术 10g、珍珠母 15g、酸枣仁 10g、绿梅花 10g、乌药 10g、夜交藤 10g、玳玳花 10g、龙骨 10g、葛根 10g、薄荷 5g、甘草 5g 等。

（三）临证心得

IVF-ET 术中患者在使用 GnRH-a 之后的特殊病理阶段，降调期间卵泡应处于休眠状态，宜静候静养。如果用传统意义上温肾助阳、活血调经的治则，与运用 GnRH-a 所要达到的降调目的相违背。静候宜固，忌用温补辛散之品惊扰卵泡；静养宜润，忌用滋腻碍阳，壮阳宣散之品惊扰卵巢；降调期定位在肝、心、脾。盖肝虽属木，而木中实寄龙雷之火，所谓“相火”是也。相火宜静不宜动，况木中之火又易动而难静。静则安，动则炽。不孕症患者往往长期肝气郁结，肝郁日久化火，火则益动，火动而不可止遏，则火势飞扬，惊扰卵巢静养。故宜平肝中之火，利腰脐之气。木本克土，肝火旺则乘土，肝木不舒或太旺多脾虚，故治脾调中亦是调肝要点。心为君主之官，心火亦为君火，若心火炽盛，肾水和心火失去平衡，水火不能相济，就会产生心烦、怔忡、失眠等心肾不交证候，干扰卵巢静养。故降调期治则宜调肝健脾、清心安神、调和阴阳、抚卵静养。既静相火，又安心火，水火相济，卵巢自然静养，加强了西医的降调节效果，且改善了降调节引起的潮热、盗汗、心烦等症状。

二、控制性卵巢刺激启动日

控制性卵巢刺激启动日的西医方案包括 Gn 的选择、使用时间及初始剂量。此期运用 Gn 等产生超促排卵效应，在短时间内促使卵母细胞成熟，多个优势卵泡同时发育。中西医方案结合使用，可以在增加卵泡募集数量的同时，提高卵母细胞质量，调节卵泡数量，减轻促排卵治疗的不良反应，减少促性腺激素的使用量，从而提高 IVF-ET 成功率。

（一）中医证候认识

始基卵泡在母体胚胎时期已经形成，为先天之精。始基卵泡进一步发育成窦卵泡、排卵前卵泡，不仅需先天肾精蒸腾气化促卵泡发育，亦需后天脾胃运化水谷精微培育补充。《石室秘录》中说："肾水亏者，子宫燥涸，禾苗无雨露之濡，亦或萎亏。"肾为水火之脏，五脏之本，藏真阴而寓元阳，为先天之根本。张景岳认为"命门为元气之根，为水火之宅"更多是从"天非此火不能生物，人非此火不能有生"出发，强调命门之火、肾主生殖的作用。脾属土，升发万物，为万物之母，主运化水谷、化生营血，是后天之本。《脾胃论》提出"补肾不如补脾，以饮食之精，自能下注于肾"之说，揭示了补脾益气在补命门火中的地位。脾、肾二脏同为至阴，相互滋养，火土互生，同气相求，相互为用，营血生化在脾，真精密藏在肾，是生殖功能及营养物质的源泉，故健脾补肾，乃滋其化源，脾肾强则精血充沛。卵泡的募集中肾阴充实、肾精固藏是卵泡顺利启动的前提；脾气健运、气血运行流畅是卵泡启动的必要条件。因此，促排过程中宜脾肾双补，增泡助卵，增加卵巢的血液供应，以募集更多的优势卵泡及提供卵泡生长发育成熟所需的精微物质，促卵泡顺势而出。

（二）名家经验

连方：认为垂体降调节后，机体表现为肾虚证，病因病机主要由药物性肾虚所致，以肾精亏虚，兼有阳虚症状。其团队对中药二至天癸方（由菟丝子、女贞子、墨旱莲、枸杞子、熟地黄、当归、白芍、炙甘草等组成）进行了临床及实验研究，发现二至天癸方配合促排卵西药，可与Gn发挥协同作用，在保证临床促排卵疗效的前提下，提高卵巢反应性，减少Gn的用量，降低或减轻不良反应的发生，提高卵母细胞质量，进而提高受精率、卵裂率、妊娠率；并通过提高颗粒细胞胰岛素样生长因子Ⅰ受体（IGF-ⅠR）及协调超排卵时卵巢微环境中多因子的相互作用来促进卵细胞发育并激发胚胎潜能，从而提高IVF-ET成功率，并通过调控卵泡液中血管内皮生长因子（VEGF）、E_2（雌二醇）的水平来减少卵巢不良反应的发生。全方共奏补肾益天癸、养血调冲任之效，补充多个卵泡发育所消耗的肾阴、癸水，也为多卵泡发育提供充足的物质基础，使卵巢藏之足，乃能泄，为多卵泡成熟做好准备。另外，此方尚可兼顾肾气，使肾中阴阳平秘，藏泻有时。

尤昭玲：选用生地黄、熟地黄、石斛、沙参、桑椹、覆盆子、菟丝子补肾精促进天癸旺盛，有助于更多卵泡启动发育，濡养精卵和胞宫以助孕。卵泡发育尚需后天脾胃运化大量精微物质使卵泡液在短时间内增多，从而使卵泡形态饱满，特别是排卵前卵泡生长更为迅速。故予党参、黄芪、白术补中益气，甘温调中之品，发挥"脾为百骸之母"的作用，在促排卵过程中时时顾护中气，体现"益命火、补肾水当建中"之观点。在用药配伍上常以莲子、山药、黄精等中和平调、脾肾并补之品，可见补命火不伤中阳之妙法。橘叶、月季花、三七花宣扬发散，既可宣散肝经脉络，又可激发沉睡卵巢之泡，促卵泡排出，微微活血，而无伤卵动血之嫌。全方既温补先天肾精，又培养后天脾胃，并佐以调补肝血、交通心肾之品，使脾肾足、心肾交、气血旺、胞宫充盈，冲任得养而改善卵巢功能，提高卵子数量及质量。

（三）临证心得

降调节会加重阴精亏虚的程度，患者可能出现性欲减退、阴道干涩、五心烦热等症状，治疗应滋肾助阳，调节整体状态，以降低降调节的副作用。因此，在行辅助生殖技术（ART）治疗前和进入周期垂体降调节的同时，应以补肾滋阴助阳为原则，调节机体状态。而卵细胞为肾精所化，得肾气、肝血以充养，赖肾气的调控激发和冲任的调畅而生成、发育、排泄。控制性卵巢刺激要求多个卵细胞共同发育，卵泡期由于短时间内天癸大量泌至，耗损肾之阴阳，使得肾阴匮乏，难以聚而为精，卵子缺乏形成的物质基础而不能发育成熟。因此在ART启动日应继续给予补肾中药，平衡阴阳，控制性卵巢刺激的同时，着重补肾益阴养精，卵泡成熟时，佐以补肾助阳，不仅能够提高获卵率及卵子的质量，还能为胚胎种植创造一个有利的生殖内分泌环境，提高妊娠率。故启动日主要以补肾中药平衡肾之阴阳，滋肾阴为主，助肾阳为辅。

启动日应“唤醒”卵泡，促进优质卵泡生长同步化、快速发育，以利于顺利取卵。治疗定位于肾、心、脾三脏。需益肾助卵、温阳通络。肾主生殖，肾藏精，卵子属生殖之精的范畴，肾精充盛是卵子发育成熟的物质基础，肾阴不足卵子因缺乏物质基础不能成熟，肾阳亏虚不能温煦肾阴的生化和滋长，会导致卵子的发育不良。脾肾先后天相滋，肾中精气亦有赖于脾运化水谷精微的培养和充养才能充盛，且卵泡的迅速长大，不仅需要肾精的充足，同样也需要脾胃运化大量水谷精微物质促进发育成长。如此脾肾双补，补肾益精，健脾益气，后天助先天，合力共助卵泡发育、内膜增殖。心主血，肾藏精，精血之间相互资生、相互转化，心血的充足也为肾精充实奠定了基础，精血之间的相互资生有利于提高卵泡和内膜的发育与增殖。此期应忌大量使用活血化瘀、通经活络、收敛固涩、凉巢寒宫之品。

三、取卵日

取卵是衔接控制性卵巢刺激和体外受精与胚胎培养的关键步骤。在我国实施的辅助生殖技术中，一般采用经阴道超声引导下穿刺取卵。多数患者对手术存在一定程度的恐惧心理，加之如果取卵过程中卵泡数较多，取卵时间较长；盆腔环境影响取卵进程或者需要经过子宫体或者膀胱的患者，常常影响手术的顺利进行。因此，取卵日采取合理的方法缓解患者紧张心理，减轻患者痛苦，保证手术顺利进行，提高获卵率是必要的。

（一）心理干预

不孕患者往往是多年不孕，心情忧郁，精神较紧张，心理压力大，经济负担重，因此对IVF-ET抱有极高的希望。针对这些，必须做好这部分患者的心理疏导工作。术前应积极宣教，组织集体宣讲。医护人员应与他们耐心交谈，缓解他们的紧张情绪，必要时进行心理量度调查，介绍手术方法、过程及失败的可能性，让患者以合理的心态接受手术。在手术过程中为消除患者对陌生环境的不适应和紧张情绪，取卵工作室可以播放优雅柔和的音乐，术中应保持灯光柔和、周围环境安静，操作人员应严格无菌。术中注意患者对疼痛的耐受程度，出血情况。术后密切注意患者的腹胀和阴道出血情况，出血多者,需要特殊处理。密切监测患者的生命体征变化,告之遵医嘱预防感染治疗,进行黄体支持,同时交代患者术后注意事项及复诊或者胚胎移植时间。

(二)药物

取卵的过程是外源性的机械刺激对盆腔特别是子宫和卵巢操作的手术过程,可能会诱发或引起盆腔脏器的炎症。另外,由于取卵是在负压下抽吸卵泡液,吸出了大量的颗粒细胞,患者普遍会出现黄体功能不足的表现。因此,取卵手术日需应用药物预防感染和必要的黄体支持。由于排卵期卵巢内阴长至极,泻出人之元精。此后黄体期重阴转阳,阴充阳旺,冲任充盛,维持胞胎生长。肾属阴主水,宜静宜藏,阳气充沛,黄体健全,方能固摄成孕。子宫为嗣育之室,子宫气血充实,藏胎于内,血旺而能子嗣。当务之急是,一为胚胎着床提供冲任胞宫气血充沛的环境,二遵张锡纯先生立“寿胎丸”方之旨,增加胚胎获取母体供给的能力,即张氏所言“善吸其母之气化”。胞脉系于肾,肾旺自能荫胎;气血生化之源在脾,脾健则气充血足;然补益之药多静,久则气滞。给予补肾健脾,养血安胎的口服方剂——参芪寿胎丸方。药用:潞党参 15g,炙黄芪 15g,盐杜仲 15g,盐续断 15g,桑寄生 15g,炒白术 12g,菟丝子 18g,炒白芍 12g,制香附 12g,炙甘草 6g。寒者,可加补骨脂 15g,热者,加生地黄 15g。现代药理学研究表明,寿胎丸有抑制子宫平滑肌收缩,促进黄体功能,促进子宫发育的作用。此方可自取卵之日始,用至妊娠 12 周,每日 1 剂,水煎,分 2 次服用。也可口服中成药乐孕宁口服液,每次 10ml,每日 3 次。

对于获卵数较多或者雌激素水平高的患者,为预防术后发生卵巢过度刺激综合征(OHSS),取消新鲜周期胚胎移植术,将全部胚胎冷冻。取卵后即给予来曲唑口服,每日 2.5mg,每日 2 次,共 8 日;同时给予中药参苓白术散(党参 15g,茯苓 12g,麸炒白术 12g,炒白扁豆 12g,陈皮 9g,麸炒山药 15g,砂仁 9g,莲子 12g,麸炒薏苡仁 12g,桔梗 9g,车前草 9g,炙甘草 6g),每日 1 剂,水煎,分 2 次服用,共 8日,补气健脾,燥湿利水。中医将 OHSS 理解为卵巢对促性腺激素短时间内的过激反应,致使冲任气血阴精壅盛,卵泡生长过多、过大,天癸肾气消耗,进而导致瘀、痰、湿等病理产物产生,发为卵巢囊肿。大多数医家认为其发病机制不外乎肾虚、脾虚、痰湿内阻、气滞血瘀四个方面。临床应用中药参苓白术散加减配合来曲唑预防和治疗 OHSS,一方面通过来曲唑抑制芳香化酶的活性,减少雌激素的合成,降低体内雌激素水平,另一方面,针对患者所表现不同的中医证候类型加减用药。有研究报道,配合中药能明显降低血管壁的通透性,从而减少腹水的形成。

(三)针刺治疗

疼痛包括伤害性刺激作用于人体所产生的痛感觉,以及机体对伤害性刺激产生的痛反应(躯体运动性反应或者内脏植物性反应)。多数情况下,患者在取卵手术过程中处于轻度疼痛的状态,安全性好。针刺可以减轻患者取卵术中及术后早期的恶心呕吐症状。同药物镇痛相比,针刺镇痛重在生理范围内的调整,但是针刺的刺激量必须在生理条件允许的范围内。

术前 30 分钟进行针刺,选穴:肾俞、刺髎、百会、关元、三阴交、合谷、太冲、内关。操作：先取肾俞、刺髎，选用规格为0.3mm×40mm的毫针，进针得气后，行平补平泻针法，每穴刺激30秒，捻转角度90°，提插幅度2mm，频率60~100次/min。起针后患者进入取卵室，取膀胱截石位，针刺关元等其他穴位，进针得气后行平补平泻针法，每穴刺激30秒，捻转角度90°，提插幅度2mm，频率60~100次/min。术中，同侧三阴交—太冲连接韩式穴位神经刺激仪，强度以患者感觉舒适为度，直到手术结束。术中注意保持针下得气。若患者出现疼痛难忍，可在百会、内关、合谷间歇行针。

综上所述，取卵日运用中西医结合的方法，可以缓解患者的紧张焦虑情绪，减轻患者的痛苦，确保取卵手术过程顺利进行。术中中西医的合理应用，可以有效避免并发症，提高妊娠率。

四、移植日

（一）中医证候认识

中医学虽然没有明确提出子宫内膜容受性的概念，但在一些古籍中可见与其相吻合的内容记载。张景岳按："此言妇人经期方止，其时子宫正开，便是布种之时，过此佳期，则子宫闭而不受胎矣。"虽然在时间上有所出入，但其思想内涵与西医学子宫"种植窗口期"的学说有相似之处，同时也间接反映了胚胎着床必须与子宫内膜同步发育的观点。《素问·上古天真论》曰："二七而天癸至，任脉通，太冲脉盛，月事以时下，故能有子……七七，任脉虚，太冲脉衰少，天癸竭，地道不通，故形坏而无子也。"肾气盛，天癸蓄极泌至，呈现消长盈亏的月节律，经调而子嗣。肾藏精、主生殖，肾阴肾阳为一身阴阳之本，而月经的产生又以肾为主导，故认为子宫内膜的生长发育与肾的功能密切相关。《圣济总录》曰："妇人纯阴，以血为本，以气为用。"气血是人体一切生命活动的物质基础。血属阴，为精微物质所化生，其能滋润、濡养卵子胞宫，为胎孕提供物质条件。女子本为纯阴之体，得同属精血的滋养，如同花得雨露滋润，生机盎然，万物得化生。气属阳，气推动之功使精血物质得以循环周身，卵子胞宫得精微濡养，气温煦之功使卵子胞宫得以温暖，为胎孕提供适宜的环境。气血同源，两者相互资生，相互依赖，调和顺畅，保障了女性孕育的特殊生理所需之物质条件和功能条件。脾主运化，气血生化之源，后天之本，为胎儿长养提供源源不断的补给。胎元之载养全赖先天之肾气和后天之脾气的相互协调，两者共同维系着正常的妊娠过程。若脾胃运化不足，气血虚弱，肾精无所生，肾气无所化，天癸无所养，冲任不足，精血无源，致月水难生，血海难充，则出现胞宫失养。再者，气血亏虚，不能下注冲任、胞宫，胞宫失养，则胚胎难以种植或胎元不固，胞宫失养可理解为子宫内膜容受性下降，故脾的运化功能是子宫内膜发育的重要源泉。心为君主之脏，主神明、定魂魄，主血属君火，系胞宫脉络，相交于肾。《女科·受妊》云："胞胎上系于心，而下系于命门。"控制性超排卵用药影响机体的内环境，加上就诊期间患者紧张的心理情绪及社会、家庭、生活等多重压力等，使患者极易情绪化，易致肝气疏泄失调及心肾不交，施化无权，胞宫失养，故在移植日起兼顾疏肝理气、宁心安神，使肾精充足，冲任充盛，胎孕乃成。

（二）名家经验

连方：研究表明参芪寿胎丸方（党参、黄芪、盐杜仲、菟丝子、桑寄生、盐续断、炒白芍、制香附等）补肾益气理血调冲之法可改善子宫内膜的容受性，可提高黄体功能不全患者的胚胎种植成功率。陈秋梅等的研究表明补肾填精养血活血的方药“调经孕育方”（菟丝子、熟地黄、覆盆子、山茱萸、肉苁蓉、枸杞子、当归、黄芪、怀山药、白术、鸡血藤、香附等）通过增加子宫和卵巢组织的血液供应，促进局部组织微环境和新陈代谢的改善，使组织恢复正常的生理功能。

尤昭玲：根据IVF-ET术中受精卵着床的特点，采用摄托系固之法。所谓摄托系固，即从脾肾着手，分期安胎。在着床前，土生万物，重在摄托，“摄托”即以健脾为主、补肾为辅之法固摄托养胎元；着床后，水润万物，重在系固，“系固”即以补肾为主、健脾为辅之法以维系稳固胎元。因此拟定了以健脾补肾、交通心肾为治法的养胎汤。方中以党参、黄芪、白术健脾益气，摄胎载胎为君药，类似土载万物；山药、山茱萸、莲子、莲须、白芍、桑寄生、续断固肾安胎，肾水足而胎安，且山药、莲子、莲须均有脾肾双补、交通心肾、养心安神之效；苎麻根因其根深下行入土，其质坚韧，善吸收大地之精华，寓意胞胎源源不断吸收母体精微物质，在胞宫内稳如磐石，以两山一根，胎自安无忧立方；大枣益气养血，为引经之药。诸药共奏健脾纳胎、固肾安胎、交通心肾之功。

（三）临证心得

在取卵过程当中，抽吸卵泡导致颗粒细胞丢失过多，使颗粒黄体细胞数量减少，缺乏胚胎着床时需要的黄体支持；卵巢过度刺激引起雌激素、孕激素过高，使内膜与胚胎发育不同步，内膜容受性降低，影响种植率，或在移植后很有可能反射性地引起子宫收缩而影响着床。针对上述问题，可运用传统中医中药，增强子宫黏附能力，改善内膜容受性，稳固胚胎着床。在此期定位脾、心、肾三脏，须健脾滋肾、益气摄胎。脾主运化，为后天之本，化生水谷精微，脾运则使胞宫精气盈满，内膜得以长养，提高内膜容受性，利于胚胎着床，且脾气健运，摄胎有力。肾主生殖，系胞脉，胞胎的稳固与长养同样需要肾精的充实与肾气的稳固。先后天互滋，以达生生不绝。心主神明，主血脉，系胞宫脉络，养心则血生，心宁则胎安。因此胚胎的顺利植入与脾、心、肾三脏有关。此期以促进胚胎着床、内膜长养、两便正常为治疗准则，故亦应忌用活血化瘀、通经活络、凉巢寒宫、伤胎碍胎之药品和治疗方法。

第二节　冻胚移植内膜准备周期方案

冻胚移植内膜准备的重点是改善子宫内膜容受性。子宫内膜容受性指子宫内膜在特定的时间内接纳胚胎并使其成功着床的能力，是指子宫内膜处于一种允许囊胚定位、黏附、侵入并使内膜腺体间质发生改变从而导致胚胎着床的状态。子宫内膜的容受性与子宫内膜的厚度、形态，子宫内膜上细胞因子、生长因子、性激素受体，以及体内性激素水平等因素有关。

中医古籍中虽无“子宫内膜容受性”之名，但有与子宫内膜容受性内容相关的论述。例如《女科要旨·种子篇》载“妇科论种子……一曰择地，二曰养种……腴地也不发瘠种，而大粒亦不长硗地”；清代名医傅青主云“精满则子宫易于摄精，血足则子宫易于容物”，认为精血充足是受孕的先决条件。肾藏精，精血同源，肾气充足才能化生气血，充盛任冲二脉，为孕育胚胎提供物质基础，正如《素问·上古天真论》中曰：“二七而天癸至，任脉通，太冲脉盛，月事以时下，故有子。”肾气亏虚，则一方面无以养胎，另一方面无力推动气血运行，致使胞脉虚瘀并见，即“七七任脉虚，太冲脉衰少，天癸竭，地道不通，故形坏而无子”。因此“肾虚血瘀”是子宫内膜容受性低下不孕的主要病机。

现代医家在此基础上又有所阐发。如先天禀赋不足，后天劳伤，肾气不足，气血运行无力，血行不畅则脉络瘀滞以致子宫内膜容受性降低；或肾水不足，脏腑组织失于滋养，以致虚热内生，子宫内膜失养；或认为本病与脾肾虚弱、心气不足有关：素体脾虚或饮食不节伤脾，气血生化乏源，精亏血少，且脾虚运化失司，痰湿内阻，冲任二脉不调而影响子宫内膜容受性；或强调本病以肾虚为本，肝郁为标。在肾虚基础上，又兼肝失疏泄，气滞血瘀，致使胞宫失养，子宫内膜容受性下降；或认为本病的病因病机与女性“肾-天癸-冲任-胞宫轴”功能失调有关。

综上所述，子宫内膜容受性低下的病因不外乎先天不足、房劳多产、七情内伤等。主要病机为脏腑功能失调，或偏于虚，而以肾虚为主因；或偏于实，而以气滞、血瘀、痰浊等为常见；或是虚实夹杂。

不同原因不孕症中提高子宫内膜容受性治疗不一，今从薄型子宫内膜、子宫内膜炎、子宫内膜血供不足、宫腔分离四个常见情况予以论述。

一、薄型子宫内膜

本病临床症状包括月经过少，或月经量较平常血量明显减少，甚至点滴即净，或经行时间不足两天，经量亦少，其诊断主要根据阴道 B 超检查。

目前认为，薄型子宫内膜是指排卵日（内膜转化日）测量子宫内膜厚度＜6mm，并且连续 2 个月经周期，即使应用大剂量戊酸雌二醇（4~8mg/d）后子宫内膜厚度仍未见明显改善。

中医学并无“薄型子宫内膜”之名，但视其症状、体征，应归属于“月经过少”“月经先期”“闭经”“不孕”范畴。

（一）临证指南

首先辨血虚、肾虚之别：血虚者，经量由正常逐渐减少，甚至点滴即净，经色偏淡，质清稀无块，伴心悸失眠，气短无力，或小腹绵绵作痛，面色萎黄，唇舌爪甲苍白无华，或皮肤不泽。肾虚者经量素少或渐少，经色暗淡，质薄，或伴月经初潮过迟，伴见腰膝酸软，头晕耳鸣，足跟作痛，或小腹冷，或夜尿多。

次辨血寒、气滞、痰阻之分：血寒者，经来涩少、色暗、有块而排出不畅，伴见小腹冷痛、得热则减，或有临经感寒饮冷史。气滞者，经水涩少，行而不爽，可伴见小腹胀痛或胸胁乳房胀痛不适，或舌边有瘀点，脉弦或弦涩。痰阻者，色淡质黏或经血中混杂黏液，伴见平素带下量多、质黏稠，其人常见体胖，胸满脘闷，胃纳不佳或呕恶痰多，舌淡胖、边有齿痕，苔白腻，脉滑。

（二）治疗

1. 辨证论治

（1）血虚证

临床表现为经量由正常逐渐减少，甚至点滴即净，经色偏淡，质清稀无块，常伴月经周期延后，头晕眼花，心悸耳鸣失眠，气短无力，或小腹绵绵作痛，面色萎黄，唇舌爪甲苍白无华，或皮肤不泽或纳少便溏，舌质淡，苔薄白，脉细无力。

治宜补血养血，佐以益气健脾。方用滋血汤（《证治准绳·女科》）药用人参、怀山药、黄芪各 6g、茯苓、当归、熟地黄、白芍、川芎各 9g（七钱半）。

水煎服，每日 1 剂，连服 15 日，服药无不适，可继服 15 剂。以 1 个月为 1 个疗程。

本方主证为血虚不荣。方以人参大补元气为君药，配黄芪更助补气之功，以气能生血之效，怀山药、茯苓益气健脾，当归、熟地黄、川芎、白芍益阴补血，以资气血生化之源，使气生血长。四物汤补营养血调经。气充血足则经自调。

若形寒肢冷者，酌加肉桂 10g、淫羊藿 15g；心悸失眠者，酌加炒酸枣仁 20g、五味子 10g；脾虚食少者，加鸡内金 10g、砂仁 10g。

（2）肾虚证

临床表现为经量素少或渐少，经色暗淡、质薄，或伴月经初潮过迟，或伴月经周期延后。全身症状或见腰膝酸软，头晕耳鸣，足跟作痛，或小腹冷，或夜尿多，舌淡，苔薄，脉沉弱或沉细。

治宜补肾气，益肾精，养血调精。先天不足者重在补肾气，后天不足者重在益肾精。方用当归地黄饮（《景岳全书》）药用当归 6~9g（二至三钱）、熟地黄 9~15g（三至五钱）、山茱萸 3g（一钱）、杜仲 6g（二钱）、山药 6g（二钱）、牛膝 4.5g（一钱半）、甘草 2.4g（八分）。

水煎服，每日 1 剂，连服 15 日，服药无不适，可继服 15 剂。以 1 个月为 1 个疗程。

本方原方治肾虚腰膝疼痛等证。方中以当归、熟地黄、山茱萸养血益精；山药、杜仲补肾气以固命门；牛膝强腰膝，通经血，使补中有行；甘草调和诸药。全方重在补肾益气，益精养血。

夜尿频数者，酌加益智仁 10g、桑螵蛸 10g；血瘀严重者，加阿胶 10g、黄芪 30g、月季花 10g、泽兰 10g、白芍 15g；形寒肢冷，小腹冷痛者，加肉桂 10g、人参 10g、淫羊藿 15g。

（3）血寒证

临床表现为经来涩少、色暗、质正常或清稀、有块、排出不畅，可伴见月经周期延后。全身症状小腹冷痛得热则减，可有临经感寒饮冷病史，舌质正常或淡，苔白，脉沉紧或沉弱。

治宜温经散寒，养血活血调经。方药可用温经汤（《金匮要略》）药用吴茱萸 8g（二钱）、当归 6g（一钱半）、芍药 6g（一钱半）、川芎 6g（一钱半）、人参 6g（一钱半）、桂枝 6g（一钱半）、阿胶（烊化）6g（一钱半）、牡丹皮 6g（一钱半）、生姜 6g（一钱半）、甘草 6g（一钱半）、半夏 6g（一钱半）、麦冬 8g（二钱）。

水煎服，每日 1 剂，连服 15 日，服药无不适，可继服 15 剂。以 1 个月为 1 个疗程。

古人誉本方为调经之祖方。方以吴茱萸、桂枝温经散寒暖宫，通利血脉；当归、川芎、白芍、阿胶养血活血调经；牡丹皮祛瘀；麦冬、半夏、生姜润燥降逆和胃；人参、甘草补气和中。全方针对寒热虚实错杂，而以冲任虚寒，瘀血阻滞为主的病机，治以温、清、补、消并用以温经散寒、养血祛瘀为主。

血瘀严重者，加阿胶 10g、黄芪 30g、鸡血藤 20g、泽兰 10g、赤芍 15g；形寒肢冷，小腹冷痛者，加肉桂 10g、淫羊藿 15g。

（4）气滞证

临床表现为经水涩少，行而不爽，经色正常或暗红有块，可伴月经周期延后。全身症状小腹胀痛或胸胁乳房胀痛不适，舌质正常，或舌边有瘀点，苔薄白，脉弦或弦涩。

治宜疏肝理气，活血调经。方药选用逍遥散合四物汤（《太平惠民和剂局方》）药用柴胡 30g（七钱半）、当归 30g（七钱半）、白芍 30g（七钱半）、炒白术 30g（七钱）、茯苓 30g（七钱）、熟地黄 12g（三钱）、川芎 10g（二钱半）、炙甘草 15g（三钱三）、薄荷 1.8g（七分）、生姜 1 块。

水煎服，每日 1 剂，连服 7 日，服药无不适，可继服 7 剂，如不方便服用中药，或巩固期治疗，可使用中成药逍遥丸。

本方柴胡疏肝解郁，薄荷助柴胡疏肝；当归、白芍、熟地黄、川芎养血调经；白术、茯苓、甘草健脾和中，生姜温胃行气，全方重在疏肝健脾，肝气得舒，脾气健运，合四物汤补营养血调经。

血瘀者可加香附 10g、姜黄 10g 理气行滞。

（5）痰阻证

临床表现为经来量少，色淡质黏或经血中混杂黏液，常伴月经周期延后，平素带下量多、质黏稠。全身症状形体多见肥胖，胸满脘闷，胃纳不佳或呕恶痰多，舌淡胖，苔白腻，脉滑。

治宜祛痰活血调经。方药选用导痰汤（《校注妇人良方·风痰积冷咳嗽方论》）合佛手散。药用茯苓 3g（一钱）、陈皮 3g（一钱）、法半夏 3g（一钱）、甘草 1.5g（半钱）、天南星 3g（一钱）、枳壳 3g（一钱）。

水煎服，每日 1 剂，连服 15 日，服药无不适，可继服 15 剂。以 1 个月为 1 个疗程。

本方二陈汤化痰燥湿，和胃健脾；天南星燥湿化痰，枳壳理气行滞，全方有燥湿健脾、化痰调经之功。

心悸失眠者加炒酸枣仁 20g、五味子 10g；脾虚食少者加鸡内金 10g、砂仁 10g；血瘀者加当归 15g、川芎 10g、鸡血藤 20g、川牛膝 10g。

2. 本病于平时亦可以根据月经八期理论，采用中药周期治疗

（1）月经期 以活血逐瘀，促进内膜脱落为原则，方用脱膜方加减，药用丹参 20g、赤芍 15g、白芍 15g、肉桂 10g、延胡索 15g、三棱 10g、莪术 10g、益母草 30g、广木香 10g、续断 15g、杜仲 10g、五灵脂 10g。

（2）经后早期 以滋养阴血扶阴为原则，方用加减地黄汤或加味二甲地黄汤或滋阴筑基汤加减。

加减地黄汤：当归 10g、赤芍 15g、白芍 15g、怀山药 15g、山萸肉 10g、熟地黄 15g、牡丹皮 15g、茯苓 10g、怀牛膝 10g、桑寄生 15g。

加味二甲地黄汤：炙鳖甲 10g、牡蛎 10g、熟地黄 15g、怀山药 15g、山萸肉 10g、牡丹皮 15g、茯苓 10g、白芍 15g、怀牛膝 10g。

滋阴筑基汤：龟甲 10g、鳖甲 10g、牡蛎 10g、怀山药 15g、熟地黄 15g、山萸肉 10g、牡丹皮 10g、茯苓 10g、怀牛膝 10g、玄参 15g、太子参 10g、制何首乌 10g。

（3）经后中期 以益阴养血，佐以助阳为原则，方用加减归芍地黄汤加减，药用丹参 15g、赤芍 15g、白芍 15g、怀山药 15g、山萸肉 10g、熟地黄 15g、牡丹皮 15g、茯苓 10g、怀牛膝 10g、桑寄生 10g、续断 15g、菟丝子 20g、肉苁蓉 10g 等。

（4）经后晚期（排卵前） 以滋阴助阳，阴阳并调为原则，方用加减补天五子种玉汤，药用丹参 15g、赤芍 15g、白芍 15g、怀山药 15g、熟地黄 15g、牡丹皮 10g、茯苓 10g、枸杞子 15g、山萸肉 10g、五味子 10g、菟丝子 15g、覆盆子 10g、紫河车 10g、续断 15g、五灵脂 10g、广木香 10g 等。

3. 本病还可以选用外治法治疗

（1）中药外敷下腹或腰骶部

补肾长膜药酒外敷，药用：川花椒 50g、北细辛 10g、当归 20g、赤芍 20g、菟丝子 20g、鳖甲 10g 等。

将上方药材装置到熬药袋里，和高粱酒泡制备用。临床上主要适用于子宫内膜菲薄、卵泡长势不佳、腰酸等症，可以单独使用或者配合针灸使用，具体方法就是用纱布敷在小腹或腰骶上，药酒稍加热后淋在纱布上，特定电磁波治疗仪治疗 30 分钟。

（2）针灸疗法

电针：腹背交替针刺。

主穴：①关元、天枢、归来、血海、足三里、三阴交；②脾俞、肾俞、腰阳关、次髎、三阴交。

两组主穴均用于治疗子宫内膜菲薄，腹背隔日交替针刺。

配穴：血虚者加合谷、膈俞；肾虚者加太溪、然谷；寒者加命门；气滞者加内关、太冲、支沟；痰阻加丰隆。

操作方法：于月经第 5 天进行针刺，每次以电针刺激，每日或隔日 1 次，至月经来潮。每天治疗 1 次，每次留针 20~30 分钟，主穴均用平补平泻法针刺，脾俞向脊柱方向斜刺，

针感向下腹部传导，归来针感向阴道传导；肾虚、血虚证配穴用补法针刺。

关元、中极调理冲任、益肾调经；天枢理气健脾；归来调经助孕。血海、三阴交、足三里即可调补先天、后天之气，又可补血调经；脾俞、肾俞补益脾肾，益气养血，滋阴通阳，腰阳关助阳益气，次髎、三阴交益肾调经，增加子宫血供，诸穴相配使冲任调和，鼓舞肾气，增加受孕机会。合谷、膈俞养血益气；太溪、然谷可益肾；命门可温补肾阳，暖宫祛寒；内关、支沟、太冲疏肝理气调经。

（3）刺血疗法　选用散刺法。主要适用于子宫内膜菲薄患者。

具体操作：在腰阳关，中髎中间区域进行多点点刺，由中心向外缘环形点刺，可刺10~20针。针刺深度根据局部肌肉厚薄、血管深浅而定。本法还可与拔罐疗法配合，一般在本法应用后，再局部拔罐，以加大出血量。

（4）灸法　常规灸法。主要适用于子宫内膜菲薄患者。

悬灸神阙：先令患者仰卧，穴位局部皮肤潮红为度，灸感传到下腹为佳。

脐灸：先令患者仰卧，神阙填药隔姜，每次治疗1.5小时，灸感传到后腰为佳。脐灸多选在排卵前。

督灸：令患者俯卧位，膀胱经第一侧线脾俞至次髎，隔生姜重灸，每次治疗2小时，灸感传到腹部为佳。督灸多选在排卵后。

（5）耳针（揿针）、耳穴贴压　主要适用于子宫内膜菲薄患者。

1）子宫、内分泌、肾；

2）卵巢、肝、脾、交感。

操作方法：先在各穴区探得敏感区，常规消毒清理油脂皮屑后，选用5mm×5mm胶布将王不留行籽或揿针，每穴固定1粒。患者每日按压3~5次，每个穴位按压3~5分钟，以患者能耐受为度。3天更换1次。交替使用。

（6）腔内理疗　例如盆腔治疗仪等。

盆腔治疗仪主要适用于子宫内膜菲薄患者，特别是合并子宫内膜炎的患者。

以上各种内、外治法，可以联合使用。现已研究发现，中药联合针刺、腔内理疗及中药外敷，具有增加内膜厚度、改善内膜血供、提高胚胎种植率的作用。

（三）临证心得

1. 内膜厚度治疗时间较长，治疗建议至少提前1个月。

2. 有少数病人内膜生长困难，如内膜接近或达到6mm，且内膜血供较好时，也可以移植，不必刻板地拘泥于厚度。

3. 薄型子宫内膜须行宫腔镜检查，排除宫腔粘连。

二、子宫内膜炎

子宫内膜炎可表现为薄型子宫内膜（存在内膜粘连可能）、子宫内膜厚薄不均、子宫内膜息肉、子宫内膜厚度长期大于12mm等。

经宫腔镜去除息肉等病变，修整宫腔，术后预防复发和宫腔粘连是中医的优势所在。

本病治疗以西医抗炎治疗为主,联合采用中医外治法。

中医外治一般从术后无阴道血性分泌物开始,疗程7~10天。

1. 中药保留灌肠

处方:紫花地丁15g、皂角刺15g、红藤10g、败酱草15g、赤芍10g、蒲公英20g、土茯苓10g、黄柏10g。

药水煎浓缩封装为100ml/袋,睡前灌肠,最好排便后再灌中药,药物温度37℃,置于灌肠袋内,高位保留灌肠,每天1次。

2. 电针

主穴:①关元、归来、足三里、三阴交。②脾俞、次髎、秩边、三阴交。

两组主穴均用于治疗子宫内膜炎症,腹背隔日交替针刺。

配穴:腰酸加肾俞、委中;白带多加地机;腹胀加带脉、气海、支沟。

操作方法:每天治疗1次,每次留针20~30分钟。关元穴,排空小便、针感要求达到阴道;归来穴针感宜往附件部放散;脾俞针尖向脊柱方向斜刺,针感可延腰传至下腹为佳。以停针时,患者感到腹内有一阵阵如发病时的腹痛感为佳,提前告知病员。余穴得气后,平补平泻。

3. 耳针(揿针)、耳穴贴压

选穴:子宫、内分泌、脾、三焦。

操作方法:先在各穴区探得敏感区,常规消毒清理油脂皮屑后,选用5mm×5mm胶布将王不留行籽或揿针,每穴固定1粒。患者每天按压3~5次,每个穴位按压3~5分钟,以患者能耐受为度。3天更换1次。双耳交替使用。

4. 刺血疗法　选用点刺法。

操作方法:取患者单侧耳轮顶端的耳尖穴,先用手指按摩耳郭使其充血,用碘酊和酒精严格消毒后,左手固定耳郭,右手持一次性采血针对准施术部位迅速刺入,深度1~2mm,随即将针迅速退出,轻轻挤压针孔周围的耳郭,使其自然出血,然后用酒精棉球吸取血滴。临床上刺血治病的出血量,一般是根据病情、体质而定。大概每侧穴位放血3~5ml。

5. 灸法　术后局部处于充血水肿状态局部暂时不用灸。

令患者仰卧,取黄豆粒大小艾炷灸血海,置于0.4cm厚蒜蓉上点燃,每穴灸3壮,每壮需6~7分钟。以穴位局部皮肤潮红为度,灸感能向上传至会阴为佳。

6. 其他物理治疗　选择应用盆腔治疗仪、超短波或中频治疗仪等。

本病治疗须注意:①术后清淡饮食;②避免剧烈运动,但每日建议快走,连续静坐时间小于1小时;③术后可选用口服康复新液,增加术后创面修复。

三、子宫内膜血供不足

凡彩超检查显示子宫内膜血供不足(显示C型内膜)及子宫血供阻力大(一侧卵巢

动脉S/D大于6)，并见内膜薄或反复胚胎移植失败者，提示可能存在子宫内膜血供不足。

（一）中药周期疗法

1. 经前后半期

（1）脾肾阳虚证：临床伴见脘腹作胀，矢气频作，大便易溏，亦有少数患者平时大便正常，每至经前2~3天或行经期间大便溏泄，腰酸腹冷，基础体温（BBT）高温相或偏低、持续时间偏短等。

治宜温阳补肾、健脾益气、活血化瘀。方用毓麟珠（《景岳全书》）加减：党参15g、炒白术10g、怀山药10g、炒续断10g、杜仲10g、菟丝子10g、紫石英(先煎)10g、鹿角胶(烊冲)10g、制香附9g、赤芍10g、白芍10g、五灵脂10g。

水煎服，每日1剂，连服15日，服药无不适，可继服15剂。以1个月为1个疗程。

本方以党参、炒白术、怀山药益气健脾，续断、杜仲、菟丝子、紫石英、鹿角胶温阳补肾，制香附理气，赤芍、白芍、五灵脂活血化瘀。全方温补肾阳，健运脾气，活血化瘀，改善血供。

腹胀便溏者，加广木香9g、陈皮6g、砂仁(后下)5g；胸闷心烦，乳房作胀者，加钩藤(后下)12g、绿萼梅9g；小腹疼痛，带下偏黄者，加红藤15g、败酱草15g，延胡索10g。

（2）肝郁血虚证：临床伴见头昏腰酸，胸闷烦躁或乳胀，夜寐欠佳，脉弦细，舌质淡红，苔白，基础体温（BBT）高温相欠稳定，或腰酸，小腹有冷感，头昏头痛，乳房胀痛等。

治宜养血调肝，理气助阳。方用毓麟珠（《景岳全书》）合柴胡疏肝散（《景岳全书》）加减，药物组成：丹参10g、赤芍10g、白芍10g、怀山药10g、山茱萸10g、炒牡丹皮10g、人参10g，续断12g、菟丝子12g、紫石英(先煎)12g，五灵脂9g，炒白术15g，茯苓10g，熟地黄10g，杜仲12g，鹿角霜10g，醋香附15g，陈皮9g，当归12g，川芎9g。

水煎服，每日1剂，连服15日，服药无不适，可继服15剂。以1个月为1个疗程。

本方原方治妇人气血俱虚，经脉不调，不受孕者，惟毓麟珠随宜加减用之为最妙。方以八珍气血双补，滋冲任之源；熟地黄、怀山药、山茱萸补益肝肾精血；紫石英、菟丝子、杜仲、续断、鹿角霜温养肾气，调理冲任；陈皮、香附行气疏肝解郁，川芎辛香，既可活血祛瘀，又可助香附行气解郁。丹参、赤芍、牡丹皮、五灵脂活血化瘀，疏浚经脉，诸药合用，既能理气活血解郁通经，又能温补肝肾以生精血，使精充血足，血脉调和，胎孕可成。

头昏头痛明显者，加钩藤(后下)12g，白蒺藜10g；烦热口渴，夜寐甚差者，加莲子心10g，青龙齿(先煎)10g；胸脘痞胀，纳食不馨者，加佛手片5g，炒谷芽10g、炒麦芽10g。

2. 月经期　以活血逐瘀，促进内膜脱落为原则，药物组成：丹参15g、赤芍15g、白芍15g、肉桂5g、延胡索15g、三棱10g、莪术10g、益母草15g、广木香10g、续断15g、杜仲10g、五灵脂10g等。

水煎服，每日1剂，连服3日，月经来潮时服用。

本方为临床经验方，方用丹参、赤芍、三棱、莪术活血化瘀，益母草引血下行，白芍、延胡索、木香理气止痛，续断、杜仲补肾，肉桂温阳，五灵脂活血祛瘀。全方活血化瘀、理气止痛，促进内膜剥脱。

3. 月经后至移植前　以补肾活血为原则,增加子宫内膜容受性。药物组成:菟丝子20g、茺蔚子10g、当归10g、白芍10g、熟地黄10g、川芎10g、生山楂10g、紫河车5g、山药10g、续断10g、肉苁蓉10g、醋香附10g、淫羊藿10g、巴戟天10g、枸杞子20g、鸡血藤30g。

水煎服,每日1剂,连服15日。

本方为临床经验方,方用四物汤补血养血,菟丝子、茺蔚子、续断、枸杞子补肾,生山楂、鸡血藤活血化瘀,紫河车、肉苁蓉、淫羊藿、巴戟天温肾补阳,醋香附理气、山药健脾,诸药共奏补肾助阳、养血活血之功,为移植前做充足的内膜准备。

(二)外治法

1. 电针

(1) 经前期至月经期

主穴:脾俞、肾俞、腰阳关、次髎、三阴交

配穴:腰酸加委中;白带多加地机;腹胀加带脉、气海、支沟。

操作方法:每天治疗1次,每次留针20~30分钟。脾俞肾俞针尖向脊柱方向斜刺,针感可延腰传至下腹为佳。余穴得气后,平补平泻。

(2) 月经结束至黄体期前或排卵前

主穴:①关元、天枢、归来、血海、足三里、三阴交;②脾俞、肾俞、腰阳关、次髎、三阴交。

两组穴位均为调理子宫内膜容受性,隔日交替使用。

配穴:血虚者加合谷、膈俞;肾虚者加太溪、然谷;寒者加命门;气滞者加内关、太冲、支沟;痰阻加丰隆。

操作方法:每天治疗1次,每次留针20~30分钟,主穴均用补法针刺,关元穴,排空小便、针感要求达到阴道,归来宜往附件部放散,脾俞向脊柱方向斜刺,针感向下腹部传导;肾虚、血虚证配穴用补法针刺,其余用泻法。

方义:关元、中极调理冲任、益肾调经;天枢理气健脾;归来调经助孕。血海、三阴交、足三里既可调补先天、后天之气,又可补血调经;脾俞、肾俞补益脾肾,益气养血,滋阴通阳,腰阳关助阳益气,次髎、三阴交益肾调经,增加子宫血供,诸穴相配使冲任调和,鼓舞肾气,增加受孕机会。合谷、膈俞养血益气;太溪、然谷可益肾;命门可温补肾阳,暖宫祛寒;内关、支沟、太冲疏肝理气调经。

(3) 黄体期或排卵后至移植

主穴:归来、血海、地机。

操作方法:每天治疗1次,每次留针20~30分钟,主穴均用平补平泻针刺,归来宜往附件部放散,脾俞向脊柱方向斜刺,针感向下腹部传导,血海针感向会阴传导。

方义:血海、归来补血调经,三阴交益肾调经,增加子宫血供。

2. 刺血疗法　选用散刺法。

在腰阳关,中髎中间区域进行多点点刺,由中心向外缘环形点刺,可刺10~20针。

针刺深度根据局部肌肉厚薄、血管深浅而定。本法还可与拔罐疗法配合，一般在本法应用后，再局部拔罐，以加大出血量。

3. 灸法

脐灸：先令患者仰卧，神阙填药隔姜，每次治疗1.5小时，灸感传到后腰为佳。脐灸多选在排卵前，移植前2天。

4. 耳针（揿针）、耳穴贴压

主穴：子宫、内分泌、肾、卵巢、肝、脾、膈。

配穴：如病员过于紧张：神门、身心穴

操作方法：先在各穴区探得敏感区，常规消毒清理油脂皮屑后，选用5mm×5mm胶布将王不留行籽或揿针，每穴固定1粒。患者每日按压3~5次，每个穴位按压3~5分钟，以患者能耐受为度。3日更换1次。两组交替使用。

5. 其他物理治疗　应用盆腔治疗仪行腔内理疗可有效增加子宫内膜血流。自月经干净后，可继续使用直至移植前。

本病治疗须注意：①每日连续静坐时间小于1小时，加强运动如每日跳绳20分钟，每分钟50~100次，体重大于70kg慎用；②可选用口服康复新液，促进内膜下血管生长。

四、宫腔分离

在冻胚移植内膜准备周期后期，超声下宫腔内出现液性暗区，使宫腔呈现分离状态，这种情况影响胚胎种植率，多以暂停周期，放弃移植处置。

（一）中医辨证论治

（1）湿热蕴结证

临床伴见带下量多、色黄、质稠或稀，或伴阴痒，舌红，苔黄厚腻，脉濡。治宜清热除湿。方用五味消毒饮（《医宗金鉴》）加减：蒲公英15g（二钱）、金银花15g（四钱）、野菊花12g（二钱）、紫花地丁12g（二钱）、天葵子9g（二钱）、土茯苓25g（三钱）、薏苡仁15g（三钱）、益母草15g。

水煎服，每日1剂，连服7日。若无不适，可继续服用7日。

本方金银花清热解毒、消散痈肿，紫花地丁、蒲公英、野菊花，紫背天葵子清热解毒、凉血消肿散结，加土茯苓、薏苡仁、益母草共奏清热利湿之功。

湿重加茵陈15g、佩兰15g；热重加牡丹皮15g、黄柏10g。

（2）脾肾两虚证

临床伴见带下量多、色白、质稠或稀，小腹坠痛或冷痛，神疲肢倦，舌淡，苔白，脉细弱或滑。

治宜健脾温肾除湿。方用启宫丸（《医方集解》）加减：制半夏10g（一两）、苍术10g（一两）、醋香附10g（一两）、神曲10g（五钱）、茯苓10g（五钱）、陈皮10g、川芎10g、白术15g（一两）、黄芪20g、当归15g。

水煎服，每日1剂，连服7日。若无不适，可继续服用7日。

本方用半夏、茯苓、陈皮燥湿理气和中，神曲、白术、苍术健脾祛湿，香附理气，黄芪益气健脾，当归活血，川芎散郁，以活其血，则壅者通，塞者启矣。

脾虚食少者加鸡内金10g、砂仁(后下)10g；腰酸者加熟地黄15g、杜仲10g；形寒肢冷、小腹冷痛者加肉桂10g、人参10g、淫羊藿15g。

（二）外治法

1. 电针

主穴：合谷、天枢、归来、三阴交、太冲。

操作方法：每日治疗1次，每次留针20~30分钟。合谷、太冲直刺，得气后用泻法，归来宜往附件部放散，余穴得气后，平补平泻。

合谷益气养血，刺激子宫收缩；天枢理气健脾；归来调经助孕；三阴交益肾调经，增加子宫血供，太冲疏肝理气调经。

2. 灸法　悬灸会阴穴，灸感传至下腹为佳。

3. 耳针（揿针）、耳穴贴压

主穴：子宫、内分泌、肾、肝、脾、三焦。

配穴：如病员过于紧张：神门、身心穴。

操作方法：先在各穴区探得敏感区，常规消毒清理油脂皮屑后，选用5mm×5mm胶布将王不留行籽或揿针，每穴固定1粒。患者每日按压3~5次，每个穴位按压3~5分钟，以患者能耐受为度。3日更换1次。两耳交替使用。

4. 腔内理疗　选择应用盆腔治疗仪和超短波治疗。

本病治疗须注意：①每日运动，连续静坐时间小于1小时，每日跳绳20分钟，每分钟50~100次，体重大于70kg慎用。②宫腔分离可反复出现，如促排周期已有B超提示应尽早治疗。

第三节　卵巢过度刺激综合征

卵巢过度刺激综合征（OHSS）是辅助生殖技术的并发症，是一组以双侧卵巢多囊性增大、体液潴留为特征的临床综合征。OHSS是现代辅助生殖的产物，中医学中无对本病的记载，结合其临床表现，卵巢增大、胸腔积液、腹腔积液、全身水肿、腹胀、腹部膨隆等特征，将其归属于“臌胀”“癥瘕”“水肿”范畴。当OHSS合并妊娠则类似“恶阻”“子肿”“妊娠腹痛”等病的范畴。

一、历代论述

1. 先秦、秦汉时期　臌胀病名最早见于《灵枢·水胀》：“鼓胀何如？岐伯曰，腹胀，身皆大，大与肤胀等也，色苍黄，腹筋起，此其候也。”癥瘕病名始见于《金匮要略·疟病脉证并治》，其中提到：“病疟，以月一日发，当以十五日愈；设不差，当月尽解；如其不差，当云何？师曰：此结为癥瘕，名曰疟母。”而水肿相关症状的记载最早见于马王堆汉墓出土的帛书《足臂十一脉灸经》。

2. 两晋、隋唐时期 唐代孙思邈在《备急千金要方·脾脏》中指出："心下急注脾，脾病，虚则胃寒，寒则腹中鼓胀。"魏晋时期，《中脏经·积聚癥瘕杂虫病》言"积聚、癥瘕、杂虫者，皆五脏六腑真气失而邪气并，遂乃生焉"，首次将积聚和癥瘕相提并论。隋代巢元方《诸病源候论·大腹水肿候》中首次出现水肿病名，将其作为各种水病的总称："夫水肿病者，皆由荣卫痞涩，肾脾虚弱所为。"至此水肿病名被广泛使用，并沿用至今。

3. 宋、金、元时期 宋代窦材《扁鹊心书》认为臌胀的病机为脾气失运："此病之源，与水肿同，皆因脾气虚衰而致，或因他病攻损胃气致难运化，而肿大如鼓也。"金元时期对臌胀的认识更加丰富。刘完素在《河间六书》提出臌胀主要由邪热内侵、气机壅滞所致，认为："腹胀大而鼓之有声如鼓者，热气甚则然也。"李东垣在《兰室秘藏·中满腹胀论》中认为臌胀"皆由脾胃之气虚弱，不能运化精微而制水谷，聚而不散而成胀满"。朱丹溪在《丹溪心法·臌胀》中指出："清浊相混，隧道壅塞，郁而为热，热留为湿，湿热相生，遂成胀满，经曰臌胀是也。"《圣济总录》明确提出癥瘕为积聚类病证，并把癥瘕癖结均列在"积聚门"下。

4. 明、清时期 明代医家对臌胀病机的认识趋于成熟。张景岳在《景岳全书》中认为臌胀病机为脾虚运化失职、水湿停聚，及肝气郁结、气滞血瘀。赵献可《医贯·气虚中满》则认为是肾虚所致："气虚者肾中之火气虚也。"清代有关臌胀的病机学说更加完善，《医原》认为臌胀乃肝郁血结所致："此证多由怒郁伤肝所致。"沈金鳌《沈氏尊生书》中认为："臌胀病根在脾，脾阳受伤，胃虽纳谷，脾不运化，或由怒气伤肝，渐蚀其脾，脾虚之极，故阴阳不交，清浊相混，隧道不通，郁而为热，热留为湿，湿热相生，故其腹胀大。"而一些医家认为癥瘕多见于女子，如《女科证治准绳·杂症门下》所言："若夫七癥八瘕，则妇人居多。"

二、临证要点

（一）辨证要点

本病以脏腑功能失调为本，瘀、痰、水湿等病理产物为标。涉及肾、肝、脾、心、肺等脏腑，其发病之初多在肝、肾，渐渐涉及脾胃，碍及心肺，导致五脏俱损。根据病位，可判断病程发展。

首先要辨别积水程度。OHSS 兼见腹胀、不适，恶心、呕吐，此时积水尚未形成，为轻症；OHSS 伴有腹水，此时积水已成，尚未涉及胸部，为中症；OHSS 伴有胸腹积水，此为重症。

其次辨脏腑。兼见胸胁满闷，性情怫郁，叹息稍舒，则病位在肝；兼见舌质光红，苔中根部较腻厚，脉细弦滑，则病位在肝肾；兼见面色㿠白，肢体肿胀，神疲无力，气短时汗，少气懒言，则病位在脾肾。

（二）辨证论治

1. 肝郁气滞血瘀证

临床以卵巢增大，下腹不适或轻微下腹痛，胸胁满闷，性情怫郁、叹息稍舒，舌质紫红，或有瘀斑，脉弦细涩为主要表现。

治宜疏肝解郁，养血活血。方用逍遥散（《太平惠民和剂局方》）合桂枝茯苓丸（《金匮要略》）加减。逍遥散药物组成：炙甘草20g（半两），白芍40g（一两），当归40g（一两），茯苓40g（一两），白术40g（一两），柴胡40g（一两）。桂枝茯苓丸药物组成：桂枝10g，茯苓10g，牡丹皮10g，桃仁10g，芍药10g（各等份）。

水煎服，每日1剂，连服7日，服药无不适，可继服7剂。不方便服用中药，或巩固期治疗，可使用中成药。

本方主证为肝郁血虚脾弱，瘀阻下焦。方以柴胡疏肝解郁，使肝气得以条达；桂枝辛甘而温，温通血脉，以行瘀滞，两者共为君药。当归甘辛苦温，养血和血；白芍酸苦微寒，养血敛阴，柔肝缓急；桃仁味苦甘平，活血祛瘀，使归、芍养血而不留瘀，共为臣药。木郁不达致脾虚不运，故以白术、茯苓、甘草健脾益气，非但实土以御木侮，且使营血生化有源；牡丹皮味苦而微寒，既可活血以散瘀，又能凉血以清退瘀久所化之热，共为佐药。

如气滞血瘀，偏于血瘀者，加红花10g，川牛膝9g，延胡索12g；如肝郁化火，以火热证为主者，去桂枝，加钩藤15g，夏枯草10g；如腹痛明显者，加五灵脂10g，乳香、没药各5g；如兼痰湿者，可合二陈平胃散，或加制苍术10g，陈皮、制半夏各6g；如兼湿热者，加制苍术、怀牛膝各10g，炒黄柏9g，薏苡仁30g。

中成药：逍遥丸6g，口服，每日3次，适宜于肝郁者。

血府逐瘀口服液1支，口服，每日3次，适宜于气滞血瘀重者。

桂枝茯苓丸6g，口服，每日1~2次，适宜于气滞血瘀轻者。

针灸：取中极、血海、关元、足三里、三阴交、子宫、气海、太冲、合谷，强刺激使之气血流畅。强度以患者刚能觉察跳动并能耐受为宜，每日1次，每次30分钟。

2. 肝肾阴虚痰凝证

临床以卵巢肿大，腹胀，腹痛隐隐，恶心、呕吐，口渴，偶伴腹泻，舌质光红，苔中根部较腻厚，脉细弦滑为主要表现。

治宜滋阴养血，化痰通瘀。方用归芍地黄汤（《症因脉治》）合越鞠二陈汤（夏桂成经验方）加减。归芍地黄汤药物组成：生地黄10g，当归10g，白芍10g，茯苓10g，牡丹皮10g，山药10g，山茱萸6g，泽泻10g；越鞠二陈汤药物组成：制苍术12g，制香附12g，牡丹皮12g，山楂15g，制半夏6g，陈皮12g，制南星6g。

水煎服，每日1剂，连服7日，服药无不适，可继服7剂。不方便服用中药，或巩固期治疗，可使用中成药。

本方主证为肝肾阴虚，痰涎凝滞。方中生地黄为君药，滋阴凉血生津。当归、白芍补血活血，养血柔肝；山茱萸温补肝肾，固精止血；山药补脾益肾涩精，四药相合，共奏滋阴养血之功；半夏辛温性燥，善能燥湿化痰，且又和胃降逆，陈皮理气行滞，助半夏燥湿化痰；此六药皆为臣药。佐以茯苓健脾渗湿，制山药之壅滞；牡丹皮清泻肝火，防山茱萸之温过；泽泻清泄肾浊；苍术燥湿健脾，香附理气解郁，调经止痛；山楂健脾和胃；胆南星燥湿化痰。此方共奏滋阴养血，化痰通瘀之功。

如脘腹痞，口黏多痰者，去地黄，加广木香 9g，佛手片 5g；如腰酸尿频者，加川续断、菟丝子各 10g；如腹痛明显者，加五灵脂 10g，延胡索 12g，炙土鳖虫 6g。

中成药：越鞠丸 5g，口服，每日 2 次，适宜于痰瘀者。

针灸：取中极、血海、关元、足三里、三阴交、子宫、气海、太溪、丰隆，强刺激使之气血流畅。强度以患者能觉察跳动并能耐受为宜，每日 1 次，每次 30 分钟。

3. 脾肾两虚水停证

临床以腹部胀满，恶心呕吐，腹水，面色㿠白，肢体肿胀，神疲无力，气短时汗，少气懒言，舌质淡红，苔白滑，脉沉细为主要表现。

治宜健脾补肾，温阳化水。方用真武汤（《伤寒论》）合五皮饮（《华氏中藏经》）加减。真武汤药物组成：茯苓 15g（三两），芍药 15g（三两），生姜 15g（三两），白术 9g（二两），炮附子 6g（一枚）。五皮饮药物组成：生姜皮 10g，桑白皮 10g，陈橘皮 9g，茯苓皮 10g，大腹皮 10g。

水煎服，每日 1 剂，连服 7 日，服药无不适，可继服 7 剂。不方便服用中药，或巩固期治疗，可使用中成药。

本方主证为脾肾两虚，水饮停滞。方以附子辛甘性热，用之温肾助阳，以化气行水，兼暖脾土，以温运水湿；茯苓皮甘淡性平，功专行皮肤水湿，奏利水消肿之功，两者为君药。茯苓利水渗湿，使水邪从小便去；白术健脾燥湿；大腹皮行气消胀，利水消肿；橘皮理气和胃，醒脾化湿，为臣药。生姜温散，既助附子温阳散寒，又合苓、术宣散水湿；生姜皮和脾散水消肿；桑白皮清降肺气，通调水道以利水消肿；白芍利小便以行水气，柔肝缓急以止腹痛，敛阴舒筋以解筋肉瞤动为佐药，防止附子燥热伤阴，四药共为佐药。全方共奏健脾补肾、温阳化水之功。

如大便溏泄偏多者，加煨木香 10g，砂仁（后下）5g，炮姜 5g；如面浮足肿，小便偏少者，加防己 10g，生黄芪 12g，泽泻 10g，大腹皮 10g；如咳嗽者，加杏仁 10g，桔梗 10g，葶苈子 10g，麻黄 3g，五味子 10g。

中成药：参苓白术丸 6g，口服，每日 2 次，适宜于脾虚湿盛者。

4. 气阴衰竭证

临床以胸闷气促，心慌心悸，胸腹积水，面色苍白，腹泻，少尿，腹痛、甚则内出血，舌质淡红，苔少色白，脉细数为主要表现。

治宜益气养阴，扶正固脱。方用生脉散（《内外伤辨惑论》）合人参鹿茸丸（《北京市中药成方选集》）加减。生脉散药物组成：人参 10g（五分），麦冬 10g（五分），五味子 15g（七粒）。人参鹿茸丸药物组成：人参 12g（二两五钱），鹿茸 10g（二两），当归 20g（四两），炒杜仲 20g（四两），补骨脂 20g（四两），炙巴戟天 20g（四两），菟丝子 20g（四两），牛膝 20g（四两），茯苓 20g（四两），黄芪 20g（四两），炙五味子 20g（四两），冬虫夏草 5g（一两），桂圆肉 20g（四两），醋炙香附 20g（四两），黄柏 20g（四两）。

水煎服，每日 1 剂，连服 7 日，服药无不适，可继服 7 剂。不方便服用中药，或巩固期治疗，可使用中成药。

本方主证为气阴衰竭。方以人参大补元气，复脉固脱，补脾益肺，生津止渴，安神益智；黄芪补气固表，止汗，利尿消肿；麦冬甘寒，养阴清热，润肺生津；五味子酸温，敛肺止汗，生津止渴；鹿茸壮肾阳，益精血，强筋骨，调冲任；杜仲、牛膝补肝肾、强筋骨；补骨脂、巴戟天补肾助阳；菟丝子补肾益精止泻；当归补血活血；香附理气解郁，调经止痛；茯苓、桂圆肉补益心脾，养血安神；冬虫夏草补肾益肺，止血；黄柏清热燥湿，泻火除蒸。

如腹胀腹泻明显者，加香橼皮 10g，砂仁（后下）5g，六神曲 10g；如出血者，加白及粉 3g 分吞，三七粉 5g 分吞。

中成药：生脉饮 1 支，口服，每日 3 次，适宜于气阴两虚者。

三、名家经验

谈勇：OHSS的发生是肾虚基础上受到医源性因素的侵袭之后，妨碍或破坏了正常的生理机转，导致脏腑功能失常、气血失调，从而影响到冲任、子宫、胞脉、胞络，而且这种病变所产生的病理产物可作为第二致病因素，再度妨碍脏腑气机的升降调节，导致脏腑气血的严重紊乱。针刺干预可通过调理全身气血运行，达到行气活血、促进水液运行、缓解患者症状的作用，电针辅助能够有效防治 IVF-ET 过程中 OHSS 的发生，且不降低 IVF-ET 妊娠率。

四、临证心得

1. 中医对于 OHSS 的认识、辨证论治方面较西医灵活、有优势。西医对于 OHSS 的有关发病机制尚不明确，尚待进一步研究。中医认为 OHSS 以肾虚为本，病机存在多重性，治疗应依据患者临床表现的不同，因人制宜，在补肾的基础上辨证论治，防治并举，随证加减。

2. 中西医结合治疗 OHSS 效果优于单纯西药治疗效果。西医治疗 OHSS 主要采用对症处理，缺乏病因针对性，用药存在限制，中西药结合治疗根据发病机制不同分别用药，药效互补，多靶点调节，更加安全有效。从中医学角度来说，本病虚实夹杂，本虚标实。中药治疗时应谨遵《黄帝内经》“谨守病机”及辨证论治，在病情的发生发展不同过程中根据病情的发展变化辨证施治。

3. OHSS 的预防最为关键，中医防治具有优势。早期给予中医药干预，可有效降低 OHSS 的发生率，尤其是中重度 OHSS 的发生率。可针药结合，针刺疗法具备相对安全、经济、简便等优点，临床研究报道表明针刺能有效降低 OHSS 发生率。

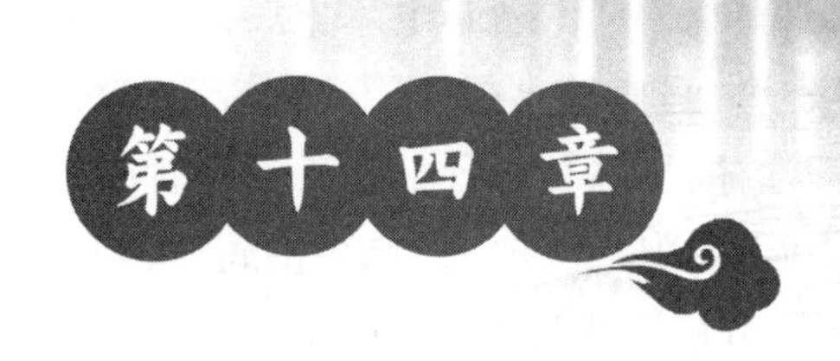

第十四章 精液异常类疾病

第一节 无精子症

无精子症是指禁欲3~7天后以体外排精的方式获得精液，连续3次以上实验室精液离心检查均未查到精子者。该症是导致男性不育的常见原因之一，据相关文献统计，占男性不育总数的6%~10%。其中因睾丸生精功能障碍发生者，称非梗阻性无精子症；因输精管道阻塞引发者，称梗阻性无精子症。依其表现，该病常归于中医学“不育”“绝育”“无子”“精冷无子”“精竭”等范畴。

一、历代论述

本书第十四至十六章论述男性不育症，男性不育症并非一个独立性疾病，而是由精液异常以及其他多种疾病或因素导致的结果，在我国古代限于技术条件，中医典籍中并无对精液质量的描述，故本章各病的历代论述在此一并归纳总结。

早在《周易》中就有不育之病名。《山海经》中记载有许多治疗男性不育和增强男性生育能力的药物。《黄帝内经》首次提出了以“肾”为核心的男科学理论，指出肾精的盛衰、天癸的有无、气血是否充盈、脏腑功能是否协调，直接影响着男性生育能力，同时论述了许多可致男性不育的病症。之后历代医家对男性不育的病因、病机及治疗都进行了比较系统的研究，为男性不育诊治体系的确立起到了积极促进作用。

1. 先秦、秦汉时期　在此时期的医籍及经典著作中就已出现不育相关命名以及相关论述，如《山海经》中曾记载“嶓冢之山……有草焉，其叶如蕙，其本如桔梗，黑华而不实，名曰蓇蓉，食之使人无子”。而我国最古老的一部筮占之书《周易》中首次出现了“不育”之名。经典著作《黄帝内经》中则较为系统地论述了生殖之精与肾之间的生理病理关系，确立了肾在生殖中的主导地位。《素问·上古天真论》云：“帝曰：人年老而无子者，材力尽耶？将天数然也？岐伯曰：……二八，肾气盛，天癸至，精气溢泻，阴阳和，故能有子……五八，肾气衰，发堕齿槁；六八，阳气衰竭于上，面焦，发鬓斑白；七八，肝气衰，筋不能动，天癸竭，精少，肾脏衰，形体皆极；八八则齿发去。肾者主水，受五脏六腑之精而藏之，故五脏盛，乃能泻；今五脏皆衰，筋骨解堕，天癸尽矣，故发鬓白，身体重，行步不正，而无子耳。黄帝又曰：有其年已老而有子者，何也？岐伯曰：此其天寿过度，气脉常通，而肾气有余也，此虽有子，男不过尽八八……而天地之精气皆竭矣。”肾藏精，主生殖，乃先天之本。肾精的盛衰直接决定人体的生长、发育及衰老，影响着男性性功能和生殖功能，故《黄帝内经》将男性不育的原因归于“天癸竭”和“天地之精皆竭”，从肾精及后天水谷之精均竭立论，创“无子”为精竭之说。《灵枢·五音五味》云：“其有天宦者，未尝被伤，不脱于血，然其须不生，其何故也？岐伯曰：此天之所不足也，其冲任不盛，宗筋不成，有气无血……”故因先天不足、禀赋薄弱，肾精亏损，肾气不充，以致发育不良或因后天失养，恣情纵欲，房事太过，以致肾精亏损，生殖之精不生或重病久病，脾失运化，精血乏源等均可导致不育。东汉张仲景在《金匮要略·血痹虚劳病脉证并治》云：“男子脉浮弱而涩，为无子，精气清冷。”其将不育归在“虚劳”范畴，认为男子精气虚亏、精冷不温是导致不育的主要病因病机。

2. 两晋、隋唐时期　此时期对不育的病因病机进行了多方面的阐释。南齐褚澄《褚氏遗书·精血篇》云：“男子精未通而遇女以通其精，则五体有不满之处……阴已痿而思色以降其精，则精不出。”认识到早婚伤精为男性不育的原因之一，并提出“合男女必当其年，男虽十六而精通，必三十而娶”晚婚保精则易育的理论。隋代巢元方《诸病源候论·虚劳无子候》云：“丈夫无子者，其精清如水，冷如冰铁，皆为无子之候。”“肾主骨髓，而藏于精，虚劳肾气虚弱，故精液少也。”唐代孙思邈《备急千金要方·求子论》云：“凡人无子，当为夫妻俱有五劳七伤、虚羸百病所致。”两者均将不育列入虚劳病类。唐代王冰《玄珠妙语》针对男性不育提出了“五不男”学说，即天、漏、犍、怯、变；“天”为天宦，是指先天生殖器官发育不良，性腺功能低下；“漏”是指经常出现精液不固而早泄；“犍”是指被切除阴茎与睾丸的男性；“怯”是指阳痿；“变”则指两性人。其中“天”“犍”与无精子不育关系最为密切。

3. 宋、金、元时期　此时一些医家开始认识到无子除与肾关系密切外，还与其他脏腑功能是否正常及其他因素有关。元代李鹏飞《三元延寿参赞书》云：“欲多则损精。人可保者命，可惜者身，可重者精。肝精不固，目眩无光；肺精不交，肌肉消瘦；肾精不固，神气减少；脾精不坚，齿发浮落。若耗散真精不已，疾病随生，死亡随至。”其认为纵欲的危害主要是伤精，伤精则导致不育。元代李仲南《永类钤方》云：“五脏六腑皆有精，肾为都会关司之所，听命于心。”其认为精五脏皆有，而藏积于肾；精得施泻由心主宰，若心肾不交，则产生无精或不育。此外，金元四大家对该病均有其不同见解：刘完素倡导“火热”论，认为火热邪气造成的疾病最多，善于辛苦寒、宣清通并用治疗火热病证；张从正倡导“气血以流通为贵”；李东垣提出脾胃内伤、脾气不升；朱丹溪的“阳常有余，阴常不足”，主张滋阴降火、节欲保精等均给今人治疗无精子不育带来新的启迪。他们的著作如《素问病机气宜保命集》《儒门事亲》《兰室秘藏》《格致余论》《丹溪心法》等分别阐述了肾、肝、心、脾等脏腑的亏虚及火邪、气滞、血瘀等实邪与不育之间的关系。

4. 明、清时期　对无子病因病机的认识更加全面和系统，不仅强调肾的精、气、阴、阳亏虚可致不育，而且提出了实邪如痰湿、气滞、血瘀对不育的影响，使中医学对男性不育的病因病机的认识日臻完善。

（1）“肾精不足”论不育：清代程钟龄《医学心悟·求嗣》曰：“子嗣者极寻常事，而不得者，则极其艰难。皆由男女之际，调摄未得其方也。男子以保精为主，女子以调经为主。保精之道，莫如寡欲，远房帏，勿纵饮，少劳神，则精气足矣。”明确了先天禀赋不足、房事不节、劳气伤神是导致肾精亏虚的基本病机。

（2）“肾气虚衰”论不育：明末清初傅青主在《傅青主男科》一书中记载：“见色倒戈者，关门不守，肾无开合之权矣。谁知皆心君之虚，而相火夺权，以致如此。”说明恣情纵欲导致肾气不固、心肾不交，日久则气不化精，或早泄而引发不育。

（3）“肾阴亏虚”论不育：明代岳甫嘉《妙一斋医学正印种子编》曰：“生子之脉，专责于两肾，在脉为两尺。男子右尺偏旺者，相火易动，好色少子。左尺偏旺者，阴虚火动，精不固少子。”指出了男子不育责之于肾，肾阴亏损、阴虚火旺是不育的常见病机。

（4）“肾水虚寒”论不育：明代龚廷贤《万病回春·求嗣》曰：“凡人无子，多是精血清冷，或禀赋薄弱。间有壮盛者，亦是房劳过甚，以致肾水欠旺，不能直射子宫，故令无子。岂可尽归咎于血之不足与虚寒耶？”提出了精血清冷、肾水欠旺不能直达胞宫乃不育的病机。

（5）“瘀热阻滞”论不育：明代戴元礼《证治要诀·白浊》曰：“如白浊甚，下淀如泥，或稠黏如胶，频逆而涩痛异常，此非是热淋，此是精浊窒塞窍道而结。”认为房事不节，败精瘀阻，或肾精亏，相火妄动，败精夹火而出，或湿热痰浊流注精室而致不育。

（6）“肝气郁结”论不育：清代沈金鳌《沈氏尊生书·前阴后阴病源流》曰：“失志之人，抑郁伤肝，肝木不能疏达，亦致阴痿不起。”由此可见，情志不遂，气机郁结，肝失疏泄，血不运宗筋，气阻精道最终导致不育的发生。

（7）“气滞血瘀”论不育：清代王清任《医林改错》曰：“元气既虚，必不能达于血管，血管无气，必停留而瘀。”男性生殖器位于人体前侧末端，血脉于此易瘀积不畅，此外跌仆损伤、寒凝、气虚、气郁、阴虚火旺、血虚等因素均可造成血瘀，导致精道瘀阻而产生不育，故王氏又曰：“气血通络，何患不除。”

清代医家陈士铎在《石室秘录·论子嗣》对不育的病机进行了归纳，其云：“男子不能生子有六病……一精寒也，一气衰也，一痰多也，一相火盛也，一精少也，一气郁也。精寒者，肾中之精寒，虽射入子宫，而女子胞胎不纳，不一月而即堕矣。气衰者，阳气衰也。痰多者，多湿也。多湿则精不纯，夹杂之精，纵然生子，必然夭丧。相火盛者，过于久战，女精已过，而男精未施，及男精既施，而女兴已寝，又安能生育哉！气郁者，乃肝气抑塞，不能生心包之火，则怀抱忧愁，而阳事因之不振……”陈氏详细地概括了不育的治法：精寒者温其火；气衰者补其气；痰多者消其痰；火盛者补其水；精少者添其精；气郁者舒其气，则可以有子。这些论述，目前仍有重要的临床指导价值。此外，一些其他因素亦可导致不育的发生，如清代何梦瑶在《医碥》中记载“卵子瘟”一症，其是由因痄腮而伴发的睾丸瘟证损及睾丸的生精功能，也可引起少精子或无精子而发不育。

二、临证要点

（一）辨证要点

首先要辨明病因　对于无精子症不育而言，首先要明确是因睾丸生精障碍（中医五不男的“天”或“变”）引起，还是因输精管道梗阻所导致，这对治疗方案的选择和预后判断具有非常重要的意义。若因先天发育异常或染色体异常引起，药物或保守治疗价值不大，建议首选辅助生殖技术；对于某些原因导致的睾丸生精障碍，需积极治疗原发病，有可能出现精子；对于因输精管道梗阻所致者，要根据具体梗阻部位和原因，或手术治疗，或中西医结合治疗，或采用辅助生殖技术。

其次要辨别虚实　中医论治当注重辨其虚实，虚证多见于先天禀赋不足，或体弱多病，或劳欲过度，而见腰膝酸软，头晕耳鸣，形寒肢冷，或五心烦热，或疲惫乏力，精神不振，食少纳呆，舌质淡体胖，或舌红少苔，脉沉细无力，或脉细数等。其中以肾虚者较为常见，包括肾精虚、肾气虚、肾阴虚和肾阳虚等，此类患者多见于先天睾丸发育不良。实证多为瘀阻精道，或痰瘀阻络，或热毒瘀结精窍而致无精子不育，该类患者多见于梗阻性无精子症不育。

现归纳为七个证候类型。

（二）辨证论治

1. 肾精亏虚证

临床以无精子不育，睾丸偏小、质地软，性欲低下，眩晕耳鸣，腰膝酸软，神疲健忘，胡须较少，性欲低下，舌质淡或红，苔薄白，脉沉细为主要表现。

治宜补肾填精。方用生髓育麟丹（《辨证录》）加减。药物组成：人参、麦冬、肉苁蓉各 18g，山药、山茱萸各 30g，熟地黄、干桑椹各 50g，紫河车 24g，龟甲胶（烊化）、枸杞子各 24g，当归 15g，北五味子 9g，菟丝子、鱼鳔各 12g，鹿茸 9g，柏子仁 6g。

水煎服，每日 1 剂，3 个月为 1 个疗程。

本方适用于肾精亏虚证。方以熟地黄滋阴补血，填精益髓；“血肉有情之品”紫河车补肾益精，益气养血；龟甲胶滋阴养血；鹿茸益精髓，温肾阳，补气血，强筋骨，调冲任；鱼鳔补肾益精，滋养筋脉，五者共为君药。山茱萸补益肝肾，收涩固脱；菟丝子补益肝肾，固精缩尿；肉苁蓉补肾益精；五味子收敛固涩，益气生津，补肾宁心；枸杞子滋肾补肝，五者共为臣药，助君药补益肾精，并有收敛固精之效。方中加入人参、山药两者亦为臣药，以求健脾培土，补益中气，防止食滞中焦而碍脾土运化，有利于药效的较好发挥。“养精须养血“精血同源”，故采用补血之当归、柏子仁，加上麦冬、干桑椹养阴润燥，四者共为佐药。该方药性不温不燥，无金石、毒虫等峻烈之品，无伤胃之弊。陈氏言此方“妙在纯用填精益髓之味，无金石之犯可以久服无害，不但可以种子，兼可益寿延年。”全方共奏益精填髓、生精种子之功效。

若肾虚腰膝酸痛者，可加烫狗脊 15g、续断 15g；若有气虚较甚者，可加红参（另炖服）12g、黄芪 30g；阴虚夜间盗汗、潮热明显者，可加麻黄根 15g、地骨皮 15g。

中成药：五子衍宗丸，口服，每次 6g，每日 3 次。

饮食治疗：鱼胶糯米粥：取鱼鳔胶 30g，糯米 50g。先将糯米煮粥，煮至半熟，放入鱼鳔胶，一同煮熟和匀，不时搅动，以防黏滞锅底，每 2 日服 1 次，连服 10 次。具有补肾填精的功效。

2. 肾气亏虚证

临床以无精子不育，睾丸偏小、质地较软，气短自汗，倦怠无力，腰膝酸软，听力减退，排尿无力，四肢不温，舌淡，苔白，脉细弱无力等为主要表现。

治宜大补元气，佐以补肾填精。方用大补元煎（《景岳全书》）加减。药物组成：人参 3~6g 或加至 30g（一至二钱或加至一至二两），炒山药 6g（二钱），熟地黄 6~9g 或加至 30g（二至三钱或加至二至三两），杜仲 6g（二钱），当归 6~9g（二至三钱，若泄泻者，去之），山茱萸 3g（一钱，如畏酸吞酸者，去之），枸杞子 6~9g（二至三钱），炙甘草 3~6g（一至二钱），紫河车 9g，覆盆子 9g，巴戟天 9g，菟丝子 9g，淫羊藿 9g。

水煎服，每日 1 剂，服药无不适，继续服用，3 个月为 1 个疗程。如不方便服药可制备为水丸，口服，每次 9g，每日 3 次。

本方主证为气血俱虚兼肾精亏虚。以人参峻补元气，为君药；熟地黄滋阴补血，益精填髓；紫河车补肾益精，益气养血；当归补血润燥，三者共为臣药。气为血之帅，血为气之母，君臣之药相互化生。枸杞子滋补肝肾；山茱萸滋肝补肾；山药补脾养胃，生津益肺，补肾涩精；杜仲补肝肾，强筋骨；菟丝子补益肝肾，固精缩尿；淫羊藿补肾壮阳，强筋健骨；覆盆子益肾固精缩尿，养肝明目；巴戟天补肾阳，强筋骨，以上共为佐药。炙甘草补脾益气、调和诸药，为使药。诸药配合，可益气养血，大补真元。全方配伍严谨，张景岳曾称此方为"治男妇气血大坏，精神失守危剧等症，此回天赞化，救本培元第一要方"。

如元阳不足多寒者，加炮附子（先煎）3~6g、肉桂 6~9g、炮姜 15g 之类，随宜用之；如气分偏虚者，加白术 15g；如胃口多滞者，不必用；如血滞者，加川芎 12g，去山茱萸；如滑泄者，加五味子 6~9g、补骨脂 9g 之属。

中成药：金匮肾气丸，口服，每次 5g，每日 3 次。

针灸：取双侧脾俞、胃俞、肾俞、足三里、三阴交，操作用毫针补法，可用灸，留针 30 分钟，每日 1 次，10 次为 1 个疗程。

饮食疗法：山药大枣粥：红参 30g，山药 150g，大枣 10 枚，龙眼肉 100g，太子参 100g。先小火久煎红参取汁，后三味加适量水共煎为粥，再入红参煎液，稍煮即可食用。

3. 肾阳虚衰证

临床以无精子不育，睾丸偏小、质地较软，性欲低下，腰膝酸软，头晕耳鸣，畏寒肢冷，五更泄泻，精神萎靡，动则气喘，小便困难或夜尿频数，舌质淡，脉沉细或脉沉迟等为主要表现。

治宜温肾助阳。方用右归饮（《景岳全书》）加减。药物组成：制附子（先煎）4~12g，肉桂 4~8g，熟地黄 8~12g 或加至 36~72g，姜制杜仲 8g，炒山药 8g，枸杞子 8g，炙甘草 4~8g，山茱萸 4g。

水煎服，每日 1 剂，连服 15 日，服药无不适，可继服 15 剂。以 1 个月为 1 个疗程。不方便服药可制备为水丸，口服，每次 9g，每日 3 次。

本方主证为肾阳不足，命门火衰。方以附子、肉桂温养肾阳，为君药。熟地黄、枸杞子培补肾阴，取其阴中求阳，助君药化生肾气。山药补脾益肝，收敛涩精；山茱萸养肝滋肾涩精；姜制杜仲强壮益精，两者为佐药。炙甘草和中益气，调和诸药，为使药。附子、肉桂温补肾阳以煦暖全身，但纯用热药势必伤阴，故取六味地黄丸中之山药、熟地黄以滋阴，使阳有所依附。本方从金匮肾气丸化裁而成，属益火之源的方剂。

如气虚甚，或汗，或晕，或短气者，必大加人参 30g、炒白术 15g；如火衰不能生土，为呕哕吞酸者，加炮姜 15g；如阳衰中寒，泄泻腹痛者，加人参 15g、肉豆蔻 15g；如小腹多痛者，加吴茱萸 5g。

中成药：桂附八味丸，每次 8 粒，每日 3 次，口服。

4. 肾阴亏损证

临床以无精子不育，睾丸偏小、质地较软，腰膝酸痛，头晕耳鸣，失眠多梦，五心烦热，潮热盗汗，咽干颧红，舌红少津无苔，脉细数等为主要表现。

治宜滋补肝肾填精。方用左归饮（《景岳全书》）加减。药物组成：熟地黄 6~9g 或加至 30~60g（二至三钱或加至一至二两），山药、枸杞子各 6g（二钱），酒制川牛膝、鹿角胶（烊化）、龟甲胶（烊化）各 12g（四钱），炙甘草 3g（一钱），山茱萸 3~6g（一至二钱）。水煎服，每日 1 剂，连服 15 日，服药无不适，可继服 15 剂。以 12 周为 1 个疗程。不方便服药可制备为水丸，口服，每次 9g，每日 3 次。

本方主证为真阴不足，精髓亏损。方以重用熟地黄滋肾填精，大补真阴，为君药。山茱萸养肝滋肾，涩精敛汗；山药补脾益阴，滋肾固精；枸杞子补肾益精，养肝明目；龟、鹿二胶为血肉有情之品，峻补精髓，龟甲胶偏于补阴，鹿角胶偏于补阳，在补阴之中配伍补阳药，取"阳中求阴"之义，均为臣药。菟丝子、川牛膝益肝肾，强腰膝，健筋骨，俱为佐药。诸药合用，共奏滋阴补肾、填精益髓之效。该方由六味地黄丸化裁而成。张氏认为"补阴不利水，利水不补阴，而补阴之法不宜渗"，故去"三泻"（泽泻、茯苓、牡丹皮），加入枸杞子、龟甲胶、牛膝加强滋补肾阴之力；又加入鹿角胶、菟丝子温润之品补阳益阴，阳中求阴。正所谓"善补阴者，必于阳中求阴，则阴得阳升而泉源不竭"。炙甘草调和诸药。

如真阴失守，虚火炎上者，方去枸杞子、鹿角胶，加女贞子 12g，麦冬 12g；如火烁肺金，干枯多嗽者，加百合 12g；如夜热骨蒸，加地骨皮 12g；如小水不利不清，加茯苓 12g；如大便燥结，去菟丝子，加肉苁蓉 15g；如气虚者，加人参 12~15g；如血虚微滞，加当归 15g；如腰膝酸痛，加杜仲 12g，盐水炒用；如脏平无火而肾气不充者，去龟甲胶，加补骨脂 12g，去心莲肉、胡桃肉各 15g。

中成药：六味地黄丸，口服，每次 8 粒，每日 3 次。

5. 瘀热阻滞证

临床以无精子，睾丸大小、质地正常，伴见腰部、睾丸、会阴部胀痛，小便时有灼热感或尿后余沥不尽，舌边尖红或暗红，脉滑数或涩为主要表现。

治宜化瘀清热，通利精道。方用红白皂龙汤（宗敦义方）加减。药物组成：夏枯草、金银花、蒲公英、泽泻、川牛膝各 15g，红花、皂角刺、地龙、车前子（包煎）、泽兰、香附、黄芩、黄柏各 10g。

水煎服，每日 1 剂，早、晚饭后分服。

本方主证为瘀热阻滞，精道不利。方以红花活血通经，散瘀止痛；泽兰活血化瘀，行水消肿，两者为君药。地龙通经活络，清热利尿；皂角刺消肿排脓，两者共为臣药，君臣配合共奏理气血、清瘀热之功。夏枯草清热泻火，散结消肿；金银花清热解毒，疏散风热；蒲公英清热解毒，利尿散结；黄芩清热燥湿，泻火解毒；黄柏清热燥湿，泻火除蒸；泽泻、车前子泄热通淋；香附疏肝理气，以上皆为佐药，助君臣泄热祛瘀。川牛膝引药下行，直达病所，为使药。全方活血、理气、清热、利湿同用，共奏化瘀清热、利湿通淋之功。

若血瘀重者，加赤芍 15g、川芎 12g、桃仁 19g；若湿重者，加茯苓 15g、薏苡仁 15g、猪苓 9g；若热甚者，加半枝莲 9g、败酱草 9g、白花蛇舌草 9g。

中成药：龙胆泻肝丸，每次 6g，每日 2 次，口服。

6. 肝气郁阻证

临床以无精子，睾丸大小、质地正常，胸胁胀满，善叹息，纳少眠差，情志抑郁，急躁易怒，舌淡，苔白，脉弦为主要表现。

治宜疏肝解郁。方用逍遥散（《太平惠民和剂局方》）加减。药物组成：炙甘草 18g，当归、茯苓、白芍、白术、柴胡各 36g。

上为粗末，每服 8g，水一大盏，烧生姜一块切破，薄荷少许，同煎至七分，去滓热服，不拘时候。

本方主证为肝气郁结，精道不利。方中以柴胡疏肝解郁，使肝气得以条达，为君药。当归养血和血；白芍养血敛阴，柔肝缓急；当归、白芍与柴胡同用，补肝体而助肝用，使血和则肝和，血充则肝柔，共为臣药。木郁不达致脾虚不运，故以白术、茯苓、甘草健脾益气，既能实土以御木侮，且使营血生化有源，共为佐药。甘草尚能调和诸药，兼为使药。诸药合用，使肝郁得疏，血虚得养，脾弱得复，气血兼顾，肝脾同调，立法周全，组方严谨。

若气郁甚者，加白蒺藜 15g、佛手花（后下）10g、醋延胡索 10g；若肝郁日久化火，加牡丹皮 12g、栀子 10g；若血虚而有内热者，加生地黄 15g；若血虚无热象者，加熟地黄 15g。

中成药：逍遥丸，每次 9g，每日 3 次，口服。

7. 精道瘀阻证

临床以无精子，睾丸大小、质地正常，伴见腰部、睾丸、会阴部胀痛，射精时茎中刺痛，舌质暗，舌下络脉有瘀斑、瘀点，脉涩为主要表现。

治宜活血化瘀通络。方用血府逐瘀汤（《医林改错》）加减。药物组成：桃仁 15g，红花、当归、川牛膝、生地黄各 12g，川芎、桔梗各 6g，赤芍、枳壳、甘草各 8g，柴胡 4g。

水煎服，日1剂，早、晚饭后分2次服。

本方主证为瘀血阻滞，精道不利。方以桃仁破血行滞而润燥，红花活血祛瘀以止痛，共为君药。赤芍、川芎助君药活血祛瘀；牛膝活血通经，祛瘀止痛，引血下行，共为臣药。生地黄、当归养血益阴，清热活血；桔梗、枳壳一升一降，宽胸行气；柴胡疏肝解郁，升达清阳，与桔梗、枳壳同用，尤善理气行滞，使气行则血行，以上均为佐药。桔梗并能载药上行，兼有使药之用；甘草调和诸药，亦为使药。全方配伍，特点有三：一为活血与行气相伍，既行血分瘀滞，又解气分郁结；二为祛瘀与养血同施，则活血而无耗血之虑，行气又无伤阴之弊；三为升降兼顾，既能升达清阳，又可降泄下行，使气血和调。合而用之，使血活瘀化气行，则诸症可愈。

若久病入络，可加全蝎3g、炮山甲(冲服)3g、地龙10g、三棱12g、莪术12g等以破血通络止痛；气机郁滞较重，加川楝子9g、香附9g、青皮9g等以疏肝理气止痛；胁下有痞块，属血瘀者，可加丹参9g、郁金9g、土鳖虫9g、水蛭9g等以活血破瘀，消癥化滞。

中成药：桂枝茯苓胶囊，口服，每次4粒，每日3次。

三、名家经验

路志正：不育症病因复杂，其主要由精寒、气虚、痰湿、虚火、气郁、精稀所致，其中以精寒及气虚最为常见，而几种病因混杂者也屡见不鲜。临床上补法、温法、泄法、通法、育法是最常用的方法。要在审证求因的基础上，找出疾病的本质，选用上述最适当的方法。补，补其肾精，用于肾亏不育。若精断不育，则补其脾血，健其脾胃。温，温其肾阳，治精寒不育。泄，泄其相火，多用于肾阴亏损、相火妄动而须滋阴降火、去其实邪的患者。通，通其精道，痰阻气滞者多阻其精道，故以通调精道为首务。育，育其精血，凡精液稀少不能排精者，须多用气血有情之品育其精血。路老临床用药，不仅配伍严谨，针对性强，且灵活多变，不拘一格，颇具特色。填肾精最善用紫河车，肾阳虚者，加鹿角霜、韭菜子、淫羊藿、蛇床子、肉桂、小茴香。肾阴虚者，加熟地黄、知母、黄柏、何首乌。肾气虚者，加补骨脂、桑寄生、杜仲。痰湿重者，加清半夏、干姜。

岳甫嘉："种子者，贵乎肾水充足，尤贵乎心火安宁。"心火通过影响肾水而导致男性不育，因其影响的病机，故其又曰"肾精之妄泄，由乎心火所逼而然，盖心为君火，肾为相火，而相火奉行君火之命令焉。是以无子者，其病虽在于肾，而责本于心"，"心藏血，肾藏精，精血充实，乃能育子"。岳氏根据此病机制定了从心治疗男性不育的经验方剂心肾种子丸（龟甲、枸杞子、何首乌、菟丝子、牛膝、熟地黄、生地黄、泽泻、白芍、当归、人参、茯苓、山药、黄连、柏子仁、酸枣仁、五味子、天冬、麦冬等），并将其功用概括为"固本保元，生精养血，培复天真，大补虚损，益五内而除骨蒸，壮元阳而多子嗣。充血脉，强健筋骸，美颜色，增延龄算，聪明耳目，玄润发须"。

四、临证心得

1. 对无精子症的治疗，首先要尽可能明确病因。对无精子症的诊断主要依靠准确的实验室检查，要嘱患者严格按照要求留取精液标本，一般不能少于3次精液离心分析。对无精子症患者一定要做全面的生殖系统体检，了解双侧睾丸、附睾、输精管和精索等情况；要详细询问病史，如疾病史、手术史、用药史等；可根据情况进行实验室检查，如内分泌检查、染色体检查和Y染色体微缺失检查等，以明确病因。对无精子症的治疗，要根据患者年龄、配偶年龄、具体病因等因素综合分析而决定采取何种治疗方式。如对年龄较小的先天睾丸发育不良或低促性腺激素无精子症患者，可以采取中西医结合治疗，且疗程要足够长，一般在半年以上。对梗阻性无精子症，应在明确梗阻部位、范围和性质前提下，及时采取药物治疗或手术方案；确因遗传因素所致者，可以考虑应用辅助生育技术等。

2. 中医治疗具有独特优势。中药治疗无精子症有独特优势，尤其是针对因精道不全梗阻、原因不明的生精功能障碍所致的无精子症的治疗有着较大的潜力。中医学认为本病主要由肾虚、湿热、瘀阻所致，辨证治疗时当细审病因，详查病机，工于辨证，精于用药。此病证型虽多，总与肾虚、湿热、瘀阻有关，治疗多以补肾益精、清热利湿解毒、活血化瘀为大法。同时提倡夫妻同治，并指导受孕。

第二节　少精子症

少精子症是指男性禁欲3~7天后，3次及3次以上精液质量分析精子浓度小于15×10^6/ml。精子浓度的高低或精子数量的多少与男性生殖能力呈正相关。患者一般无症状，多因不育而就诊。

一、临证要点

（一）辨证要点

首先要查明病因。导致少精子症病因较多，尽可能查明原因，以便针对性治疗。要通过体格检查尤其是生殖系统检查、实验室检查与现代仪器检查，确定有无隐睾、有无精索静脉曲张及程度、有无附睾炎及睾丸发育是否正常等。

其次要细辨虚实。临床少精子症以虚证多见，虚多责之肾精与气血，肾精亏虚，或命门火衰，或气血亏虚；实以湿热、瘀阻为主；也有因实致虚、因虚致实、虚实夹杂者，涉及脏腑以肾为主，兼及脾胃、心肝。

现归纳为五个证候类型。

（二）辨证论治

1. 肾精亏虚证

临床以久婚未育，精子稀少，头晕耳鸣，腰膝酸软，舌淡，苔白，脉沉细弱为主要表现。

治宜补肾填精。方用五子衍宗丸（《摄生众妙方》）加味。药物组成：枸杞子24g、菟丝子24g、五味子6g、覆盆子12g、车前子(包煎)6g，加熟地黄15g，淫羊藿15g，陈皮12g。

水煎服，每日 1 剂，连服 10 日，服药无不适，可继续服用，以 3 个月为 1 个疗程。不方便服用汤剂者，可改用丸剂或中成药。

本方主证为肾精亏虚。方中枸杞子性平，菟丝子微温，两药相合补肾填精，滋补肝肾，共为君药；五味子与覆盆子性甘，味酸涩，酸甘化阴，可固肾精，滋肾阴，共为臣药；车前子性寒，利水清热，滋肝肾之阴，利湿而不伤阴，与五味子相合，补中有通，共奏填精补髓、疏利肾气之功，而为佐使药。加以熟地黄、淫羊藿滋肾阴、温肾阳，陈皮理气健脾。

若有精亏甚者，可酌加紫河车(冲服)3g，龟甲胶(烊化)10g，鹿角胶(烊化)10g；若有偏于阴虚，精液黏稠不液化者，可加地骨皮 12g、烫水蛭 5g；阴虚夜间盗汗、潮热明显者，可加生山药 30g、酒萸肉 12g、地骨皮 12g；大便干结不畅者，可加酒苁蓉 15g、决明子 30g。

中成药：麒麟丸，每次 6g，每日 3 次，口服；或生精胶囊，每次 4 粒，每日 3 次，口服。

2. 肾阳亏虚证

临床以久婚未育，精子减少，精液稀薄，腰膝酸软，形寒肢冷，舌淡，脉沉细为主要表现。

治宜温肾助阳。方用右归丸（《景岳全书》）加味。药物组成：熟地黄 24g，山药 12g，山茱萸 9g，枸杞子 12g，鹿角胶 12g，菟丝子 12g，杜仲 12g，当归 9g，肉桂 6g，制附子 6g~18g。加黄芪 30g，陈皮 12g。

水煎服，每日 1 剂，连服 10 日，服药无不适，可继续服用，以 3 个月为 1 个疗程。不方便服用汤剂者，可改用丸剂或中成药。

本方主证为肾阳不足，命门火衰。方中以制附子、肉桂、鹿角胶温补元阳，补养精血，共为君药。熟地黄、枸杞子补肾滋阴，与三味君药相配有阴中求阳之效，为臣药。山药、山茱萸补肝健脾，固肾涩精；菟丝子、杜仲壮肾益精；当归补血养血，与鹿角胶相配，意在精血互化，俱为佐药。加以黄芪、陈皮理气健脾。诸药相合，温肾助阳，填精益髓。

若有火衰不能生土，大便溏稀者，可酌加干姜 6g，炒白术 15g；腰痛甚者，可加续断 15g，桑寄生 15g；肾气不固滑精者，加炒鸡内金 12g，芡实 15g。

中成药：桂附八味丸，每次 8 粒，每日 3 次，口服。

3. 气血两虚证

临床以久婚未育，精子稀少，神疲乏力，面色不华，舌淡，苔白，脉沉弱无力为主要表现。

治宜补气养血，补肾填精。方用十全大补汤（《传信适用方》）加味。药物组成：人参 6g，白术 9g，白芍 9g，茯苓 9g，黄芪 12g，川芎 6g，熟地黄 12g，当归 9g，肉桂 3g，甘草 3g，生姜 3 片，大枣 2 个，加菟丝子 30g，淫羊藿 15g，紫河车(冲服)6g，陈皮 12g。

水煎服，每日 1 剂，连服 10 日，服药无不适，可以继续服用。以 3 个月为 1 个疗程。不方便服用汤剂者，可改用丸剂或中成药。

本方主证为气血不足，精化无源。方中以人参、白术、茯苓、甘草益气健脾，脾气健旺则气血生化有源，肾气得养。当归、熟地黄、川芎、白芍养血和营，使精血互生，加以黄芪、肉桂温养阳气，鼓舞气血生化。加以菟丝子、淫羊藿、紫河车补肾填精、陈皮理气健脾。诸药相合，气血双补，益后天，补先天，共奏生精助育之效。

若有眠差多梦者，可加酸枣仁 15g、合欢皮 12g；若有阳虚形寒肢冷者，可加鹿茸(冲服) 3g、巴戟天 15g；阴虚夜间盗汗者，可加山药 30g、地骨皮 12g。

中成药：十全大补丸，每次 6g，每日 3 次，口服。

4. 湿热下注证

临床以久婚未育，精子稀少，精液黏稠，口干苦，阴囊潮湿，舌红，苔黄腻，脉滑数或濡数为主要表现。

治宜清热利湿，补肾填精。方用程氏萆薢分清饮（《医学心悟》）加味。药物组成：萆薢 6g（二钱），黄柏 1.5g（五分），石菖蒲 1.5g（五分），茯苓 3g（一钱），炒白术 3g（一钱），莲子心 2g（七分），丹参 4.5g（一钱五分），车前子(包煎) 4.5g（一钱五分），加熟地黄 15g，菟丝子 30g，黄芪 30g，陈皮 12g。水煎服，每日 1 剂，连服 10 日，服药无不适，可继续服用。以 3 个月为 1 个疗程。不方便服用汤剂者，可改用丸剂或中成药。

本方主证为湿热蕴结，灼伤肾精。方以萆薢为君，清利湿热。黄柏清热燥湿，车前子利水通淋，二药相合为臣，加强君药清利下焦湿热之功。茯苓、白术、陈皮健脾祛湿，中焦脾旺，则水湿自除，石菖蒲、丹参、莲子心清心火，祛痰湿，俱为佐药。诸药相合清热利湿，配以熟地黄、菟丝子、黄芪共奏滋阴生精助育之效。

若有湿热阻滞，精液黏稠不液化者，可加蒲公英 15g、败酱草 15g；若有湿热瘀阻，小腹坠胀，会阴部胀痛者，可加三棱 12g、丹参 30g，川牛膝 15g；若有尿频尿急者，可加萹蓄 12g、瞿麦 12g；若有尿道灼热疼痛者，可加灯心草 6g、金银花 12g。

中成药：龙胆泻肝丸，每次 6g，每日 2 次，口服。

5. 瘀阻精道证

临床以久婚未育，精子减少，睾丸或会阴部胀痛、刺痛，舌质暗红或有瘀斑、瘀点，脉涩为主要表现。

治宜活血化瘀，补肾填精。方用血府逐瘀汤（《医林改错》）加味。药物组成：桃仁 12g（四钱），当归 9g（三钱），红花 9g（三钱），赤芍 6g（二钱），牛膝 9g（三钱），川芎 5g（一钱半），桔梗 5g（一钱半），柴胡 3g（一钱），枳壳 3g（一钱），生地黄 9g（三钱），甘草 3g（一钱），加路路通 15g，山茱萸 15g，菟丝子 30g。水煎服，每日 1 剂，连服 10 日，服药无不适，可继续服用。以 3 个月为 1 个疗程。不方便服用汤剂者，可改用丸剂或中成药。

本方主证为气滞血瘀，精道不通。方中以桃仁破血化瘀为君，佐以红花、赤芍、川芎为臣，加强君药活血化瘀之力。桔梗开宣肺气，合枳壳一升一降，疏利全身气机；柴胡升达清阳，疏理肝气；生地黄滋阴凉血除瘀热；当归养血益阴；牛膝补肝肾，通血脉，引药直达病所，俱为佐药。甘草调和诸药为使。诸药相合，活血化瘀，配以路路通、山茱萸、菟丝子通窍生精。

若有小腹胀痛者，可加川楝子 10g，延胡索 30g；精液黏稠不液化者，可加烫水蛭 6g，鸡内金 15g。

中成药：桂枝茯苓胶囊，每次 4 粒，每日 3 次，口服。

二、名家经验

王琦:肾虚夹湿热瘀毒虫是男性不育的核心病机,"毒""虫"在少精子症的发病中尤为明显。对于"毒""虫"引起的少精子症应在补肾填精的基础上,佐以解毒杀虫药往往能取得较为满意的临床疗效。常用补肾填精药有菟丝子、枸杞子、酒黄精等;解毒杀虫药有蒲公英、金银花、白花蛇舌草等。

李曰庆:本病的病机较为复杂,归纳起来有虚、实、寒、热、痰、瘀、郁的不同,与五脏有关,但本病病位主要在肾,病机主要是肾阴阳不足。肾阴阳平衡则精气充盛,藏泻适宜,运行有度,阴阳和而有子;肾阴阳失调则精少气衰,藏泻失宜,气化障碍,从而导致男性不育症。李曰庆根据多年经验,在传统补肾治疗的基础上,提出了"以肾虚为本,以补肾生精为则,以微调阴阳为法"的治疗理论,在具体治法上则偏重"补肾生精,调补肾阳",提倡用药补肾时清补并用,避免峻补、滥用、久服。强调要微调阴阳,充分调动机体自身的调节机制,使阴阳平衡,以达阴阳互根、互用之效能,精气充盛而有子。

李广文:治疗男性不育症主张辨证与辨精相结合,注重养精求育及心理调治,认为精子数减少、精液量少,表明肾精亏虚,气血不足。治疗重在补肾填精,益气养血。常用生精种玉汤治疗。基本方:黄芪 30g,淫羊藿 15g,续断 15g,何首乌 12g,当归 12g,桑椹子 9g,枸杞子 9g,菟丝子 9g,五味子 9g,覆盆子 9g,车前子 9g。若腹胀纳差,加木香、陈皮各 9g;性欲低下、射精无力,加阳起石 30g、巴戟天 9g;气虚,加党参 30g;失眠多梦,加炒酸枣仁 15g、合欢花 9g。

三、临证心得

1. 对少精子症的治疗,首先要尽可能明确病因。少精子症的诊断主要依靠实验室精液分析。对其治疗要根据其病因、患者年龄和配偶年龄等因素综合分析而定。对伴有精索静脉曲张者,建议首选手术,术后再联合中西药物治疗;对睾丸生精功能低下者,可采用中西医结合治疗;对重度少精子症(浓度低于每毫升 500 万者),根据患者年龄、配偶年龄和意愿,可以采用辅助生育技术等。少精子症的治疗周期较长,一定要让患者坚持治疗,不要频繁更换医生和做精液分析,一般以 3 个月为 1 个疗程。如夫妻双方不存在影响优生的不良因素,建议在治疗期间不要避孕,并在医生指导下同房,以提高受孕率。

2. 重视阴阳双补。肾藏精,主生殖,肾精不足则生殖功能下降;大多数医家认为少精子症的主要病因大概以肾精亏损为主。但是一味地补充肾阴精,效果并不理想,《景岳全书》中云:"善补阳者,必于阴中求阳,则阳得阴助而生化无穷;善补阴者,必于阳中求阴,阴得阳升而泉源不竭。"阴阳双补,才能起到事半功倍的效果。故临证重视补肾温阳与补肾滋阴的联合运用,以阴阳双补。

3. 重视脾胃功能。《素问·上古天真论》载:"肾者主水,受五脏六腑之精而藏之。"肾中之精属先天之精,肾之精有赖于脾胃化生水谷精微的充养,肾为先天之本,脾为后天之本，先天之本得到后天之本的不断补充滋养，才能充分发挥生理功能。因此脾胃功能对肾精的盛衰与否起着直接和间接双重作用，故陈修园云："人之即生，全赖中宫输精于肾，而后肾得以补益。"故临证重视健脾培中益气药物的应用。

第三节　弱精子症

弱精子症是3次及3次以上精液质量分析结果中向前运动的精子比例低于32%，或精子总活力低于40%。多数弱精子症不育患者没有症状，本病是引起男性不育的常见原因之一。

一、临证要点

（一）辨证要点

首先要详查病因。临床上弱精子症病因较多。经研究证实，精索静脉曲张、生殖道感染、免疫紊乱、内分泌异常、某些全身性疾病等均可引起弱精子症，因此要借助体格检查、实验室检查和现代仪器检测，尽可能明确病因，针对性治疗，以提高疗效。

其次要辨清虚实。弱精子症有虚实之分，虚以气血不足、肾精、肾阳不足多见；实以瘀血阻滞、湿热常见。故临床辨证论治，当分清虚实，切勿犯虚虚实实之戒。

现归纳为五个证候类型。

（二）辨证论治

1. 肾精亏虚证

临床以久婚未育，精子活力低下，头晕耳鸣，腰膝酸软，舌淡，苔白，脉沉细弱为主要表现。

治宜补肾活精。方用五子衍宗丸（《摄生众妙方》）加味。药物组成：枸杞子24g、菟丝子24g、五味子6g、覆盆子12g、车前子(包煎)6g。加熟地黄15g，淫羊藿15g，陈皮12g。

水煎服，每日1剂，服药无不适，继续服用，以3个月为1个疗程。上为原方丸剂用量，今作汤剂可按原方比例酌情减量。不方便服用汤剂者，可改用丸剂或中成药。

本方主证为肾精亏虚，精失濡养。方中枸杞子性平，菟丝子微温，两药相合，补肾填精，滋补肝肾；五味子与覆盆子味甘酸涩，酸甘化阴，可固肾精，滋肾阴；车前子性寒，利水清热，滋肝肾之阴，五子相合，补中有通，共奏填精补髓、疏利肾气之功。加以熟地黄、淫羊藿滋补肾阴、温肾助阳，陈皮理气健脾。

若肾虚腰膝酸痛者，可加烫狗脊15g、续断15g；气虚较甚者，可加红参(另炖服)12g、黄芪30g；阴虚夜间盗汗、潮热明显者，可加麻黄根15g、地骨皮15g。

水煎服，每日1剂，服药无不适，继续服用。以3个月为1个疗程。不方便服用汤剂者，可改用丸剂或中成药。

中成药：龟龄集，每次2粒，每日1次，早饭前淡盐水口服。

2. 命门火衰证

临床以久婚未育，精子活力低下，腰膝酸软，形寒肢冷，舌淡，脉沉无力为主要表现。

治宜温肾壮阳，活精助育。方用右归丸（《景岳全书》）加味。药物组成：熟地黄24g，山药12g，山茱萸9g，枸杞子12g，鹿角胶12g，菟丝子12g，杜仲12g，当归9g，肉桂6g，制附子6~18g。加黄芪30g，陈皮12g。

水煎服，每日1剂，服药无不适，继续服用，以3个月为1个疗程。不方便服用汤剂者，可改用丸剂或中成药。

本方主证为肾阳不足，精失温煦。方中以制附子、肉桂、鹿角胶温补元阳，补养精血，共为君药。熟地黄、枸杞子补肾滋阴，与三味君药相配有阴中求阳之效，为臣药。山药、山茱萸补肝健脾，固肾涩精；菟丝子、杜仲壮肾益精；当归补血养血，与鹿角胶相配，意在精血互化，俱为佐药。诸药相合，有温肾助阳、强精益髓助育之效。

若有火衰不能生土，大便溏稀者，可酌加干姜6g、炒白术15g；阳虚性欲淡漠者，可加淫羊藿30g、仙茅12g；腰痛甚者，可加续断15g、烫狗脊15g；肾气不固滑精者，加炒鸡内金12g、芡实15g。

中成药：生精胶囊，每次4粒，每日3次，口服。

3. 气血两虚证

临床以久婚未育，精子活力低下，神疲乏力，面色不华，舌淡，苔白，脉沉细无力为主要表现。

治宜补气养血，益肾活精。方用十全大补汤（《传信适用方》）加味。药物组成：人参6g，白术9g，白芍9g，茯苓9g，黄芪12g，川芎6g，熟地黄12g，当归9g，肉桂3g，甘草3g，生姜3片，大枣2个，加菟丝子30g，淫羊藿15g，紫河车粉（冲服）6g，陈皮12g。

水煎服，每日1剂，服药无不适，继续服用。以3个月为1个疗程。不方便服用汤剂者，可改用丸剂或中成药。

本方主证为：气血不足，精失充养。方中以人参、白术、茯苓、甘草益气健脾，脾气健旺则气血生化有源，肾气得养。当归、熟地黄、川芎、白芍，养血和营，使精血互生，更加以黄芪、肉桂温养阳气，鼓舞气血生化。更加以菟丝子、淫羊藿、紫河车补肾填精，陈皮理气健脾。诸药相合，气血双补，益后天，补先天，共奏活精助育之效。

若有纳差不思饮食者，可加焦三仙各15g、陈皮12g；若有卫气不固，易感冒者，可加防风12g、炒山药30g。

中成药：归脾丸，每次8丸，每日3次，口服。

4. 湿热下注证

临床以久婚未育，精子活力低下，口干苦，阴囊潮湿，舌红，苔黄腻，脉滑数为主要表现。

治宜清热利湿，补肾活精。方用程氏萆薢分清饮（《医学心悟》）加味。药物组成：萆薢6g（二钱），黄柏1.5g（五分），石菖蒲1.5g（五分），茯苓3g（一钱），炒白术3g（一钱），莲子心 2g（七分），丹参 4.5g（一钱五分），车前子（包煎）4.5g（一钱五分），加熟地黄 15g，菟丝子 30g，山药 30g，淫羊藿 15g，黄芪 30g，陈皮 12g。

水煎服，每日 1 剂，服药无不适，继续服用。以 3 个月为 1 个疗程。不方便服用汤剂者，可改用丸剂或中成药。

本方主证为湿热蕴结，精为邪扰。方以萆薢为君，清利湿热。黄柏清热燥湿，车前子利水通淋，二药相合功能为臣，加强君药清利下焦湿热之力。茯苓、白术健脾祛湿，中焦脾旺，则水湿自除；石菖蒲、丹参、莲子心清心火，祛痰湿，俱为佐药。诸药相合，清热利湿，配以熟地黄、菟丝子、淫羊藿滋补肝肾，陈皮、山药、黄芪理气健脾，共奏滋阴强精助育之效。

若有湿热阻滞，精液黏稠不液化者，可加蒲公英 15g、赤芍 15g；小便灼热疼痛者，可加金银花 15g、萹蓄 12g、灯心草 6g；夜尿增多者，可加覆盆子 15g、乌药 6g、益智仁 12g；小腹坠、会阴部胀痛者，加三棱 12g、莪术 12g、延胡索 30g。

中成药：龙胆泻肝丸，每次 6g，每日 2 次，口服。

5. 瘀血阻滞证

临床以久婚未育，精子活力低下，小腹、睾丸或会阴部胀痛、刺痛，舌质红或有瘀斑、瘀点，脉涩为主要表现。

治宜活血化瘀，补肾益精。方用血府逐瘀汤（《医林改错》）加味。药物组成：桃仁 12g（四钱），当归 9g（三钱），红花 9g（三钱），赤芍 6g（二钱），牛膝 9g（三钱），川芎 5g（一钱半），桔梗 5g（一钱半），柴胡 3g（一钱），枳壳 3g（一钱），生地黄 9g（三钱），甘草 3g（一钱），加路路通 15g，山茱萸 15g，菟丝子 30g。

水煎服，每日 1 剂，服药无不适，继续服用。以 3 个月为 1 个疗程。不方便服用汤剂者，可改用丸剂或中成药。

本方主证为气滞血瘀，精失所养。方中以桃仁活血化瘀为君，佐以红花、赤芍、川芎、当归为臣，加强君药活血化瘀之力。桔梗开宣肺气，合枳壳一升一降，疏利全身气机；柴胡升达清阳，疏理肝气；生地黄滋阴凉血除瘀热；牛膝补肝肾，通血脉，引药直达病所，俱为佐药。甘草调和诸药为使。诸药相合，活血化瘀，配以路路通、山茱萸、菟丝子通瘀达络活精。

若有小腹胀痛者，可加乳香 6g、没药 6g、荔枝核 12g；精液黏稠不液化者，可加烫水蛭 6g、炒山楂 30g。

中成药：桂枝茯苓胶囊，每次 4 粒，每日 3 次，口服。

二、名家经验

王琦：瘀血、肾虚、湿热构成不育症病变核心，三者或单独为病，或相互作用，导致了疾病的发生、发展。用药以“补肾填精、活血化瘀、兼清湿热”为指导思想。组方以“阴阳并调、补中有通、补中有清”为特色。肾阳不足者，治以温补肾阳、温肾填精，常用方为金匮肾气丸、右归饮；肾精不足、虚火亢盛者，治以滋阴降火、补肾填精，常用六味地黄丸、大补阴丸；肾精亏虚者，治以阴中求阳、阳中求阴、补益肾精，常用方为五子衍宗丸；气血亏虚者，治以益气养血种子，常用补中益气汤。此外，根据药理研究成果选用相应药物，如对精子影响方面，促进病理性精子膜结构改变（主要是头部、中段线粒体及尾部）的有淫羊藿、黄精、当归、丹参、枸杞子等；促进 DNA 合成（增强 DNA、RNA 合成、蛋白质合成）的如补中益气汤；调节微量元素，提高精子浓度、运动力、运动速度的有枸杞子、女贞子、菟丝子、巴戟天、沙苑子、韭菜子、蛇床子、仙茅、黄芪、当归。

徐福松：本病的辨证要点是首辨虚实。精子动力异常为不足之症。其不足者，有肾阴亏虚、肾阳不足以及气血两虚之分，此为本虚；亦有肝经湿热所致者，此乃因实致虚。治疗当以扶正为本，以恢复精子活力为标。"阴为体，阳为用。"中医学认为，弱精子症不仅以虚证为主，虽然温补肾阳是治疗弱精子症常用的方法，但临床运用时不能忽视滋阴，且善补阴者必于阳中求阴。同时精血喜动恶滞，运用补法时还应注意补中有通，使补而不滞，增强疗效。

孙自学：治疗弱精子症在临床上应首先明确病因，如生殖道感染、精索静脉曲张、内分泌因素，以及其他不良生活习惯、营养情况、服用药物，并针对这些因素治疗，如静脉曲张严重者建议其尽快手术治疗。对于原因不明的特发性弱精子症，临床以中医辨证为主。弱精子症的发生，多因先天禀赋不足，或房事无度，命门火衰，致使精子活力下降；或久病体弱，气血亏虚，先天之精失于濡养；或嗜食辛辣肥甘厚味，蕴湿生热，下注精室所致。临床辨证有虚、实之别，虚者以肾精亏虚、命门火衰、气血不足最为常见；实者多责之于瘀血内阻、湿热下注。虚者当益肾为主，兼顾肺和脾；实者重在调肝，当以解毒清热利湿、活血通络为主。治法主要有补肾填精，方以五子衍宗丸加减；温肾助阳，方以右归丸加减；益气养血，方以八珍汤加减；清热利湿，方以三仁汤加减。

三、临证心得

1. 对弱精子症的治疗，首先要尽可能明确病因。弱精子症的诊断主要依靠精液分析，多数患者并无明显症状，这就为正确辨证带来了一定困难。临证时要辨证、辨体质与辨精液的色、质等结合综合分析；要通过相关检查尽可能明确病因，使治疗更具针对性，如伴有感染者，可抗感染治疗；对伴有Ⅱ°以上精索静脉曲张的患者，可首选微创治疗后再联合中药治疗；对低促性腺激素不育者，可在补充激素治疗的同时辨证使用中药；对特发性弱精子症，多以经验性治疗为主；若经一段时间（半年或 1 年）治疗后，精子活力仍未改善，根据患者意愿，可以采取辅助生育技术。另外，如果夫妻双方不存在影响优生的不良因素，我们建议治疗期间不要避孕，并在医生指导下同房，提高受孕率。

2. 重视从肾论治。肾藏精主生殖，为先天之本。《素问·上古天真论》指出："丈夫……二八肾气盛，天癸至，精气溢泻，阴阳和，故能有子……七八肝气衰，筋不能动，天癸竭，精少，肾脏衰，形体皆极……而无子耳。"弱精子症与肾精的充盈密切相关，因此临床治疗上应重视补肾填精之法的应用。

3. 强调湿热为患。湿热之邪蕴结，流注于下，精室受热，热灼阴精，从而导致精子活力下降。湿热蕴结多见于饮食偏嗜辛辣肥厚刺激之品的患者。此外喜热水坐浴或长期久坐缺乏运动者亦可见之。且临床上多表现为精囊、前列腺炎症等，故临证亦要重视清热利湿之法的应用。

第四节　畸形精子症

畸形精子症是指精液中正常形态精子比例低于4%。本病常同时伴有少精子症及弱精子症等，是导致男性不育的重要原因之一。中医学并无“畸形精子症”的特有病名，但根据其临床表现，可归于“精清”“精寒”“精冷”等范畴。

一、临证要点

（一）辨证要点

首先要详查病因。详细询问病史，如有无接触放射性物质、有无腮腺炎病史等；认真体检，了解有无精索静脉曲张，有无隐睾、睾丸炎或附睾炎、前列腺炎等。

次要分清虚、实、寒、热。虚者，多为肾虚，肾虚又分为肾阴虚、肾阳虚。阳虚则外寒，阴虚生内热。实者常责于湿热。虚者当补肾填精，实者宜清热利湿。

现归纳为三个证候类型。

（二）辨证论治

1. 肾阳不足证

临床表现为畸形精子增多，头晕耳鸣，腰膝酸软，形寒肢冷，小便清长，性功能下降。舌质淡胖，脉沉细无力。

治宜温肾助阳，益气填精。方用赞育丹（《景岳全书》）加减。药物组成：熟地黄240g（八两），白术240g（八两），当归180g（六两），枸杞子180g（六两），酒制杜仲120g（四两），仙茅120g（四两），巴戟肉120g（四两），山茱萸120g（四两），淫羊藿120g（四两），肉苁蓉120g（四两），炒韭子120g（四两），蛇床子60g（二两），制附子60g（二两），肉桂60g（二两）。上药共研细末，蜜炼为丸。每次服6~9g，每日服1~2次，温开水送服。3个月为1个疗程。

本方主证为肾阳不足。方中肉桂、附子、蛇床子、韭子、杜仲、仙茅、巴戟天、淫羊藿、肉苁蓉均属温补肾阳，填精补髓之品；山茱萸、熟地黄、当归、枸杞子俱为滋阴补肾，养肝补血之品；白术健脾益气，以达脾肾皆补之功。诸药合用，具有温阳补肾、益精补血、固肾中元阳之效。

若气虚阳微者，加人参10g、鹿茸(冲服)3g；小便自遗者，加菟丝子20g、益智仁15g；少腹拘急冷痛者，加制吴茱萸3g、炒茴香12g；大便溏薄者，加补骨脂12g、怀山药20g。

中成药：复方玄驹胶囊，每次3粒，每日3次，口服；或还少胶囊，每次4粒，每日3次，口服。

按摩疗法：选用关元、肾俞、命门、足三里、次髎、志室等穴位进行按摩。

针灸：取气海、命门、三阴交、地机、关元、肾俞，操作用毫针补法，可针灸并用。隔日1次，7次为1个疗程。

2. 肾阴亏虚证

临床表现为精子畸形率较高，精液量少，潮热盗汗，头晕耳鸣，腰膝酸软。舌红少苔，脉细数。

治宜滋肾养阴填精，方用六味地黄丸（《小儿药证直诀》）合五子衍宗丸（《证治准绳》）加减。药物组成：熟地黄24g（八钱），山茱萸12g（四钱），山药12g（四钱），泽泻9g（三钱），牡丹皮9g（三钱），茯苓9g（三钱，去皮），枸杞子240g（八两），菟丝子240g（八两），五味子120g（四两），覆盆子120g（四两），车前子60g（二两）。

炼蜜为丸，每次6~9g，每日2~3次，开水或淡盐汤送服。亦可用饮片作汤剂，水煎服。

本方主证肾阴亏虚，肾精不足。六味地黄丸方中熟地黄滋阴补血，填精补髓，故为君药。山茱萸补肝肾，山药健脾补肺，固肾生精均为臣药。牡丹皮清热凉血，和血破瘀，降阴中之伏火，泽泻甘，寒，入肾、膀胱经，利水渗湿泄热；茯苓甘、淡、平，入心、脾、肺经，补益心脾，淡渗利湿，助山药以益脾，配泽泻以利水，共为佐药。五子衍宗丸方中菟丝子补肾摄精缩尿，阴阳双补，但以补阳为主；枸杞子补阴，为补肝肾益精血之品。两药药性温和，合用则填精补髓，阴阳双调，共为君药。覆盆子益肾固精缩尿，为臣药。五味子收涩，涩精止遗，与通利之车前子并用，相反相成，使补而不腻，为佐药。全方配伍能补肾填髓，生精种子。两方合用，滋肾养阴兼补肾填精。

如兼见腰膝酸软甚者，加牛膝15g、杜仲15g以强筋健骨；脾虚食乏及大便溏薄者，加白豆蔻15g、砂仁（后下）3g以芳香益脾；小便数多者，去泽泻，加益智仁15g以固精缩尿。

中成药：仙鹿口服液，每次10ml，每日3次口服。

针灸：取气海、命门、三阴交、地机、曲泉，操作用毫针补法，可针灸并用。隔日1次，7次为1个疗程。

3. 湿热蕴结证

临床表现为久婚未育，精子畸形率升高，精液黏稠不液化，口苦，口黏，阴囊潮湿，大便不爽。舌红苔腻，脉濡数。

治宜清利湿热。方用程氏萆薢分清饮（《医学心悟》）加减。药物组成：川萆薢6g（二钱），黄柏（炒褐色）1.5g（五分），石菖蒲2g（五分），茯苓3g（一钱），白术3g（一钱），莲子心2g（七分），丹参4.5g（一钱五分），车前子4.5g（一钱五分）。水煎服，每日1剂，连服10日，服药若无不适，可继服。以3个月为1个疗程。不方便服用中药，或巩固其治疗，可使用中成药。

本方主证为湿热蕴结，内侵精室，方中以川萆薢为君药，利湿通淋，分清化浊，为治疗本证的特异性药物；配合黄柏清热燥湿，车前子利水通淋，清利膀胱湿热；石菖蒲化湿通窍、定心志以止小便频数；佐以茯苓、白术健脾祛湿，使脾旺运化水湿；另配莲子心、丹参清心火，以阻心热下移小肠。全方配伍理论清晰，思路严谨，选药精当，故而疗效极佳。

若小便涩痛，尿道灼热不舒，加萹蓄15g；会阴、少腹胀痛者，加土鳖虫6g、皂角刺

15g、白芷 12g、乌药 15g；后期湿热减轻，苦寒攻伐之品当减量，加黄精 15g、菟丝子 15g、枸杞子 15g。

中成药：龙胆泻肝丸，每次 6g，每日 2 次，口服。

针灸：取气海、命门、三阴交、地机、中都、阴陵泉，操作用毫针泻法，隔日 1 次，7 次为 1 个疗程。

二、名家经验

王琦：认为本病的主要病因是肾虚和湿热之邪下注所致，治宜补肾益精，清热利湿解毒。肾阳虚证，治宜温肾壮阳，生精助孕，以赞育丹加减，药用附子、肉桂、巴戟天、仙茅、淫羊藿、蛇床子、韭子、肉苁蓉等；肾阴不足证，治宜滋阴补肾，降火益精，以六味地黄丸合五子衍宗丸加减，药用熟地黄、山药、山茱萸、泽泻、茯苓、牡丹皮、菟丝子、覆盆子、枸杞子、车前子等；湿热下注证，治宜清热利湿，解毒生精，以利湿益肾汤加减，药用萆薢、薏苡仁、土茯苓、车前子、山药、肉苁蓉等。

徐福松：常用的治疗思路有健脾补肾、补肾导浊、活血化瘀、清热利湿等。此类患者往往无证可辨，徐福松常常从痰瘀入手，也曾用温胆汤加减和红白皂龙汤加减治疗多例，亦收效明显。另外多用种子类药，因种子类药入肾，且富含脂类及微量元素，对于精子的发生、成熟、获能、酶活性都有帮助。另外，还要让患者改变不良生活习惯，如吸烟、酗酒、洗桑拿等；避免在高温、有毒及放射性污染的环境中工作。

三、临证心得

1. 畸形精子症临床上多数患者除实验室检查异常外，多无明显临床表现，一些患者可伴有腰膝酸软，头晕耳鸣，阴囊潮湿或睾丸坠胀疼痛等症状。在问诊时应详细询问病史，如是否接触放射性物质、是否长期接触高温、有无腮腺炎病史等，同时认真体检，检查有无精索静脉曲张，有无附睾炎、睾丸炎等。对其治疗，首先要详查病因，针对性治疗往往可以获得较好效果。多数畸形精子症常与精液液化不良、弱精子症等并存，治疗时一定要统筹考虑，综合施治。

2. 畸形精子症的中医病因病机主要为婚后房事失节，婚前手淫过度，或大病、久病之后，肾精亏虚，精失所养，致畸形精子增高；或患者平素喜食辛辣厚味，蕴生湿热，湿热下注精室，或湿热毒邪内侵，蕴结精室而致畸形精子增多。辨证首先应辨虚实，虚者主要为肾虚，实者主要为湿热，肾虚又分为肾阴虚、肾阳虚。目前临床上许多患者并非某一单一证型，而是虚实夹杂的混合证型，临床诊治应灵活辨证。

3. 补肾当分阴阳。肾藏人身元阴、元阳，亦即真水和真火，故肾为水火之脏。肾家水不足，勿扑其火，须滋阴之真源以配火；肾家火不足，勿伤其水，须益火之源以配水。辨证时当分清肾阳虚和肾阴虚之不同，在补肾益精的基础上，阳虚者偏于温补肾阳，阴虚者当滋阴降火为主。在选方用药上，温阳者当选用温而不燥，阳中有阴之品，阴虚者当选用滋而不腻，补肾填精之品。

4. 重视湿热毒邪的影响。现今生活及饮食习惯改变一定程度上会使本病加重，若平素偏食辛辣刺激、肥甘厚味之品或熬夜过劳皆可损伤肾阴，使得阴津亏耗，精子失其濡养，精子生成、发育不良，而影响其形态；或久坐少动，湿从中生，蕴而化热，湿热下注精室，熏灼精窍，精虫化生不利，而发生畸形；抑或不洁性生活，外染邪毒，侵及精室，精子受邪毒影响，而成畸形。因此要特别注意湿热毒邪这一致病因素，活用清利湿热之法。

第五节　死精子症

死精子症是指精子的存活率下降，死亡精子超过 40% 的病症，是引起男性不育的主要原因之一。国外相关统计表明，死精子症导致的男性不育发生率约为 1.3%。中医学并无“死精子症”的病名，但根据其症状表现，可见于“肾寒”“精寒难嗣”等病证。

一、临证要点

（一）辨证要点

首先要详查病因。要详问病史，严格体检。应依据具体情况，进行性激素测定、前列腺液常规分析、彩超检查以了解精索静脉情况和精囊、附睾是否伴有炎症等，以明确病因。

次要分清虚、实、寒、热。虚者，多以肾虚为主，肾虚又分为肾气虚、肾阴虚、肾阳虚。阳虚则外寒，阴虚则内热。实者多为血瘀、湿热。虚者当补肾填精，实者宜化瘀通络、清热利湿。

现归纳为五个证候类型。

（二）辨证论治

1. 肾气亏虚证

临床表现为死精子过多，神疲乏力，射精无力，头晕耳鸣，腰膝酸软，短气自汗。舌淡，苔薄白，脉沉细。

治宜补肾填精。方选用生精种玉汤（《现代名中医不孕不育诊治绝技》）加减。药物组成：菟丝子 20g，枸杞子 20g，覆盆子 15g，制何首乌 15g，黄芪 30g，当归 15g，淫羊藿 15g，续断 12g，紫河车（冲服）3g、桑椹 15g。

水煎服，每日 1 剂，3 个月为 1 个疗程。不方便服用中药，可使用中成药。

本方主证为肾气亏虚，由古方七子散、庆云散、五子衍宗丸等化裁而成。淫羊藿、续断、菟丝子、覆盆子温肾补阳，鼓动肾气；何首乌、枸杞子、桑椹滋补肝肾，填精化源；紫河车温肾补精、益气养血；黄芪补气，当归补血，气血互生。

若腹胀纳少者加木香、陈皮各 9g；性欲低下、射精无力者加阳起石 30g、巴戟天 15g；气虚、短气者加党参 30g；失眠、多梦者加酸枣仁 15g。

中成药：龟龄集，2 粒，每日 1 次，早饭前淡盐水口服。

针灸：取气海、命门、三阴交、地机，操作用毫针补法，可针灸并用。隔日 1 次，7 次为

1个疗程。

单验方：健肾生精散：淫羊藿、续断各15g，制何首乌、当归各15g，黄芪30g，菟丝子、枸杞子、车前子、覆盆子、桑椹、五味子各9g。每日1剂，水煎服。

饮食疗法：羊肉粥：羊肉600g，黄芪20g，人参、白茯苓各10g，大枣5枚，粳米100g。羊肉与药物同煮，取汁300ml，入洗净的粳米煮粥，加调料即可食用。用于肾气虚弱证死精子症。

2. 阴虚火旺证

临床表现为死精子过多，五心烦热，潮热盗汗，失眠多梦，腰膝酸软，头晕耳鸣，性欲亢进。舌红，少苔，脉细数。

治宜滋阴清热。方用知柏地黄汤（《医宗金鉴》）加味。药物组成：熟地黄24g，山萸肉12g，生山药12g，白茯苓12g，泽泻9g，牡丹皮9g，知母（盐水炒）9g，黄柏（盐水炒）9g。水煎服，每日1剂，连服10日，服药若无不适，可继服。以1个月为1个疗程。不方便服用中药，或巩固其疗效，可使用中成药。

本方主证为肾阴不足、阴虚火旺导致的死精子过多，重用熟地黄滋阴补肾、填精益髓，为主药；山茱萸补养肝肾、涩精；山药固肾、补脾胃，此三药可补三阴。泽泻利湿降浊，减熟地黄之滋腻；茯苓淡渗利湿，助山药健运；牡丹皮清虚热，可制山茱萸之温涩，此三药三泻，为佐药。知母苦寒，清热泻火；黄柏清热燥湿、泻火除蒸，是清泄下焦的要药，此二药合用，清热之力更明显。

若头目眩晕，耳鸣甚者加菊花15g、女贞子15g、墨旱莲15g；口干喜饮者加石斛10g、天花粉12g；火旺甚，肾阴亏虚，五心烦热，夜寐盗汗者加龟甲15g、鳖甲15g。

中成药：知柏地黄丸，每次10g，每日3次，口服。

饮食疗法：山药粥：生山药50g，枸杞子10g，桑椹子15g，粳米30g。如精液有红细胞，加土茯苓15g。每日煮粥温服。

3. 肾阳虚弱证

临床表现为死精子过多，形寒肢冷，面色㿠白，腰膝酸软，头晕耳鸣，性欲下降，精神不振，小便清长。舌体胖大，舌苔薄白，脉沉细无力。

治宜温肾壮阳。方用赞育丹（《景岳全书》）加减。药物组成：熟地黄24g，白术24g，当归18g，枸杞子18g，酒制杜仲12g，仙茅12g，巴戟肉12g，山茱萸12g，淫羊藿12g，肉苁蓉12g，炒韭子12g，蛇床子6g，制附子6g，肉桂6g。

水煎服，每日1剂，3个月为1个疗程。本方主证为肾阳虚弱而导致死精子过多，方中肉桂、附子、蛇床子、韭子、杜仲、仙茅、巴戟天、淫羊藿、肉苁蓉均属温补肾阳，填精补髓之品；山茱萸、熟地黄、当归、枸杞子俱为滋阴补肾，养肝补血之品；白术健脾益气，以达脾肾皆补之功。诸药合用，具有温阳补肾、益精补血、以固肾中元阳之效。

若见气虚阳微者，加人参10g、鹿茸（冲服）3g；小便自遗者，加菟丝子20g、益智仁15g；少腹拘急冷痛者，加制吴茱萸3g、炒茴香12g；大便溏薄者，加补骨脂12g、怀山药20g。

中成药：右归胶囊，每次4粒，每日3次，口服。

按摩疗法：选用关元、肾俞、命门、足三里、次髎、志室等穴位进行按摩。

针灸：取气海、命门、三阴交、地机、关元、肾俞，操作用毫针补法，可针灸并用。隔日1次，7次为1个疗程。

饮食疗法：蒸羊睾：取羊睾1对，仙茅、巴戟天各10g。将羊睾切开，二药研末放入睾丸内合好，置锅内蒸熟，分4~6次服完。

4. 肝郁血瘀证

临床表现为死精子过多，情志抑郁，少腹、睾丸胀痛，射精时茎中作痛。舌暗红或有瘀点，脉涩。

治宜疏肝理气，活血通精。方选逍遥散（《太平惠民和剂局方》）加味。药物组成：柴胡30g（一两），当归30g（去苗，微炒，一两），茯苓30g（一两），白芍30g（一两），白术30g（一两），甘草9g（五钱）。

每服8g，水一大盏，烧生姜一块切破，薄荷少许，同煎至七分，去渣热服，不拘时候。

本方主证为肝郁血瘀导致死精子过多，方中当归甘辛苦温、补血活血，白芍养血柔肝敛阴，归、芍并用，使血和则肝和，血充则肝柔，共为君药；木旺则土衰，肝病易传脾，故以茯苓、白术、甘草健脾益气，实土以御木侮，共为臣药；柴胡疏肝解郁，使肝木得以条达，薄荷少许，疏泄肝经郁热，疏其郁遏之气，煨姜（烧生姜）温胃和中，又能辛散解郁，共为使药。诸药配伍，深合《素问·藏气法时论》"肝苦急，急食甘以缓之""脾欲缓，急食甘以缓之""肝欲散，急食辛以散之"之旨，务使血虚得养，脾虚得复，肝郁得疏，自然诸症自消，气血顺畅，故方以"逍遥"名之。

中成药：逍遥丸，每次10丸，每日3次，口服。

5. 湿热蕴结证

临床表现为死精子过多，阴囊潮湿，溲黄尿热。舌红，苔黄腻，脉弦数。

治宜清利湿热。方用程氏萆薢分清饮（《医学心悟》）加减。药物组成：川萆薢6g（二钱），黄柏（炒褐色）1.5g（五分），石菖蒲1.5g（五分），茯苓3g（一钱），白术3g（一钱），莲子心2g（七分），丹参4.5g（一钱五分），车前子4.5g（一钱五分）。水煎服，每日1剂，连服10日，服药若无不适，可继服。以3个月为1个疗程。不方便服用中药，或巩固其疗效，可使用中成药。

本方主证为湿热蕴结，内侵精室导致死精子过多，方中以川萆薢为君药，利湿通淋，分清化浊，为治疗本证的特异性药物；配合黄柏清热燥湿，车前子利水通淋，清利膀胱湿热；石菖蒲化湿通窍、定心志以止小便频数；佐以茯苓、白术健脾祛湿，使脾旺能运化水湿；另配莲子心、丹参清心火，以阻心热下移于小肠。全方配伍理论清晰，思路严谨，选药精当，故而疗效极佳。

若小便涩痛，尿道灼热不舒，加萹蓄15g；会阴、少腹胀痛者，加土鳖虫6g、皂角刺15g、白芷12g、乌药15g；后期湿热减轻，苦寒攻伐之品当减量，加黄精15g、菟丝子15g、枸杞子15g。

中成药：龙胆泻肝丸，每次6g，每日2次，口服。

针灸：取气海、命门、三阴交、地机、中都、阴陵泉，操作用毫针泻法，隔日 1 次，7 次为 1 个疗程。

二、名家经验

李广文：死精子症的原因一般分为两类，一为肾火偏旺，患者多伴有生殖系统炎症；一为肾气不足，患者健康状况不佳，生殖功能低下。对前列腺炎或精囊炎所致死精症，治宜滋阴清热，活血化瘀。方用金银花 30g，丹参 30g，蒲公英 15g，生地黄 15g，续断 15g，当归 12g，知母 9g，黄柏 9g，赤芍 9g，白芍 9g，生甘草 9g。对肾气不足，生殖功能低下，无前列腺炎和精囊炎病变者，方用生精种玉汤（见前），方中当归、续断两味药的用量宜加大。

班秀文：引起死精子症的原因，虽然复杂，但总不外乎先天不足，或后天失养，以致真阴亏损，虚火内炽，或命门火衰，阴盛于内，寒湿过重所致。如肝肾阴虚，精血亏损，水不济火，虚阳浮动，冲任伏火内炽，煎熬津血，真阴耗竭，则精液的液化功能失常，精子无法生存而死亡。治当用柔养之品，如桑椹子、枸杞子等以治肝体；用调舒之剂，如合欢花、玉兰花以治肝用；用滋补之方，如六味地黄汤、八仙长寿丸以补肾。依病情轻重缓急，一般选用六味地黄汤或八仙长寿丸加当归、白芍，如阴虚较甚加二至丸、甘麦大枣汤、何首乌、枸杞子，并酌加芳香平淡的合欢花、玉兰花加减论治。终用五子衍宗丸加当归、白芍、太子参、山药、山萸肉、女贞子之类以平补阴阳，善其后而巩固疗效。

徐福松：死精子症多为虚实夹杂之证，以肾虚为本，邪实为标；治宜补肾填精，兼以祛邪。一方面在补虚时不忘祛邪，使补而不滞，以免助纣为虐，邪毒更甚；另一方面祛邪时也不忘扶正，以免戕伐太过。在治疗本病时应辨证与辨病结合，在辨证施治的基础上，如患者睾酮水平低于正常，多用温肾壮阳之品；生殖系统炎症明显者，常加清热利湿解毒之品；精索静脉曲张者，多用活血化瘀之品。精子的质量优劣是能否与卵子结合的关键，故精子异常的治疗中，以精子质量为主。

三、临证心得

1. 中医治疗死精子症具有优势。中医学认为本病多为本虚标实之证，肾虚为本，湿热、血瘀为标，肾虚又分为肾阴虚和肾阳虚，湿热、血瘀又与肾虚相互错杂，下扰精室，导致死精子症。临证当辨清虚实，肾阳虚弱者，温肾壮阳；阴虚火旺者，滋阴清热；湿热蕴结者，清泄湿热；肝郁血瘀者，疏肝活血。目前临床上许多患者并非某一种单一证型，而是虚实夹杂的混合证型，临床诊治应灵活辨证，同时也应重视非药物疗法如针灸、外敷等，以综合运用，提高疗效。

2. 补肾时重视阴阳互用。精化气，气生精。肾中精气，内寓元阴元阳。肾阴，又称元阴、真阴、真水，为人体阴液的根本，对机体各脏腑组织起着滋养、濡润作用。肾阳，又称元阳、真阳、真水，为人体阳气的根本，对机体各脏腑组织起着推动、温煦作用。所谓肾精化肾气，肾气分阴阳，两者是维持人体阴阳平衡的基础，而肾阴、肾阳的失衡又会导致肾气的不足。在治疗死精子症用药时，一是不可单用补阳药或补阴药，补阳的同时配以少量滋阴药物，补阴的同时不忘配伍少量温阳药物，使得阳得阴助而生化无穷，阴得阳升而泉源不竭。

3. 重视湿热毒邪的影响。现今生活及饮食习惯的改变一定程度上加重本病的发生发展，若平素偏食辛辣刺激、肥甘厚味之品或熬夜过劳，蕴湿生热，内扰精宫，肾精受伐，故见死精增多。抑或因不洁性生活，外染邪毒，侵及精室，精子受邪毒影响，而成死精。因此要特别注意湿热毒邪这一致病因素，活用清利湿热之法。但不可清利太过，应中病即止，以免损伤肾精。

第六节　白细胞精子症

白细胞精子症是指精液中白细胞浓度≥1×10^6/ml。本病亦称“脓精症”或“精液白细胞过多症”。根据其表现，该病常归于中医学“精浊”“赤白浊”“淋证”范畴。

一、临证要点

（一）辨证要点

首先明确病位。西医学认为本病主要与生殖系统炎症有关。所以首先应明确炎症定位，是在睾丸、附睾，还是前列腺、精囊。

其次辨清虚实。白细胞精子症有虚实之分，虚者以阴虚火旺多见；实者以湿热下注常见。故临床辨证论治当分清虚实，切勿犯虚虚实实之戒。

现归纳为两个证候类型。

（二）辨证论治

1. 湿热下注证

临床表现为婚后不育，精液浓稠、色黄腥臭，会阴或少腹不适，阴囊潮湿，射精灼痛，小便赤涩，灼热不适。舌质红，苔黄腻，脉滑数。

治宜清热利湿，解毒化脓。方用程氏萆薢分清饮（《医学心悟》）合五味消毒饮（《医宗金鉴》）加味。药物组成：川萆薢 6g（二钱）、黄柏（炒褐色）1.5g（五分）、石菖蒲 1.5g（五分）、茯苓 3g（一钱）、白术 3g（一钱）、莲子心 2g（七分）、丹参 4.5g（一钱五分）、车前子 4.5g（一钱五分）、金银花 15g（五钱）、蒲公英 6g（二钱）、野菊花 6g（二钱）、紫花地丁 6g（二钱）、天葵子 6g（二钱），加生甘草 6g、红藤 15g。

水煎服，每日 1 剂，连服 10 日，服药若无不适，可继服。以 1 个月为 1 个疗程。不方便服用中药，或巩固其治疗，可使用中成药。

本方主证为湿热蕴积，内侵精室导致的脓精证。方中以川萆薢为主，利湿通淋，分清别浊，为治疗本证的特异性药物；配合黄柏清热燥湿，车前子利水通淋，清利膀胱湿热；石菖蒲化湿通窍、定心志以止小便频数；佐以茯苓、白术健脾祛湿，使脾旺能运化水湿；另配莲子心、丹参清心火，以阻心热下移于小肠。方中金银花、野菊花，清热解毒散结，金银花入肺、胃经，可解中上焦之热毒，野菊花入肝经，专清肝胆之火，二药相配，善清气分热结；蒲公英、紫花地丁均具清热解毒之功；蒲公英兼能利水通淋，泻下焦之湿热，与紫花地丁相配，善清血分之热结；天葵子能入三焦，善除三焦之火。全方配伍理论清晰，思路严谨，选药精当。加以红藤、生甘草清热解毒，且生甘草可调和诸药。

若小便涩痛，尿道灼热不舒，加萹蓄 15g、黄柏 12g；会阴、少腹胀痛者，加土鳖虫 6g、皂角刺 15g、白芷 12g、乌药 15g；后期湿热减轻，苦寒攻伐之品当减量，加黄精 15g、菟丝子 15g、枸杞子 15g。

中成药：龙胆泻肝丸，每次 6g，每日 2 次，口服。

单验方：马鞭草 60g、萆薢 15g。水煎服，每日 1 剂。

中医外治法：紫草 50g，苦参 30g，大黄 30g，黄柏 30g，蛇床子 30g，莪术 20g，红花 15g，生甘草 10g。每日 1 剂，煎水熏洗会阴或坐浴，但治疗时间不宜过长，最好不要超过半月。或者采用中药灌肠：金黄散 15~30g，调成糊状，微冷后（约 40℃）保留灌肠，每日 1 次。或采用按摩疗法，于饭前或饭后 2~3 小时空腹时，按摩小腹部 15 分钟左右，用指压法按摩中极、关元、三阴交。或可采用野菊花栓或前列安栓塞肛治疗。

针灸：取中极、肾俞、志室、阴陵泉、三阴交、足三里，精子活力低下及畸形精子者加命门、太溪，操作用毫针泻法，针刺中极针尖略向下斜刺，使针感向前阴放散。

饮食治疗：薏苡仁 200g、银耳 50g，文火煮粥，加少许白糖，每日食用 2 次；或用薏苡仁 150g、车前草 30g、白茅根 30g，文火煮 1 小时，取汁加白糖少许，凉后随意饮用。

2. 阴虚火旺证

临床表现为婚后不育，精液量少，黏稠色黄，或遗精、头晕耳鸣，五心烦热，潮热盗汗，腰膝酸软，咽干口燥。舌红少津，少苔，脉细数。

治宜滋阴清热，通精排脓。方用知柏地黄汤（《医宗金鉴》）加味。药物组成：熟地黄 24g、山萸肉 12g、生山药 12g、白茯苓 12g、泽泻 9g、牡丹皮 9g、知母(盐水炒) 9g、黄柏(盐水炒) 9g，加金银花 15g、败酱草 15g、枸杞子 15g。

水煎服，每日 1 剂，连服 10 日，服药若无不适，可继服。以 1 个月为 1 个疗程。不方便服用中药，或巩固其治疗，可使用中成药。

本方主证为肾阴不足、阴虚火旺导致的精液量少，黏稠色黄、虚热盗汗、腰膝酸软、头晕目眩、遗精、舌红少苔等。本方重用熟地黄滋阴补肾，填精益髓为主药；山茱萸可补养肝肾、涩精；山药固肾、补脾胃，此三药可补三阴。泽泻利湿降肾浊，减熟地黄之滋腻；茯苓淡渗脾湿，助山药健运；牡丹皮清虚热，可制山茱萸之温涩，此三药三泻，为佐药。知母苦寒，清热泻火；黄柏清热燥湿、泻火除蒸，是清泄下焦的要药，此二药合用，清热之力更明显。加以枸杞子滋补肝肾，金银花、败酱草清热解毒。

若头目眩晕，耳鸣甚者加菊花 15g、女贞子 15g、墨旱莲 15g；口干喜饮者加石斛 10g、天花粉 12g；火旺甚，肾阴亏虚，五心烦热，夜寐盗汗者加龟甲 15g、鳖甲 15g。

中成药：知柏地黄丸，饭前口服，每次 10 丸，每日 3 次。

中医外治法：当归 25g、苦参 30g、蛇床子 30g、知母 25g、黄柏 25g、红花 15g、甘草

10g，煎水熏洗会阴或坐浴，每日1次。

针灸：针刺疗法取大敦、中极、然谷、肾俞、三阴交、曲泉，精子计数少加蠡沟，操作用毫针泻法。

饮食治疗：山药小豆粥：生鲜山药200g（切片），山萸肉50g，赤小豆50g，大枣5枚（切片），加适量水先煎后三味药，之后再入生山药，待山药熟烂后即成，随意食用。

二、临证心得

1. 重视湿热毒邪的致病因素。本病的病因病机多为下焦精室伏热，常因外感湿热，或嗜食肥甘、辛辣之品，或不洁性交，致湿热之邪客于脾经，下注精道，内恋精室；或损伤外肾，致睾丸炎影响精子产生，致附睾炎影响精子成熟过程，致前列腺炎影响精浆成分、精子活力和存活率，致尿道炎杀灭精子，从而导致精子质量下降引起不育。故临床之际尤要重视湿热毒邪的致病因素，活用清利湿热之法。

2. 对于白细胞精子症中医或中西医结合治疗效果较好。对白细胞精子症急性期可采用中西医结合治疗，疗程短，治愈率高；而慢性期则以中医辨证为主，疗程较长，痊愈率较低。中医治疗白细胞精子症主要立足于调治阴阳的整体观，以中为本，以西为用，针对疾病的不同阶段及不同证型，辨证施治。

第七节　血　　精

血精是指男性排出带血精液，根据轻重程度可分为肉眼血精和镜下血精。肉眼血精为肉眼可见精液呈红色或淡红色，镜下血精是指精液外观无异常，仅显微镜下可见少量红细胞。该病在西医中称为精囊炎；而中医学中所指主要为肉眼血精，因热入精室、脾肾气虚等所引起的精室血络受损、血溢脉外，随精而出的出血性疾病，该病在中医中属血淋、虚劳、赤浊等范畴，又称“精血”，病变部位主要为下焦精室。

一、历代论述

1. 隋唐时期　血精在隋代之前无明确系统记载，该病名首见于隋代巢元方《诸病源候论》，称为“精血”，并对血精的病因病机进行了论述，《诸病源候论·虚劳精血出候》：“肾藏精，精者，血之所成也，虚劳则生七伤六极，气血俱损，肾家偏虚，不能藏精，故精血俱出也。”该时期认为血精的病变根本为“虚”，多由肾气亏虚、精血俱损所致。

2. 明、清时期　至明代时，各医家对血精有了更深入的认识，如明代戴元礼《证治要诀·遗精》：“失精梦泄，亦有经络热而得者。若以虚冷，用热剂则精愈失……以此见赤浊，亦有自热而得。”明代皇甫中《明医指掌》：“夫赤白二浊，其色虽殊，总归于火，火郁下焦，精化不清，故有赤白。白者属气，赤者属血，而精者实血之所化也。好色之徒，勤于御女，精出有限而欲无穷，血为火迫，不及化精，故其色赤，从乎血也。”这里所指之赤浊，即指血精之症。明代张景岳在《景岳全书》一书中记载：“盖肾者主水，受五脏六腑之精而藏之,故凡劳伤五脏,或五志之火致令冲任动血者,多从精道而出……”其认为血精主要来自下焦精宫,是由火热之邪伤及冲任之脉所致,并指出了血精的病变部位。该时期已认识到火热之邪伤及经络、迫血妄行是造成血精的主要原因,并明确提出血精病变部位为下焦精宫。明代李中梓《医宗必读·赤白浊》曰:“精者,血之所化,浊去太多,精化不及,赤未变白,故成赤浊,此虚之甚也。所以少年天癸未至,强力行房,所泄半精半血,壮年施泄无度,亦多精血杂出。”李氏从精血理论的基础上,对血精进行了论述,认为精由血化,精损过度,血化精不及,故血出而见赤浊。并指出这里的赤浊,即是精病之赤浊。同时认识到少年早婚、房事不节、房劳过度会造成半精半血、精血杂出之血精症。此时期基本奠定了血精“热与虚”的理论基础。对血精治疗,明代《医宗必读》《证治要诀》所载有加味清心饮、远志丸等方;《医学纲目》又有“男服滋肾丸,女服六味地黄丸”之说。至清代时,在前人明确血精的病因病机基础上对其治法有了更加翔实的探讨,清代吴谦在《医宗金鉴》言:“尿血同出痛淋血,尿血分出溺血名……淋血、溺血二证,若尿与血同出而痛,名曰淋血;尿与血分出,名曰溺血。溺血为精窍之病,用四物倍加牛膝。淋血为尿窍之病,用八正散,加木通、生地、郁金治之。”清代医家王孟英在阴阳易病症的治疗中载有精室的引经药,如烧裆灰、鼠矢、竹茹、天花粉、薤白、滑石、槐米、土茯苓等。

二、临证要点

(一)辨证要点

首先要辨别虚实。本病病因较多,病机复杂,临床表现又有轻重缓急之不同,可概括为虚实两个方面,应注意分清虚实论治,则疗效益佳。实证多为湿热火毒之邪下扰精室,络破血溢而成,临床以青壮年和血精初期为主。症见发病急骤,精液色泽鲜红,多伴会阴、睾丸、下腹部疼痛,口苦咽干,面红目赤,便干溲赤,舌红苔黄,脉数。虚证多为脾肾亏虚,气虚不摄,血不归经而成。临床以年老体衰、久病正虚者为主,症见发病较缓,病程较长,精液多为淡红或暗红色,多伴会阴、睾丸或下腹部隐痛,心悸、气短、腰酸,脉沉细无力。

其次要明辨脏腑和寒热。依据病因、病史、证候、舌脉、年龄和性格特点而定。一般而言,年轻体壮多为实证,病在心、肝;年高体弱、久病多病者多为虚证,责之于脾肾;虚实夹杂者则本在脾肾虚损,标在心肝火郁,或兼湿热瘀阻。审寒热主要依据伴随症状和舌象、脉象判定。精血鲜红,性欲亢进,会阴胀痛,口苦咽干,心烦多梦,小便黄赤,大便干结,阴囊湿痒,舌红苔黄,脉弦滑数者为热证;性欲减退,勃起欠佳,腰膝酸软,气短乏力,小便清长,大便溏薄,舌淡苔白,脉沉细弱者为寒证。

现归纳为四个证候类型。

(二)辨证论治

1. 湿热下注证

临床表现为血精量多,精液色暗红而质黏稠,射精时有疼痛感,可伴小腹、会阴、睾丸、腰骶部胀痛,口苦咽干,面红目赤,胸脘痞满,大便干结或热泻,小便赤涩刺痛。舌质红，苔黄腻，脉滑数或弦数。

治宜清热利湿，凉血止血，方用龙胆泻肝汤（《医方集解》）加减。药物组成：龙胆草 6g（二钱）、黄芩 9g（三钱）、栀子 9g（三钱）、泽泻 12g（四钱）、木通 9g（三钱）、车前子 9g（三钱）、当归 6~8g（三至四钱）、生地黄 18~21g（六至七钱）、柴胡 9~12g（三至四钱）、生甘草 6g（二钱）。水煎服，每日 1 剂，连服 10 日，服药后无不适，可根据患者病情继续加减应用。

本方主证为肝胆湿热下注，下焦湿热为患，扰及精室。方中龙胆草大苦大寒，其气味厚重而沉下，清肝胆之实火、泻肝胆之湿热，故为方中之君药。黄芩、栀子两药味苦性寒，归胆及三焦经，泻火解毒，燥湿清热，能清上导下，共为臣药。湿热壅滞下焦，故用渗湿泄热之车前子、泽泻、木通导湿热下行，使邪有出路；肝乃藏血之脏，肝经实火，易耗伤阴血，且上述诸药又属苦燥渗利伤阴之品，故用生地黄养阴，当归补血，使祛邪而不伤正；肝脏体阴用阳，性喜条达而恶抑郁，火邪内郁，肝气不舒，用大剂苦寒降泄之品，恐肝胆之气被抑，故用柴胡疏畅气机，并能引诸药归肝胆经，且柴胡与黄芩相配，既解肝胆之热，又增清上之力，以上六味皆为佐药。甘草为使，一可缓苦寒之品防其伤胃，二可调和诸药。诸药相伍，使火降热清，湿浊得消，循经所发诸症，皆可相应而愈。

若精液色暗红重者，加马齿苋 25g、小蓟 15g；射精时有疼痛重者，加延胡索 15g、川楝子 12g；小便赤涩刺痛重者，加白茅根 15g、瞿麦 12g。

中成药：龙胆泻肝丸，每次 9g，每次 2 次，口服。

中药外治法：野菊花、苦参、马齿苋、马鞭草各 30g，水煎坐浴，每晚 1 次。

2. 阴虚火旺证

临床表现为精中带血，血色鲜红，或夹碎屑状陈旧血块，或伴射精疼痛，会阴部坠胀不适，腰骶酸痛，头晕耳鸣，心烦失眠，咽干口燥，小便短黄。舌红少苔，脉细数。

治宜滋阴泻火，凉血安络，方用知柏地黄汤（《医宗金鉴》）合二至丸（《证治准绳》）加减。药物组成：地黄 12g（四钱）、牡丹皮 9g（三钱）、山茱萸 12g（四钱）、山药 30g（一两）、知母 6g（二钱）、黄柏 6g（二钱）、泽泻 9g（三钱）、茯苓 9g（三钱）、女贞子 12g（四钱）、墨旱莲 12g（四钱）。水煎服，每日 1 剂，日服 2 次，连服 15 日，服药后无不适，可根据患者病情继续加减应用，以 1 个月为 1 个疗程。

本方主证为阴虚火旺。方中重用地黄滋阴补肾、填精益髓，为君药。山茱萸滋养肝肾、秘涩精气；山药健脾补虚、涩精固肾，补后天以充先天，共为臣药。泽泻淡渗泄浊，并防地黄之滋腻碍胃；牡丹皮清泻相火，并制山茱萸之温涩；茯苓渗湿健脾，既助泽泻以泻肾浊，又助山药之健运以充养后天；知母、黄柏滋阴泻火，均为佐药。女贞子、墨旱莲滋阴补肾，凉血止血。

若精血明显，加大蓟 10g，小蓟 10g；咽干口燥重者，加玄参 12g，麦冬 12g；小便短黄重者，加白茅根 15g，瞿麦 12g。

中成药：知柏地黄丸，每次 10g，每日 3 次，口服。

3. 瘀血阻络证

临床表现为精中带血，血色暗红，或挟有小血块、血丝，外阴、会阴、小腹疼痛，射精时精道疼痛较重。舌质暗或有瘀点，脉涩。

治宜行气活血，化瘀通络，方用血府逐瘀汤（《医林改错》）或桃红四物汤（《医宗金鉴》）加减。药物组成：当归 9g（三钱）、生地黄 9g（三钱）、桃仁 12g（四钱）、红花 9g（三钱）、枳壳 6g（二钱）、赤芍 6g（二钱）、柴胡 3g（一钱）、甘草 3g（一钱）、桔梗 4.5g（一钱半）、川芎 4.5g（一钱半）、牛膝 9g（三钱）。

水煎服，每日 1 剂，连服 15 日，服药后若无不适，可依患者病情继续加减应用。

本方主证为气滞血瘀，络阻血溢。方中桃仁破血行滞而润燥，红花活血祛瘀以止痛，共为君药。赤芍、川芎助君药活血祛瘀；牛膝活血通经，祛瘀止痛，引血下行，共为臣药。生地黄、当归养血益阴，清热活血；桔梗、枳壳一升一降，宽胸行气；柴胡疏肝解郁，升达清阳，与桔梗、枳壳同用，尤善理气行滞，使气行则血行，以上均为佐药。桔梗并能载药上行，兼有使药之用；甘草调和诸药，亦为使药。合而用之，使血活瘀化气行，则诸症可愈。

若瘀痛入络，可加三棱 15g，莪术 15g；气机郁滞较重，加川楝子 12g，香附 12g；胁下有痞块，血瘀重者，可酌加丹参 20g，烫水蛭 9g。

中成药：血府逐瘀口服液，每次 10ml，每日 3 次口服。

4. 脾肾气虚证

临床表现为精液带血，血色淡红，性欲减退，伴神疲乏力，面色少华，头晕目眩，动则气促，腰骶酸痛，食少便溏，小便清长，舌质淡胖，苔白，脉沉而弱。

治宜补肾健脾，益气止血。方用大补元煎（《景岳全书》）加减。药物组成：人参 3~6g（一至二钱）、山药 6g（二钱）、熟地黄 6~9g（二至三钱）、当归 6g（二钱）、杜仲 6g（二钱）、枸杞子 6g（二钱）、山茱萸 3g（一钱）、甘草 6g（二钱）。水二盅，煎七分，每日 1 剂，食远温服，连服 15 日。

本方主证为脾肾两亏，气虚不摄。方中人参大补元气为君药，气生则血长。山药补脾气，助人参以济生化之源；熟地黄、枸杞子、山茱萸补肝肾、益精血，滋补真阴，共为臣药。当归补血活血使血行而不瘀滞；杜仲补肝肾，助肾阳；甘草助山药补脾气、调和诸药，共为佐药。全方合用有气血双补，肝、脾、肾共养之效。

若元阳不足多寒者，于本方加制附子 5g，肉桂 3g；偏气虚者，加黄芪 35g，白术 20g；血滞者，加川芎 12g，丹参 25g；滑泄者，加五味子 12g，补骨脂 10g。

中成药：无比山药丸，每次 9g，每日 3 次，口服。

三、名家经验

徐福松：血精多属虚证，阴虚火旺为本、湿热下注为标，气血两虚是失精失血之果。治疗时重视药味归经，善用引经药以利药物直达病所。主张在药物治疗的同时，加强生活行为方式的干预，重视患者体质偏胜，认为得血精者应适量增加性生活频率，以促进瘀血败精排泄及新鲜精液再生，可达到外科切开引流的目的。

孙自学：血精虚实皆可发病，其病因复杂，病机虚实多变。血精初期多为湿热内蕴之实证，日久不愈则为阴虚火旺、脾肾亏虚，或久病入络，瘀血阻滞，正虚邪恋，乃成虚实夹杂之证。治疗原则为辨证以治本，化瘀止血以治标。血溢于精液之中，治疗当以止血为要，治法有滋阴降火、凉血止血、益气止血。湿热下注者，当清热利湿、凉血止血；瘀血阻滞者，当活血化瘀、通络止血。然离经之血溢于脉外即成瘀血，瘀血不去，新血不得归经，出血不止；瘀血阻碍气机，又成为新的致病因素，致使血精反复发作，难以治愈。化瘀止血以治标不仅能止血而不留瘀、又能祛瘀而止血，一举两得。

郭军：治疗血精讲究审病求因，认为血精多因感受湿热毒邪或饮食不节、内生湿热，循经下移精室，灼伤血络而成；或因房劳过度，频繁手淫以致肾阴亏虚，虚火灼络所致；抑或阴部外伤损伤下焦经络，或七情内伤使气血瘀滞积于下焦而致病。血精初期多为湿热内蕴灼伤血络之实证，久治不愈则发展为阴虚火旺、脾肾亏虚之虚证，或久病入络、瘀血阻滞、正虚邪恋，成虚实夹杂之证。辨证论治分初期、中期、后期 3 期，初期清热凉血止血，中期活血凉血兼疏肝止痛，后期补肾健脾兼活血化瘀。

四、临证心得

1. 中医治疗血精应明确患者病情之新旧，血精初期多为湿热内蕴之实证，日久不愈则发展为阴虚火旺、脾肾亏虚之虚证，或久病入络，瘀血阻滞，正虚邪恋，成虚实夹杂之证。对血精的治疗当根据不同病机分别以清热利湿凉血或益气摄血、滋养肝肾为主，对病久伴气滞血瘀者，又以活血止血为法。由于血精的基本病机是血溢脉外，故无论何种证型均可酌情加止血之品。该病经及时治疗后一般可获愈，预后较为良好。在中医辨证论治思想指导下，联合应用中药纳肛、中药保留灌肠等方式进行治疗，在临床上往往会有良好的效果。

2. 冲脉为血海，下注于精室化为精而为将所藏，从经脉走形来看，血精尚与冲任失调相关，“冲脉起于少腹之内胞中，夹脐左右上行……”“任脉起于少腹之内，胞室之下，出会阴之分……”于女性而言，胞即西医学的子宫，于男性而言，胞当为精囊及前列腺，这可以从西医学男女生殖器衍化的对比关系得以证实。认识到血精与冲任失调相关，就能借鉴妇科治疗月经及崩漏的知识，丰富临床辨证治疗手段，提高顽固性血精病的临床治疗效果。

第八节　精液不液化

正常情况下，在 25~37℃室温条件下，精液排出体外 15~20 分钟后逐渐液化，若精液液化时间超过 1 小时，称为精液不液化，或精液液化不良。中医文献中，没有精液不液化的类似记载，但与淋浊、精寒、精热有关。当代中医称精液不液化为“精滞”，本病大多以婚后男性不育而就诊。

一、临证要点

（一）辨证要点

要详查病因。首先要与生理性精液黏度增加相鉴别。这种情况多见于长期禁欲，贮精不泄者，其液化时间虽然相对延长，但不超过 1 小时，仍属正常范围。其次，要注意与慢性前列腺炎相鉴别。慢性前列腺炎是导致精液不液化的主要原因，但精液不液化并非均由前列腺炎引起，要注意寻找其他病因。

要分清虚、实、寒、热。虚者，多以肾虚为主，肾虚又分肾阴虚、肾阳虚。阳虚则外寒，阴虚则内热。实者多湿热、痰浊。虚者当补肾填精，实者宜清热利湿、化痰祛瘀。

现归纳为四个证候类型。

（二）辨证论治

1. 肾阳亏虚证

临床表现为婚后久不育，精液不液化，神疲乏力、畏寒怕冷、腰膝酸痛，小便清长、余沥不尽、尿少或夜尿频多，脉沉细。

治宜温肾壮阳。方用赞育丹（《景岳全书》）加减。药物组成：熟地黄 24g，白术 24g，当归 18g，枸杞子 18g，酒制杜仲 12g，仙茅 12g，巴戟肉 12g，山茱萸 12g，淫羊藿 12g，肉苁蓉 12g，炒韭子 12g，蛇床子 6g，制附子 6g，肉桂 6g。水煎服，每日 1 剂，1 个月为 1 个疗程。

本方主证为肾阳虚弱而导致的精液不液化，方中肉桂、附子、蛇床子、韭子、杜仲、仙茅、巴戟天、淫羊藿、肉苁蓉均属温补肾阳，填精补髓之品；山茱萸、熟地黄、当归、枸杞子俱为滋阴补肾，养肝补血之品；白术健脾益气，以达脾肾皆补之功。诸药合用，具有温阳补肾、益精补血、以固肾中元阳之效。

若见气虚阳微者，加人参 10g、鹿茸（冲服）3g；小便自遗者，加菟丝子 20g、益智仁 15g；少腹拘急冷痛者，加制吴茱萸 3g、炒茴香 12g；大便溏薄者，加补骨脂 12g、怀山药 20g。

中成药：右归胶囊，每次 4 粒，每日 3 次，口服。

按摩疗法：选用关元、肾俞、命门、足三里、次髎、志室等穴位进行按摩。

针灸：取气海、命门、三阴交、地机、关元、肾俞，操作用毫针补法，可针灸并用。隔日 1 次，7 次为 1 个疗程。

2. 肾阴亏虚证

临床表现为婚后久不育，精液不液化，潮热盗汗遗精、心烦失眠、口燥咽干、两颧潮红、小便短黄、大便干结。舌红少津，脉细数。

治宜滋阴清热，方用知柏地黄汤（《医宗金鉴》）加味。药物组成：熟地黄 24g，山萸肉 12g，生山药 12g，白茯苓 12g，泽泻 9g，牡丹皮 9g，知母（盐水炒）9g，黄柏（盐水炒）9g。水煎服，每日 1 剂，连服 10 日，服药若无不适，可继服。以 1 个月为 1 个疗程。不方便服用中药，或巩固其治疗，可使用中成药。

本方主证为肾阴不足、阴虚火旺导致的精液不液化，重用熟地黄滋阴补肾，填精益髓，为主药；山茱萸补养肝肾、涩精；山药固肾、补脾胃，此三药可补三阴。泽泻利湿降肾浊，减熟地黄之滋腻；茯苓淡渗脾湿，助山药健运；牡丹皮清虚热，可制山茱萸之温涩，此三药三泻，为佐药。知母苦寒，清热泻火；黄柏清热燥湿、泻火除蒸，是清泄下焦的要药，此二药合用，清热之力更明显。

若头目眩晕，耳鸣甚者加菊花 15g、女贞子 15g、墨旱莲 15g；口干喜饮者加石斛 10g、天花粉 12g；火旺甚，肾阴亏虚，五心烦热，夜寐盗汗者加龟甲 15g、鳖甲 15g。

中成药：知柏地黄丸，每次 10g，每日 3 次，口服。

饮食疗法：山药粥：生山药 50g，枸杞子 10g，桑椹子 15g，粳米 30g。如精液有红细胞，加土茯苓 15g。每日煮粥温服。

3. 湿热下注证

临床表现为婚后久不育，精液黏稠不液化、色黄，或阴囊潮湿，小便灼热疼痛，大便腥臭稀溏或秘结，小腹胀痛，或身重疲乏，舌红苔黄腻、脉濡数或滑数。

治宜清利湿热。方用程氏萆薢分清饮加减（《医学心悟》）。药物组成：川萆薢 6g（二钱），黄柏（炒褐色）1.5g（五分），石菖蒲 1.5g（五分），茯苓 3g（一钱），白术 3g（一钱），莲子心 2g（七分），丹参 4.5g（一钱五分），车前子 4.5g（一钱五分）。水煎服，每日 1 剂，连服 10 日，服药若无不适，可继服。以 1 个月为 1 个疗程。不方便服用中药，或巩固其治疗，可使用中成药。

本方主证为湿热蕴结，内侵精室，方中以川萆薢为君药，利湿通淋，分清化浊，为治疗本证的特异性药物；配合黄柏清热燥湿，车前子利水通淋，清利膀胱湿热；石菖蒲化湿通窍、定心志以止小便频数；佐以茯苓、白术健脾祛湿，使脾旺能运化水湿；另配莲子心、丹参清心火，以阻心热下移于小肠。全方配伍理论清晰，思路严谨，选药精当，故而疗效极佳。

若小便涩痛，尿道灼热不舒，加萹蓄 15g；会阴、少腹胀痛者，加土鳖虫 6g、皂角刺 15g、白芷 12g、乌药 15g；后期湿热减轻，苦寒攻伐之品当减量，加黄精 15g、菟丝子 15g、枸杞子 15g。

中成药：龙胆泻肝丸，每次 6g，每日 2 次，口服。

针灸：取气海、命门、三阴交、地机、中都、阴陵泉，操作用毫针泻法，隔日 1 次，7 次为 1 个疗程。

4. 痰浊瘀阻证

临床表现为婚后久不育，精液不液化，精液量少，少腹刺痛、入夜尤甚，睾丸、会阴部胀痛，头身困重。舌质暗红，舌下脉络迂曲增粗，苔腻，脉涩或细涩。

治宜化痰通络。方用血府逐瘀汤（《医林改错》）加陈皮、姜半夏、炒白芥子加减。药物组成：桃仁 12g（四钱），红花、当归、川牛膝、生地黄各 9g（三钱），川芎、桔梗各 5g（一钱半），赤芍、枳壳、甘草 6g（二钱），柴胡 3g（一钱），陈皮、姜半夏、炒白芥子各 15g。

水煎服，每日 1 剂，连服 10 日，服药若无不适，可继服，以 1 个月为 1 个疗程。不方便服用中药，或巩固其治疗，可使用中成药。

本方主证为痰浊瘀阻，精道不利。方以桃仁破血行滞而润燥，红花活血祛瘀以止痛，共为君药。赤芍、川芎助君药活血祛瘀；牛膝活血通经，祛瘀止痛，引血下行，共为臣药。生地黄、当归养血益阴，清热活血；桔梗、枳壳一升一降，宽胸行气；柴胡疏肝解郁，升达清阳，与桔梗、枳壳同用，尤善理气行滞，使气行则血行，以上均为佐药。桔梗并能载药上行，兼有使药之用；甘草调和诸药，亦为使药，另加陈皮、姜半夏、炒白芥子增强化痰祛浊之功。全方配伍特点有三：一为活血与行气相伍，既行血分瘀滞，又解气分郁结；二为祛瘀与养血同施，则活血而无耗血之虑，行气又无伤阴之弊；三为升降兼顾，既能升达清阳，又可降泄下行，使气血和调。合而用之，使血活瘀化气行，则诸症可愈。

若久病入络者，可加全蝎 3g、穿山甲 3g、地龙 10g、三棱 12g、莪术 12g 等以破血通络止痛；气机郁滞较重者，加川楝子 9g、香附 9g、青皮 9g 等以疏肝理气止痛；胁下有痞块，属血瘀者，可加丹参 9g、郁金 9g、土鳖虫 9g、水蛭 9g 等以活血破瘀，消癥化滞。

中成药：桂枝茯苓胶囊，口服，每次 4 粒，每日 3 次。

二、名家经验

王琦：本病多为湿热蕴结下焦，湿热蕴蒸，阴津亏损，气化失常致精稠不化；或为肾阴不足，相火偏亢，热炼精稠。湿热蕴结者，易阻碍气机，灼伤阴液，故治疗当以清热、利湿、通络、养阴为法。药用黄柏、虎杖草、土茯苓、车前子、茯苓、薏苡仁等清热利湿，王不留行、地龙、泽兰叶等通络，天花粉、知母等清热养阴。若肝经湿热盛者，加龙胆草、栀子、夏枯草；瘀血明显者，加水蛭、赤芍、牡丹皮。阴虚火旺者，治宜滋阴清热，盖火旺由于阴亏，肾阴充盈，则相火自息，精液得化。药用黄精、生熟地黄、山茱萸、枸杞子滋肝肾之阴；天花粉、女贞子、知母滋阴清热；黄柏、夏枯草、泽泻清泻相火；泽兰、牡丹皮活血通络；川续断补肝肾，川牛膝行血脉，补而不滞，防苦寒伤阳。清滋并行，滋补肾水、益精气，清相火、散瘀血，用药重甘寒、甘润而慎苦寒，常获良效。此外，在辨证用药时，还针对精液不液化病症加入溶酶之物，如鸡内金、麦芽、谷芽、山楂、乌梅、地龙等，尤其是助脾胃化生之品，可以调节全身的酶活性，有利于精液液化物质补充及功能的恢复。

门成福：该病病机为肾虚血瘀，以肾虚为本，血瘀为标，总属本虚标实之证。以滋阴降火、活血化瘀、清热利湿化痰为主要治则，使阳气得以生化，阴液得以滋补，瘀血得以运行，湿热得以消除，从而达到阴阳平衡。治疗常用自拟益肾利湿汤，基本药物为熟地黄 25g，炒山药 25g，山茱萸 15g，丹参 15g，赤芍 15g，水蛭 10g，牡丹皮 15g，金银花 25g，栀子 15g，薏苡仁 30g，泽泻 15g，菟丝子 25g，茯苓 15g，炒杜仲 15g，连翘 15g。用栀子、薏苡仁等清利湿热；丹参、赤芍、水蛭活血化瘀，可以改善精室循环和精子生成的环境；水蛭味咸苦，性平，入肝、膀胱经，宜生用，不仅能阻滞血凝，也同样善破冲任之瘀，有液化精液之功效。

莫矜耀：精液属阴津之类，且为肾所属，与肾的气化功能有直接的关系。精液液化不良以阴虚为本，火热为标，阴虚火旺为基本病机。治疗以滋阴降火为大法。此外，阴虚常与湿热相兼为病，故在治疗上，清利和养阴常同时应用；若肾阳虚，气化失常，不能单纯温补，宜求保持阴阳平衡，所以常用具有滋阴降火作用的液化汤为基础方进行加减（生地黄、牡丹皮、沙参、麦冬、何首乌、枸杞子、女贞子、桑椹子、菟丝子、黄柏、知母）。方中菟丝子乃为阳中求阴之意，阴得阳助则生化无穷。湿热下注者，常加川萆薢、薏苡仁、车前草、石菖蒲、川牛膝、大青叶、虎杖草、土茯苓等清利下焦湿热。阳虚寒凝者，药用仙茅、巴戟天、淫羊藿、鹿角霜、杜仲、覆盆子等以温肾助阳，补肾摄精，达到“阳中求阴，阴中求阳”之功效。

三、临证心得

1. 临证治疗宜分标本虚实。实证以祛邪为主，着重化痰行瘀，清热利湿；虚证以扶正为主，宜温肾益阳，滋阴抑火。在本病的治疗过程中，热邪清之，寒邪温之，初实宜通之，久虚宜补之，寒热互结者清温并用，虚实夹杂者补泻兼施。

2. 据相关资料统计，现代罹患此病者以湿热下注者为多。就本病而言，湿热下注者又多伴有生殖系统感染，清热利湿配合抗感染治疗，每获佳效。

3. 在中医辨证论治思想的指导下，可应用中药纳肛、中药保留灌肠等方式进行治疗，临床上往往会取得良好的效果。临床上，精液不液化常与弱精子症或畸形精子症等同时存在而致不育，治疗时要统筹兼顾，综合考虑，主次明晰，切勿本末倒置。寒凉或苦寒的中药，如知母、黄柏、龙胆草等，不宜使用时间过长，或进行适当配伍。要做好摄生调护，绝大多数患者均能获得理想效果，预后良好。

第九节　精液量异常

精液量异常分为精液量过多和精液量过少两种情况，本文主要讨论精液量过少。在正常情况下，一次排出精液量低于 1.5ml，即可诊断为少精液症。本病属于中医学“精少”“少精”“精清”等范畴。

一、临证要点

（一）辨证要点

首要辨别虚实。论病之因，不出外感内伤；论病之情，则以寒、热、虚、实、表、里、阴、阳，八字统之，其中尤以虚实为重。本病虚者以肾精亏虚、气血不足为主，实者以湿热下注、败精瘀阻为先，虚实之间常相互夹杂，呈现为虚中含实、实中含虚、虚实夹杂的病理特点。

次辨相兼症状。腰膝酸软，生长发育迟缓，成人生殖功能减退，早衰，耳鸣，发脱，牙齿松动，失眠健忘多为肾精亏虚；面色萎黄少华，少气懒言，倦怠乏力，头晕目眩，心悸少寐，食少纳呆多为气血不足；小便尿涩，灼热刺痛，尿色黄赤，多为湿热下注；少腹或会阴疼痛，射精疼痛，多为败精瘀阻。

现归纳为四个证候类型。

（二）辨证论治

1. 肾精亏虚证

临床表现为久婚未育，精液量少，腰膝酸软，头晕耳鸣。舌淡，苔薄白，脉沉细无力。

治宜补肾填精。方用五子衍宗丸（《摄生众妙方》）加味。药物组成：枸杞子 48g，菟丝子 48g，五味子 12g，覆盆子 24g，车前子 12，熟地黄 15g，淫羊藿 15g，陈皮 12g。

水煎服，每日 1 剂，连服 10 日，服药无不适，可继续服用，以 3 个月为 1 个疗程。不方便服用汤剂者，可改用丸剂或中成药。

本方主证为肾精亏虚。方中枸杞子性平，菟丝子微温，两药相合补肾填精，滋补肝肾，共为君药；五味子与覆盆子性甘，味酸涩，酸甘化阴，可固肾精，滋肾阴，共为臣药；车前子性寒，利水清热，滋肝肾之阴，利湿而不伤阴，与五味子相合，补中有通，共奏填精补髓、疏利肾气之功，共为佐使药。加以熟地黄、淫羊藿补肾助阳，陈皮理气健脾。

若有精亏甚者，可酌加紫河车（冲服）3g、龟甲胶（烊化）10g、鹿角胶（烊化）10g；偏于阴虚，精液黏稠不液化者，可加地骨皮 12g、烫水蛭 5g；阴虚夜间盗汗、潮热明显者，可加生山药 30g、酒萸肉 12g、地骨皮 12g；大便干结不畅者，可加酒苁蓉 15g、决明子 30g。

中成药：麒麟丸，每次 6g，每日 3 次，口服；或生精胶囊，每次 4 粒，每日 3 次，口服。

2. 气血不足证

临床表现为久婚未育，精液量少，头晕目眩，形体消瘦，精神不振，神疲乏力，面色不华，心悸气短。舌淡，苔薄白，脉细弱。

治宜补气养血，补肾填精。方用十全大补汤（《传信适用方》）加味。药物组成：人参 6g，白术 9g，白芍 9g，茯苓 9g，黄芪 12g，川芎 6g，熟地黄 12g，当归 9g，肉桂 3g，甘草 3g，生姜 3 片，大枣 2 个，加菟丝子 30g，淫羊藿 15g，紫河车（冲服）6g，陈皮 12g。

水煎服，每日 1 剂，连服 10 日，服药无不适，可以继续服用。以 3 个月为 1 个疗程。不方便服用汤剂者，可改用丸剂或中成药。

本方主证为气血不足，精化无源。方中以人参、白术、茯苓、甘草益气健脾，脾气健旺则气血生化有源，肾气得养。以当归、熟地黄、川芎、白芍养血和营，以使精血互生，加黄芪、肉桂温养阳气，鼓舞气血生化；生姜、大枣顾护脾胃。更加以陈皮补气健脾，菟丝子、淫羊藿、紫河车补肾填精。诸药相合，气血双补，益后天，补先天，共奏生精助育之效。

若有眠差多梦者，可加酸枣仁 15g，合欢皮 12g；阳虚形寒肢冷者，可加鹿茸（冲服）3g，巴戟天 15g；阴虚夜间盗汗者，可加山药 30g，地骨皮 12g。

中成药：十全大补丸，每次 6g，每日 3 次，口服。

3. 湿热下注证

临床表现为婚后不育，精液量少，尿道灼热，小便黄赤，口苦黄腻，大便不爽，阴囊潮湿。舌质红，苔黄腻，脉濡数或滑数。

治宜清热利湿，补肾填精。方用程氏萆薢分清饮（《医学心悟》）加味。药物组成：萆薢 6g（二钱），黄柏 1.5g（五分），石菖蒲 1.5g（五分），茯苓 3g（一钱），炒白术 3g（一钱），莲子心 2g（七分），丹参 4.5g（一钱五分），车前子（包煎）4.5g（一钱五分），熟地黄 15g，菟丝子 30g，黄芪 30g，陈皮 12g。

水煎服，每日 1 剂，连服 10 日，服药无不适，可继续服用。以 3 个月为 1 个疗程。不方便服用汤剂者，可改用丸剂或中成药。

本方主证为湿热蕴结，灼伤肾精。方以萆薢为君，清利湿热。黄柏清热燥湿，车前子利水通淋，二药相合为臣，加强君药清利下焦湿热之力。茯苓、白术、陈皮补气健脾祛湿，中焦脾旺，则水湿自除，石菖蒲、丹参、莲子心清心火，去痰湿，俱为佐药。诸药相合清热利湿，配以熟地黄、菟丝子、黄芪共奏滋阴生精助育之效。

若有湿热阻滞，精液黏稠不液化者，可加蒲公英 15g、败酱草 15g；湿热瘀阻，小腹坠胀，会阴部胀痛者，可加三棱 12g、丹参 30g、川牛膝 15g；尿频尿急者，可加萹蓄 12g、瞿麦 12g；尿道灼热疼痛者，可加灯心草 6g、金银花 12g。

中成药：龙胆泻肝丸，每次 6g，每日 2 次，口服。

4. 败精瘀阻证

临床表现为久婚未育，精液量少，排精不畅，或射精疼痛，或睾丸、少腹坠胀疼痛。舌质暗有瘀点，脉细涩。

治宜活血化瘀，补肾填精。方用血府逐瘀汤（《医林改错》）加味。药物组成：桃仁 12g（四钱），当归 9g（三钱），红花 9g（三钱），赤芍 6g（二钱），牛膝 9g（三钱），川芎 5g（一钱半），桔梗 5g（一钱半），柴胡 3g（一钱），枳壳 3g（一钱），生地黄 9g（三钱），甘草 3g（一钱），加路路通 15g，山茱萸 15g，菟丝子 30g。水煎服，每日 1 剂，连服 10 日，服药无不适，可继续服用。以 3 个月为 1 个疗程。不方便服用汤剂者，可改用丸剂或中成药。

本方主证为气滞血瘀，精道不通。方中以桃仁破血化瘀为君，佐以红花、赤芍、川芎为臣，加强君药活血化瘀之力。桔梗开宣肺气，合枳壳一升一降，疏理全身气机；柴胡升清达阳，疏理肝气；生地黄滋阴凉血除瘀热，当归补血活血，牛膝补肝肾，通血脉，引药直达病所，俱为佐药。甘草调和诸药为使。诸药相合，活血化瘀，配以山茱萸、菟丝子通窍生精。

若有小腹胀痛者，可加川楝子 10g、延胡索 30g；精液黏稠不液化者，可加烫水蛭 6g、鸡内金 15g。

中成药：桂枝茯苓胶囊，每次 4 粒，每日 3 次，口服。

二、名家经验

徐福松：本病应先辨虚实。虚证以肾虚为主，又有肾精亏虚、肾气不足、命门火衰之别。实证分瘀血阻滞和湿热蕴阻两种证型。治疗原则以虚者补之，实者泻之，瘀者通之。肾阴虚者，当补肾填精、益气养血、滋阴清热；肾气不固者，当益气固精收涩；湿热蕴阻精道者，应根据瘀血和湿热多寡，采用活血化瘀和清热利湿之法以疏通精道。补精或偏于温或偏于凉，常于阴阳偏胜中取事，常用之方多取六味等辈，加紫河车、鹿角胶、龟甲胶等血肉有情之品。补气血或急或缓，要看脾胃强弱。精窍精道阻塞，精泄不畅，加穿山甲、急性子、路路通。

张宗圣：本病以肾精亏虚、热扰精室居多，故以两地汤滋阴以清热，熟地黄、枸杞子、山萸肉、淫羊藿填补肾精，意收“阴得阳升，泉源不竭”之功。两地汤出自清代医家傅青主所著《傅青主女科》，原用来治疗月经先期而少者，笔者根据其主治病机为“肾中火旺而阴水亏”的特点，加味用之于男科疾病，每获良效。

孙自学：肾亏气虚，脉络瘀阻是其主要病机。中医学认为，肾为先天之本，主藏生殖之精，其功能的正常与否直接关系到生殖功能是否正常，肾气的“实、盛、衰”等机体状态直接关乎天癸“至、竭、尽”。肾气与天癸决定了精之“溢、泻、少”，影响男性生殖功能。脾乃后天之本，气血化生之源，后天以滋先天，脾气充健，水谷之精才能更好地滋养生殖之精，生殖功能才能维持正常；脾弱气虚，则会影响生殖功能。本病病程较长，病情缠绵，依据中医“难病从瘀”“久病入络”之理论，该病必有“瘀阻脉络”。基于对该病“肾亏气虚，瘀阻脉络”病机的认识，故治疗当以“补肾益气，活血通络”为大法，选药组方。并创立了“益肾通络补气方”，主要药物有菟丝子、枸杞子、熟地黄、淫羊藿、黄芪、党参、炒白术、陈皮、川牛膝、烫水蛭。

三、临证心得

重视补益肾中阴阳。中医学对男性的生理特点的认识是通过“肾主生殖”等有关理论来阐述的。肾藏精、主生殖，在男性生长发育和生殖生理方面起着重要作用。《素问·上古天真论》曰：“丈夫八岁，肾气实，发长齿更，二八，肾气盛，天癸至，精气溢泻，阴阳和，故能有子。”男子以肾为本，肾藏精，主生殖，男子不育多责之于肾虚，只有在肾气充盛的条件下，天癸才能泌至，精室才能盈满，精气才会溢泻，男女和合，才能有子。大多数医家认为本病的主要病因大概以肾精亏损为主。但是一味地补充肾之阴精，效果并不理想，《景岳全书》中云：“善补阳者，必于阴中求阳，则阳得阴助，而生化无穷；善补阴者，必于阳中求阴，阴得阳升，而泉源不竭。”阴阳双补，才能够起到事半功倍的效果。故临证之际重视补肾温阳与补肾滋阴的联合运用。

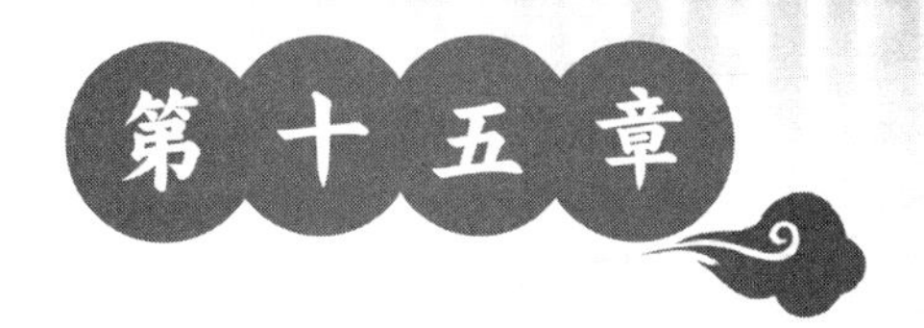

男性不育其他常见疾病

第一节 阳 痿

阳痿即阴茎勃起功能障碍(ED),是指男性除未发育成熟或已到性欲衰退时期外,性交时阴茎不能勃起,或虽勃起但勃起不坚,或勃起不能维持,以致不能完成性交全过程的一种病症,且病程在3个月以上。中医学称之为“阳萎”“筋痿”“阴器不用”“不起”等,明代《慎斋遗书》首见阳痿病名,此后该病名逐渐被后世所沿用,目前阳痿与阳萎病名通用。

一、历代论述

阳痿一病在古文献中命名繁多,明代周慎斋《慎斋遗书》首次以“阳痿”命名,自明代张景岳在《景岳全书·阳痿》中使用“阳痿”这一病名后,阳痿之名使用者始众。

1. 先秦、秦汉时期　在此时期的医籍及经典著作中就已论述了性功能与肾及阴器之间的生理病理关系。现存最早的中医文献《马王堆医书》,已对阳痿有了初步的认识。如《十问》认为外阴“与身俱生而先身死”的原因为“其使甚多,而无宽礼”。《天下至道谈》指出性功能的早衰原因是“卒而暴用,不待其壮,不忍两热,是故亟伤”,这是对老年性阳痿最早的病因学认识。《养生方》《天下至道谈》认为玉茎勃起“不大”“不坚”“不热”的病机为肌、筋、气三者不至,“三气至入”这是对阳痿病机的最早论述,为阳痿从肾论治奠定了基础。

阳痿一病,《黄帝内经》称为“阴痿”(《灵枢·邪气脏腑病形》)或“宗筋弛纵”(《素问·痿论》)。《黄帝内经》把阳痿的成因,归之于“气大衰而不起不用”(《素问·五常政大论》),“热则筋弛纵不收,阴痿不用”(《灵枢·经筋》),认识到虚衰和邪热均可引起本病,且与肝关系密切。如《素问·五常政大论》说:“气大衰而不起不用。”《素问·阴阳应象大论》有“年六十,阴痿,气大衰,九窍不利”的论述。《灵枢·经筋》谓:“热则筋弛纵不收,阴痿不用。”《素问·痿论》曰:“肝气热,则胆泄口苦筋膜干,筋膜干则筋急而挛,发为筋痿。”《黄帝内经》从经络及脏腑关系上把“筋、气”和肾联系在一起,论述了阴茎与肾及经络的关系,《灵枢·经筋》云:“足少阴之筋,起于小趾之下,并足太阴之筋……而上循阴股,结于阴器……与足太阳之筋合。”《素问·金匮真言论》云:“北方黑色,入通于肾,开窍于二阴。”肾之筋结于阴器,且肾开窍于前后阴,从解剖学关系看,肾必然对阴茎的生理功能产生影响。《素问·灵兰秘典论》云:“肾者,做强之官,伎巧出焉。”《素问·上古天真论》云:“二八,肾气盛,天癸至,精气溢泻,阴阳和,故能有子。”说明肾气盛才能天癸至,具有精气充盛的物质基础,才能够男女和合。肾藏精,主生长与生殖功能;精能化气,肾精充足,则能化生肾气,以使男子生殖功能正常,无阳痿的发生。在从肾论及病因病机时《素问·痿论》云:“思想无穷,所愿不得,意淫于外;入房太甚,宗筋弛纵,发为筋痿,及为白淫。”《素问·阴阳应象大论》云:“年六十,阴痿,气大衰,九窍不利,下虚上实,涕泣俱出矣。”指出房劳过甚、年逾花甲可引起肾虚阳痿。

《神农本草经》有“阴痿不足”“阴痿不起”“男子阴痿”“阴痿”“阴痿绝伤”和“丈夫阴气不足”等称谓,载治疗阳痿药物十余种,如白石英、巴戟天、肉苁蓉、蛇床子、桑螵蛸、阳起石、淫羊藿、牡狗阴茎等,这些药物大多为后世医家治疗阳痿所沿用。

2. 两晋隋唐时期　隋唐诸家多从劳作、肾虚立论。对阳痿从肾论治的病机进一步细化,从肾阴、肾阳、肾气、肾精等多角度阐释阳痿的病机。如巢元方最早主张阳痿从肾虚立论,《诸病源候论·虚劳阴痿候》说:“劳伤于肾,肾虚不能荣于阴器,故萎弱也。”王焘《外台秘要·虚劳阴痿候》说:“肾开窍于阴,若劳伤于肾,肾虚不能荣于阴气,故痿弱也。”“五劳七伤阴痿,十年阳不起。”认识到阳痿是虚劳的一种病理反映,起于房劳伤肾,肾中精气亏损,阳气不足所致。故两晋隋唐诸医家在治疗上以温肾壮阳为主,多选用菟丝子、蛇床子、肉苁蓉、续断、巴戟天等温肾壮阳、填精补髓之品。孙思邈特别重视男子阳气,《备急千金要方》谓:“男子者,众阳所归,常居于燥,阳气游动,强力施泄,便成劳损。”常用五补丸、肾气丸、天雄丸等温肾壮阳。

3. 宋、金、元时期　开始涉及肾与其他脏腑之间的病机关系,如从“心肾阴虚阳亢”阐释阳痿病机,肾水不能上济于心火,心火偏亢而下耗肾阴。由于肾阴亏虚,心阳失去肾阴之约束而偏亢,致使心神受扰,神不守舍而产生阳痿,如《洪氏家藏方》《仁斋直指方》《杨氏家藏方》《御药院方》《瑞竹堂经验方》等五部著作都对此病机导致阳痿有一定的认识。

4. 明、清时期　逐渐确立了阳痿以肾为核心的病机思想,不仅强调肾虚致痿,而且也提出肾实致痿,兼及情志与脏腑对肾的影响,把从肾论痿的思想进行了深化与发挥,使之更臻完善。

《明医杂著》云:“男子阴痿不起,古方多云命门火衰,精气虚冷,固有之矣。然亦有郁火甚而致痿者。”所谓郁火致痿,实本《黄帝内经》“热则筋弛纵不收”之旨。《慎斋遗书》正式见阳痿病名。

清代医家对阳痿的研究各有补充。陈士铎《辨证录》主张阳痿应治心,创治“心包火大动”之莲心清火汤,治“君火先衰,不能自主”之起阴汤,治“心火抑郁而不开”之宣志汤、启阳娱心丹,治“心包火衰”之救阳汤,善用莲子、远志、柏子仁、菖蒲、酸枣仁、茯神等治疗阳痿。沈金鳌在《杂病源流犀烛》指出："又有精出非法，或就忍房事，有伤宗筋……又有失志之人，抑郁伤肝，肝木不能疏达，亦致阴痿不起。"林珮琴在《类证治裁·阳痿》提出"先天精弱者"也可引起阳痿的观点。这些论述表明对阳痿成因的认识，越来越深入。韩善徵的《阳痿论》对阳痿重视辨证，以虚实论阳痿，反对滥用燥烈温补，指出"独怪世之医家，一遇阳痿，不问虚实内外，概与温补燥热。若系阳虚，幸而偶中，遂自以为切病；凡遇阴虚及他因者，皆施此法，每用阴茎反见强硬，流精不止，而为强中者；且有坐受温热之酷烈，而精枯液涸以死者。"说明古代医家已经认识到不问病机，但求温肾壮阳之危害。至此，阳痿的理法方药已具有相当丰富的内容。

（1）"惊恐伤肾"论阳痿：明代张景岳《类经》中注释《黄帝内经》有关"恐伤肾"的条文时云："恐则精却，故伤肾。凡猝然恐者多遗尿，甚则阳痿，是其征也。"认为恐甚可导致阳痿。《景岳全书》阳痿篇中详细论述了惊恐致痿的病机："凡惊恐不释者，亦致阳痿。经曰：恐伤肾，即此谓也。故凡遇大惊卒恐，能令人遗失小便，即伤肾之验。又或于阳旺之时，忽有惊恐，则阳道立痿，亦其验也。"清代叶天士《临证指南医案》阳痿案评论云："亦有因恐惧而得者，盖恐则伤肾，恐则气下。"

（2）"命门火衰"论阳痿：明代医家张景岳作为温补派的代表人物，据"阳气者，若天与日，失其所则折寿而不彰"和"肾者主水，受五脏六腑之精而藏之"之经旨，于《景岳全书》中提出了"凡男子阳痿不起，多由命门火衰、精气清冷。但火衰者十居七八，而火盛者仅有之耳"的著名论断。

（3）"真阴亏虚"论阳痿：韩善徵《阳痿论》载"因于阳虚者少，因于阴虚者多"，又"真阳伤者固有，而真阴伤者实多。何得谓阳痿是真火衰乎？"认为相火偏旺，恣情纵欲，或严重手淫，阴精耗损，宗筋失养而成阳痿。

（4）"肾经火郁"论阳痿：明代王汝言《明医杂著》载："肾经郁火而有此症，令服黄柏、知母清火坚肾之药而效，故须审察，不可偏认作火衰也。"

（5）"肺肾虚"论阳痿：明代李时珍《本草纲目·痿》："阴痿，有湿热者，属肝脾；有虚者，属肺肾。"

（6）"心肾不交"论阳痿：明清时期医家对心肾不交致痿有了较完整的认识。清代陈士铎《辨证录》："然心之衰者，亦有肾水虚也。精足则上交于心……虽久战而可以不泄精；虚则心无所养，怯然于中，本不可战。"《未刻本叶氏医案》："心肾不交，心悸内怯，阳痿不举。""情志怫郁，心阳与肾真不交，少寐阳痿。"《辨证录》从阳痿治疗原则上探讨了这一病机："故治阴痿之病，必须上补心而下补肾，心肾两旺，后补命门之相火，始能起痿。"

（7）"肝肾病变"论阳痿

1）从肝肾虚论阳痿：《轩岐救正论》："阳痿精薄，筋柔骨脆，肝肾之气惫矣。"指出肝肾气虚可致阳痿。《冯氏锦囊秘录》："夫阳道为宗筋之所会，肝肾之所钟，元阳之所聚。其有不足者，有肾虚精滑，有精冷精清，或临事而不坚，坚即流而不射……是皆精气不足，而治之者，总不外乎肝肾二家，滋补精血元阳，盖乙癸同源也。"指出肝肾精血不足发生阳痿。

2）从肝肾实证论阳痿:《景岳全书》:“凡肝肾湿热,以致宗筋弛纵者,亦为阳痿。”

3）从肝肾虚实夹杂认识阳痿:《杂病心法集解》:“因肝肾虚,湿热壅于下焦,致阴痿、阴汗、精滑、蒸热。”

（8）“脾肾阳虚”论阳痿:《景岳全书》:“一气丹,治脾肾虚寒,不时易泻腹痛,阳痿怯寒等证。”《时方歌括》:“还少丹,治脾肾俱虚,饮食无味,面少精彩,腰膝无力,梦遗或少年阳痿等症。”

（9）“五脏阳气虚”论阳痿:《辨证录》:“男子有交感之时,妇人正在兴浓,而男子先痿,阳事不坚,精难射远,人以为命门之火衰也,谁知阳气之大虚乎？夫气旺则阳旺,气衰则阳衰。此气也乃五脏之真气,非止命门之火也。戕贼五脏,五脏之真气也消磨,不能助命门之火乎,因而命门之火衰,此所以半途先痿也。”

二、临证要点

（一）辨证要点

首先要辨别虚实。阳痿兼见体质虚弱,精力不充,纳少疲倦,动则气短,舌质嫩体胖,脉以沉细无力为主,此为虚;体质强壮,精力充沛,纳佳,舌质稍红或赤,苔黄厚,脉有力,属实。内伤久病,阳痿渐发,多属虚;新病突发者,属实;中老年,多属虚;中青年,多属实。

其次要辨有火无火。阳痿出现面色㿠白,畏寒肢冷,阴茎勃起力度极差完全不能交媾,舌质淡苔白,脉沉细,是为无火或火衰;阳痿出现烦躁易怒,小便黄赤,阴茎勃起尚可而交媾不能如愿,舌质稍红,苔黄腻,脉弦数或细数,是为有火。

现归纳为六个证候类型。

（二）辨证论治

1. 阴虚火旺证

临床以多见于青壮年,有手淫史,阴茎能勃起,但临时即软,且举而不坚,伴有遗精、早泄,心悸出汗,烦躁易怒,口干不欲饮,腰膝酸软,足跟疼痛,头晕耳鸣,两目干涩,溲黄便干,脉细带数,舌红苔少,或有剥苔或裂纹等为主要表现。

治宜滋阴降火。方用二地鳖甲煎(《徐福松实用中医男科学》)加减。药物组成:生地黄 12g,熟地黄 12g,菟丝子 12g,茯苓 12g,枸杞子 12g,五味子 12g,金樱子 12g,生鳖甲 12g,生牡蛎 12g,牡丹皮 12g,天花粉 12g,续断 12g,桑寄生 12g。

水煎服,每日 1 剂,连服 10 日,服药无不适,可继服 10 剂。以 1 个月为 1 个疗程。不方便服用中药,或巩固期治疗,可使用中成药。

本方适用于阴虚火旺证阳痿。方中生地黄、熟地黄滋阴养血,凉血泄热;天花粉、牡丹皮清热养阴,养血活血;生鳖甲、生牡蛎滋阴潜阳,加强滋阴降火之功;菟丝子、枸杞子、金樱子、续断、桑寄生补肾益阴,固精强腰;五味子收敛固涩;茯苓健脾益气,宁心安神。诸药合用,滋清结合,相辅相成,可收滋阴降火之功。

如虚火炎上甚者,加知母 12g、黄柏 10g;如火烁肺金,加百合 12g;如夜热骨蒸,加地骨皮 12g；若小便溲黄重者，加淡竹叶 12g、白茅根 20g；若大便干结重者，加大黄(后下)3g、炒火麻仁 15g。

中成药：知柏地黄丸，口服，每次 9g，每日 3 次。

2. 命门火衰证

本证是在肾气虚证的基础上，进一步发展而致阴寒，命门火衰。临床以阳痿不举，腰酸膝冷，畏寒肢凉，舌质淡，脉沉迟细为主要表现。

治宜温补命门火。方用右归饮（《景岳全书》）加减。药物组成：制附子(先煎)4~12g，肉桂 4~8g，熟地黄 30g，姜制杜仲 6g，炒山药 6g，枸杞子 6g，炙甘草 6g，山茱萸 4g，菟丝子 12g，当归 15g，鹿角胶(烊化)12g。

水煎服，每日 1 剂，连服 10 日，服药无不适，可继服 10 剂。以 1 个月为 1 个疗程。不方便服用中药，或巩固期治疗，可使用中成药。

本方主证为肾阳不足，命门火衰。方以附子、肉桂、鹿角胶温养肾阳，为君药。熟地黄、枸杞子培补肾阴，取其阴中求阳，助君药化生肾气，菟丝子强阴益精，为臣药。山药、山茱萸补脾益肝，收敛涩精；杜仲强壮益精，当归养血活血，为佐药。炙甘草和中益气，调和诸药，为使药。附子、肉桂温补肾阳以煦暖全身，但纯用热药势必伤阴，故取六味丸中之山药、山萸肉、熟地黄以滋阴，使阳有所附。本方从金匮肾气丸化裁而成，属益火之源的方剂。

如气虚甚，或汗，或晕，或虚狂，或短气者，必大加人参 30g、炒白术 15g；如火衰不能生土，为呕哕吞酸者，加炮姜 15g；如阳衰中寒，泄泻腹痛，加人参 15g、肉豆蔻 15g；如小腹多痛者，加吴茱萸 6g。

中成药：龟龄集，早饭前口服，每次 2 粒，每日 1 次，淡盐水送服。

针灸：取关元、三阴交、肾俞、命门，操作用毫针补法，可用灸，针刺关元针尖略向下斜刺，使针感向前阴放散。

3. 肝气郁结证

临床以阴茎痿软不起，或起而不坚，情绪抑郁，精神不悦，多疑善虑，夜寐梦多，伴性欲减退，甚则将性事视为畏途，胸闷不舒，少腹胀痛，舌质暗红，苔薄白，脉弦细为主要表现。

治宜疏肝解郁。方用逍遥散（《太平惠民和剂局方》）加减。方药炙甘草 18g（半两），当归、茯苓、白芍、白术、柴胡各 36g（一两）。上为粗末，每服 8g，水一大盏，烧生姜一块切破，薄荷少许，同煎至七分，去滓热服，不拘时候。连服 10 日，服药无不适，可继服 10 剂。以 1 个月为 1 个疗程。不方便服用中药，或巩固期治疗，可使用中成药。

本方主证为肝气郁结。方中以柴胡疏肝解郁，使肝气得以条达，为君药。当归养血和血；白芍养血敛阴，柔肝缓急；当归、白芍与柴胡同用，补肝体而助肝用，使血和则肝和，血充则柔肝疏肝，共为臣药。木郁不达致脾虚不运，故以白术、茯苓、甘草健脾益气，既能实土以御木侮，且使营血生化有源，共为佐药。甘草尚能调和诸药，兼为使药。诸药合用，使肝郁得疏，血虚得养，脾弱得复，气血兼顾，肝脾同调，益肾填精，立法周全，组方严谨。

若气郁甚者，加白蒺藜 15g、佛手花(后下)10g、醋延胡索 10g；若肝郁日久化火，症见胸胁灼痛，口苦，口干，舌红，苔薄黄，脉弦数，加牡丹皮 12g、栀子 10g；若血虚而有内热者，加生地黄 15g；若血虚无热象者，加熟地黄 15g。

中成药：柴胡舒肝丸，口服，每次 6g，每日 3 次，温开水送服。

4. 肝经湿热证

临床以阳痿，伴有阴囊潮湿、瘙痒坠胀，小便黄浊，胸胁、少腹、睾丸胀痛，肢体困倦，厌食，泛恶口苦，脘痞腹胀，舌红苔黄腻，脉滑数为主要表现。

治宜清利湿热。方用程氏萆薢分清饮（《医学心悟》）加减。药物组成：川萆薢 6g（二钱），黄柏（炒褐色）1.5g（五分），石菖蒲 1.5g（五分），茯苓 3g（一钱），白术 3g（一钱），莲子心 2g（七分），丹参 4.5g（一钱五分），车前子 4.5g（一钱五分）。水煎服，每日 1 剂，连服 10 日，服药无不适，可继服 10 剂。以 1 个月为 1 个疗程。不方便服用中药，或巩固期治疗，可使用中成药。

本方主证为肝经湿热蕴结。方中以川萆薢为君药，利湿通淋，分清化浊；配合黄柏清热燥湿，车前子利水通淋，清利膀胱湿热；石菖蒲化湿通窍、定心志；佐以茯苓、白术健脾祛湿，使脾旺能运化水湿；另配莲子心、丹参清心火，以阻心热下移于小肠。全方配伍理论清晰，思路严谨，选药精当。

如小便涩痛，尿道灼热不舒，加萹蓄、瞿麦各 15g；阴囊潮湿重者，加生薏苡仁 35g、泽泻 15g；胸胁、少腹、睾丸胀痛重者，加延胡索 12g、枳实 12g。

中成药：龙胆泻肝丸，每次 6g，每日 2 次，口服。

5. 心脾亏损证

临床以阳痿，伴见心悸健忘，失眠多梦，食少腹胀，便溏，神倦乏力，面色萎黄，舌淡，苔白，脉细弱为主要表现。

治宜健脾养心。方用妙香散（《太平惠民和剂局方》）加减。药物组成：人参 8~12g（二钱至三钱）、黄芪 12g（三钱）、山药 16g（四钱）、茯神 12~16g（三钱至四钱）、茯苓 8~12g（二钱至三钱）、远志 8~12g（三钱至四钱）、木香 8~12g（三钱至四钱）、桔梗 15g（三钱）、炙甘草 8g（二钱）。水煎服，每日 1 剂，连服 10 日，服药无不适，可继服 10 剂。以 1 个月为 1 个疗程。不方便服用中药，或巩固期治疗，可使用中成药。

本方主证为心脾两虚。方中人参、黄芪补益心脾为君药。山药补脾、肺、肾，为臣药。茯神、茯苓、远志宁心安神，桔梗清肺散滞；木香疏肝健脾行气共为佐药。炙甘草和中益气，调和诸药，为使药。诸药合用具有补益心脾之功。

若失眠重者，加夜交藤 15g、合欢皮 15g；若胸脘痞满，纳呆烦恶，加陈皮 12g、苍术 12g；若腹胀纳差重者，加炒神曲 15g、炒麦芽 12g。

中成药：归脾丸，口服，每次 6~9g，每日 3 次，温开水冲服。

6. 瘀血阻络证

临床以阴茎勃起不良，伴勃起胀、刺痛感，少腹、会阴、腰骶部疼痛，睾丸、阴茎根部坠胀不适，舌质紫暗或有瘀点，脉涩不利为主要表现。

治宜活血化瘀通络。方用血府逐瘀汤(《医林改错》)加减。药物组成：桃仁 15g(四钱)，红花、当归、川牛膝、生地黄各 12g(三钱)，川芎、桔梗各 6g(一钱半)，赤芍、枳壳、甘草 8g(二钱)，柴胡 4g(一钱)。水煎服，每日 1 剂，连服 10 日，服药无不适，可继服 10 剂。以 1 个月为 1 个疗程。不方便服用中药，或巩固期治疗，可使用中成药。

本方主证为瘀血阻络。方以桃仁破血行滞而润燥，红花活血祛瘀以止痛，共为君药。赤芍、川芎助君药活血祛瘀；牛膝活血通经，祛瘀止痛，引血下行，共为臣药。生地黄、当归养血益阴，清热活血；桔梗、枳壳一升一降，宽胸行气；柴胡疏肝解郁，升达清阳，与桔梗、枳壳同用，尤善理气行滞，使气行则血行，以上均为佐药。桔梗并能载药上行，兼有使药之用；甘草调和诸药，亦为使药。全方配伍，特点有三：一为活血与行气相伍，既行血分瘀滞，又解气分郁结；二为祛瘀与养血同施，则活血而无耗血之虑，行气又无伤阴之弊；三为升降兼顾，既能升达清阳，又可降泄下行，使气血和调。合而用之，使血活瘀化气行，则诸症可愈。

若久病入络，可加全蝎 3g、地龙 10g、蜈蚣 2 条，通瘀达络，走窜之力最强；气机郁滞较重，加川楝子 9g、香附 9g、青皮 9g。

中成药：桂枝茯苓胶囊，口服，每次 4 粒，每日 3 次。

三、名家经验

施今墨："方用海马、海狗脊、鹿鞭、鹿茸、海参、九香虫诸动物药，壮元阳，补命火；又加仙茅、仙灵脾、补骨脂、肉苁蓉、楮实子诸植物药，增药力，补肝肾。而方中尚用阳起石一味。"

肖俊逸：阳痿证，多责之阳虚火衰，动则喜用温补。余经四十年阅历，体会到治此不能偏执温补，宜双补阴阳。张景岳尚谓："善补阴者，必于阳中求阴；善补阳者，必于阴中求阳。"本病平补、双补阴阳而效者，尤重从阴中求阳，乃遵景岳之理。

王琦：阳痿以肝论治古已有之，奈何今人滥补壮阳，有鉴于此，故力主从肝论治阳痿。临床上阳痿病人以青壮年求诊者为多，其肾气本应旺盛，究其病因，常因情志所伤，而性交乃宗筋用事，宗筋又为肝所主，故从肝论治颇收良效。肝郁气滞者，多用逍遥散合柴胡疏肝散加蜈蚣；阳气遏抑不伸者，用四逆散加蜈蚣或王不留行、路路通、露蜂房等，以行气痹、通达经络；湿热下注者，用龙胆泻肝汤加蜈蚣或九香虫。九香虫有疏肝解郁，通络振痿的作用，可治性神经衰弱。阴虚火旺者，用三才封髓丹。切忌滥用金匮肾气丸及龟灵集等补肾壮阳剂，以致真阴愈耗阳事愈弱。

四、临证心得

1. 首先要做到科学诊断，在现有技术条件下，尽可能明确病因，从而针对性治疗。中医学认为本病的基本病理变化多为肝郁、肾虚、瘀血。在注重肝肾的同时，也应该关注心与脾。心主血脉，心血虚衰、心气不足、脉络瘀阻，可以直接导致阴茎供血障碍、阴茎充血不足而致阳痿；心藏神，具有主宰人体五脏六腑、形体九窍的一切生理活动和人体精神意识思维活动的功能，心理因素导致的阳痿可能和心的关系更为密切。脾胃为后天之本，气血生化之源，脾胃虚弱，气血生化乏源，会直接影响到肾藏精、肝藏血、心主血脉的功能而致阳痿。临床上，脾胃虚弱、心脾两虚、肝郁脾虚、脾肾两虚为阳痿的常见证型。

2. 中医治疗阳痿仍有优势。中医治疗阳痿是辨证论治，对因治疗，对原发疾病，如动脉硬化尚有改善作用。补肾益气中药对气虚而又肾精不足之原发疾病有明显治疗作用。补肾壮阳药物服用后多有不同程度的性欲增强作用，可从两个层面解决患者的问题。中医药服用后多有精力充沛之感，体质明显增强。药效持续时间长。由于中医药是从根本上改变了体质，不必每次性交前服用。中药服用后还可有改善精子的质量，对于有生育要求的患者更为适合。

3. 从临床资料来看，现今罹患湿热者众。这一点与过去有很大区别，古人在对ED病机的认识上，一向是“火衰者十居七八，火盛者仅有之耳”。目前市场上治疗ED的中成药，亦多为补肾壮阳之品，难怪在临床中疗效欠佳。现代医家报告，湿热证ED病人发病率有逐年上升趋势。这与社会环境有密切关系。这批患者中以中青年人为多，他们当中有的出于交际应酬的需要，有的出于无聊，有的出于嗜好，以酒代食，而致中伤脾胃，脾失健运，湿邪停聚，时日已久则酿湿热之患，正如叶天士所云：“更有湿热为患，宗筋必弛纵而不坚举。”

4. 在辨证治疗的同时，对患者应注意进行正确的性知识教育。临床中ED之人，不乏性知识欠缺者，这类多见于低学历者，他们当中大部分是心因性ED，在性知识方面存在着很多误区，例如过度夸大了手淫的危害。许多人往往只因为偶尔一次同房的失败而造成难治性ED。因此对病患不但要用药物治疗，还要进行心理上的治疗，才能收到事半功倍的效果。

第二节　射精异常（不射精症、射精无力）

射精异常表现为不射精症和射精无力。不射精是指成年男子在性活动中阴茎可正常勃起，且性交能持续足够时间，但无性高潮，不能在阴道内射精的病证。射精无力者有精液排出，但射精的动作和快感不强烈，而是精液缓慢流出。射精无力在中医古籍中并无相关病名，仅有临床症状的描述记载，然而文献提及较少。不射精在中医古籍中当属于中医“精瘀”“精闭”“精不泄”的范畴，其病位在精室。不射精症及射精无力在病因病机方面具有相似性，异病同治，故而在本节中一并论述。

一、历代论述

1. 先秦、秦汉时期　在此时期的医籍就已论述了射精异常的相关问题。《素问·上古天真论》：“二八，肾气盛，天癸至，精气溢泻，阴阳和，故能有子。”可见天癸是在肾精充盈到一定程度上产生的，是射精的主要动力之一，只有肾中精气充盈，才能有助于射精，另外一方面才能有足够的力量将储存的精液射出去，使射精更加有力量。这是对不射精及射精无力病机的最早论述，为不射精及射精无力从肾论治奠定了基础。《素问·六节藏象论》载："肾者，主蛰，封藏之本，精之处也。"肾主藏精，兼司射精，肾亏封藏失职则精关开合失度，以致当射精而精液不出，不当射精而精液自遗。《灵枢·经脉》"肝足厥阴之脉，起于大趾丛毛之际……上腘内廉，循股阴，入毛中，过阴器，抵小腹……"以上可以看出，肝失疏泄，肾封藏异常，可引起气机壅滞，气血不通失养或生殖之精被瘀阻于精道内，而致精关开合失调，出现不射精。

2. 两晋隋唐时期　对不射精症及射精无力从肾论治的病机进一步细化，隋代巢元方《诸病源候论》认为不射精的病机是肾阳不足、虚劳而致，云："泄精，精不射出，但聚于阴头。"唐代孙思邈《备急千金要方》载："能交接，而不施泄。"认为不射精的病机是由于肾精不足、阳气亏虚无以化生和推动所致，从肾阳虚阐释不射精及射精无力的病机，特别注重男子的阳气，认为阳气在男子性功能射精活动中起着至关重要的作用。孙思邈在《千金要方·膀胱腑》又云："男子者，众阳所归，常居于燥，阳气游动，强力施泄，则成虚损损伤之病。"所以其认为肾阳命门少火的温养，是成功射精及有力射精的保证。

3. 宋、金、元时期　开始涉及肾与其他脏腑之间的病机关系，朱丹溪《格致余论》谓："主闭藏者，肾也，司疏泄者，肝也，二脏皆有相火，而其系上属于心，心，君火也，为物所感则易动，心动则相火亦动，动则精自走。"指出射精无力与肝中所寄相火的亢盛相关，相火亢盛精液自行流出。《格致余论》："血藏肝中，精涵肾内，若肝气不开，则精不能泄。"肝肾两者共同协调维持精室之贮藏、排泄功能，肝失疏泄，肾封藏异常，可引起足厥阴肝之经脉进入阴器不通，气机壅滞，气血不通失养或生殖之精被瘀阻于精道内，肾的精关开合失调，故不射精，认为不射精与肝气的疏泄、气血流通有很大关系，另外也间接阐述了不射精的治疗可从瘀阻入手。

4. 明、清时期　确立了不射精及射精无力是以肾为核心的病机思想，强调肾精肾阳不足致其射精异常，兼及情志对肾的影响，把从肾论射精异常的思想进行了深化与完善。

（1）"肾精、肾阳亏损不足"论射精异常。明代张景岳《景岳全书》谓"凡男子之不足，则有精滑，精清，精冷者及临事不坚或流而不射者……""夫男子之病……有精冷精清，或临事而不坚，坚即流而不射，是皆精气不足者也"。射精异常的病机在肾虚，该病主要表现在肾精肾气亏损、肾阳不足上，一个体现在射精的动力上，一个体现在精液的生成量上。何梦瑶在《医碥》中也认为："气根于肾，亦归于肾，故曰肾纳气，其息深深。"一方面无精可射或精液量少而不足以射出，变成不射精症；另一方面精关开阖失司，肾阳不足，精关开启射出无力，无法将精液强有力地射出，变成射精无力症。清赵献可《医贯》有"久战而不泄"等记载。

（2）"肝失疏泄、气机不畅"论射精异常。清代陈士铎《辨证录》言："色藏肝中，精涵肾内，若肝气不开，则精不能泄。"肝主疏泄，肾司封藏；两者藏泻互用，相辅相成，互相制约，今肝疏泄失职，肾封藏开合失度，故见同房时不射精，同房后反有遗精。清代唐容川《血证论》言"运血者即是气"，只有气足够充盛，气机调畅，则气能行血，血液的正常运行才得以保证。反之气亏少，则无力推动血行，发生血瘀的病变，血瘀又引起气滞和气虚。精室为肾所主，与气血运行具有不可分割的关系，所以肾气和血运正常是相互影响相互作用的，共同维持着精液的正常分泌和排泄。气滞则射精不出，气虚则射精无力。

二、临证要点

（一）辨证要点

首先要辨别虚实。不射精及射精无力者兼有腰膝酸软，头晕目眩，耳鸣，遗精盗汗，舌红脉细，此为肾阴虚；肾阳肾气虚患者，常伴有腰酸腿软，畏寒肢冷，面色苍白，性欲低下，精力不足，动则气短，舌质嫩体胖，脉以沉细无力为主。体质强壮，精力充沛，舌质稍红或赤，苔黄厚，脉有力，属实。若伴有睾丸胀痛，尿急、尿痛、尿不尽，阴囊潮湿，舌红苔黄腻，脉滑数，此为湿热下注精道；若平素心烦易怒，胸闷善太息，神倦乏力，舌暗瘀斑，此为肝郁血瘀疏泄不畅。实者多瘀阻，虚者多亏虚。

其次要辨脏腑。本病病位在心、肝、肾；病因多为七情内伤、败浊内停、劳欲过度、久病体虚、禀赋不足；病机为肾精虚损、精道不通、精关开合失司，且多为虚实夹杂。

现归纳为五个证候类型。

（二）辨证论治

1. 肾阴亏损证

临床表现为夫妻同房男子不射精或射精无力，伴五心烦热，性欲亢进，咽干口燥，便干溲黄，舌红少苔或无苔，脉细数。

治宜滋阴清热。方用知柏地黄汤（《医宗金鉴》）加味。药物组成：熟地黄 24g（八两），山萸肉 10g（三两），生山药 20g（四两），白茯苓 20g（四两），泽泻 10g（三两），牡丹皮 10g（三两），知母（盐水炒）9g（三两），黄柏（盐水炒）9g（三两）。水煎服，每日 1 剂，连服 10 日，服药无不适，可继服 10 剂。以 1 个月为 1 个疗程。不方便服用中药，或巩固期治疗，可使用中成药。

本方主证为肾阴不足、阴虚火旺。本方重用熟地黄滋阴补肾，填精益髓，为主药。山茱萸补养肝肾、涩精；山药固肾、补脾胃，此三药可补三阴。泽泻利湿降肾浊，减熟地黄之滋腻；茯苓淡渗脾湿，助山药健运以和之；牡丹皮清虚热，可制山茱萸之温涩，此三药三泻，为佐药。知母苦寒，清热泻火；黄柏清热燥湿、泻火除蒸，是清泄下焦的要药，此二药合用，清热之力更明显。

若头目眩晕，耳鸣甚者加菊花 15g、女贞子 15g；口干喜饮者加石斛 10g、天花粉 12g；火旺甚，肾阴亏虚，五心烦热，夜寐盗汗者加龟甲 15g、鳖甲 15g。

中成药：知柏地黄丸，每次 10g，每日 3 次，口服。

2. 肾精亏虚证

临床表现为夫妻同房男子不射精或射精无力，伴见腰膝酸软，须发早白，头晕耳鸣，舌淡，苔薄，脉沉迟。

治宜补肾填精。方用五子衍宗丸（《摄生众妙方》）。药物组成：枸杞子 24g（八两）、菟丝子 24g（酒蒸捣罗）（八两）、五味子 6g（二两）、覆盆子（酒洗去皮）12g（四两）、车前子（扬净）6g

(二两)。

水煎服,每日1剂,连服10日,服药无不适,可继服10剂,以1个月为1个疗程。不方便服用中药,或巩固期治疗,可使用中成药。

本方主证为肾精亏虚。方中枸杞子性平,菟丝子微温,两药相合补肾填精,滋补肝肾,共为君药;五味子与覆盆子性甘,味酸涩,酸甘化阴,可固肾精,滋肾阴,共为臣药;车前子性寒,利水清热,滋肝肾之阴,利湿而不伤阴,与五味子相合,补中有通,共奏填精补髓,疏利肾气之功,而为佐使药。

如真阴不足,虚火上炎,加女贞子12g、麦门冬8g;如干咳少痰者,加百合12g;如小便不利者,加茯苓12g;如大便燥结者,加肉苁蓉10g。如阴囊胀痛潮湿者,加川楝子10g。

中成药:麒麟丸,每次6g,每日3次,口服。

3. 肾阳不足证

临床表现为夫妻同房男子不射精或射精无力,伴见性欲淡漠,腰膝酸软,畏寒肢冷,小便频数,偶有五更泄或下肢浮肿,舌淡苔白滑脉沉弱。

治宜温肾助阳。方用右归丸(《景岳全书》)加味。药物组成:熟地黄24g(八两),山药12g(四两),山茱萸9g(三两),枸杞子12g(四两),鹿角胶12g(四两),菟丝子12g(四两),杜仲12g(四两),当归9g(三两),肉桂6g(二两),制附子15g(五两)。

水煎服,每日1剂,连服10日,服药无不适,可继服10剂,以1个月为1个疗程。若不方便服用中药,或巩固期治疗者,可使用中成药。

本方主证为肾阳不足,命门火衰。方中以制附子、肉桂、鹿角胶温补元阳,补养精血,共为君药。熟地黄、枸杞子补肾滋阴,与三味君药相配有阴中求阳之效,为臣药。山药、山茱萸补肝健脾,固肾涩精;菟丝子、杜仲壮肾益精;当归补血养血,与鹿角胶相配,意在精血互化,俱为佐药。诸药相合,温肾助阳,填精益髓。

如气短者,加人参12g、白术10g;如火不暖土、泄泻腹痛者,加炮姜12g、肉豆蔻10g;如血虚血滞者,重加当归12g。

中成药:右归丸,口服,每次1丸(大蜜丸),每日2次,淡盐水送服。

4. 肝郁血瘀证

临床表现为夫妻同房男子不射精或射精无力,平素心烦易怒,胸闷善太息,或有小腹疼痛,腰痛,舌质暗红,或有瘀点瘀斑,脉象弦或沉涩。

治宜活血化瘀通络。方用血府逐瘀汤(《医林改错》)加减。药物组成:桃仁15g(四钱),红花、当归、川牛膝、生地黄各12g(三钱),川芎、桔梗各6g(一钱半),赤芍、枳壳、甘草8g(二钱),柴胡4g(一钱)。水煎服,每日1剂,连服10日,服药无不适,可继服10剂。以1个月为1个疗程。不方便服用中药,或巩固期治疗,可使用中成药。

本方主证为瘀血阻络。方以桃仁破血行滞而润燥,红花活血祛瘀以止痛,共为君药。赤芍、川芎助君药活血祛瘀;牛膝活血通经,祛瘀止痛,引血下行,共为臣药。生地黄、当归养血益阴,清热活血;桔梗、枳壳一升一降,宽胸行气;柴胡疏肝解郁,升达清阳,与桔梗、枳壳同用，尤善理气行滞，使气行则血行，以上均为佐药。桔梗并能载药上行，兼有使药之用；甘草调和诸药，亦为使药。全方配伍，特点有三：一为活血与行气相伍，既行血分瘀滞，又解气分郁结；二是祛瘀与养血同施，则活血而无耗血之虑，行气又无伤阴之弊；三为升降兼顾，既能升达清阳，又可降泄下行，使气血和调。合而用之，使血活瘀化气行，则诸症可愈。

若久病入络，可加地龙 10g、蜈蚣 2 条；气机郁滞较重，加川楝子 9g、香附 9g、青皮 9g。

中成药：桂枝茯苓胶囊，口服，每次 4 粒，每日 3 次。

针灸：肝俞穴、内关穴、神门穴、血海穴、阴陵泉穴、三阴交穴、太冲穴。留针 30 分钟，每日或隔日 1 次，30 次为 1 个疗程。

5. 湿热下注证

临床表现为夫妻同房男子不射精或射精无力，阴部湿痒，尿黄赤，下肢酸沉。舌稍红，苔黄腻，脉弦滑。

治宜清利湿热。方用程氏萆薢分清饮加减（《医学心悟》）。药物组成：川萆薢 6g（二钱），黄柏（炒褐色）1.5g（五分），石菖蒲 1.5g（五分），茯苓 3g（一钱），白术 3g（一钱），莲子心 2g（七分），丹参 4.5g（一钱五分），车前子 4.5g（一钱五分）。水煎服，每日 1 剂，连服 10 日，服药无不适，可继服 10 剂。以 1 个月为 1 个疗程。不方便服用中药，或巩固期治疗，可使用中成药。

本方主证为湿热下注，方中以川萆薢为君药，利湿通淋，分清化浊；配合黄柏清热燥湿，车前子利水通淋，清利膀胱湿热；石菖蒲化湿通窍、定心志；佐以茯苓、白术健脾祛湿，使脾旺能运化水湿；另配莲子心、丹参清心火，以阻心热下移于小肠。全方配伍理论清晰，思路严谨，选药精当。

如小便涩痛，尿道灼热不舒，加萹蓄、瞿麦各 15g；阴囊潮湿重者，加生薏苡仁 35g、泽泻 15g；胸胁、少腹、睾丸胀痛重者，加延胡索 12g、枳实 12g。

中成药：龙胆泻肝丸，每次 6g，每日 2 次，口服。

三、名家经验

李海松：重用生麻黄（常用 15~20g）治疗不射精及射精无力。其意有二：一借麻黄发表之力宣上窍以利下窍，起提壶揭盖之用，且生用通窍之力强；二借麻黄温阳化气助精关开阖有度，使精满则有力排出。此外李教授临证时善将三药合用（石菖蒲 10g、远志 10g、郁金 10g），即取菖蒲郁金汤之意，增强化痰通窍之力，且三药均有活血之功，发前人未所发，从痰湿方面辨证。

王琦：认为不射精的病机可概括为两个方面：一是湿热瘀血等病邪闭阻精窍，以致精道瘀阻，不能射精；二是肝肾亏虚，精关开合失调，而致不能射精。无论虚证还是实证，其根本又都是由于精道阻滞，精窍不开，以致精液不能外泄。

徐福松：认为不射精是由于肾水不足，心火亢盛，心肾不交。因心主神明，肾主封藏，肾水不足，心火亢盛，心肾不交。应补肾水，降心火，交泰阴阳，使心肾相交，水火既济，作强行令而能射精。药用交泰丸加黄芩、栀子、淡竹叶、生地黄、枸杞子、远志、酸枣仁之品，以使患者射精。

郭军：认为功能性不射精的主要病机为肝郁肾虚，治疗当以疏肝补肾为重，而疏肝解郁、通利精关是治疗本病的关键。其次，不论功能性不射精辨证为何种证型，都有精窍郁阻的病理存在，因此在治疗中开窍贯彻始终，常选药物有石菖蒲、远志、路路通、王不留行、牛膝等。在辨证治疗功能性不射精症的基础上，同时配合虫类药物，从而达到标本兼治的目的。

四、临证心得

1. 从临床资料来看，当今虚者少，实者多，临床多见肝郁血瘀、湿热阻滞证，或两者共同影响。这一点与过去有很大区别，古人在对不射精及射精无力病机的认识上多认为虚者多，而现代人喜食肥甘厚腻，甚至以酒代食，易酿生湿热，另外现代上班族患者多久坐不喜动，平素工作压力大，易致气血运行不畅，而为瘀血。瘀血阻滞精窍，而致精液无法射出，瘀久而正气虚，正气虚则出现射精无力。所以在临床上应多重视肝郁血瘀、湿热郁蒸的病机。

2. 据目前临床资料来看，气滞血瘀证占不射精及射精无力人数的很大一部分，故临床中要注意疏肝解郁，活血通络。肝失疏泄与发生精闭的关系十分密切，这种病变首先是肝郁引起足厥阴肝经气机瘀滞，气滞则精瘀，进而宗筋失用，生殖之精被瘀阻于精道内，肾的精关开合失司；临床常见同房时不射精，同房后却有遗精的现象，即可以证明，所以肾气和血运正常是相互影响相互作用的，共同维持着精液的正常分泌和排泄。气滞则射精不出，气虚则射精无力。

3. 要中西医结合、优势互补。本病有功能性和器质性之别，中西医治疗各有优势，功能性者可采用中医治疗，器质性者可以考虑手术。要重视患者心理状况，加强疏导，进行性知识教育及行为治疗。此外，针刺对不射精具有较好效果，可在中药治疗的同时联合针刺疗法。对于不射精性不育症可以借助辅助生育，对于可以手淫排精的患者，可以排精后进行人工授精。

第三节　遗　　精

遗精是指无性生活而精液遗泄的病症，其中因梦而遗精的称“梦遗”，无梦而遗精，甚至清醒时精液自行流出的称“滑精”。在临床上，遗精要注意区别是生理性的还是病理性的；一般而言，正常的青年男性，平均每月遗精 1~2 次，且不伴有其他不适感者，属于生理性遗精。据统计，80% 以上的青春期后未婚男性，或婚后长期分居者，均有遗精现象，这是正常的生理现象，即所谓“精满则溢”。若成年男子遗精次数频繁，每周 2 次以上，或在清醒状态下有性意识活动而出现射精，并伴有头晕耳鸣、精神萎靡、腰酸乏力、失眠多梦等症状，则为病理性遗精。

一、历代论述

1. 先秦、秦汉时期　此时期的医籍就已论述了遗精的相关病症。本病记载首见于《黄帝内经》，称遗精病为“精自下”。《灵枢·本神》指出：“是故怵惕思虑者则伤神，神伤则恐惧流淫而不止……恐惧而不解则伤精……精时自下。”明确指出遗精与情志内伤有密切关系。东汉张仲景在《金匮要略·血痹虚劳病脉证并治》中提出：“虚劳里急……腹中痛，梦失精，四肢酸疼，手足烦热，咽干口燥。”指出虚劳是遗精的成因，治疗上以小建中汤温中补虚。而对“夫失精家，少腹弦急，阴头寒……男子失精，女子梦交”则提出用桂枝加龙骨牡蛎汤固涩敛精。

2. 两晋隋唐时期　巢元方和孙思邈分别称遗精为“尿精”“梦泄精”及“梦泄”，从肾虚角度阐释了遗精的病机。如《诸病源候论·虚劳病诸候下》云：“肾气虚弱，故精溢也。见闻感触，则动肾气，肾藏精，今虚弱不能制于精，故因见闻而精溢出也。”而《备急千金要方·肾藏》对“失精羸瘦”“虚劳失精”等分列出了方药与灸法。唐代王焘《外台秘要·虚劳梦泄精方一十首》亦云：“病源肾虚为邪所乘。邪客于阴。则梦交接。肾藏精。今肾虚弱不能制于精。故因梦感动而泄也。”并提出了治疗虚劳梦泄精方：韭子丸（韭子、大枣、黄人参、炙甘草、干姜、当归、龙骨、半夏、芍药等药物组成）以及经验方鹿角汤、桂心汤、二加龙骨汤等。

3. 宋、金、元时期　宋代以后随着对遗精认识的日渐深入，渐渐跳出虚劳肾虚之窠臼，治法日趋完善。宋代许叔微撰《普济本事方·膀胱疝气小肠精漏》载有治遗精方四首，明确将遗精作为独立的病症，正式提出遗精和梦遗的名称。在病机上将梦遗归为下元虚惫外，还提出经络壅滞，欲动心邪，并分立补肾、清心、利湿诸治法。宋代医家窦材《扁鹊心书·梦泄》言：“凡人梦交而不泄者，心肾气实也；梦而即泄者，心肾气虚也。”而南宋严用和《济生方·白浊赤浊遗精论治》认为本病“心肾不交”占多数。元代朱丹溪的《丹溪心法·梦遗》认为遗精的病因在肾虚之外，还有湿热，“精滑专主湿热，黄柏、知母降火，牡蛎粉、蛤粉燥湿”，并倡导了“相火”致遗精理论，其《丹溪心法·遗精》记载：“肝与肾皆有相火，每因心火动则相火亦动。”

4. 明、清时期　对遗精有更加全面的认识，《医林绳墨·梦遗精滑》中载：“梦遗精滑，湿热之乘。”认为湿热下注扰动精室则精关不固而遗精频作。清代著名医家叶天士《临证指南医案·遗精门》亦云：“脾胃湿热，气化不清，分注膀胱，阴火一动，精随而出，不梦亦可自遗。”明代医家王纶《明医杂著》载：“梦遗精滑，世人多作肾虚治，而为补肾涩精之剂，不效。殊不知，此证多属脾胃，饮食厚味，痰火湿热之人多有之。”其阐述了嗜食肥甘厚味，折损脾胃运化功能，酿生湿热痰火，扰动精室，致精液外泄。张景岳《景岳全书·遗精》言“有禀赋不足，而精易滑者，此先天元气单薄也”，并指出“遗精之证有九”且“梦遗者，有情，有火，有虚，有溢”。《折肱漫录·遗精》谓：“梦遗之证，其因不同……非必尽因色欲过度，以致滑泄，大半起于心肾不交，凡人用心太过则火亢而上，火亢则水不升，而心肾不交。”指出心肾不交导致遗精说。心主神明，肾司封藏，精之疏泄听命于心，封藏所由乎肾。心有所慕则意淫于外，心阴暗耗，则心阳独亢，心阴被灼，心火不能下交于肾，肾水不能上济于心，心肾不交，水亏火旺，扰动精室而发遗精。而明代武之望在《济阳纲目·遗精》中记载：“使水火既济，阴阳冲和，然后火不上炎而神自清，水不下渗而精自固矣。”《临证指南医案·遗精门》曰：“五脏之损致精气内伤，精败于下，首先要着手纳谷资生，后天脾胃得振，方能摄纳填精敛神。”并认为“精之藏制虽在肾，而精之主宰则在心”。尤怡在《金匮翼·梦遗滑精》言“动于心者，神摇于上，则精遗于下也”，认为此乃心火上浮，扰乱心神，精室失控所致。程钟龄《医学心悟·遗精》云：“梦而遗者，谓之遗精；不梦而遗者，谓之精滑。”并提出“大抵有梦者，由于相火之强，不梦者，由于心肾之虚。”

二、临证要点

（一）辨证要点

首先要辨别虚实。实则泻之，虚则补之，虚实夹杂则清补兼施。思虑劳倦，伤及心脾，肾虚不藏，无梦精滑者为虚，常见于心脾两虚证；君相火旺，心虚肝郁，为虚中实证，常见于心肾不交证；湿热、痰火扰动者为实，常见心火过旺或湿热下注证。总之新病梦遗有虚有实，久病精滑虚多实少，唯湿热郁滞或遗精初期多为实证。遗精除主症之外，还要注意兼夹症状，切忌犯虚虚实实之戒。实证多从清泄湿热入手；虚证宜补涩为要，针对病因的不同，分别治以滋阴补肾、调补心脾、固精止泄为宜；虚实夹杂者，应虚实兼顾；久病多夹瘀，可适当佐以活血通络之品。

其次审查脏腑。一般用心过度，或邪念妄想，君相火旺造成遗精者多为心病；精关不固，下元虚惫，无梦滑泄者多为肾病；还要注意劳伤脾胃致其运化失司，湿热内生，下扰精室，则迫精外泄。

再次辨别阴阳。遗精属于肾虚不藏者，应辨别阴虚还是阳虚，因其后期易致阴损及阳以致阴阳两虚。阴虚者多见头昏目眩，腰酸耳鸣，五心烦热，舌红少苔脉细数；阳虚者多见面色㿠白，畏寒肢冷，舌淡脉沉迟。

现归纳为四个证候类型。

（二）辨证论治

1. 心肾不交证

临床以遗精频繁，五心烦热，阳具易举，腰膝酸软，眩晕耳鸣，舌质红，脉细数为主要表现。

治宜清心安神，滋阴补肾。方用三才封髓丹（《卫生宝鉴》）加减。药物组成：人参15g（三钱），天冬15g（三钱），黄连12g（三钱），熟地黄16g（四钱），当归12g（三钱），黄柏8g（二钱），砂仁8g（二钱），甘草21g（四钱）。

水煎服，每日1剂，连服10日，服药无不适，可继服10剂。以1个月为1个疗程。不方便服用中药，或巩固期治疗，可使用中成药。

本方主证为肾阴亏损，心火亢盛。方中人参益气生津；天冬滋阴补肾生水；熟地黄益精养阴;黄连清心泻火;黄柏苦能坚阴,并专清相火;砂仁辛温而芳香,是方中的动药,其性升而后降,不仅能醒脾和胃,升举清阳,且能纳气归肾,肾气充足,则三焦元真通畅;当归滋阴养血和血;甘草既助人参补脾益气,又缓黄柏苦燥之弊。黄柏之苦,合甘草之甘,苦甘能坚阴。砂仁之辛,合甘草之甘,辛甘能化阳。阴阳合化,交会中宫,则水火既济。

若阴虚盗汗者加煅龙骨(包煎)25g、煅牡蛎(包煎)25g、浮小麦 15g;若头晕目眩较重者,可加菊花 12g、桑叶 12g、钩藤(后下)9g。

中成药:知柏地黄丸,口服,每次 8 丸,每日 3 次,淡盐水送服。

针灸:取心俞、肾俞、内关、行间、三阴交等,针刺行捻转提插平补平泻手法。

2. 劳伤心脾证

临床以劳累后频发遗精,失眠健忘,心悸不宁,乏力困倦,纳差便溏,舌质淡苔薄,脉细弱为主要表现。

治宜补益心脾,益气摄精。方用妙香散(《太平惠民和剂局方》)加减。药物组成:人参 12g(三钱)、黄芪 12g(三钱)、山药 16g(四钱)、茯神 8g(二钱)、茯苓 8g(二钱)、远志 8g(三钱)、木香 8g(三钱)、桔梗 12g(三钱)、炙甘草 8g(二钱)。

水煎服,每日 1 剂,连服 10 日,服药无不适,可继服 10 剂。以 1 个月为 1 个疗程。如不方便服用中药,或巩固期治疗者,可使用中成药。

本方主证为心脾两虚,气不摄精。方中人参、黄芪补益心脾,益气摄精为君药。山药补脾、肺、肾,涩精为臣药。茯神、茯苓、远志宁心益脾安神,调脏器;桔梗清肺散滞;木香疏肝醒脾行气共为佐药。炙甘草和中益气,调和诸药,为使药。诸药合用,具有健脾宁心、摄精止遗之功。本方不用固涩之剂,重视健脾宁心与安神并用,使精与神气相依而自固矣。

若脾虚日久损及肾气者,可加菟丝子 25g、淫羊藿 20g;若失眠健忘重者,可加炒酸枣仁 20g、夜交藤 18g;若心悸不宁甚者,可加柏子仁 12g、煅龙齿 25g。

中成药:参苓白术散,口服,每次 6g,每日 3 次,温开水冲服。

中医外治法:五倍子 20g 研末,临睡时取 2g,用芝麻油调成糊状敷脐中,外用胶布固定,每晚换药 1 次,10 日为 1 个疗程。

针灸:取心俞、脾俞、神门、三阴交,操作用毫针补法,可用灸,留针 10~15 分钟,轻捻提插 2 次,每日 1 次。

3. 湿热下注证

临床以遗精频作,小便黄赤、热涩疼痛,或尿涩不爽,口苦口臭,阴囊湿痒,舌质红,苔黄腻,脉濡滑数为主要表现。

治宜清热利湿。方用程氏萆薢分清饮(《医学心悟》)加减。药物组成:萆薢 12g(三钱),黄柏 6g(二钱至三钱),石菖蒲 6g(三钱),茯苓 6g(三钱至四钱),白术 6g(一钱),薏苡仁 8g(二钱),莲子心 6g(二钱),丹参 6g(二钱),车前子 6g(二钱),益智仁 8g(二钱),甘草 12g(四钱)。

水煎服,每日 1 剂,连服 10 日,服药无不适,可继服 10 剂。以 1 个月为 1 个疗程。

若不方便服用中药，或巩固期治疗者，可使用中成药。

本方主证是脾胃失运，酿湿生热。萆薢为君药，利湿通淋，分清别浊；臣以黄柏清热燥湿，车前子、薏苡仁利水通淋，清利膀胱湿热；石菖蒲化湿通窍；佐以茯苓、白术健脾祛湿，使脾旺能运化水湿；另配莲子心、丹参、益智仁、甘草清心去热、涩精。

若湿热重，精液黄稠腥味严重者，黄柏加量至 20g，加败酱草 16g、土茯苓 12g；若会阴部疼痛不适者加三棱 10g、莪术 10g、红花 10g。

中成药：龙胆泻肝丸，口服，每次 3~6g，每日 2 次，淡盐水冲服。

针灸：取太冲、中脘、足三里、阴陵泉，操作用毫针泻法，留针 10~15 分钟，轻捻提插 2 次，每日 1 次。

4. 肾虚不固证

临床以无梦而遗，甚则滑泄不禁，面色㿠白，阳痿不举，腰酸膝冷，畏寒肢凉，夜尿清长，舌质淡，脉沉迟细为主要表现。

治宜补肾固精。方用金锁固精丸(《医方集解》)加味。药物组成：沙苑蒺藜 8~12g(二钱至三钱)，芡实 12g(三钱)，莲子 12~16g(三钱至四钱)，莲须 16~20g(四钱至五钱)，菟丝子 8~12g(二钱至三钱)，煅龙骨 20~24g(五钱至六钱)，煅牡蛎 20~24g(五钱至六钱)，炙甘草 8~12g(二钱至三钱)。水煎服，每日 1 剂，连服 10 日，服药无不适，可继服 10 剂。以 1 个月为 1 个疗程。不方便服用中药，或巩固期治疗，可使用中成药。

本方主证为肾元虚衰，肾虚不固。方以沙苑蒺藜、芡实、莲子补肾涩精，煅龙骨、煅牡蛎、莲须既益肾以固本，又涩精而止遗，菟丝子温肾助阳固精，炙甘草调和诸药。

若以肾阳虚为主，可加肉桂 6g、锁阳 12g；若以肾阴虚为主，可酌加熟地黄 20g、枸杞子 18g。

中成药：龟龄集，每次 2 粒，每日 1 次，早饭前 2 小时用淡盐水送服。

针灸：取关元、三阴交、肾俞、命门、志室，操作用毫针补法，可用灸，针刺关元针尖略向下斜刺，使针感向前阴放散，虚证可加用灸法。

三、名家经验

施今墨：认为遗精虽分有梦而遗与无梦自泄者，然其精关不固则同。此病的发生不离肝肾，当求其因而论治之。其斫伤肾精，遗精频频者，正治之法是填精益肾，关键在于分清阴阳。肾气固涩无力，多偏补阳；见色欲念即动，则宜补阴。若阴阳俱虚者则应阴阳双补，注意不可过燥，燥则遗精；不可过寒，寒则伤肾，最宜平补之剂。若少年情窦初开，欲急时起，是相火妄动，肾气不固所致，当抑相火、固肾精。

王琦：认为精神紧张性遗精是由于心神浮越、心肾不交所致，治当安神定志，滋养心肾。既非相火妄动亦非肾虚不固，而是由于精神紧张，致心神浮越、心肾不交。治疗以安神定志，辅以滋养心肾。三才封髓丹是治遗精名方。王琦常言，古人的名方是历经时间锤炼而成，要继承，但不要墨守成规。心神浮越可伤心气，遗精日久亦伤肾阴。是以用龙骨、牡蛎安神定志，三才封髓丹滋养心肾，加鸡内金以止遗。

徐福松：认为遗精与心、肾关系尤为密切。心肾不交是其一：常因劳神过度或情志失调，心阴被灼，心阳独亢，心火久动，伤及肾水，水不济火，君火动越于上，肝肾相火应之于下，以致精室被扰，有梦而遗。心脾两虚是其二：或平素操持过度，或思虑过度，以致心脾两虚，气不摄精，同时导致肾气亏虚，精关不固而致遗精。将遗精进行分证论治。心肾不交证治宜滋阴降火，方选黄连清心饮合封髓丹加减；阴虚火旺证治宜壮水制火，佐以固涩之品，方选大补阴丸加减；肾气不固证治宜补肾温阳、固涩精关，方选济生秘精丸加减；湿热下注证治宜清热化湿为主，方用萆薢汤加减；心脾两虚证治宜补心益脾，方选归脾汤加减。

四、临证心得

1. 中医治疗该病具有较好效果。首先要辨清部位，该病虽发于下，但其统在心，其固在肾。若心神被扰；或年老体衰，大病久病，房劳过度，精关不固，均可发遗精。嗜食辛辣肥甘，蕴湿生热，或外阴不洁，湿热之邪下扰精室，精关不固，病位多在肝。其次要分清虚实寒热，初病及青壮年多实；年老久病、纵欲过度者多虚；热，多为湿热或阴虚火旺；寒，多为肾阳或脾肾阳虚所致。

2. 在临床上，老百姓总觉得“一滴精，十滴血”，对遗精没有正确的认识，往往会产生一些心理上的阴影，并较少选择就医，久而久之身心俱损，伴随产生焦虑、抑郁的情况。因此我们在临床上要注意健康教育与心理治疗并重，引导患者正确认识频繁遗精的问题，减轻或消除其心理所致的伤害，是改善患者生活质量，提高遗精治疗效果的重要环节。过分顾虑重重，反而会导致遗精次数增多，造成恶性循环而不能自拔。因此，对病人不但要用药物治疗，还要配合心理上的干预，才能收到出其不意的效果。

3. 建立正常与有规律的生活习惯，建立婚后正常的性生活频率，适当规律进行有氧运动；注意性器官卫生，经常清洁外生殖器，除去包皮垢，勤换洗内裤，不穿紧身衣裤；睡眠姿势尽量减少俯卧位，两手避免放置在生殖器部位；睡前不饮酒和不吃刺激性食物。

第四节 性 欲 低 下

性欲低下是指成年男性出现与其年龄不符的持续性或反复存在的性欲低下、性行为减少及性活动能力减弱的现象，主要表现为性幻想减少、性冲动降低、主动性行为减少、性活动频率低下。性欲低下在一般人群中发病率有逐年增加的趋势，大约 15% 的成年男性可能出现性欲低下。在中医古代文献中，没有专门针对成年男性“性欲低下”的病名，但在“阴冷”“阳痿”“早泄”“虚损”等疾病描述中涉及性欲低下的内容。

一、历代论述

1. 先秦、秦汉时期　先秦时期，人们将性欲冲动称之为“神风”，其中“神”是指人类以精气为基础的精神活动，“风”为雌雄动物相互吸引的行为。《大戴礼记》曰：“牝牡相诱谓之风。”而马王堆出土的医书《天下至道谈》中对“神风”做了更为具体的描述：“如水沫淫，如春秋气，往者弗见，不得其功；来者弗堵，吾饗其赞。”细微地表达了当时人们对性欲的深刻感受。汉代王充在《论衡》中云：“草木无欲，寿不逾岁；人多情欲，寿至于百。”充分肯定了适度性欲的积极作用。《史记》有记载：“济北王侍者韩女，病腰背痛……病得之欲男子而不可得也。”此为我国古代有关性欲不遂造成疾病的最早病案。

2. 两晋隋唐时期　两晋时期，房中术广为流传，其中许多性学名著如《素女经》《玉房秘诀》《玉房指要》《洞玄子》等，虽未明确提出性欲低下的概念，但对于房事养生、房中技巧、提高性功能、增强性欲及性心理等均有研究。《素女经》云：“欲知其道，在于定气、安心、和志，三气皆至，神明统归，不寒不热，不饥不饱，亭身定体，性必舒迟。”西晋皇甫谧《针灸甲乙经》记载：“丈夫颓疝，阴跳，病引篡中不得溺……阴痿，后时泄，四肢不收。”提出了因病致痿，同时可影响性欲。隋代巢元方《诸病源候论》曰：“血气不能相荣，故使阴冷也。久不已，则阴萎弱。”提出了气血亏虚可导致阴冷及性欲低下。唐代孙思邈认为：“男不可无女，女不可无男。无女则意动，意动则神劳，神劳则损寿。若念真正无可思者，则大佳长生也。然而万无一有。强抑郁闭之，难持易失，使人漏精尿浊，以致鬼交之病，损一而当百也。”并提出“年未六十，当闭精守一为可尔否？曰：不然。”可见早在隋唐时期就提到了压抑性欲的危害。

3. 宋、金、元时期　自宋元时期以后，儒学理学盛行，禁欲主义成了中国传统道德思想的主流，但中医男科学仍在逆境中得到完善，在治疗效果上有了较大提高。金元时期著名医学家朱丹溪曾有云：“以温柔之盛于体，声音之盛于耳，颜色之盛于目，馨香之盛于鼻，谁是铁汉，心不为之动也？”这段话指出，性欲是通过触觉、听觉、视觉、嗅觉等刺激以后产生的，与现代对性欲产生的认识极为吻合。宋代《太平圣惠方》曰：“若人动作劳伤，情欲过度，气血衰损，阴阳不和，脏腑既虚，精气空竭，不能荣华，故令阳气萎弱也。”

4. 明清时期　《寿世保元》云：“男子破阳太早，则伤其精气；女子破阴太早，则伤其血脉。”梁启超在《禁早婚议》中指出：“少年男女，身体皆未成熟……往往溺于一时肉欲之乐，而忘终身痼疾之苦。”以上均指出初次性生活年龄过幼及房事过频，均可导致机体气血虚损和脏腑不和，从而出现性欲低下，明确提出性生活不宜过早。《张氏医通》谓：“虎体阴性，刚而好动，故欲其潜，使补阴药咸随其性，潜伏不动，得以振刚劲之力，则下体受荫矣。”提出应用虎潜丸滋阴潜阳治疗性欲低下，为后世临床应用开启了思路。

二、临证要点

（一）辨证要点

首先要辨别病因病机。性欲低下的病因是由于先天禀赋不足，天癸不充，命门火衰，或思虑过度伤及心脾，或久郁伤肝及久病耗伤阴血，肝络失养所致。

其次要辨脏腑。性欲的产生是由神、气、血协调而发，肾主生殖，寓真阳之气；心主神明及血脉；肝藏血主疏泄；脾为后天之本，气血生化之源。上述任何一脏受损，或诸脏合病，均易引起性欲低下。

（二）辨证论治

1. 命门火衰证

临床表现为性欲低下，入冬尤甚。伴见头晕耳鸣，面色皖白，形寒肢冷，畏寒喜温，精神萎靡，健忘懒言，膝酸软，夜尿频数，遗精阳痿，大便溏，舌质淡、边有齿痕，苔薄白，脉沉细弱。

治宜温肾壮阳。方用右归饮（《景岳全书》）加味。药物组成：制附子（先煎）9g（三钱），肉桂3g（一钱），熟地30g（一两），姜制杜仲6g（二钱），炒山药6g（二钱），枸杞子6g（二钱），炙甘草3g（一钱），山茱萸3g（一钱），菟丝子10g，当归15g，鹿角胶（烊化）12g。水煎服，每日1剂，连服10日，服药无不适，可继服10剂。以1个月为1个疗程。若不方便服用中药，或巩固期治疗者，可使用中成药。

本方主证为肾阳不足，命门火衰。方以附子、肉桂、鹿角胶温养肾阳，为君药。熟地黄、枸杞子培补肾阴，阴中求阳，助君药化生肾气，菟丝子强阴益精，为臣药。山药、山茱萸补脾益肝，收敛涩精；杜仲强壮益精，当归养血活血，为佐药。炙甘草和中益气，调和诸药，为使药。附子、肉桂温补肾阳以煦暖全身，但纯用热药势必伤阴，故取六味丸中之山药、山萸肉、熟地黄以滋阴，使阳有所附。本方从金匮肾气丸化裁而成，属益火之源的方剂。

如气虚甚，或汗，或晕，或虚狂，或短气者，加人参30g、炒白术15g；如火衰不能生土，为呕哕吞酸者，加炮姜15g；如阳衰中寒，泄泻腹痛，加人参15g、肉豆蔻15g。

中成药：龟龄集，每次2粒，每日1次，早饭前2小时用淡盐水送服。

2. 心脾两虚证

临床表现为性欲低下，多见善虑，心悸胆怯，失眠健忘，面色不华，头晕神疲，食欲不振，阳事日衰，舌淡，脉细弱。

治宜补益心脾，安神定志。方用妙香散（《太平惠民和剂局方》）加减。药物组成：人参12g（三钱）、黄芪12g（三钱）、山药16g（四钱）、茯神8g（二钱）、茯苓8g（二钱）、远志8g（二钱）、木香8g（二钱）、桔梗8g（二钱）、炙甘草8g（二钱）。

水煎服，每日1剂，连服10日，服药无不适，可继服10剂。以1个月为1个疗程。若不方便服用中药，或巩固期治疗者，可使用中成药。

本方主证为心脾两虚。方中人参、黄芪补益心脾为君药。山药补脾肺肾为臣药。茯神、茯苓、远志宁心安神，桔梗清肺散滞，木香疏肝健脾行气，共为佐药。炙甘草和中益气，调和诸药，为使药。诸药合用具有补益心脾之功。

若失眠重加夜交藤18g、合欢皮18g；胸脘痞满，纳呆烦恶，苔腻脉滑，加苍术12g、陈皮12g。

中成药：归脾丸，口服，每次6~9g，每日3次，温水送服。

3. 肝气郁结证

临床表现为性欲低下，伴见情绪低落，郁郁寡欢，胸胁胀满，善太息，焦虑烦躁易怒，纳差，口苦，少寐多梦，大便干结，小便短少，舌边红，苔薄黄，脉弦细。

治宜疏肝解郁。方用逍遥散（《太平惠民和剂局方》）加减。药物组成：炙甘草15g（半两），当归、茯苓、白芍、白术、柴胡各30g（一两）。

上为粗末，每服8g，水一大盏，烧生姜一块切破，薄荷少许，同煎至七分，去滓热服，不拘时候。原方为散剂，亦可做煎剂，水煎服，每日1剂，连服10日，服药无不适，可继服10剂，以1个月为1个疗程。若不方便服用中药，或巩固期治疗者，可使用中成药。

本方主证为肝气郁结。方中以柴胡疏肝解郁，使肝气得以条达为君药。当归养血和血；白芍养血敛阴，柔肝缓急；当归、白芍与柴胡同用，补肝体而助肝用，使血和则肝和，血充则肝柔，共为臣药。木郁不达致脾虚不运，故以白术、茯苓、甘草健脾益气，既能实土以御木侮，且使营血生化有源，共为佐药。甘草尚能调和诸药，兼为使药。诸药合用，使肝郁得疏，血虚得养，脾弱得复，气血兼顾，肝脾同调，立法周全，组方严谨。

若气郁甚者，加白蒺藜15g、佛手花（后下）10g、醋延胡索10g；若肝郁日久化火，症见胸胁灼痛，口苦，口干，加牡丹皮12g、栀子10g；若血虚而有内热者，加生地黄15g；若血虚无热象者，加熟地黄15g。

中成药：柴胡舒肝丸，口服，每次6g，每日3次，温开水送服。

三、名家经验

徐福松：对于命门火衰证，以赞育丹补肾壮阳，肾元充足，君火得扶，则性欲唤起；对于肾阴亏损证，选虎潜丸加减滋阴填精，补肾益髓，阴阳调和，性欲渐长；对于心火虚扰证，以交泰丸加味交通心肾，引火归原，情欲之府引动矣；对于肝郁不舒证，选用四逆散，则肝气调和，阳气布达，致情欲躁动。

秦国政：对于先天不足、肾气亏虚证，以五子衍宗丸温肾壮阳，佐以巴戟天、蛇床子、仙茅等；对于劳思过度、心脾两虚证，以归脾汤补益心脾，佐以淫羊藿、鹿角霜等；对于肝气郁结证，用逍遥散调畅气机，佐以茯神、女贞子等。

四、临证心得

1. 对性欲低下的诊断，要综合分析相关情况，如年龄、体质、有无原发疾病、是否使用某些对性欲有影响的药物、生活环境、工作状况以及夫妻之间的感情等。要结合实验室有关检查，如睾酮的测定等，以便做到病因明确，针对治疗。

2. 性欲低下影响因素众多，比如年龄、身体状况、工作压力、情绪、饮食等。单纯以性欲低下就医者较为少见，性欲低下往往伴有阳痿、早泄等疾病，如仅有性欲减退，应鼓励患者性交，在同房过程中提高性欲；向患者进行性知识教育，解除传统观念的束缚，在治疗过程中辅以适当的心理治疗。在中医治疗过程中，则要坚持辨证论治与辨病论治相结合，明辨虚实，分清病位，内外结合（包括针灸），综合施治，同时要辅以心理疏导，以提高疗效，缩短疗程。

第五节　睾　丸　炎

睾丸炎可由各种致病因素引起，临床上常见的是非特异性睾丸炎（指一般细菌性睾丸炎）和病毒性睾丸炎（多继发于病毒性腮腺炎）。急性睾丸炎多为单侧，发病急，多有寒战、高热，患侧睾丸肿痛并向同侧腹股沟、下腹部放射，并可出现全身不适、胃肠道症状：如恶心、呕吐，重者还有腹痛。根据其临床表现，非特异性睾丸炎常归于中医学“子痈”的范畴，病毒性睾丸炎常归于“卵子瘟”的范畴，病毒性睾丸炎容易引起睾丸萎缩，影响生育能力。

一、历代论述

子痈之名首见于清代医家王洪绪《外科证治全生集·阴症门》之中，“子痈肾子作痛，下坠不能升上，外现红色者是也”，并且记载了本病的鉴别诊断和具体的治法方药。

1. 先秦、秦汉时期　在此时期已记载有关睾丸疼痛相关性的描述。《素问·至真要大论》记载“民病少腹控睾，引腰脊，上冲心痛，血见，嗌痛颔肿”，此为卵子瘟相关描述性的最早记载。《灵枢·五色》云：“男子色在于面王，为小腹痛，下为卵痛。”由于肝之经脉循行于前阴，且主疏泄而藏血，故中医认为睾丸疼痛与肝的关系最为密切。根据中医古代文献早期文献记载，子痈属于疝气的范畴。如《灵枢·筋脉》指出：“是动则病……丈夫㿗疝……足厥阴之别，名曰蠡沟。其别者，经胫上睾，结于茎。其病气逆则睾肿卒疝”。“是动”就是肝经因外邪侵袭引动而发病。“㿗”其表现为睾丸肿大坚硬，重坠胀痛等症。

2. 隋唐时期　对“㿗疝”的症状、病因、病机的认识更为全面，如隋代巢元方《诸病源候论》云：“㿗病之状，阴核肿大，劳冷阴雨便发，发则胀大，使人腰背挛急……足少阴之经，肾之脉也，其气下通于阴……劳伤举重，伤于少阴之经，其气下冲于阴，气胀不通，故成疾也。”唐代王焘《外台秘要》谓：“男子卵大溃疝……男子阴肿大如斗，核痛……”

3. 宋、金、元时期　《圣济总录》云：“邪气聚于阴，致阴器肿大而痛者，阴疝也……下焦受寒，皆能致阴卵肿大，或发疝痛，故通称曰阴疝也。”自元代立囊痈之名，归属疮疡科之中，但由于历史条件限制，医家尚不能分清肾囊痈和子痈，因为子痈病严重时，阴囊亦会红肿，所以子痈、囊痈一并论述。如朱丹溪《丹溪手镜·肺痿肺痈肠痈二十二》谓之：“囊痈乃湿热下注也，浊气流入渗道，因阴道亏，水道不利而然，脓尽自安。”

4. 明、清时期　在这一时期中医外科发展到比较成熟的阶段，对子痈的认识更加深化，由症状的描述发展的病名的确立。《外科正宗》指出：“囊痈，初起寒热交作，肾子肿痛，痛连小腹者，宜发散寒邪。”《外科证治全生集》：“子痈，肾子作痛而不升上，外观红色者是也，迟则成患，溃烂致命，其未成脓者，用枸橘汤一服即愈。”至此，在中医文献中，首次确立子痈的病名。

二、临证要点

（一）辨证要点

首先要辨别虚实。除观察全身的情况外，辨局部的疼痛情况、察脓液之稀稠有助于分辨寒热虚实。如疼痛较剧，局限一处，伴有红肿灼热者属实证，易治；疼痛轻微，肿大缓慢，皮色不变，无热，属虚证寒证，难愈。脓液稠厚，有腥味，说明正气充盛；脓液稀薄无味则表明气血虚衰。

其次要洞察转归预后。判断预后的良好与否，既要观察局部症状的顺逆，又要结合全身症状的善恶，加以分析。一般情况下，脓液由稀薄转稠厚、全身状况变好的为顺证，预后较佳；脓液由稠厚变稀薄、全身状况变差的为逆证，预后不良。急性子痈，若失治误治，日久不愈，导致气血不足，可转为慢性子痈；慢性子痈，若复感湿热之邪亦可转为急性子痈；睾丸外伤，络脉空虚，易感受邪毒，发展成急性子痈。

（二）辨证论治

1. 湿热壅盛证

临床以睾丸肿胀疼痛、痛引少腹，阴囊红肿、扪之灼热，恶寒发热，小便黄赤，大便秘结，口干口苦，舌红苔黄腻，脉滑数为主要表现。

治宜清利湿热，疏泄厥阴。方用龙胆泻肝汤（《医方集解》）加减。药物组成：龙胆草 6g（二钱）、黄芩 9g（三钱）、生栀子（酒炒）9g（三钱）、柴胡 6g（二钱）、木通 9g（二钱）、泽泻 12g（四钱）、车前子 9g（三钱）、赤芍 6g（二钱）、生地黄 9g（三钱）、牡丹皮 9g（三钱），加滑石 9g、青黛 9g。水煎服，每日 1 剂，连服 10 日，服药无不适，可继服 10 剂。以 1 个月为 1 个疗程。不方便服用中药，或巩固期治疗，可使用中成药。

本方主证为湿热壅盛。方中龙胆草、黄芩、生栀子、柴胡清肝胆湿热，畅肝经气机；木通、泽泻、车前子清热利湿，使邪从下而去；赤芍、生地黄、牡丹皮凉血解毒，顾护肝阴；滑石、青黛清肝利湿。诸药合用，共奏清泄肝经湿热、畅达厥阴气机之功。

如为瘟毒下注所致者，可用普济消毒饮（《东垣试效方》）加减。方用：黄芩（酒炒）、黄连（酒炒）各 15g（各五钱），陈皮（去白）、甘草（生用）、玄参、柴胡、桔梗各 6g（各二钱），连翘、板蓝根、马勃、牛蒡子、薄荷各 3g（各一钱），僵蚕、升麻各 2g（各七分）。

水煎服，每日 1 剂，连服 10 日，服药无不适，可继服 10 剂。以 1 个月为 1 个疗程。不方便服用中药，或巩固期治疗，可使用中成药。

方中酒炒黄芩、酒炒黄连清降头面热毒为君；牛蒡子、连翘、薄荷、僵蚕辛散头面风热为臣；玄参、马勃、板蓝根加强清热解毒之功；配甘草、桔梗清利咽喉；陈皮理气；升麻、柴胡疏散风热。本方升降结合，清热解毒，以解瘟毒。

高热者，加蒲公英 12g、野菊花 12g；睾丸肿痛明显者，加川楝子 9g、延胡索 9g、牡丹皮 9g、橘核 15g；成脓者加穿山甲 6g、皂角刺 9g、川芎 9g。

中成药：龙胆泻肝丸，口服，每次 5g，每日 3 次。

中医外治法：阴囊红肿处外敷青敷膏或金黄膏，或马鞭草叶捣烂和蜜糖适量调匀外敷,每日换 1 次。

2. 气滞血瘀证

临床以睾丸肿痛,扪之坚硬,阴囊皮肤或见青紫、瘀斑,痛引少腹,继则睾丸疼痛加重,舌质暗红,或有瘀点、瘀斑,脉弦涩为主要表现。

治宜活血化瘀,行气止痛。方用复元活血汤(《医学发明》)加减。药物组成:柴胡 15g(半两)、枳壳 6g(二钱)、桃仁(酒浸,去皮尖,研如泥)15g(50 个)、红花 6g(二钱)、炮山甲 6g(二钱)、当归 9g(三钱)、炙甘草 6g(二钱),加牛膝 12g、延胡索 9g、白芍 9g、黄柏 9g、车前子 9g、白茅根 9g。

水煎服,每日 1 剂,连服 10 日,服药无不适,可继服 10 剂。以 1 个月为 1 个疗程。不方便服用中药,或巩固期治疗,可使用中成药。

本方主证为气滞血瘀。方中柴胡、枳壳疏肝理气;桃仁、红花、炮山甲、当归、牛膝活血化瘀,消肿散结;延胡索、白芍柔肝缓急止痛;黄柏、车前子、白茅根清热利湿;炙甘草缓急并调和诸药。诸药合用,共奏活血行气止痛之功。

中成药:五瘕丸,口服,每次 6g,每日 2 次。

3. 痰气交阻证

多见于病变初期或慢性睾丸炎的患者。临床以睾丸肿胀疼痛,阴囊有下坠感、可扪及肿块或硬结、压痛明显、痛引同侧少腹及大腿根部,舌淡红苔薄,脉弦涩为主要表现。

治宜化痰行气,消肿散结。方用枸橘汤(《外科证治全生集》)加减。药物组成:全枸橘 12g(一个)、川楝子 6g(一钱五分)、陈皮 6g(一钱五分)、泽泻 6g(一钱五分)、防风 6g(一钱五分)、秦艽 6g(一钱五分)、甘草 6g(一钱五分),加延胡索 6g、柴胡 6g、青皮 6g、车前子 6g、海藻 6g、昆布 6g。

水煎服,每日 1 剂,连服 10 日,服药无不适,可继服 10 剂。以 1 个月为 1 个疗程。不方便服用中药,或巩固期治疗,可使用中成药。

本方主证为痰气交阻。方中全枸橘、川楝子、延胡索、柴胡、青皮、陈皮、疏肝行气止痛;泽泻、车前子清热利湿;海藻、昆布软坚散结;防风、秦艽清热祛湿;甘草调和诸药。诸药合用,共奏化痰行气、消肿散结之功。

中成药:橘核丸,口服,每次 10g,每日 2 次。

4. 肝肾不足证

多见于急性睾丸炎的后期。临床以睾丸日渐萎缩,其质松软,偶有隐痛,腰酸乏力,五心烦热,潮热盗汗,舌红苔少,脉细数为主要临床表现。

治宜补益肝肾。方用六味地黄丸(《小儿药证直诀》)加减。药物组成:熟地黄 10g(三钱)、山茱萸 6g(二钱)、怀山药 15g(四钱)、泽泻 10g(三钱)、茯苓 12g(三钱)、牡丹皮 10g(三钱),加白芍 9g、紫河车 3g(另研末冲服)、制何首乌 12g、枸杞子 12g。水煎服,每日 1 剂,连服 10 日,服药无不适,可继服 10 剂。以 1 个月为 1 个疗程。不方便服用中药,或巩固期治疗,可使用中成药。

本方主证为肝肾不足。方中熟地黄、山茱萸、怀山药、白芍、紫河车、制何首乌、枸杞子滋补肝肾之阴血；泽泻、茯苓、牡丹皮可以利湿、健脾、清虚火，使补而不腻。诸药合用，共奏滋补肝肾之功。

中成药：大补阴丸，每次 9g，每日 2~3 次。

三、名家经验

徐福松：子痈皆为实证。按“实则泻之”的原则，以清泻肝经实火为要务，龙胆泻肝汤为医者所习用。唯《外科全生集》枸橘汤，有时可补龙胆泻肝汤之不足，初始知之者甚少，在继承许履和老教授外科学术经验基础上，在男科界推广，获益者甚众。

周仲瑛：肾子多气多血之腑，气血壅阻，日久气壅化热，血阻成瘀，遂成瘀血热病机。《素问·痿论》述：“阳明者，五脏六腑之海，主润宗筋”。肾子多气多血与阳明经气相合，且肾子可润宗筋，故认为肾子通于阳明经气，又“足厥阴之别，其别者，循胫上睾”，肾子乃厥阴肝经所循，故治予泄阳明腑热，清厥阴湿热以下瘀热之源。后瘀热已消，然久服苦寒泻下之药易败中气，故后期予以健脾助运兼养阴化瘀以收全功。

景洪贵：睾丸炎属中医“子痈”范围，本病的发生，主要是湿热毒邪下注厥阴之络，以致气血凝滞而成，故其治应清热解毒、凉血散瘀、理气行滞。方用蒲公英、青黛、黄柏清热解毒；牡丹皮、桃仁、红花、当归、赤芍、生地黄、川芎凉血活血散瘀；柴胡、枳壳理气行滞；牛膝引药下行。诸药合用，共奏清热解毒、凉血散瘀、理气行滞之效，使热毒清、瘀血散，肿胀疼痛自消。

四、临证心得

1. 单纯性睾丸炎在临床上并不是常见的疾病，由于睾丸有丰富的血液和淋巴液供应，对细菌感染的抵抗力较强。往往是由附睾炎感染侵犯所致。但是我们对于此病不得不引起高度重视。如果感染反复迁延不育会使睾丸溃破，影响男性的生殖功能。目前抗生素的广泛使用对于睾丸炎治疗效果良好，让此病对男性的健康威胁大大降低，但是我们不能忽视中医在此病治疗中发挥的作用，尤其是中医治疗慢性难治性睾丸炎的效果。

2. 在临床上急性期多为湿热毒邪，治疗上多以清热解毒祛湿为主，慢性期多为血瘀痰阻互滞，可采用活血化瘀行气导痰之法。

3. 对于睾丸炎应该尽早及时治疗，以免造成严重的并发症，尤其是会导致男性不育的问题，及时、规范、足疗程的治疗是治愈睾丸炎的关键，配合中医辨证论治可缩短疾病治疗的周期。

第六节 附 睾 炎

附睾炎是细菌侵入附睾而引起的感染，为阴囊里最常见的感染性疾病，又称为附睾的非特异性感染。本病多见于 20~40 岁之中青年，儿童少见。附睾炎常继发于前列腺炎、精囊炎或后尿道炎，容易并发睾丸炎，临床上以附睾 - 睾丸炎或附睾炎为多。附睾炎多表现为单侧附睾肿大、疼痛，常分为急性附睾炎和慢性附睾炎，以急性发作较为常见。急性附睾炎患侧附睾肿大、有明显压痛，急性附睾炎失治、误治常易转为慢性附睾炎。睾丸炎和附睾炎常相互影响，最终形成附睾 - 睾丸炎。附睾炎诊治不当会引起精子进一步发育成熟障碍或输精管道堵塞，影响生育。附睾炎亦属于中医"子痈"范畴。

一、历代论述

见本章第五节睾丸炎。

二、临证要点

（一）辨证要点

首先要辨别缓急。急性者突发恶寒发热，以睾丸肿痛、灼热，阴囊皮肤紧张光亮，严重者可形成脓肿为主要表现的痈病类疾病。慢性者是指急性子痈后或起病缓慢者，以睾丸仅有硬结、疼痛不著、不红不热，病程迁延，溃后难愈为主要表现的痈病类疾病。

其次要辨病因病机。湿热下注，搏于睾丸（肾子），则附睾肿痛，皮肤热，小便短赤，大便不爽；湿热郁结，营卫不和，则恶寒发热；湿热中阻，脾胃气机不畅，胃气上逆，则恶心呕吐；舌红，苔黄腻，脉滑数均为湿热之象。湿热渐消或痰浊瘀血互结，则遗留结节，偶有酸胀痛等不适。

（二）辨证论治

1. 湿热下注证

临床表现为突发附睾肿胀疼痛，牵及腰腹，甚则阴囊红肿，触痛明显，伴恶寒高热，大便不爽，小便短赤。舌红，苔黄腻，脉滑数。急性子痈多属于本证。

治宜清热利湿。方用龙胆泻肝汤（《医方集解》）加减。药物组成：龙胆草 6g（二钱）、黄芩 9g（三钱）、栀子 9g（三钱）、泽泻 12g（四钱）、木通 9g（三钱）、车前子 9g（三钱）、当归 8g（三钱）、生地黄 18g（六钱）、柴胡 9g（三钱）、生甘草 6g（二钱）。水煎服，每日 1 剂，连服 10 日，服药无不适，可继服 10 剂。以 1 个月为 1 个疗程。若不方便服用中药，或巩固期治疗者，可使用中成药。

本方主证为肝胆湿热下注，下焦湿热为患，扰及精室。方中龙胆草大苦大寒，其气味厚重而沉下，清肝胆之实火、泻肝胆之湿热，故为方中之君药。黄芩、栀子两药性味苦寒，归胆及三焦经，泻火解毒，燥湿清热，能清上导下，用为臣药。湿热壅滞下焦，故用渗湿泄热之车前子、泽泻、木通导湿热下行，使邪有出路；肝乃藏血之脏，肝经实火，易耗伤阴血，且上述诸药又属苦燥渗利伤阴之品，故用生地黄养阴、当归补血，祛邪而不伤正；肝脏体阴用阳，性喜条达而恶抑郁，火邪内郁，肝气不舒，用大剂苦寒降泄之品，恐肝胆之气被抑，故用柴胡疏畅气机，并能引诸药归于肝胆之经，且柴胡与黄芩相配，既解肝胆之热，又增清上之力，以上六味皆为佐药。甘草为使，一可缓苦寒之品防其伤胃而安中，二可调和诸药。诸药相伍，使火降热清，湿浊得消，循经所发诸症，皆可相应而愈。

高热者，加蒲公英 12g、野菊花 12g；睾丸肿痛明显者，加川楝子 9g、延胡索 9g、牡丹皮 9g、橘核 15g；成脓者加穿山甲 6g、皂角刺 9g、川芎 9g。

中成药：龙胆泻肝丸，口服，每次 5g，每日 3 次。

外治法：

（1）金黄膏，或玉露膏外敷，每日 1 次。

（2）马鞭草，捣烂外敷，每日 1 次。

（3）黄柏 30g，生地榆 30g，将上药水煎成 200ml，去渣，以药液作湿热敷，每次 10 分钟，每日 2~3 次。

2. 痰瘀互结证

多由急性子痈迁延而来，也有慢性起病者。临床表现为可伴有附睾硬结，阴囊局部肿胀疼痛，连及少腹，坠胀不适感。舌暗红或有瘀斑，脉弦滑。

治宜化痰活血。方用血府逐瘀汤（《医林改错》）加陈皮、姜半夏、炒白芥子加减。药物组成：桃仁 15g（四钱），红花、当归、川牛膝、生地黄各 12g（三钱），川芎、桔梗各 6g（一钱半），赤芍、枳壳、甘草 8g（二钱），柴胡 4g（一钱），加陈皮、姜半夏、炒白芥子各 12g。

水煎服，每日 1 剂，连服 10 日，服药无不适，可继服 10 剂。以 1 个月为 1 个疗程。不方便服用中药，或巩固期治疗，可使用中成药。

本方主证为痰浊瘀阻。方以桃仁破血行滞而润燥，红花活血祛瘀以止痛，共为君药。赤芍、川芎助君药活血祛瘀；牛膝活血通经，祛瘀止痛，引血下行，共为臣药。生地黄、当归养血益阴，清热活血；桔梗、枳壳一升一降，宽胸行气；柴胡疏肝解郁，升达清阳，与桔梗、枳壳同用，尤善理气行滞，使气行则血行，以上均为佐药。桔梗并能载药上行，兼有使药之用；甘草调和诸药，亦为使药，另加陈皮、姜半夏、炒白芥子增强化痰祛浊之功。全方配伍，特点有三：一为活血与行气相伍，既行血分瘀滞，又解气分郁结；二是祛瘀与养血同施，则活血而无耗血之虑，行气又无伤阴之弊；三为升降兼顾，既能升达清阳，又可降泄下行，使气血和调。合而用之，使血活瘀化气行，则诸症可愈。

发热恶寒，睾丸红肿痛甚者，加金银花 30g、连翘 15g、蒲公英 15g、黄芩 9g、延胡索 9g；疼痛重者，加蒲黄 12g、五灵脂 12g、莪术 15g。

中成药：五瘕丸，口服，每次 6g，每日 2 次。

外治疗法：冲和膏外敷。

三、名家经验

许履和：子痈的治疗当“实则治肝”“虚则补肾”。所谓“实则治肝”，系指前阴部急性化脓性感染，尤其早期未溃之时，多为湿热下注肝经实证，宜从肝论治，清泄肝经湿热为主，以龙胆泻肝汤、枸橘汤（全枸橘、川楝子、秦艽、陈皮、赤芍、泽泻、防风、甘草）治之。所谓“虚则治肾”系指前阴部慢性炎症，或急性炎症后期溃后伤及阴液，常见肾阴不足的虚证，治当从肾，以滋阴降火为主，以六味地黄丸为代表。临证时，当据病情加减应用。并可外敷金黄膏，并将阴囊托起，卧床休息，每获良效。如已成脓，应宜切开排脓，溃后按一般溃疡处理。

赵炳南：子痈一病多因肝肾阴亏，兼有湿热下注所致。病初常见毒热炽盛，治宜重用清热解毒之药，并注意佐用活血消肿之品。医家治痈"以消为贵"，湿热下注必致气血瘀滞，早期清解与活血并用，一则去其热毒以遏其势；二则畅其气血以促其消。初期以炒皂角刺、红花、当归尾增其活血通透之力；肿块坚硬，当加软坚散结之品，如三棱、莪术；气阴伤者，以党参、熟地黄、石斛补益气血之阴；肿势欲溃，用穿山甲活血散结，消痈溃坚，以求速溃；病由湿热下注所致，始终应注意加用黄柏、白术等健脾利湿之品。

杨吉相：附睾炎急性为痈，慢性为疽，子痈属阳证，子疽属阴证。两者可相互转化。治疗子痈主张内外兼治，药用柴胡、黄芩、栀子、蒲公英、紫花地丁、赤芍、桃仁、乳香、没药、川楝子、木通等。局部敷水调散（黄柏、煅石膏），以清热化瘀散结。一般敷药后即感患处发凉，疼痛缓解，随着湿热证候减退，适当增加软坚散结药。若脓已成，宜及早切开排脓，托毒外泄，但切口不能过大，引流不宜过久，并外敷一效膏（朱砂、炙炉甘石、冰片、滑石）以提脓祛腐，生肌收口。内服上方去黄芩、川楝子，加生黄芪、穿山甲。子疽，常用橘核、夏枯草、川楝子、桃仁、苏木、三棱、莪术等内服，据临床观察，效果良好。若已成瘘，证属阴证或半阴半阳证，专攻治瘘，难以取效。乃因瘘管由肿块液化外溃所致，治宜化痰软坚，托里生肌，以澄其源流，瘘才易痊愈。方用阳和汤加生黄芪、橘核、莪术、夏枯草、牡蛎。外敷一效膏，干则更换。

四、临证心得

1. 对急性附睾炎，诊断一旦明确，应遵循及时、足量、敏感的原则，合理使用抗生素，并配合使用糖皮质激素如地塞米松等，可有效缩短病程，防止出现附睾结节。要重视外治疗法，本病发病部位表浅，外治疗法可直接作用于患处，起效迅速。

2. 临床中当中西医结合进行综合治疗，同时注意发挥中医药的辨证论治优势。就本病的临床表现来看，急性期多属于实证、热证，慢性期多为本虚标实，因此针对其临床表现，随证而切机立法。同时中医药治疗本病要重视清热解毒及活血化瘀之品的应用。尤其在传统中医清热利湿的基础上，加用金银花、连翘、蒲公英、虎杖、紫花地丁、野菊花等清热解毒之品，及丹参、赤芍、牡丹皮、红花、桃仁等活血化瘀之品，在临床上都取得了较好疗效。现代药理研究表明清热解毒药具有较强的抗菌作用，而活血化瘀药既能改善血液循环，又有组织修复作用。

第七节 精 囊 炎

精囊炎是男性生殖系统常见的感染性疾病之一。临床上可分急性精囊炎和慢性精囊炎两类，以后者较多见。发病年龄常在20~40岁。主要特征是"血精"，即精液里混有不同程度的血液，可伴有尿频、尿急、尿痛、射精疼痛、会阴部不适等症状，因其与前列腺炎在病因和感染途径方面相同，故常与前列腺炎同时发生。根据临床表现，精囊炎属于中医“血精”范畴。

一、历代论述

1. 隋唐时期　血精在隋之前无明确系统记载，该病名首见于隋代巢元方《诸病源候论》，称为“精血”，并对血精的病因病机进行了论述，《诸病源候论·虚劳精血出候》：“肾藏精，精者，血之所成也，虚劳则生七伤六极，气血俱损，肾家偏虚，不能藏精，故精血俱出也。”该时期认为血精的病变根本为“虚”，多由肾气亏虚、精血俱损所致。

2. 明、清时期　至明时，各医家对血精有了更深入的认识，如明代戴元礼《证治要诀·遗精》载：“失精梦泄，亦有经络热而得者。若以虚冷，用热剂则精愈失……以此见赤浊，亦有自热而得。《赤白浊精滑梦遗证十一》论：“夫赤白二浊，其色虽殊，总归于火，火郁下焦，精化不清，故有赤白。白者属气，赤者属血，而精者，实血之所化也。好色之徒，勤于御女，精出有限而欲无穷，血为火迫，不及化精，故其色赤，从乎血也。”这里所指之赤浊，即指血精之症。明代张景岳在《景岳全书》卷三十中记载：“盖肾者主水，受五脏六腑之精而藏之，故凡劳伤五脏或五志之火，致令冲任动血者，多从精道而出……”其认为血精主要来自下焦精宫，是由火热之邪伤及冲任之脉所致，并指出了血精的病变部位在肾。该时期已认识到火热之邪伤及经络、迫血妄行是造成血精的主要原因，并明确提出血精病变部位于下焦精宫。明代李中梓《医宗必读·淋浊遗精门》记载：“精者，血之所化，浊去太多，精化不及，赤未变白，故成赤浊，此虚之甚也。所以少年天癸未至，强力行房，所泄半精半血，少年施泄无度，亦多精血杂出。”李氏从精血理论的基础上，对血精进行了论述，认为精由血化，精损过度，血化精不及，故血出而见赤浊。并指出这里的赤浊，即是精病之赤浊。同时认识到少年早婚、房事不节、房劳过度则造成半精半血、精血杂出之血精症。此时期基本奠定了血精“热与虚”的理论基础。对血精治疗，明时《医宗必读》《证治要诀》所载有加味清心饮、远志丸等方；《医学纲目》又有“男服滋肾丸，女服六味地黄丸”之说。至清代时，在前人明确血精的病因病机基础上对其治法有了更加翔实的探讨，清代吴谦在《医宗金鉴》载：“尿血同出痛淋血，尿血分出溺血名……淋血、溺血二证，若尿与血同出而痛，名曰淋血；尿与血分出，名曰溺血。溺血为精窍之病，用四物倍加牛膝。淋血为尿窍之病，用八正散，加木通、生地、郁金治之。”清代医家王孟英在阴阳易的治疗中载有精室的引经药，如烧档灰、鼠矢、竹茹、天花粉、薤白、滑石、槐米、土茯苓等。

二、临证要点

（一）辨证要点

首先要辨别虚实。本病病因较多，病机复杂，临床表现又有轻重缓急之不同，可概括为虚实两个方面，应注意分清虚实论治，则疗效益佳。实证多为湿热火毒之邪下扰精室，络破血溢而成，临床以青壮年和血精初期为主。症见发病急骤，精液色泽鲜红，多伴会阴、睾丸、下腹部疼痛，口苦咽干，面红目赤，便干溲赤，舌红苔黄，脉数。虚证多为脾肾亏虚，气虚不摄，血不归经而成。临床以年老体衰、久病正虚者为主，症见发病较缓，病程较长，精液多为淡红或暗红色，多伴会阴、睾丸或下腹部隐痛，心悸、气短、腰酸，脉沉细无力。

其次要明辨脏腑和寒热。依据病因、病史、证候、舌脉、年龄和性格特点而定。一般而言，年轻体壮多为实证，病在心肝；年高体弱、久病多病者多为虚证，责之于脾肾；虚实夹杂者则本在脾肾虚损，标在心肝火郁，或兼湿热瘀阻。审寒热，主要依据伴随症状和舌象、脉象判定。精血鲜红，性欲亢进，会阴胀痛，口苦咽干，心烦多梦，小便黄赤，大便干结，阴囊湿痒，舌红苔黄，脉弦滑数者为热证。性欲减退，勃起欠佳，腰膝酸软，气短乏力，小便清长，大便溏薄，舌淡苔白，脉沉细弱者为寒证。

（二）辨证论治

1. 湿热下注证

临床表现为血精量多，精液色暗红而质黏稠，射精时有疼痛感，可伴小腹、会阴、睾丸、腰骶部胀痛，口苦咽干，面红目赤，胸脘痞满，大便干结或热泻，小便赤涩刺痛，舌质红，苔黄腻，脉滑数或弦数。

治宜清热利湿，凉血止血。方用龙胆泻肝汤（《医方集解》）加减。药物组成：龙胆草 6g（二钱）、黄芩 9g（三钱）、栀子 9g（三钱）、泽泻 12g（四钱）、木通 9g（三钱）、车前子 9g（三钱）、当归 6g（三钱）、生地黄 18g（六钱）、柴胡 9g（三钱）、生甘草 6g（二钱）。

水煎服，每日 1 剂，连服 10 日，服药无不适，可继服 10 剂。以 1 个月为 1 个疗程。若不方便服用中药，或巩固期治疗者，可使用中成药。

本方主证为肝胆湿热下注，下焦湿热为患，扰及精室。方中龙胆草大苦大寒，其气味厚重而沉下，清肝胆之实火、泻肝胆之湿热，故为方中之君药。黄芩、栀子两药性味苦寒，归胆及三焦经，泻火解毒，燥湿清热，能清上导下，用为臣药。湿热壅滞下焦，故用渗湿泄热之车前子、泽泻、木通导湿热下行，使邪有出路；肝乃藏血之脏，肝经实火，易耗伤阴血，且上述诸药又属苦燥渗利伤阴之品，故用生地黄养阴，当归补血，使祛邪而不伤正；肝脏体阴用阳，性喜条达而恶抑郁，火邪内郁，肝气不舒，用大剂苦寒降泄之品，恐肝胆之气被抑，故用柴胡疏畅气机，并能引诸药归经肝胆，且柴胡与黄芩相配，既解肝胆之热，又增清上之力，以上六味皆为佐药。甘草为使，一可缓苦寒之品防其伤胃，二可调和诸药。诸药相伍，使火降热清，湿浊得消，循经所发诸症，皆可相应而愈。

若精液色暗红重者，加马齿苋 25g、小蓟 15g；射精时有疼痛重者，加延胡索 15g、川楝子 12g；小便赤涩刺痛重者，加白茅根 15g、瞿麦 12g。

中成药：龙胆泻肝丸，每次 9g，每日 2 次，口服。

中药外治法：野菊花、苦参、马齿苋、马鞭草各 30g，水煎坐浴，每晚 1 次。

2. 阴虚火旺证

临床表现为精中带血，血色鲜红，或夹碎屑状陈旧血块，或伴射精疼痛，会阴部坠胀不适，腰骶酸痛，头晕耳鸣，心烦失眠，咽干口燥，小便短黄，舌红少苔，脉细数。

治宜滋阴泻火，凉血安络。方用知柏地黄汤(《医宗金鉴》)合二至丸(《证治准绳》)加减。药物组成:地黄 12g(四钱)、牡丹皮 9g(三钱)、山茱萸 12g(四钱)、山药 30g(一两)、知母 6g(二钱)、黄柏 6g(二钱)、泽泻 9g(三钱)、茯苓 9g(三钱)、女贞子 12g(四钱)、墨旱莲 12g(四钱)。

水煎服，每日 1 剂，连服 10 日，服药无不适，可继服 10 剂。以 1 个月为 1 个疗程。不方便服用中药，或巩固期治疗，可使用中成药。

本方主证为阴虚火旺。方中重用地黄滋阴补肾、填精益髓，为君药。山茱萸滋养肝肾、秘涩精气；山药健脾补虚、涩精固肾，补后天以充先天，共为臣药。泽泻淡渗泄浊，并防地黄之滋腻碍胃；牡丹皮清泻相火，并制山茱萸之温涩；茯苓渗湿健脾，既助泽泻以泻肾浊，又助山药之健运以充养后天；知母、黄柏滋阴泻火，均为佐药。女贞子、墨旱莲滋阴补肾，凉血止血。

若精血明显，加大蓟 10g，小蓟 10g；咽干口燥重者，加玄参 12g，麦冬 12g；小便短黄重者，加白茅根 15g，瞿麦 12g。

中成药:知柏地黄丸，每次 10g，每日 3 次，口服。

3. 瘀血阻络证

临床表现为精中带血，血色暗红，或有小血块、血丝，外阴、会阴、小腹疼痛，射精时精道疼痛较重，舌质暗或有瘀点，脉涩。

治宜行气活血，化瘀通络。方用血府逐瘀汤(《医林改错》)或桃红四物汤(《医宗金鉴》)加减。药物组成:当归 9g(三钱)、生地黄 9g(三钱)、桃仁 12g(四钱)、红花 9g(三钱)、枳壳 6g(二钱)、赤芍 6g(二钱)、柴胡 3g(一钱)、甘草 3g(一钱)、桔梗 4.5g(一钱半)、川芎 4.5g(一钱半)、牛膝 9g(三钱)。

水煎服，每日 1 剂，连服 10 日，服药无不适，可继服 10 剂。以 1 个月为 1 个疗程。不方便服用中药，或巩固期治疗，可使用中成药。

本方主证为气滞血瘀，络阻血溢。方中桃仁破血行滞而润燥，红花活血祛瘀以止痛，共为君药。赤芍、川芎助君药活血祛瘀；牛膝活血通经，祛瘀止痛，引血下行，共为臣药。生地黄、当归养血益阴，清热活血；桔梗、枳壳一升一降，宽胸行气；柴胡疏肝解郁，升达清阳，与桔梗、枳壳同用，尤善理气行滞，使气行则血行，以上均为佐药。桔梗并能载药上行，兼有使药之用；甘草调和诸药，亦为使药。合而用之，使血活瘀化气行，则诸症可愈。

若瘀痛入络，可加三棱 15g，莪术 15g；气机郁滞较重，加川楝子 12g，香附 12g；胁下有痞块，血瘀重者，可酌加丹参 20g，烫水蛭 9g。

中成药:清脉通络丸，每次 10g，每日 3 次，口服。

4. 脾肾气虚证

临床表现为精液带血，血色淡红，性欲减退，伴神疲乏力，面色少华，头晕目眩，动则气促，腰骶酸痛，食少便溏，小便清长，舌质淡胖，苔白，脉沉而弱。

治宜补肾健脾，益气止血。方用大补元煎(《景岳全书》)加减。药物组成:人参

3~6g（一至二钱）、山药6g（二钱）、熟地黄6~9g（二至三钱）、当归6g（二钱）、杜仲6g（二钱）、枸杞子6g（二钱）、山茱萸3g（一钱）、甘草6g（二钱）。水煎服，每日1剂，连服10日，服药无不适，可继服10剂。以1个月为1个疗程。不方便服用中药，或巩固期治疗，可使用中成药。

本方主证为脾肾两亏，气虚不摄。方中人参大补元气为君药，气生则血长。山药补脾气，助人参以济生化之源；熟地黄、枸杞子、山茱萸补肝肾，益精血，滋补真阴，共为臣药。当归补血活血使血行而不瘀滞；杜仲补肝肾，助肾阳；甘草助山药补脾气，调和诸药，共为佐药。全方合用有气血双补，肝脾肾共养之效。

若元阳不足多寒者，于本方加制附子（先煎）5g，肉桂（后下）3g；如偏气虚者，加黄芪30g，白术20g；如血滞者，加川芎12g，丹参15g；如滑泄者，加五味子12g，补骨脂10g。

中成药：无比山药丸，每次9g，每日3次，口服。

三、名家经验

徐福松：诊治血精应首先分清虚实标本缓急。血精的病位在下焦，与肝肾关系密切，涉及脾胃、心、肺，病性或虚实，或虚实夹杂。虚者为肾气亏虚，封藏固摄失职；肾阴虚，阴虚火旺，扰乱精室；气血虚弱，统摄无力，血不循经造成血精；肺阴不足，虚热内扰等。实者为肝经湿热，循经下注；跌仆损伤，气滞血瘀，或会阴部手术，血络受损，血不循经，溢入精室，或心热下移，火动精室皆可导致血精；血虚致瘀，血溢脉外或因实致虚。治疗时重视药物性味归经，善用引经药以利药物直达病所。主张在药物治疗的同时，应加强生活行为方式的干预，重视患者体质偏胜，认为得血精者应适量增加性生活频率，以促进瘀血败精排泄及新鲜精液再生，可达到外科切开引流的目的。

孙自学：血精虚实皆可发病，其病因复杂，病机虚实多变，辨证当以虚实夹杂为主。血精初期多为湿热内蕴之实证，日久不愈则为阴虚火旺、脾肾亏虚，或久病入络，瘀血阻滞，正虚邪恋，乃成虚实夹杂之证。治疗原则为辨证以治本，化瘀止血以治标。血溢于精液之中，治疗当以止血为要，治法有滋阴降火、凉血止血、益气止血。湿热下注者，当清热利湿、凉血止血；瘀血阻滞者，当活血化瘀、通络止血。然离经之血溢脉外即成瘀血，瘀血不去，新血不得归经，出血不止；瘀血阻碍气机，又成为新的致病因素，致使血精反复发作，难以治愈。化瘀止血以治标不仅能止血而不留瘀、又能祛瘀而止血，一举两得。

郭军：治疗血精讲究审病求因，认为血精多因感受湿热毒邪或饮食不节、内生湿热，循经下移精室，灼伤血络而成；或因房劳过度，频繁手淫以致肾阴亏虚，虚火灼络所致；抑或阴部外伤损伤下焦经络，或七情内伤使气血瘀滞积于下焦而致病。血精初期多为湿热内蕴灼伤血络之实证，久治不愈则发展为阴虚火旺、脾肾亏虚、七情内伤之证，或久病入络、瘀血阻滞、正虚邪恋，乃成虚实夹杂之证。辨证论治分初期、中期、晚期3期，初期清热凉血止血，中期活血凉血兼疏肝止痛，后期补肾健脾兼活血化瘀。

四、临证心得

1. 中医治疗血精应明确患者病情之新旧，血精初期多为湿热内蕴之实证，日久不愈则为阴虚火旺、脾肾亏虚，或久病入络，瘀血阻滞，正虚邪恋，成虚实夹杂之证。对血精的治疗当根据不同病机分别以清热利湿凉血或益气摄血、滋养肝肾为主，对病久伴气滞血瘀者，又以活血止血为法。由于血精的基本病机是血溢脉外，故无论何种证型均可酌情加止血之品。该病经及时治疗后一般可获愈，预后较为良好。在中医辨证论治思想指导下，联合应用中药纳肛、中药保留灌肠等方式进行治疗，在临床上往往会有良好的效果。

2. 冲脉为血海，下注于精室化为精而为肾所藏，从经脉走形来看，血精症尚与冲任失调相关，《素问·骨空论》载“冲脉者，起于气街，并少阴之经，挟脐上行，至胸中而散也……”“任脉者，起于中极之下，以上毛际，循腹里，上关元……”在女性而言，胞即西医学的子宫，在男性而言，胞当为精囊及前列腺，这可以从西医学男女生殖器衍化的对比关系得以证实。认识到血精症与冲任失调相关，就能借鉴妇科治疗月经及崩漏的知识，丰富临床辨证治疗手段，对一些顽固性血精病提高临床治疗疗效。

3. 临床以慢性精囊炎多见，以血精为特征性表现。精囊炎的治疗可以使用敏感抗生素；对于血精，中医综合治疗具有较好效果。对于反复发作、经久不愈的血精，可以通过精囊镜检查或治疗。

第八节　慢性前列腺炎

慢性前列腺炎是前列腺在病原体或某些非感染因素作用下，患者出现以盆腔区域疼痛或不适、排尿异常等症状为特征的疾病。本病好发于20~50岁之间的青壮年，国内报道的慢性前列腺炎发病率为6.0%~32.9%。本病属于中医的“精浊”“淋浊”“白浊”等范畴。

一、历代论述

历代中医无慢性前列腺炎病名，其属于“精浊”“淋浊”“白淫”“白浊”等范畴，以肾虚为本，湿热、肝郁为标，瘀滞为变为核心病机，历代医家已对其有论述。

1. 先秦、秦汉时期　在此时期的医籍《黄帝内经》对“淋浊”“白浊”的症状、病因病机、治疗已有论述。《素问·六元正纪大论》中有“阳明司天之政……小便黄赤，甚则淋”的记载。《素问·痿论》指出：“思想无穷，所愿不得，意淫于外，入房太甚，宗筋弛纵，发为筋痿，及为白淫。”说明忧思过度、频繁手淫、房劳过度等可引起前列腺炎。《素问·六节藏象论》云：“肾者，主蛰，封藏之本，精之处也。”前列腺归属精室范畴，说明肾气亏虚，固藏失职，精关不固，精离其位而随尿泻，发为精浊。《素问·至真要大论》曰：“诸转反戾，水液浑浊，皆属于热。”说明热邪能导致小便混浊，治法可用“热者寒之”，清利下焦湿热。

2. 两晋隋唐时期　此时期主要是隋朝巢元方《诸病源候论》对精浊肾气亏虚基本

病机的认识。《诸病源候论》谓："虚劳尿精者，肾气衰弱故也。肾藏精，其气通于阴。"又载："劳伤肾虚，不能藏于精，故因小便而精液出也。"指出本病与肾损密切相关。

3. 宋、金、元时期　刘完素在《河间六书》中对白淫小便异常做了详细的描述，如"小便浑浊，天气热则水浑浊，寒则清洁，水体清而火体浊故也"。又云"思想无穷，所愿不得，意淫于外……及为白淫太过者，白物为淫随溲而下，故为劳溺"，说明小便的清与浊同寒热关系密切。刘完素所说的"白淫"，即指尿后滴白，这是慢性前列腺炎的典型症状之一，亦可因正虚劳伤所为，并指出用秘真丸治疗。

4. 明、清时期　《景岳全书》载："移热膀胱则溺孔涩痛，清浊并至，此皆白浊之因热证也。"指出湿热下注这一重要的致病因素。《医学衷中参西录》中指出："血淋之症，大抵出之精道也，其人或纵欲太过而失于调摄，则肾脏因虚生热……与败精混合化为腐浊之物，或红，或白，或丝，或块。"指出本病多为肾虚湿热，精浊蕴热，败精凝结，阻滞窍道而致淋浊之症。《临证指南医案》云："少年患此，多有欲心暗动，精离本宫，腐败凝阻溺窍而成……房劳强忍，败精离位，变成污浊瘀腐。"指出青壮年男子相火易动，所愿不遂，精未外出，或房事忍精不射，离位之精化为白浊，有形败精留滞于精关、精窍，而形成精浊。而《类证治裁》据《黄帝内经》之义，进一步明确脾气不足这一致病因素，云"有浊在精者，久之则有脾气下陷，土不制湿，而水道不清者"，治宜益气升清。

二、临证要点

（一）辨证要点

首先要辨别虚实。慢性前列腺炎兼见体质虚弱，精力不充，纳少疲倦，动则气短，舌质嫩体胖，脉以沉细无力为主，此为虚；体质强壮，精力充沛，纳佳，舌质稍红或赤，苔黄厚，脉有力，属实。内伤久病，精浊渐发，多属虚；新病突发者，属实；年老者，多属虚；青壮年，多属实。

其次要辨病因病机。精浊见尿道灼热感、阴囊潮湿，舌红苔黄或黄腻，脉滑数或弦数，为湿热；精浊久病，会阴、腰骶等坠胀隐痛或痛如针刺，舌暗或有瘀点瘀斑，脉多沉涩，为瘀滞；精浊伴精神抑郁或急躁焦虑者，为肝郁；伴腰膝酸软，头晕眼花，遗精早泄或精神萎靡、畏寒怕冷、尿频、尿无力，性欲减退者，为肾虚。

现归纳为五个证候类型。

（二）辨证论治

1. 湿热蕴结证

临床以尿频、尿急、尿痛、尿道灼热感、排尿终末或大便时偶有白浊，会阴、腰骶、阴囊、睾丸、少腹坠胀疼痛，阴囊潮湿，尿后滴沥，舌红苔黄或黄腻，脉滑数或弦数为主要表现。

治宜清热利湿。方用程氏萆薢分清饮（《医学心悟》）加减。药物组成：川萆薢12g（二钱）、黄柏(炒褐色)6g（五分）、石菖蒲5g（二钱）、茯苓12g（四钱）、白术4g（一钱）、莲子心3g（一钱）、丹参6g（二钱）、车前子6g（二钱）。

水煎服，每日 1 剂，连服 10 日，服药无不适，可继服 10 剂。以 1 个月为 1 个疗程。若不方便服用中药，或巩固期治疗者，可使用中成药。

本方主证为湿热蕴结，方中以川萆薢为主，利湿通淋，分清别浊，为君药；黄柏清热燥湿，车前子利水通淋，清利膀胱湿热，石菖蒲化湿通窍、定心志以止小便频数为臣药，茯苓、白术健脾祛湿，使脾旺能运化水湿为佐药，莲子心、丹参清心火，以阻心热下移于小肠，及小肠之热上扰于心为使药。

如大便干者，加大黄 3g；如刺痛明显者，加桃仁 10g、赤芍 12g；如口干者，加天花粉 8g；如热毒盛，舌苔厚腻明显者，加虎杖 12g、金银花 12g。

中成药：宁泌泰胶囊，口服，1 次 3~4 粒，每日 3 次。

中医外治法：自拟方清解灌肠液（大青叶、白花蛇舌草、半枝莲各 20g，败酱草 30g，苦参 15g，丹参、熟地黄 10g）每日 1 剂，水煎 2 次，每次煎 200ml，早、晚各保留灌肠 1 次，14 日为 1 个疗程。

前列安栓，睡前塞肛，每日 1 次，每次 1 粒。

2. 气滞血瘀证

临床以病程日久，少腹、会阴、睾丸、腰骶、腹股沟坠胀隐痛或痛如针刺，时轻时重，在久坐、受凉时加重，舌暗或有瘀点瘀斑，脉多沉涩为主要表现。

治宜活血化瘀，行气止痛。方用少腹逐瘀汤（《医林改错》）加减。药物组成：炒小茴香 12g（七粒）、干姜（炒）1g（二分）、延胡索 3g（一钱）、没药（研）6g（二钱）、当归 9g（三钱）、川芎 6g（二钱）、官桂 3g（一钱）、赤芍 6g（二钱）、蒲黄（生）9g（三钱）、炒灵脂 6g（二钱）。水煎服，每日 1 剂，连服 10 日，服药无不适，可继服 10 剂。以 1 个月为 1 个疗程。不方便服用中药，或巩固期治疗，可使用中成药。

本方主证为气滞血瘀，方中蒲黄、五灵脂活血祛瘀，散结止痛为君药；延胡索、没药、当归、赤芍助活血祛瘀之力而为臣药；因血瘀可致气滞，气滞又加重血瘀，气血瘀滞则疼痛更剧，故佐以川芎，既助气行血畅而瘀去，又使气血畅行，通则痛止；再以小茴香、干姜、官桂温散通行之品，通达下焦，以使气行血畅痛止。诸药合之，共奏活血化瘀、行气止痛、消肿散结之功。

如小便黄浊或尿频尿痛，加滑石（包煎）12g、萹蓄 12g；如少腹胀痛明显，加青皮 10g、王不留行 9g；如少腹刺痛明显，加三七粉（冲服）4g。

中成药：清脉通络丸，每次 10g，每日 3 次，口服。

中医外治法：取红藤 30g、败酱草 30g、皂角刺 15g、乳香 15g、没药 15g、红花 15g、乌药 15g，粉碎后用干净棉布包好，浸入清水中 15 分钟，取出在蒸锅上蒸 15 分钟，然后用毛巾包裹敷小腹部 30 分钟，早、晚各 1 次。

3. 肝气郁结证

临床以精神抑郁或急躁焦虑，耻骨上区、腹股沟、会阴、外生殖器坠胀不适，小腹、腹股沟、会阴、睾丸胀痛，尿频，排尿不爽，舌淡红苔薄白，脉弦为主要表现。

治宜疏肝解郁。方用逍遥散（《太平惠民和剂局方》）加减。方药炙甘草 18g，当归、茯苓、白芍、白术、柴胡各 36g。

上为粗末，每服 8g，水一大盏，烧生姜一块切破，薄荷少许，同煎至七分，去滓热服，不拘时候。或根据原方用量比例酌情增减做煎剂，水煎服，每日 1 剂，连服 10 日，服药无不适，可继服 10 剂。以 1 个月为 1 个疗程。不方便服用中药，或巩固期治疗，可使用中成药。

本方主证为肝气郁结。方中以柴胡疏肝解郁，使肝气得以条达为君药。当归养血和血；白芍养血敛阴，柔肝缓急；当归、白芍与柴胡同用，补肝体而助肝用，使血和则肝和，血充则肝柔，共为臣药。木郁不达致脾虚不运，故以白术、茯苓、甘草健脾益气，既能实土以御木侮，又使营血生化有源，共为佐药。甘草尚能调和诸药，兼为使药。诸药合用，使肝郁得疏，血虚得养，脾弱得复，气血兼顾，肝脾同调，立法周全，组方严谨。

如精神抑郁者，加郁金 12g、合欢皮 12g；如性情急躁焦虑甚者，加牡丹皮 9g、栀子 6g。

中成药：柴胡舒肝丸，口服，每次 6g，每日 3 次，温开水送服。

4. 肾阴不足证

临床以病程较久，尿后余沥，小便涩滞不畅，时有精浊，伴腰膝酸软，头晕眼花，失眠多梦，遗精早泄，五心烦热，口干咽燥，舌红少苔，脉沉细或细数为主要临床表现。

治宜滋阴清热。方用知柏地黄汤《医宗金鉴》加味。药物组成：熟地黄 24g（八钱），山萸肉 12g（四钱），生山药 12g（四钱），白茯苓 12g（四钱），泽泻 9g（三钱），牡丹皮 9g（三钱），知母（盐水炒）6g（二钱），黄柏（盐水炒）6g（二钱）。

水煎服，每日 1 剂，连服 10 日，服药若无不适，可继服。以 1 个月为 1 个疗程。不方便服用中药，或巩固其治疗，可使用中成药。

本方主证为肾阴不足、阴虚火旺。本方重用熟地黄滋阴补肾，填精益髓，为主药；山茱萸补养肝肾、涩精；山药固肾、补脾胃，此三药可补三阴。泽泻利湿降肾浊，减熟地黄之滋腻；茯苓淡渗脾湿，助山药健运；牡丹皮清虚热，可制山茱萸之温涩，此三药三泻，为佐药。知母苦寒，清热泻火；黄柏清热燥湿、泻火除蒸，是清泄下焦的要药，此二药合用，清热之力更明显。

若伴遗精者，加炒芡实 20g、金樱子 12g；血精者，加小蓟 12g、茜草 12g；若腰膝酸软重者，加怀牛膝 15g，盐杜仲 15g。

中成药：知柏地黄丸，每次 10g，每日 3 次，口服。

5. 肾阳不足证

临床以精神萎靡，畏寒怕冷，腰膝酸软，尿频、尿无力，尿后滴沥，性欲减退，舌淡苔薄白，脉沉弱或迟为主要表现。

治宜温补肾阳，利湿泻浊。方用金匮肾气丸（《金匮要略》）加减。干地黄 24g，山药 12g，山茱萸 12g，泽泻 9g，茯苓 9g，牡丹皮 9g，肉桂 3g，附子（炮）3g。

水煎服，每日 1 剂，连服 10 日，服药若无不适，可继服，以 1 个月为 1 个疗程。不方便服用中药，或巩固其治疗，可使用中成药。

方中附子温肾壮阳，肉桂辛温助阳，两者相伍，温肾阳，助气化，共为君药；肾中之阳，唯用阳刚之药难以生长，故配以干地黄、山药、山茱萸阴柔之品滋补肾阴，与附子、肉桂合之则温补肾阳，体现“阴中求阳”之法，以达温下元、助气化之效；佐以泽泻、茯苓利湿泻浊通淋；再取牡丹皮活血散瘀之用（而非取其寒凉之性），既防阳虚之滞，又散寒凝瘀滞之结。诸药配伍，使肾阳得温，下元得煦，湿浊以祛，腰酸肢冷、小便淋沥可除。

若阳事不举明显者，加淫羊藿 18g、阳起石 15g；夜尿频多者，加乌药 9g、益智仁 18g、金樱子 15g。

中成药：济生肾气丸，口服，每次 9g，每日 2 次。

三、名家经验

王琦：根据慢性前列腺炎的中医病机，治疗上在清热解毒杀灭微生物及活血化瘀改善前列腺供血的基础上，遵中医“腑以通为用”的原则，选用排浊之品，保证瘀积之物排出。常用排浊药物为浙贝母、天花粉、石菖蒲、薏苡仁、冬瓜仁等。并主张分期以基础方论治。初期、中期是以湿热为患的寒热夹杂证为主，瘀浊阻滞症状为次，湿热为病则见热证，且秽浊之物较多；病久湿易郁遏阳气，则又见寒证，故呈寒热兼杂。后期以瘀浊互结症状为主，湿热表现为次。治疗以基础方分期加减，该方以“清热解毒，祛瘀排浊，浊去湿清”为其组方原则，药物为当归、浙贝母、苦参、黄柏、蒲公英、石菖蒲、牡丹皮、水蛭、乌药。初期、中期（寒热夹杂）合薏苡附子败酱散加减；后期（瘀浊互结）合桂枝茯苓丸加减。在治疗思路上王琦指出以下几点：①注重慢性前列腺炎的基本病理，即前列腺组织有炎性细胞浸润和腺叶中纤维组织增生、变性，在治疗过程中应抓住这一基本特点。②辨证论治与分期治疗相结合，以加强治疗的针对性，提高临床疗效。③宏观辨证与微观辨证相结合。西医学的检测手段使中医的传统四诊触角延伸到微观世界，故辨证应把宏观与微观结合起来，以探讨前列腺各种实验检测指标的临床辨证意义。④基本方的确定与运用，应围绕慢性前列腺炎的基本病理和中医对本病的病机认识来定，在治疗过程中针对体质、并发症等辨证加减。⑤忌一味苦寒清热解毒，以防苦寒伤阳。临床上许多治疗慢性前列腺炎的方剂和用药，如桂枝茯苓丸之桂枝、黄柏配乌药、薏苡附子败酱散用附子、引火归原之肉桂等即是启迪。

崔学教：①辨证分型，知常达变。对一些难治性慢性前列腺炎，辨证分型以气虚夹瘀阻证或实热夹阴虚证为主，用化瘀消肿、通络散结之法，方用自拟泽兰通淋汤，药物为土茯苓、王不留行、路路通、三棱、莪术之属；或以清热利湿、祛痰通淋为治则，方用自拟土茯苓饮，药用野菊花、蒲公英、珍珠草、黄柏之类，佐以黄芪、党参补中益气，权衡补泻，以达祛邪不伤正、补益不留邪的目的。②用药力专，配伍协调。崔学教在治疗上施法果断，用药力专，辨证立法，善抓主要矛盾，强调围绕病证的主要矛盾来处方论治，用药不仅在药物选择上突出体现治法特色，且药量亦显偏重，如补益多用黄芪、党参、肉苁蓉各 30g；化瘀则多以三棱、莪术各 15g，泽兰 30g；清热利湿多以土茯苓、蒲公英、珍珠草各 30g 等。另外，在药物配伍上，也注意辨证周全，协调用药，尤其重视药对的应用，如牛大力与党参，前者为土黄芪，补气而无温燥之弊；土茯苓与蒲公英，清热解毒利湿，无寒凉伤胃之虑；丹参与槐花，取槐榆散治疗肛痔疾病中应用之义，凉血活血，促进血液回流；毛冬青与凌霄花，清瘀热于微络，以防瘀热伏络，邪恋复发；其他如龙胆草与栀子、萹蓄与瞿麦、滑石与甘草等经典配伍亦多应用。③内外用药，全面治疗。在内服药物治疗的同时，注意配用外治法，如崔学教开发研制的“前列安栓”，是针对湿、瘀、热病机而设，由黄柏、虎杖、栀子、大黄、泽兰、石菖蒲等组成，制成栓剂，通过直肠给药，具有较好的抗炎、镇痛和改善局部循环的作用。④药语同疗，身心共调。针对慢性前列腺炎病因复杂、缠绵难愈、多伴有不同程度的心理障碍这一特点，崔学教还十分重视患者的心理调治。

孙自学：慢性前列腺炎与疮疡有相似的病因病机，治疗上采用疮疡治疗的“消、托、补”三法，依据不同的发展阶段和证候特征灵活运用。消法包括清热利湿，解毒散结，活血化瘀，主要用于湿热蕴结证，自拟前列腺 1 号方，常用药物有金银花、马鞭草、连翘、蒲公英、红藤、败酱草、野菊花、赤芍、牡丹皮、天花粉、玄参、知母、黄柏、萆薢、赤芍、泽兰、益母草、三棱、莪术、穿山甲、地龙等。托法主要是指补益正气、托毒外出，在消法的基础上加入补益气血或补益肝肾的药物，如黄芪、熟地黄等。补法则针对虚证患者，补益气血、补肾健脾，常用八珍汤或五子衍宗丸加减。

四、临证心得

1. 慢性前列腺炎并不直接影响患者生命，但由于其病情复杂，缠绵难愈，给患者的身心健康造成极大伤害。临床治疗时应评估患者的精神症状，可通过沟通进行针对性的心理疏导，减轻患者的心理压力，消除精神因素引起的恶性循环。此外，临床医师应明确慢性前列腺炎治疗的目标，是以缓解或解除症状为主，因此不能仅按照前列腺液常规检查中的白细胞计数高低或者其他实验室指标来评价治疗效果，而应该以临床症状的减轻为首要评价标准。大部分慢性前列腺炎患者经正确施治、综合调理，均能获得明显好转或痊愈，预后良好。但由于慢性前列腺炎目前尚无较好疗法，每一种治法均有一定的优势和不足，故应两种或两种以上疗法综合应用，以取长补短。如中西医结合治疗，内服药物与外用药物相结合，各种理疗器械的运用等，以提高疗效。

2. 重视中西医结合治疗本病。中西医相结合治疗简单地选用中药加西药，而是基于患者病情，从治疗的角度将两者有机结合，充分发挥中西药在治疗慢性前列腺炎中的互补性，从而达到“1+1＞2”的治疗效果。对于慢性细菌性前列腺炎（CBP），可以单纯采用中药或足量抗生素治疗，也可以根据病情需要中西药联合治疗。抗生素主要选用喹诺酮类和磺胺类。中药则根据患者病情辨证论治，此时一般多以祛邪为主，多采用清热利湿、疏肝理气、活血化瘀类中药。对于慢性前列腺炎 / 慢性盆腔疼痛综合征（CP/CPPS）中的炎症性 CPPS，主要运用中医药辨证治疗，恰当地选用益肾填精、健脾益气、清热利湿、疏肝理气、活血化瘀类中药。可短期配合使用抗生素治疗，若无效则停用，采用非甾体类药物抗炎治疗，对于功能性下尿路梗阻的病人，可应用 α 受体阻滞剂。中医药治疗本型疗效确定且副作用较少，应根据病情辨证论治，充分发挥中医药的优势。对于慢性前列腺炎 / 慢性盆腔疼痛综合征（CP/CPPS）中的非炎症性 CPPS，一般采用中医药辨证论治，此类病人多为本虚标实，症状复杂多样，病症多虚实夹杂，单一证型者少，常数个证型相兼为病。临证当数证合参，活用补虚泻实之法。

第九节　精索静脉曲张

精索静脉曲张（VC）指精索的静脉回流受阻或瓣膜失效，血液反流引起血液瘀滞，导致蔓状静脉丛迂曲扩张而形成的阴囊血管性团块。中医学中，并无精索静脉曲张的病名，但根据临床表现和病理特征可归属于“偏坠”“筋瘤”“筋疝”等范畴。精索静脉曲张是以“瘀滞”为其突出特点的病证。

精索静脉曲张是导致男性不育的主要原因之一。轻度者可无明显临床症状，中重度者临床主要表现为阴囊坠胀感和钝性隐痛，腰酸累，站立及行走时尤为明显，平卧休息后可减轻。在男性人群中发病率为 10%～15%，多见于青壮年，在男性不育人群中占 35%～40%。

一、历代论述

中医古籍无精索静脉曲张的病名，但根据临床表现和病理特征可归属于“偏坠”“筋瘤”“筋疝”等范畴。

1. 先秦、秦汉时期　《素问》中的疝瘕少腹痛之证，属“筋瘤”范畴。《灵枢·刺节真邪》：“茎垂者，身中之机，阴精之候，津液之道也。故饮食不节，喜怒不时，津液内溢，乃下留于睾，血道不通，日大不休，俯仰不便……有所疾前筋，筋屈不得伸，邪气居其间而不反，发为筋溜。”患者常有气滞血瘀表现：阴囊坠胀、疼痛，牵引少腹，痛处固定不移；望诊可见阴囊青筋怒张，触及粗大迂曲静脉团，局部皮温增高，皮下瘀久生热表现；患者常有烦躁不安、郁闷不舒、面色晦暗、肌肤甲错，舌质紫暗、舌体瘀斑及口唇瘀斑、脉沉涩或弦实有力等表现。

2. 金元时期　《儒门事亲》曰：“疝有七，即寒疝、水疝、筋疝、血疝、气疝、狐疝、㿗疝，是谓七疝……筋疝，其状阴茎肿胀，或溃或脓，或痛而里急筋缩，或茎中痛，痛极则痒，或挺纵不收，或白物如精，随溲而下。久而得于房室劳伤，及邪术所使。宜以降心之剂下之。”并提出“疝本肝经宜通勿塞论”，且明确指出“若年少而得之，不计男子妇人，皆无子”。

3. 明清时期　肝脉绕阴器，外感寒邪或阴寒内盛，凝滞肝脉发为本病。《医学正传》中指出：“大抵七疝为病，若非房劳所致，即是远行辛苦，涉水履冰，热血得寒，而凝滞于小肠、膀胱之分，或湿热乘虚，而流入于足厥阴之经。”另外，恼怒不解，郁怒不休，情志失畅，肝气郁滞，气滞则血瘀，气血阻涩，肝脉不畅，发为筋疝。

明代陈实功《外科正宗》云：“筋瘤者，坚而色紫，垒垒青筋，盘曲甚者结若蚯蚓。”清代唐宗海《血证论》云:“此(瘀)血在身,不能加于好血,而反阻新血之化机,故凡血证,总以祛瘀为要。”长期举重担物,久站久行,筋脉受伤,致肝络瘀滞,脉络因而暴露、弯曲,可发为本病。清代王清任在《医林改错》曰:“青筋暴露,非筋也,现于皮肤者血管也,血管青者,内有瘀血也。”认为本病病机是以瘀血为患。

这些中医古籍都认为此病病因病机以瘀血阻滞为主,患者常有患侧阴囊的静脉迂曲、扩张,望诊可见阴囊青筋怒张,可触及迂曲扩张的静脉血管团,瘀久生热,局部皮肤温度偏高,患者常面色晦暗,肌肤甲错,舌质紫或有瘀斑,脉多沉弦;常伴有阴囊的下坠和胀痛感。

二、临证要点

(一)辨证要点

首先要分清病情轻重。局部症状轻且不伴有全身症状者为轻,而局部症状明显,全身症状也明显者为重,通常初期病情较轻,病久比较重。

其次要辨明标本主次。本病虽以瘀血阻滞为患,但病机多虚实夹杂,或因虚致实,有肝肾亏虚、气虚血瘀、气滞血瘀等不同,临床需辨清标本主次。

现归纳为五个证候类型。

(二)辨证论治

1. 肝肾亏虚证

临床表现为阴囊单侧或双侧青筋暴露,坠胀疼痛,有时可沿腹部或腹股沟放射。曲张侧睾丸软小,阳痿,早泄,不育,精液检查精子数量减少,精子活力降低、畸形率增高,伴有头晕耳鸣,失眠多梦,腰膝酸软,体倦乏力,舌质淡、苔薄白,脉弦细。

治宜补益肝肾,活血化瘀。方用左归丸(《景岳全书》)加减。药物组成:熟地黄24g(七钱)、山药12g(三钱)、枸杞子12g(三钱)、山茱萸12g(三钱)、川牛膝(酒洗,蒸熟)12g(三钱)、鹿角胶(烊化)12g(三钱)、龟甲胶(烊化)12g(三钱)、制菟丝子12g(三钱),加王不留行15g,路路通12g,丹参25g。

水煎服,每日1剂,连服10日,服药无不适,可继服10剂。以1个月为1个疗程。不方便服用中药,或巩固期治疗,可使用中成药。

本方主证为肝肾虚损,同时又有瘀血阻络,应兼顾补虚与活血通络。方中重用熟地黄滋肾益精、枸杞子补肾益精、养肝明目,为君药。鹿龟二胶,为血肉有情之品,峻补精髓,其中龟甲胶偏于补阴,鹿角胶偏于补阳,在补阴之中配伍补阳药,意在“阳中求阴”;菟丝子性平补肾,共为臣药。山茱萸养肝滋肾、涩精敛汗,山药补脾益阴、滋肾固精,牛膝益肝肾、强腰膝、健筋骨、活血,兼补肝脾,为使药。另加王不留行、路路通、丹参活血祛瘀,通利血脉。

若兼脾虚者,可加黄芪35g、党参15g;若早泄重者,可加炒芡实20g、沙苑子15g;若阳痿重者,可加锁阳12g、淫羊藿20g。

中成药:疏肝益阳胶囊,每次3粒,每日3次,口服。

2. 寒凝肝脉证

临床表现为阴囊单侧或双侧坠胀不适，阴囊内有蚯蚓团状物，站立加重明显，平卧减轻或消失。不育，精液检查精子数量减少，精子活力降低，阴囊、阴茎、少腹及会阴部冷痛，形寒肢冷，舌淡、苔白，脉沉细。

治宜温经散寒，活血通络。方用当归四逆汤（《伤寒论》）加减。药物组成：当归 12g（四钱）、桂枝 9g（三钱）、通草 6g（二钱）、芍药 9g（三钱）；细辛 4g（一钱）、甘草 6g（二钱），大枣2枚。水煎服，每日 1 剂，连服 10 日，服药无不适，可继服 10 剂。以 1 个月为 1 个疗程。不方便服用中药，或巩固期治疗，可使用中成药。

本方主证为因血虚受寒、寒邪凝滞经脉所致的血虚寒凝肝脉证，方中当归既能养血，又能和血活血为君；桂枝温通经脉，以畅血行，芍药益阴和营，二味相配，内疏厥阴，调和营卫为臣；细辛散表里内外之寒邪，通草入经通脉为佐；甘草、大枣温养脾气为使。诸药合用，有温养经脉、通畅血行之功。

若少阴部冷痛甚者，可加乌药 12g、炒小茴香 15g；若形寒肢冷甚者，可加黑顺片（先煎）6g、肉桂（后下）6g；若精冷不育者，可加淫羊藿 20g、菟丝子 20g。

中成药：少腹逐瘀丸，口服，每次 1 丸，每日 3 次。

3. 气滞血瘀证

临床表现为阴囊青筋粗大，盘曲呈蚯蚓状，瘀久入络，引及睾丸、少腹、腰部坠胀疼痛，舌暗红或紫暗，苔白，脉沉涩。

治宜活血通络行气。方用血府逐瘀汤（《医林改错》）加减。药物组成：桃仁 15g（四钱），红花、当归、川牛膝、生地黄各 12g（三钱），川芎、桔梗各 6g（二钱），赤芍、枳壳、甘草各 8g（二钱），柴胡 4g（一钱）。水煎服，每日 1 剂，连服 10 日，服药无不适，可继服 10 剂。以 1 个月为 1 个疗程。不方便服用中药，或巩固期治疗，可使用中成药。

本方主证为瘀血阻络。方以桃仁破血行滞而润燥，红花活血祛瘀以止痛，共为君药。赤芍、川芎助君药活血祛瘀；牛膝活血通经，祛瘀止痛，引血下行，共为臣药。生地黄、当归养血益阴，清热活血；桔梗、枳壳一升一降，宽胸行气；柴胡疏肝解郁，升达清阳，与桔梗、枳壳同用，尤善理气行滞，使气行则血行，以上均为佐药。桔梗并能载药上行，兼有使药之用；甘草调和诸药，亦为使药。全方配伍，特点有三：一为活血与行气相伍，既行血分瘀滞，又解气分郁结；二是祛瘀与养血同施，则活血而无耗血之虑，行气又无伤阴之弊；三为升降兼顾，既能升达清阳，又可降泄下行，使气血和调，合而用之，使血活瘀化气行，则诸症可愈。

若兼有气虚者，加黄芪 30g、党参 12g；若气滞重者，加香附 12g；若久病入络，可加地龙 10g、烫水蛭 9g。

中成药：复方丹参片，口服，每日 3 次，每次 3~4 片。

4. 湿热瘀阻证

临床表现为精索静脉盘曲成团，精索肿粗，时有灼热疼痛，阴囊微红，小便短赤。伴身重疲倦、脘腹痞闷，口中黏腻，舌红苔黄腻，脉弦滑。

治宜清热化湿，活血通络。方用程氏萆薢分清饮加减（《医学心悟》）。药物组成：川萆薢 6g（二钱），黄柏（炒褐色）1.5g（五分），石菖蒲 1.5g（五分），茯苓 3g（一钱），白术 3g（一钱），莲子心 2g（七分），丹参 4.5g（一钱五分），车前子 4.5g（一钱五分），加王不留行 12g、泽兰 15g、川牛膝 15g、红花 15g。水煎服，每日 1 剂，连服 10 日，服药若无不适，可继服。以 1 个月为 1 个疗程。不方便服用中药，或巩固其治疗，可使用中成药。

本方主证为湿热瘀阻。方中以川萆薢为君药，利湿通淋，分清化浊；配合黄柏清热燥湿，车前子利水通淋，清利膀胱湿热；石菖蒲化湿通窍、定心志；佐以茯苓、白术健脾祛湿，使脾旺能运化水湿；另配莲子心、丹参清心火，丹参、王不留行、泽兰、川牛膝、红花增加活血化瘀之功。全方配伍理论清晰，思路严谨，选药精当。

若偏于湿者，可加茯苓 15g、泽泻 12g；若偏于热者，可加生薏苡仁 25g、茵陈 12g；若偏于瘀阻者，可加烫水蛭 9g、路路通 10g。

中成药：前列舒通胶囊，口服，每日 2 次，每次 4~5 粒。

5. 气虚下陷证

临床表现为阴囊坠胀不适，有时可沿腹部或腹股沟放射，囊内青筋暴露，久立久行劳累后加重。阳痿不育，精液检查精子数量减少，精子活力降低，形体消瘦，少气懒言，面色萎黄，体倦乏力，纳差便溏，舌淡胖、边有齿印，苔白，脉沉细。

治宜补中益气，辅以活血止痛。方用补中益气汤（《脾胃论》）加味。药物组成：黄芪 12g（三钱）、甘草 8g（二钱）、人参 12g（三钱）、当归 12g（三钱）、橘皮 12g（三钱）、升麻 12g（三钱）、柴胡 12g（三钱）、白术 12g（三钱）。

水煎服，每日 1 剂，连服 10 日，服药无不适，可继服 10 剂。以 1 个月为 1 个疗程。不方便服用中药，或巩固期治疗，可使用中成药。

本方主治由于脾胃气虚，中气不足引起的阴囊筋瘤坠胀。方中以黄芪、人参为君药，补中益气健脾；白术、甘草益气健脾，陈皮理气和胃，当归养血，共为佐药；少用柴胡、升麻以升提下陷之阳气，为使药。

若兼有肾虚者，加菟丝子 20g、枸杞子 18g；若血瘀重者，加王不留行 10g、丹参 20g；若阳痿重者，加淫羊藿 20g、锁阳 12g。

中成药：补中益气丸，口服，每日 2~3 次，每次 9g。

中医外治法：黄芪 35g、当归、红花各 12g，煎汤外洗，或以纱布浸湿药液湿敷阴囊。

（三）手术治疗

对于中重度精索静脉曲张、静脉团块曲张明显，或症状严重，或经中医药口服外用非手术治疗疼痛不缓解，或合并精液异常的不育症非手术治疗后效果不明显者，或为防止睾丸萎缩与生精障碍者，应及时手术治疗，以保护和恢复生精功能。手术目的在于阻断静脉血液向睾丸附睾反流，促进静脉血液及淋巴回流。手术方式目前主要有三种：腹膜后精索静脉高位结扎术、腹腔镜精索静脉高位结扎术、显微精索静脉结扎术。手术后可以再结合中医药治疗。

三、名家经验

王琦:肝肾亏虚、肝郁气滞是精索静脉曲张的病因病机,日久多见瘀血停滞,络道阻塞,临床表现为脉络迂曲、显露,阴囊坠胀不适,以致睾丸气血运行不足,生化无力,终至不育。并提出精索静脉曲张不育病位在外肾,气滞血瘀是标,肾精亏虚是本。

孙自学:瘀阻脉络是精索静脉曲张的主要发病病机,肾气亏虚是其发生的根本。故以益肾活血、化瘀通络为法治疗该病,自拟益肾通络方(熟地黄、黄芪、丹参、菟丝子、淫羊藿、巴戟天、川牛膝等)治疗该病,效果显著。

戚广崇:治疗精索静脉曲张性不育常用活血化瘀、益肾养肝之药,并自拟活血补肾方——理精煎,药选丹参、莪术、牛膝、虻虫、当归尾、熟地黄、续断、狗脊、淫羊藿、肉苁蓉、鹿角霜、红枣。一般连用3~6个月,临床效果满意。

四、临证心得

1. 精索静脉曲张是男性常见的一种疾病,临床上多数患者因不育而就诊。精索静脉曲张的诊断一般通过彩色多普勒检查和生殖系统体检就可确诊。精索静脉曲张的程度与对精液质量的影响程度并不呈正相关。对因不育而就诊的精索静脉曲张患者,如果精子质量较差,且为三度曲张伴血液反流明显者,我们主张先行显微镜下精索静脉曲张手术,术后1周配合益肾活血通络中药,以3个月为1个疗程。如果为二度曲张伴有精子质量低下,且患者又不愿手术者,可先以中西医综合治疗3个月左右,如果精子质量无改善,应手术治疗,术后再用中药。对一度精索静脉曲张者,建议以保守治疗为主。对于尚未结婚,有明显的曲张且精液质量差者,建议首选手术治疗。对手术后可能出现的结局如精子质量可能会降低,甚至出现无精子等,要与患者充分沟通。

2. 中医药治疗主要从肝肾着手、兼及心脾,以疏肝、补肾、活血化瘀通络为基本原则。中医学认为本病病机以肾虚、肝郁、血瘀为基本特点,本病有虚实之分,实证为寒凝肝脉,或为肝郁气滞血瘀,或为湿热瘀阻,治疗上分别采取温经散寒、疏肝理气活血及清热化湿的法则,虚证或为肝肾亏虚,或为气虚下陷,治疗上需补益肝肾或补中益气。

3. 中西医结合治疗具有一定优势。中医治疗可从整体调节治疗,但无法像手术那样彻底阻断血液反流而防止持续性的病理损害。而手术与中药相结合治疗可优势互补,可望达最佳治疗效果。西医通过手术的方法彻底结扎曲张的精索静脉,阻断了肾静脉血的反流,避免了一些代谢产物对睾丸及附睾功能的伤害,有利于改善生精育精功能,使精液的质量提高。并且精索静脉曲张引起不育的病理改变往往是缓慢和渐进的,甚至有一些因精索静脉曲张造成继发不育的患者睾丸活检的结果都已经出现较严重的病理学变化。这些改变表明,如果病因没有得到及时治疗,则不可能会可逆性恢复,应尽快采取高位结扎曲张静脉,解决静脉反流的问题。另一方面也表明了大多数患者手术治疗时已发生了一定程度的睾丸及附睾功能的伤害,术后应积极用药改善睾丸及附睾功能,提高精液的质量。对于去除病因来说,手术无疑是最佳的选择;而对于术后的积极用药方面,中医药将扮演重要的角色。中医药有着“多靶点”的作用,在整体观念与辨证论治原则的指导下,从肝、脾、肾论治,培育先天后天之本,肝肾乙癸同源,血精互生,全方位调理,既可改善多种临床症状,又可迅速恢复、提高生殖功能。所以中西医结合可缩短治疗的时间,是治疗精索静脉曲张不育症较好的选择。目前,中西医结合治疗精索静脉曲张不育症逐渐显示出其独特的优势及良好的发展前景。

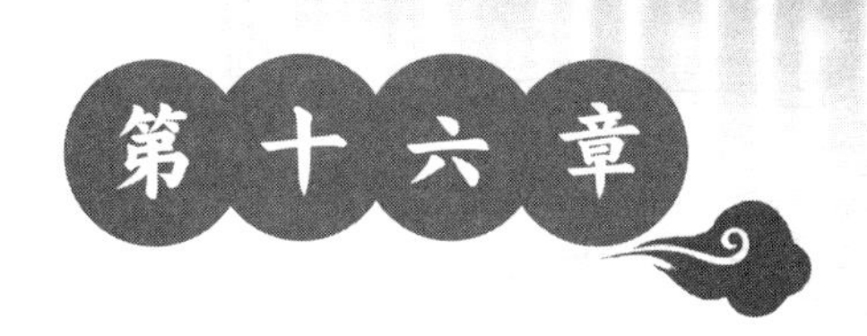

第十六章 男性免疫性不育症

男性免疫性不育是指以精子作为抗原，在体内激发免疫反应所引起的不育症。具体为育龄夫妇婚后同居 1 年以上，未用任何避孕措施，男方性功能及射精功能正常，在至少一份精液样本中 > 50% 的活动精子被抗体包裹，可以诊断为免疫性不育症。男性免疫性不育主要是由生殖道损伤、感染、梗阻等因素造成血睾屏障破坏、精浆免疫抑制物缺失以及自然免疫和生殖道淋巴细胞改变造成的免疫耐受机制破裂，在男子的血液、精浆和精子表面发生免疫应答，产生了抗精子抗体（AsAb），从而引起生育能力下降。有关资料统计显示，男子免疫性不育者约占不育夫妇的 3%，在 10% 的不育男性的血清和 / 或精浆中可以发现抗精子抗体。据世界卫生组织（WHO）统计，体内存在抗精子抗体（AsAb）可致不育，占不育患者的 20%~30%。对于男性免疫性不育而言，西医学尚无特效治疗，中医学虽无免疫性不育的病名记载，但根据其临证表现可将其归属中医“无子”“无嗣”等范畴。

一、历代论述

参见本书第十四章精液异常类疾病。

二、临证要点

（一）辨证要点

首先要明确诊断。要通过实验室检查，以明确诊断。WHO 推荐的抗精子抗体检测方法：混合抗球蛋白反应试验（MAR）和免疫串珠试验（IBT）。至少在一份精液样本中，发现有 50% 或以上的活动精子包被有抗体才可以诊断。同时，这一诊断必须经过精子 - 宫颈黏液接触试验加以证实。

其次要分清虚、实、寒、热。中医认为本病病位主要在肝、肾，并与肺、脾密切相关。本病属本虚标实之证，本虚表现为肾阳不足、肝肾阴亏、肺脾气虚；标实表现为肝经湿热、肝气郁结，阳虚则外寒，阴虚则内热。

现归纳为五个证候类型。

（二）辨证论治

1. 肾阳不足证

临床以精冷不育，抗精子抗体阳性，畏寒肢冷，腰膝酸软，小便清长，头晕耳鸣，舌淡苔白，脉沉细为主要表现。

治以温补肾阳，调精种子，方用右归饮（《景岳全书》）加减。药物组成：制附子（先煎）9g，肉桂 8g，熟地黄 20g，姜制杜仲 8g，炒山药 8g，枸杞子 8g，炙甘草 6g，山茱萸 4g，菟丝子 12g，当归 15g，鹿角胶（烊化）12g。

水煎服，每日 1 剂，连服 15 日，服药无不适，可继服 15 剂。以 1 个月为 1 个疗程。不方便服用中药，或巩固期治疗，可使用中成药。

本方主证为肾阳不足，命门火衰。方以附子、肉桂、鹿角胶温养肾阳，为君药。熟地黄、枸杞子培补肾阴，取其阴中求阳，助君药化生肾气之功，菟丝子强阴益精，为臣药。山药、山茱萸补脾益肝，收敛涩精；杜仲强壮益精，当归养血活血，为佐药。炙甘草和中益气，调和诸药，为使药。附子、肉桂温补肾阳以煦暖全身，但纯用热药势必伤阴，故取六味丸中之山药、山萸肉、熟地黄以滋阴，使阳有所附。本方从金匮肾气丸化裁而成，属益火之源的方剂。

如气虚甚，或汗，或晕，或虚狂，或短气者，加人参 30g、炒白术 15g；如火衰不能生土，为呕哕吞酸者，加炮姜 15g；如阳衰中寒，泄泻腹痛，加人参 15g、肉豆蔻 15g；如小腹多冷痛者，加吴茱萸 3g。

中成药：龟龄集，每次 2 粒，每日 1 次，早饭前用淡盐水送服。

按摩疗法：选用关元、肾俞、命门等穴位进行按摩。

针灸：取气海、命门、三阴交、地机、关元、肾俞，操作用毫针补法，可针灸并用。隔日 1 次，7 次为 1 个疗程。

饮食疗法：蒸牛睾。取牛睾 1 对，人参、肉苁蓉各 10g。将睾丸切开，二药研末放入睾丸内合好，置锅内蒸熟，分 4~6 次服完。

2. 阴虚火旺证

临床以精亏不育，抗精子抗体阳性，耳鸣眩晕，失眠多梦，腰膝酸软，五心烦热，口燥咽干，舌红苔少或剥，脉细数而有力为主要表现。

治宜滋阴清热。方用知柏地黄汤（《医宗金鉴》）加味。药物组成：熟地黄 24g，山萸肉 12g，生山药 12g，白茯苓 12g，泽泻 9g，牡丹皮 9g，知母（盐水炒）9g，黄柏（盐水炒）9g。

水煎服，每日 1 剂，连服 10 日，服药若无不适，可继服。以 1 个月为 1 个疗程。不方便服用中药，或巩固期治疗，可使用中成药。

本方主证为肾阴不足、阴虚火旺。本方重用熟地黄滋阴补肾，填精益髓，为主药；山茱萸补养肝肾、涩精；山药固肾、补脾胃，此三药可补三阴。泽泻利湿降肾浊，减熟地黄之滋腻；茯苓淡渗脾湿，助山药健运；牡丹皮清虚热，可制山茱萸之温涩，此三药三泻，为佐药。知母苦寒，清热泻火；黄柏清热燥湿、泻火除蒸，是清泄下焦的要药，此二药合用，清热之力更明显。

若阴虚较重者，可加天冬、麦冬各 12g 以润燥养阴；阴虚盗汗重者，可加地骨皮 15g 以退热除蒸；遗精者，加金樱子 12g、炒芡实 20g、桑螵蛸 9g 以固精止遗。

中成药：大补阴丸，口服，水蜜丸每次 6g，每日 2~3 次；大蜜丸每次 1 丸，每日 2 次。

饮食疗法：山药枸杞粥，生山药 50g，枸杞子 10g，桑椹子 15g，粳米 30g。每日煮粥温服。

3. 湿热下注证

临床以婚后不育，精液质黄黏稠，或有凝块，抗精子抗体阳性，伴小溲热赤，口苦或渴，心烦少寐，遗精频作，舌红苔黄腻，脉濡数为主要表现。

治以清热利湿。方选龙胆泻肝汤（《医方集解》）加减。药物组成：龙胆草(酒炒)6g（二钱），黄芩(酒炒)9g（三钱），栀子(酒炒)9g（三钱），泽泻 12g（四钱），木通 9g（三钱），车前子 9g（三钱），当归(酒炒)8g（三钱），生地黄 9g（三钱），柴胡 9g（三钱），生甘草 6g（二钱）。

水煎服，亦可制成丸剂，每服 6~9g，日 2 次，温开水送下。以 1 个月为 1 个疗程。不方便服用中药，或巩固期治疗，可使用中成药。

本证多由肝胆实火上炎，肝经湿热下注所致，治疗以清泻肝胆实火，清利肝经湿热为主。方中龙胆草大苦大寒，既能清利肝胆实火，又能清泄肝经湿热，故为君药。黄芩、栀子苦寒泻火，燥湿清热，共为臣药。泽泻、木通、车前子渗湿泄热，导热下行；实火所伤，损伤阴血，当归、生地黄养血滋阴，邪去而不伤阴血，共为佐药。柴胡舒畅肝经之气，引诸药归肝经；甘草调和诸药，共为佐使药。

若肝胆实火较盛，可去木通、车前子，加黄连 9g 以助泻火之力；若湿盛热轻者，可去黄芩、生地黄，加滑石(包煎)15g、生薏苡仁 35g 以增强利湿之功；若玉茎生疮，以及阴囊肿痛，红热甚者，可去柴胡，加连翘 20g、大黄(后下)3g、黄连 10g 以泻火解毒。

中成药：龙胆泻肝丸，口服。每次 3~6g，每日 2 次，饭后用。

针灸：取气海、命门、三阴交、地机、中都、阴陵泉，操作用毫针泻法，隔日 1 次，7 次为 1 个疗程。

4. 肝气郁结证

临床以婚后多年不育，抗精子抗体阳性，精子浓度、存活率、活动力有不同程度异常，伴见郁郁寡欢，胁肋满闷或胀满，嗳气，食欲不振，舌质偏红苔白，脉弦或涩为主要表现。

治以疏肝解郁，行气散结。方选逍遥散（《太平惠民合剂局方》）加减。药物组成：甘草(微炙赤)15g（半两），当归(去苗，锉，微炒)、茯苓(去皮)、白芍、白术、柴胡(去苗)各 30g（一两）。

上为粗末，每服二钱（6g），水一大盏，烧生姜一块切破，薄荷少许，同煎至七分，去滓热服，不拘时候。以 1 个月为 1 个疗程。不方便服用中药，或巩固期治疗，可使用中成药。

本方主证为肝气郁结，方中柴胡疏肝解郁，使肝气得以条达，为君药；当归甘辛苦温，养血和血；白芍酸苦微寒，养血敛阴，柔肝缓急，为臣药。白术、茯苓健脾祛湿，使运化有权，气血有源；炙甘草益气补中，缓肝之急，为佐药。用法中加入薄荷少许，疏散郁遏之气，透达肝经郁热；烧生姜温胃和中，为使药。

肝郁气滞较甚者，加香附、郁金、陈皮各 12g 以疏肝解郁；血虚甚者，加熟地黄 18g 以养血；肝郁化火者，加牡丹皮 12g、栀子 10g 以清热凉血。

中成药：逍遥丸，口服，小蜜丸每次 9g，大蜜丸每次 1 丸，每日 2 次。

饮食疗法：佛手粥，佛手 20g，玫瑰花、合欢花各 10g，粳米 30g。每日煮粥温服。

5. 肺脾气虚证

临床以婚后不育，抗精子抗体阳性，体虚易感冒，面色无华，食少便溏，时感腹胀，舌淡红、边有齿印，苔薄白，脉细弱为主要表现。

治以补肺健脾为法，方选参苓白术散（《太平惠民合剂局方》）加减。药物组成：莲子肉（去皮）12g（一斤），薏苡仁 12g（一斤），缩砂仁 12g（一斤），桔梗（炒令深黄色）12g（一斤），白扁豆（姜汁浸，去皮，微炒）18g（一斤半），白茯苓 24g（二斤），人参去芦 24g（二斤），甘草炒 24g（二斤），白术 24g（二斤），山药 24g（二斤）。上为细末。每服二钱（6g），枣汤调下。水煎服，每日 1 剂。以 1 个月为 1 个疗程。不方便服用中药或巩固期治疗者，可使用中成药。

本方主证为肺脾气虚，方中人参甘温，补益脾胃之气；白术甘温而性燥，既可益气补虚，又能健脾燥湿；茯苓甘淡，为利水渗湿，健脾助运之要药。参、术相合，益气补脾之功益著；苓、术为伍，除湿运脾之效更彰，三味合而用之，脾气充则有化湿之力，湿浊去自有健脾之功，共同发挥益气健脾渗湿作用，同为君药，故本方以此三药为名。山药甘平，为平补脾胃之品；莲子肉甘平而涩，长于补脾厚肠胃，涩肠止泻，又能健脾开胃，增进食欲，二药助人参、白术以健脾益气，兼以厚肠止泻；扁豆甘平补中，健脾化湿；薏苡仁甘淡微寒，健脾利湿，二药助白术、茯苓以健脾助运，渗湿止泻，四药共为臣药。砂仁辛温芳香，化湿醒脾，行气和胃，既能助白术、茯苓、扁豆、薏苡仁除湿，又可畅达湿遏之气机；桔梗宣开肺气，通利水道，并载诸药上行而成培土生金之功，与砂仁俱为佐药。炙甘草益气和中，调和诸药为使。大枣煎汤调药，更增补益脾胃之效。诸药配伍，补中焦之虚，助脾气之运，渗停聚之湿，行气机之滞，恢复脾胃受纳与健运之职，则诸症自除。

若兼里寒腹痛者，加干姜 12g、肉桂（后下）3g 以温中祛寒止痛；若兼肾虚者，加菟丝子 25g、枸杞子 20g 以补肾填精；若兼肝郁者，加柴胡 12g，香附 15g 以疏肝解郁。

中成药：麒麟丸，口服每次 6g，每日 2~3 次，饭前服药。

饮食疗法：山药粥，生山药 50g，党参 10g，黄精 18g，粳米 30g。每日煮粥温服。

三、名家经验

徐福松：男性免疫性不育的病机在于先天不足，同时后天失养，以致肝肾亏虚，日久引动下焦湿热，湿热循肝经结于精道，气血运行不畅，日久精血瘀滞；或有局部损伤，伤及先天屏障，与湿热互结，精血瘀滞；或肺脾气虚，易于外感，邪热入于营血，归于精室，阻滞精道。本病的病理基础是免疫功能紊乱，其中以细胞免疫低下为主，体液免疫亢进为次，符合中医肝肾肺脾之虚为本、湿热瘀血之实为标的病机。临床治疗方面，对于肝肾阴虚湿热证患者，多以滋阴降火、清利湿热的六味二碧散加减为主；肺脾气虚易感型，多以补肺健脾、理气清肠的参苓香连汤加减为主。徐福松还认为要将“未病先防，既病防变”的思想，贯穿于治疗男性免疫性不育的全过程，重视日常生活习惯；同时告诫患者不积极治疗可能导致免疫性不育的泌尿生殖系疾患。在治疗期间，嘱患者忌烟酒、辛辣刺激等食物，预防感冒腹泻等，均不可忽视。

秦国政：对男性免疫性不育症的治疗有独到之处，认为贯穿男性免疫性不育症始终的基本病理变化为“脾肾两虚夹湿热瘀阻”，具体病因主要有：命门火衰，精失温胞而凝集；肾阴亏损，虚火内扰精室，灼精伤液而凝；湿热下注，浸淫精室，精稠易凝；肝气郁结，疏泄无能，冲任不和，精凝不育；禀赋不耐，体质有异，精液易凝集不化。因而采用以补益脾肾为主、除湿清热化瘀为辅的方法辨病论治，辨病论治专方为“聚精助育抗免汤”，并根据实际情况随症加减。具体组方如下：生黄芪 30g、炙黄芪 30g、熟地黄 15g、生地黄 15g、制何首乌 15g、川续断 15g、枸杞子 30g、菟丝子 20g、太子参 30g、沙苑子 30g、黄精 10g、益母草 15g、鸡血藤 30g、丹参 30g、乌梅 10g、珍珠母 30g、威灵仙 30g、仙鹤草 30g。

此方适用于临床表现为免疫性不育症伴有腰膝酸软、早泄、阳痿、神疲乏力等，或伴有尿频、尿急、尿不尽感等下焦湿热之表现，舌淡红，苔白或薄白，脉沉弱或弦细或无任何明显不适症状，仅表现为抗精子抗体阳性的患者。此症多属虚实夹杂或虚证，以脾肾亏虚为主，兼有湿热瘀阻，因此宜健脾益肾及清热除湿、活血化瘀。方中以聚精助育汤中大量健脾益肾之补药调节机体免疫力；丹参、鸡血藤、益母草养血活血、化瘀通络；仙鹤草凉血解毒；乌梅、珍珠母滋阴涩精止遗，生津清热；威灵仙祛风除湿，通经活络。此外，其还善于根据精液化验的情况“辨精用药”，如无精虫者加鹿茸、淫羊藿、枸杞子；精虫存活率低、活动能力不良者加蛇床子、巴戟天、菟丝子；死精、畸形精子多者加土茯苓、蚤休；精液中有脓细胞者加蒲公英、龙胆草、黄柏；精液成团块状者加泽泻、牡丹皮、乌药、当归、白芍等。

崔云：气血失和、湿瘀互结是本病的核心病机，补肾益气、利湿化瘀为本病治疗大法，临床使用自拟“脱敏煎”治疗，取得了满意的临床效果，药用：女贞子 20g、百合 10g、丹参 20g、牡丹皮 15g、炒黄芩 10g、徐长卿 15g、防风 10g。方中女贞子、百合补肾益气，现代药理研究证明补肾益气药具有免疫调节作用，能显著提高精浆免疫抑制物活性，提高人体免疫功能，有利 AsAb 消除，女贞子可增强细胞表面受体活性，促进 T 细胞活动，发挥免疫作用。丹参、牡丹皮活血化瘀，通精窍使邪有出路。活血化瘀药具有调节机体血液循环，特别是微循环，加速抗原抗体复合物的代谢，调节免疫功能，不仅能消除已形成的抗体而且能抑制新的抗体产生，丹参对机体有免疫调节作用，能双向调节细胞因子的分泌，可抑制抗体形成，还可消除过剩的抗体，对已沉积的抗原抗体复合物有促进吸收和消除的作用。炒黄芩、徐长卿清热利湿药不仅对生殖道有较强的抗菌消炎作用，还能抑制异常的免疫反应。徐长卿有显著的抗炎和免疫调节作用。防风祛风，乃风能胜湿之意，且为风药之润剂，无伤正之弊，且防风有提高机体免疫机制抑制变态反应的作用，全方共奏清热利湿、活血祛瘀、补肾益气之功，因而能够清除导致 AsAb 产生的因素，达到恢复生育的目的。

四、临证心得

1. 本症为男性不育症中的疑难病症，目前的治疗效果仍不够理想。大剂量激素冲击疗法疗效有限，而且毒副作用大。中医辨证治疗对本症有一定效果，但总体治疗效率仍有待提高。男性免疫性不育症的临床治疗积累了不少经验，但对其病因病机的认识尚欠深入。从多角度深入研究探讨病因病机很有必要，同时还要利用现代科学手段对药物作用的机制进行研究，从中筛选疗效可靠的药物。由于免疫性不育症患者多无临床症状，因此还要注意对造成免疫性不育症的原发病进行治疗和研究，深入探讨这些疾病中出现免疫性不育症的确切原因，从而针对其发病原因进行论治，以提高临床疗效。

2. 对男性免疫性不育的诊断，首先要详细询问病史，并要了解配偶的生殖能力状况；在实验室检查方面，要采用WHO推荐的抗精子抗体检测方法即混合抗球蛋白反应试验（MAR）和免疫串珠试验（IBT），两者选一即可。在治疗上，要辨证、辨精、辨体质三者做到有机结合。对有明确外伤史者，可加入活血化瘀之品，如赤芍、丹参、三棱等。对生殖道感染者，可同时配合抗生素治疗。对原因不明者，也可同时采用免疫抑制剂如糖皮质激素治疗。

3. 中西医结合，提高疗效。中西医相结合治疗不仅仅是简单地选用中药加西药，而是基于患者病情，从治疗的角度将两者有机结合，充分发挥中西医在治疗男性免疫性不育症中的互补性。如西医药治疗本病的优势是诊断明确、药物服用方便，但在改善伴随症状、提高患者生活质量方面不如中医药。中医药从整体出发，基于患者体质性因素，注重人体自身正邪斗争的病理变化，辨证论治，整体调节人体气血阴阳平衡。因此恰当地运用中药联合西药治疗，能够有效缓解、改善患者症状，减少副作用。如对于因与生殖道感染有关的男性免疫性不育患者，可以采用抗生素治疗，此时症状表现多属于中医湿热蕴结范畴，可以选用清利湿热之法治疗。若湿热缠绵不愈，日久形成瘀阻，则在清利湿热同时佐用活血化瘀之法。对于明确生殖器官病变而不能以非手术疗法治愈者，消除免疫反应的病灶，有可能改善生育力。此时注意患者术后“易虚易实”的病理状态，以补肾益气、活血化瘀为治疗大法，改善机体状态。对于特发性患者，在应用免疫抑制剂治疗的同时，可配合中医治疗，选用补益脾肾类中药，以扶助正气、调节免疫。

第三篇　附　篇

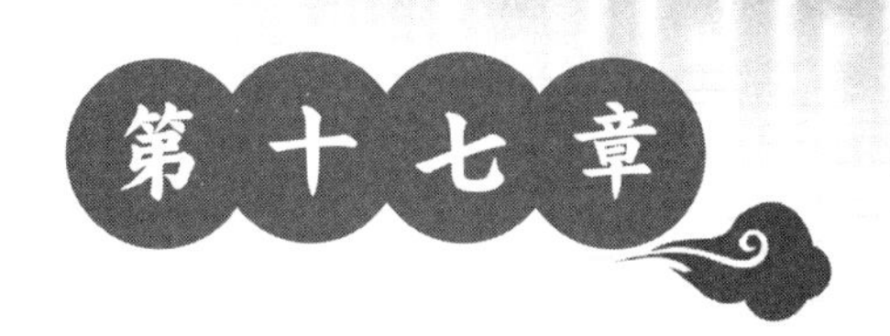

孕前与孕期养生保健

第一节　孕前养生保健

中医提倡治未病，在孕前养生保健方面亦有着丰富的科学理论，且有大量相关论著。中医认为，孕前男女双方应调理元气，在精血充盈的情况下怀孕。

《广嗣纪要》为明代名医万全所著，是一部专论生育的著作。书中有言："一曰修德，以积其庆；二曰寡欲，以全其真；三曰择配，以昌其后；四曰调元，以却其疾；五曰协期，以会其神。遵而行之，有子之道也。"在择配篇中，指出了早婚早育的害处，强调了晚婚晚育的好处。指出有五种影响女子交合与生育的"螺、纹、鼓、角、脉"五不女；亦指出影响男子生育的"生、纵、变、半、妒"五不男；在寡欲篇中，主要指出求子之道为"男子宜清心寡欲以养其精，女子贵平心定气以养其血"；在调元篇中强调男方因素导致不孕的重要性，曰："无子之因，多起于父气之不足，岂可独归罪于母血之虚寒。"还指出，男女健康是生育的基本条件，若体质不健则应调养补益而后生育。

南齐褚澄《褚氏遗书·问子》指出："合男女必当其年。男虽十六而精通，必三十而娶；女虽十四而天癸至，必二十而嫁，皆欲阴阳完实，然后交而孕，孕而育，育而为子，坚壮强寿。"

清代名医叶天士所著的《秘本种子金丹》是历代医书中讲男性不育症内容最为丰富的一本求嗣专著。书中强调种子之法："男当养其精而节其欲，使阳道常健，女当养其血而平其气，使月事以时下，交相培养，有子之道也。""种子之法，男子必先养精，女子必先养血……"《摄生三要》主张养精之法有五："一曰寡欲，二曰节劳，三曰息怒，四曰戒酒，五曰慎味。"强调受孕应注意掌握"真机""的候"，即在女性排卵期时交合而易孕。

一、调经节欲

月经周期的规律与否、时间的长短、月经量的多少、经质的情况、经期的症状等都反映了女性生育健康的问题，所以调经是孕前必须注重的。备孕的妇女经中医调理后，可使母体气血处于阴平阳秘的最佳状态，不仅可以提高卵母细胞质量，还能够为胎儿提供良好的生长环境,优生优育。

纵欲会耗伤精血,但过分禁欲也不利于肾气的生发和肝气的疏泄,故性生活要有节制,切勿太过或不及。

二、调心舒情

备孕前,夫妻双方都应保持精神饱满,心情愉悦,同时保持良好的身体素质,陶冶情操,建立有助于两性生活的节律和格调。如此,则人的精力、体力、智力、性功能都处于和谐状态,精子和卵子的质量较高,此时受精胚胎质量也会提高,有利于优生优育。

三、调节起居

大量研究表明,在备孕前的一段时间内,女方若能进行适量规律的体育锻炼,即可使其体内激素进行合理调配,确保受孕时激素分布平衡,使胚胎顺利着床。

四、调食平衡

若想在孕前为健康受孕做好准备,应当在日常生活中把健康饮食放在首位。中医认为不同体质的人应该选择不同的养生方法,现代医家将人的体质分为九种类型,分别为平和质、气虚质、阳虚质、阴虚质、痰湿质、湿热质、血瘀质、气郁质、特禀质。备孕的女性可以根据自己的体质选择合适的饮食方式来调理身体,为孕育胎儿做好准备。

第二节 孕期养生保健

古人云:凡有孕之妇,宜情志舒畅,遇事乐观,喜、怒、悲、思皆可使气血失和而影响胎儿。胎借母气以生,呼吸相通,喜怒相应,若有所逆,即致子疾。

目前孕期的全面指导备受瞩目,西医学系统的孕产期指导有利于优生优育的整个过程,中医的养生学说更是源远流长。若用西医理论结合中医养生学及传统的孕期保健观科学全面地指导孕产妇,对优生优育的推进将更具有实际意义。

中医养生学认为,优生优育应因时制宜以进行精心调养,孕前男女双方应调理元气,在精血充盈的情况下受孕;在妊娠期间应合理搭配饮食,保持心态平和,从身心两方面精心呵护,保证胎儿的健康成长。中医有“十月怀胎”之说,对每个阶段胎儿的发育都进行了详细描述,并在养生和饮食、起居方面提出了相应的注意事项。

一、孕期情志调护

《傅青主女科》中就有“大怒小产”的论述。可见,孕妇的情志对胎儿有直接的影响。《增补大生要旨》中说:“除恼怒,凡受胎后切不可打骂人,盖气调则胎安,气逆则胎病。”就是说孕妇要保持心情舒畅,不要轻易动怒,否则会导致气不顺,气不顺则孕胎必受影响。可见孕期的情志调理在古代就很受重视。

妊娠期间子在母腹中，依赖孕妇营养，随母听闻，所以胎养首先应重视孕妇的行为修养，给予胎儿良好的胎教。孕妇在行为上应行坐端严，耳不闻非言，目不观恶事；在性情上应保持随和愉悦，常处静室，多听美言，并通过多读诗书、多听礼乐以陶冶性情。因为孕妇给予胎儿的不仅是营养支持，还有良好的品德教育，所以孕妇更应注重自身的品行修养以保证胎儿的身心健康。

二、孕期饮食起居调护

孕期养生应注意调理孕妇的饮食起居。中医学养生观认为，孕妇应“调喜怒，节嗜欲，作劳不妄”。慎四时起居，谨防风、热、寒、湿等四气伤及相应的脏腑，导致机体难以为胎儿提供气血；和五味、节饮食，为胎儿提供全面的营养；畅情志，谨防怒、喜、思、忧、恐等情志太过而影响气血流通，否则会因饮食起居情志不当致“内不足以守中，外不足以强身”，影响胎儿健康成长。

三、中医逐月养胎法

《备急千金要方》载：“妊娠一月始胚，二月始膏，三月始胞，四月形体成，五月能动，六月筋骨立，七月毛发生，八月脏腑具，九月谷气入胃，十月诸神备，日满即产矣。”这是古人按脏腑、经络理论对胚胎发育认识的总结。

徐之才在《逐月养胎法》中所载：“妊娠一月名胎胚，饮食精熟，酸美受御，宜食大麦，毋食腥辛，是谓才正，足厥阴脉养；妊娠二月名始膏，无食辛臊，居必静处，男子勿劳，百节皆痛，是为胎始结，足少阳脉养；妊娠三月名始胎，当此之时，未有定仪，见物而化，欲生男者，操弓矢，欲生女者，弄珠玑，欲子美好，数视璧玉，欲子贤良，端坐清虚，是谓外角而内感者也，手心主脉养；妊娠四月，始受水精，以成血脉，食宜稻粳，羹宜鱼雁，是谓盛血气，以通耳目，而行经络，手少阳脉养；妊娠五月，始受火精，以成其气，卧必晏起，沐浴浣衣，深其居处，浓其衣服，朝吸天光，以避寒殃，其食稻麦，其羹牛羊，和以茱萸，调以五味，是谓养气，以定五脏，足太阴脉养；妊娠六月，始受金精，以成其筋，身欲微劳，无得静处，出游于野，数观走犬、及视走马，食宜鸷鸟猛兽之肉，是谓变腠理，纫筋以养其力，以坚背膂，足阳明脉养；妊娠七月，始受木精，以成其骨，劳身摇肢，无使定止，动作屈伸，以运血气，居处必燥，饮食避寒，常食稻粳，以密腠理，是谓养骨而坚齿，手太阴脉养；妊娠八月，始受土精，以成肤革，和心静息，无使气极，是谓密腠理，而光泽颜色，手阳明脉养；妊娠九月，始受石精，以成皮毛，六腑百节，莫不毕备，饮醴食甘，缓带自持而待之，是谓养毛发，致才力，足少阴脉养；妊娠十月，五脏俱备，六腑齐通，纳天地气于丹田，故使关节人神皆备，但俟时而生”。

白话注解：怀胎一月名始形，由足厥阴肝经滋养胎儿。由于用肝经（用血）养胎，因此孕妇容易肝阴不足。故孕妇的日常饮食可以多食味酸食物，忌食腥辣；同时不宜劳累，且居住环境宜静。

怀胎二月名始膏，由足少阳胆经滋养胎儿。孕妇宜忌食辛辣腥臊，居住环境宜静。

这段时间应禁房事，避免后期“百节骨间皆病”。

怀胎三月名始胎，由手厥阴心包经滋养胎儿。这段时期胎儿天性将生未生，“未有定仪，见物而变”，是胎教的好时节。孕妇视听言动于外，胎儿感知于内，因此孕妇宜多看、多听有益的事物。清淡饮食，切勿惊恐或悲伤。

怀胎四月，由手少阳三焦经滋养胎儿。除保持心情愉悦之外，饮食适度也很重要，此期胎儿“始受水精，以盛血脉”（也就是胎儿长血脉的时候），日常起居应避免着凉，防止感冒，服药更要谨慎。

怀胎五月，由足太阴脾经滋养胎儿。此期胎儿“四肢皆成”，“始受火精，以成其气”（也就是胎儿养气的时候）。沐浴起居忌受凉，做好保暖，不宜劳累，多晒太阳；饮食上米面皆宜，饥饱适当，少食干燥、炙热的食物。

怀胎六月，由足阳明胃经滋养胎儿，此时胎儿“始受金精，以成其筋”。孕妇可以多吃美味的食物，但切勿过饱，以防伤胃而影响胎儿的发育。此期孕妇可以适当进行户外活动，有利于增强胎儿体质。

怀胎七月，由手太阴肺经滋养胎儿，孕妇更要注意防止受凉感冒，避免潮湿的居住环境。此期胎儿“始受木精，以成其骨”，孕妇可以做些轻松、舒缓的肢体活动，让关节屈伸运动，以利于气血运行。

怀胎八月，由手阳明大肠经滋养胎儿。此期孕妇保持心情平和很重要，饮食上忌食辛温燥热的食物，规律进食，并增加养阴增液的食物，不仅可以保持孕妇自身皮肤光泽，也能使胎儿出生后肤色润泽。

怀胎九月，由足少阴肾经滋养胎儿。孕妇宜穿着宽松的衣物，能够使孕妇和胎儿都感到舒适。另外，切记不要去潮湿的地方。

怀胎十月，由足太阳膀胱经滋养胎儿。此期胎儿“五脏俱备，六腑齐通，纳天地气于丹田，故使关节人神皆备，俟时而生”。

中医养生学的理论非常丰富，我们应该根据孕妇的实际情况，结合养生学进行指导，更有助于保证胎儿和孕妇的健康。在指导孕妇的过程中，预养以培其元，关键在于加强男女双方的身心调养以调理精血，保证父精母血充沛以孕育健康的胎儿。胎养是孕妇妊娠期间的日常行为规范，孕妇应加强品行修养、调理好饮食起居、谨记药物禁忌、保持心态平和，以实现优生优育。

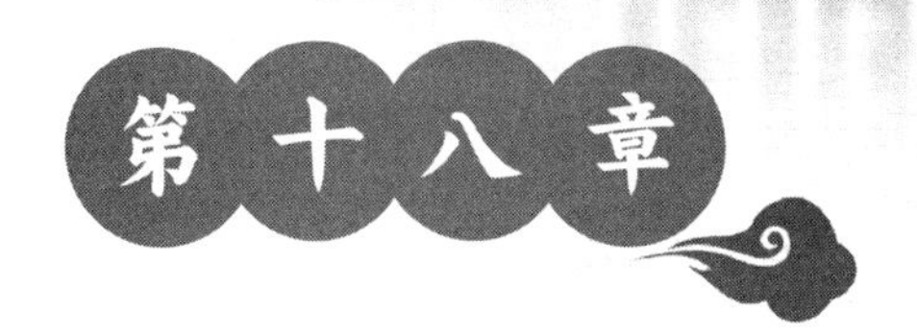

中医不孕不育临证参考

一、子管不畅

输卵管不完全梗阻，影响精子通过以及孕卵输送的病理状态，称为“子管不畅”（输卵管造影提示通而不畅或不全梗阻）。这种病理状态往往没有特异性的表现，常于临床辅助检查时发现，可偶有氤氲期一侧小腹的胀痛表现，提示可能存在子管不通。子管不通使男精女卵结合受阻，孕卵既成亦难畅行到达子宫以养胎元。由于气机不畅、瘀血内阻所致者，用香棱丸，以活血祛瘀、理气通络，并宜保持二便通畅，防止临脏之病侵犯。

香棱丸：木香 15g（半两），丁香 15g（半两），三棱 30g（一两），莪术 30g（一两），枳壳 30g（一两），青皮 30g（一两），川楝子 30g（一两），小茴香 30g（一两）。上等分，为细末，醋煮面糊为丸，如梧桐子大。

二、怀孕剧吐

怀孕期出现严重的呕吐、头晕厌食，甚则食入即吐者，称为“妊娠恶阻”。这种情况下的呕吐常较早孕反应严重，吐势剧烈，常伴有头晕目眩，纳差难眠，甚则久吐伤胎，以致胎停或流产。由于此类患者多由平素情志不畅、肝郁化热，肝热犯胃、胃气上逆所致，用加味温胆汤，以平肝降逆、理气止呕，并宜静养心神，预防再犯。

加味温胆汤：半夏 9g，竹茹 9g，枳实 6g，陈皮 6g，甘草 3g，黄芩 9g，黄连 6g，麦冬 9g，芦根 6g，生姜 3g，大枣 3g。

三、月经停闭

育龄期月经渐少、甚则停闭半年或 3 个月经周期以上者，称为“血枯经闭”。这种月经停闭前常有经量逐渐减少，气血不荣、形消体瘦、腰膝酸软等一派虚候。肾精匮乏、脾气不健，气血亏虚，月事渐闭，更难养精媾胎，用十全大补汤，并宜多服滋养之品。

十全大补汤：人参 6g，白术 9g，茯苓 9g，黄芪 12g，当归 9g，熟地黄 12g，白芍 9g，川芎 6g，肉桂 3g，炙甘草 3g。

四、消瘦滑胎

婚后形体消瘦，屡孕屡堕者，属于"滑胎"范畴。这种滑胎以孕前孕期形体瘦削为主要特点，并常伴有神疲乏力、腰膝酸软、肢冷无力等症状。由于患者平素饮食不节、劳逸失司，致脾气不健、肾气不充，先后天失养，脾气无力提摄、肾精不能充养，冲任失于制约，脾气难以提摄，用泰山磐石散，以补肾固冲、健脾养血，形体充胎元健，并宜静养，防止动胎。

泰山磐石散：人参 3g（一钱），白术 6g（二钱），黄芪 3g（一钱），续断 3g（一钱），白芍 3g（一钱），当归 3g（一钱），川芎 3g（一钱），熟地黄 3g（一钱），黄芩 3g（一钱），砂仁 1.5g（五分），糯米 2g（一小撮），炙甘草 1.5g（五分）。

五、下肢水肿

怀孕中晚期出现的下肢浮肿，以膝至足肿为甚者，称为"子气"。这种水肿多皮薄色亮，四肢困重无力，或伴有疲乏气短、咳嗽喘满等症状，由于脾肺气虚，水液运化无力，下趋胞宫，浸润胎儿，以致胎损，甚则胎死宫内，以茯苓导水汤治之，并宜清淡饮食，适当锻炼。

茯苓导水汤：茯苓 9g，槟榔 9g，猪苓 9g，木香 6g，砂仁 6g，陈皮 6g，泽泻 9g，白术 9g，木瓜 9g，大腹皮 9g，桑白皮 9g，紫苏梗 9g。

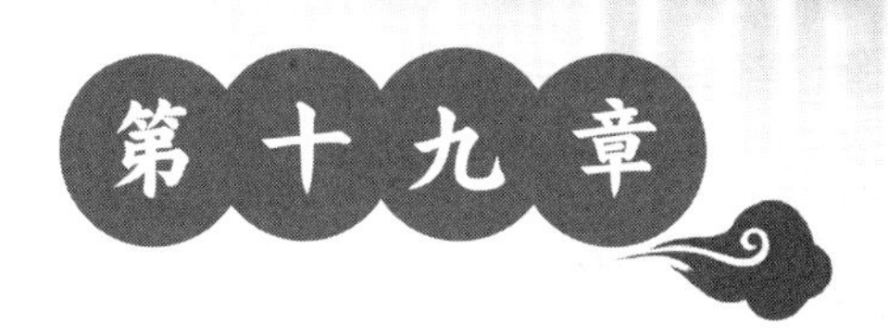

中医不孕不育古代文献评述

第一节 《傅青主女科》种子十篇

一、身瘦不孕

妇人有瘦怯身躯，久不孕育，一交男子，即卧病终朝。人以为气虚之故，谁知是血虚之故乎。或谓血藏于肝，精涵于肾，交感乃泄肾之精，与血虚何与？殊不知肝气不开，则精不能泄，肾精既泄，则肝气亦不能舒。以肾为肝之母，母既泄精，不能分润以养其子，则木燥乏水，而火且暗动以铄精，则肾愈虚矣。况瘦人多火，而又泄其水，则水益少而火益炽，水虽制火，而肾精空乏，无力以济，成火在水上之卦，所以倦怠而卧也。此等之妇，偏易动火。然此火因贪欲而出于肝木之中，又是偏燥之火，绝非真火也。且不交合则已，交合又偏易走泄，此阴虚火旺不能受孕。即偶尔受孕，必致逼干男子之精，随种而随消者有之。治法必须大补肾水而平肝木，水旺则血旺，血旺则火消，便成水在火上之卦。方用养精种玉汤。

大熟地（九蒸）一两，当归（酒洗）五钱，白芍（酒洗）五钱，山萸肉（蒸熟）五钱

水煎服。三月便可身健受孕，断可种子。此方之用，不特补血而纯于填精，精满则子宫易于摄精，血足则子宫易于容物，皆有子之道也。惟是贪欲者多，节欲者少，往往不验。服此者果能节欲三月，心静神清，自无不孕之理。否则不过身体健壮而已，勿咎方之不灵也。

【评注】

妇人不孕育中，有身瘦久不受孕者。阴虚者，乃由于阴血亏虚，精血或津液亏损所致。因精血和津液都属阴，多见于劳损久病或热病之后而致阴液内耗的患者。由于阴虚不能制火，火炽则灼伤阴液内烁精血，而阴血更虚，形体消瘦。又加之瘦人多火，更耗其精血，精血同源，精液亏损，则血亦不足。因水亏不能涵木，则木火易动，火炽则水易受其灼，以致水愈亏而火更无制，冲任虚损，血海干涸。故男施而女不受，不能摄精成孕，而成久不受孕。病缘于肝肾精血不足，制火无权，法当滋肾水而平肝木，“水旺则血旺，

血旺则火消”。

“养精种玉汤”乃四物汤去川芎易山萸肉配伍而成。方中重用熟地黄以滋肾养阴为君；山萸肉补肾填精为臣；佐以当归、白芍以养肝血；妙在去辛温走窜而易烁阴精之川芎，易滋养肝肾而填精血之山萸肉，俾精血充沛，肝肾得养，阴能制阳，则虚火得灭，冲任和调，血海满盈，则易摄精成孕。

妇人瘦怯身躯，久不孕育者。临床上还当细辨，应排除痨瘵、消渴、瘿病等易致人体消瘦之病，以及其他严重器质性消耗性疾病。若有病者，当先治其先病。若舌红少苔，或兼有潮热者，阴精亏虚甚者，遵《素问·阴阳应象大论》所言“形不足者，温之以气；精不足者，补之以味”。当酌加以味厚之药食予以补充之，如知母、黄柏、青蒿、龟甲、地骨皮、鳖甲等以助滋阴清热之力。

二、胸满不思食不孕

妇人有饮食少思，胸膈满闷，终日倦怠思睡，一经房事，呻吟不已。人以为脾胃之气虚也，谁知是肾气不足乎。夫气宜升腾，不宜消降。升腾于上焦则脾胃易于分运，降陷于下焦则脾胃难于运化。人乏水谷之养，则精神自尔倦怠，脾胃之气可升而不可降也明甚。然则脾胃之气虽充于脾胃之中，实生于两肾之内。无肾中之水气，则胃之气不能腾；无肾中之火气，则脾之气不能化。惟有肾之水火二气，而脾胃之气始能升腾而不降也。然则补脾胃之气，可不急补肾中水火之气乎？治法必以补肾气为主，但补肾而不兼补脾胃之品，则肾之水火二气不能提于至阳之上也。方用并提汤。

大熟地（九蒸）一两，巴戟（盐水浸）一两，白术（土炒）一两，人参五钱，黄芪（生用）五钱，山萸肉（蒸）三钱，枸杞子二钱，柴胡五分

水煎服。三月而肾气大旺。再服一月，未有不能受孕者。此方补气之药多予补精，似乎以补脾胃为主矣。孰知脾胃健而生精自易，是补脾胃之气与血，正所以补肾之精与水也。又益以补精之味，则阴气自足，阳气易升，自尔腾越于上焦矣。阳气不下陷，则无非大地阳春，随遇皆是化生之机，安有不受孕之理与！

【评注】

“饮食少思，胸膈满闷，终日倦怠思睡，一经房事，呻吟不已。人以为脾胃之气虚也，谁知是肾气不足乎”开章第一节便点出临证鉴别之要，前三句乃脾虚之症，后两句则为肾气虚之症。“肾主生殖”“肾者作强之官”，脾虚及肾，性功能低下，脾气主升，肾主生殖、封藏，故当脾、肾同治。并提汤中重用补肾之熟地黄、巴戟天为君；臣以补脾之白术；再佐以参、芪、柴益气升提；山茱萸、枸杞子为使，共奏健脾补肾、生精化血、升提脾肾之气的功效。

三、下部冰冷不孕

妇人有下身冰冷，非火不暖，交感之际，阴中绝无温热之气。人以为天分之薄也，谁知是胞胎寒之极乎！夫寒冰之地，不生草木；重阴之渊，不长鱼龙。今胞胎既寒，何能受

孕。虽男子鼓勇力战，其精甚热，直射于子宫之内，而寒冰之气相逼，亦不过茹之于暂，而不能不吐之于久也。夫犹是人也，此妇之胞胎，何以寒凉至此，岂非天分之薄乎？非也！盖胞胎居于心肾之间，上系于心而下系于肾。胞胎之寒凉，乃心肾二火之衰微也。故治胞胎者，必须补心肾二火而后可。方用温胞饮。

白术（土炒）一两，巴戟（盐水浸）一两，人参二钱，杜仲（炒黑）三钱，菟丝子（酒浸炒）三钱，山药（炒）三钱，芡实（炒）三钱，肉桂（去粗，研）三钱，附子（制）三分，补骨脂（盐水炒）二钱

水煎服。一月而胞胎热。此方之妙，补心而即补肾，温肾而即温心。心肾之气旺，则心肾之火自生。心肾之火生，则胞胎之寒自散。原因胞胎之寒，以至茹而即吐，而今胞胎既热矣，尚有施而不受者乎！若改汤为丸，朝夕吞服，尤能摄精，断不至有伯道无儿之叹也。

今之种子者多喜服热药，不知此方特为胞胎寒者设，若胞胎有热则不宜服。审之。

【评注】

“夫寒冰之地，不生草木；重阴之渊，不长鱼龙。今胞胎既寒，何能受孕”。傅氏形象地指出宫寒不孕的病因病机，以及胞宫与心肾脾的关系。胞胎居于心肾之间，上系于心而下系于肾。胞胎之寒凉，乃心肾二火之衰微也。温胞饮妙在不用大温大热之品，而是健脾补肾温肾，以旺心肾之气，生心肾之火，心为君主之官，化生心火，下交于肾。温阳之品，多燥热，故方中虽有桂、附，然用量轻微。观今之医，欲图速效，滥用温热之药，有附子用量达百克，而酿成不良后果，因附子有毒，必须炮制，且不可过量，当引以为戒。

四、胸满少食不孕

妇人有素性恬淡，饮食少则平和，多则难受，或作呕泄，胸膈胀满，久不受孕。人以为赋禀之薄也，谁知是脾胃虚寒乎。夫脾胃之虚寒，原因心肾之虚寒耳。盖胃土非心火不能生，脾土非肾火不能化。心肾之火衰，则脾胃失生化之权，即不能消水谷以化精微矣。既不能化水谷之精微，自无津液以灌溉于胞胎之中，欲胞胎有温暖之气以养胚胎，必不可得。纵然受胎，而带脉无力，亦必堕落。此脾胃虚寒之咎，故无玉麟之毓也。治法可不急温补其脾胃乎？然脾之母原在肾之命门，胃之母原在心之包络。欲温补脾胃，必须补二经之火。盖母旺子必不弱，母热子必不寒，此子病治母之义也。方用温土毓麟汤。

巴戟（去心，酒浸）一两，覆盆子（酒浸蒸）一两，白术（土炒）五钱，人参三钱，怀山药（炒）五钱，神曲（炒）一钱

水煎服。一月可以种子矣。此方之妙，温补脾胃而又兼补命门与心包络之火。药味不多，而四经并治。命门心包之火旺，则脾与胃无寒冷之虞。子母相顾，一家和合，自然饮食多而善化，气血旺而能任。带脉有力，不虞落胎，安有不玉麟之育哉！

【评注】

胸满少食，虽为脾胃运化失职之症。而温土毓麟汤则不专补脾，傅青主认为：“然脾之母原在肾之命门，胃之母原在心之包络。欲温补脾胃，必须补二经之火。盖母旺子必

不弱，母热子必不寒，此子病治母之义也。”故温土毓麟汤，温补脾胃而又兼补命门与心包络之火。温土毓麟汤与并提汤，一治胸满少食不孕，一治胸满不思食不孕。两方同中有别，巴戟天、白术、人参，为两方共有，而区别在于，温土毓麟汤重用巴戟天、覆盆子甘酸微温，入肝、肾经，益肾补肝；升提汤中则重用黄芪、人参配柴胡以升举脾气。

五、少腹急迫不孕

妇人有少腹之间自觉有紧迫之状。急而不舒，不能生育。此人人之所不识也，谁知是带脉之拘急乎。夫带脉系于腰脐之间，宜弛而不宜急。今带脉之急者，由于腰脐之气不利也。而腰脐之气不利者，由于脾胃之气不足也。脾胃气虚，则腰脐之气闭。腰脐之气闭，则带脉拘急。遂致牵动胞胎，精即直射于胞胎，胞胎亦暂能茹纳而力难负载，必不能免小产之虞。况人多不能节欲，安得保其不坠乎？此带脉之急，所以不能生子也。治法宜宽其带脉之急。而带脉之急，不能遽宽也，宜利其腰脐之气，而腰脐之气，不能遽利也。必须大补其脾胃之气与血，而腰脐可利，带脉可宽，自不难于孕育矣。方用宽带汤。

白术（土炒）一两，巴戟肉（酒浸）五钱，补骨脂（盐水炒）一钱，人参三钱，麦冬（去心）三钱，杜仲（炒黑）三钱，大熟地（酒蒸）五钱，肉苁蓉（洗净）三钱，白芍（酒炒）三钱，当归（酒洗）二钱，五味子（炒）三分，建莲子（不去心）二十粒

水煎服。四剂少腹无紧迫之状，服一月即受胎。此方之妙，脾胃两补，而又利腰脐之气，自然带脉宽舒，可以载物而胜任矣。或疑方中用五味、白芍之酸收，不增带脉之急，而反得带脉之宽，殊不可解。岂知带脉之急，由于血气之虚，盖血虚则缩而不伸，气虚则挛而不达。用白芍之酸以平肝木，则肝不克脾。用五味之酸以生肾水，则肾能益带。似相妨而实相济也，何疑之有。

【评注】

少腹急迫之不孕，此带脉之急，所以不能生子也。带脉属奇经八脉之一，环腰一周，络胞而过，约束诸经。傅青主认为带脉拘急，腰脐之气不利者，由于脾胃之气不足，故设宽带汤，大补其脾胃之气与血。以重用白术健脾益气为君，以巴戟肉、熟地黄、杜仲、肉苁蓉补肾为臣，佐以当归、白芍、五味子，建莲子，酸甘缓急宽带，补血止痛，亦有仲景治妇人腹中诸痛之当归芍药散之意。真可谓药中有方也。

六、嫉妒不孕

妇人有怀抱素恶不能生子者，人以为天心厌之也，谁知是肝气郁结乎。夫妇人之有子也，必然心脉流利而滑，脾脉舒徐而和，肾脉旺大而鼓指，始称喜脉。未有三部脉郁而能生子者也。若三部脉郁，肝气必因之而更郁，肝气郁则心肾之脉必致郁之极而莫解。盖子母相依，郁必不喜，喜必不郁也。其郁而不能成胎者，以肝木不舒，必下克脾土而致塞。脾土之气塞，则腰脐之气必不利。腰脐之气不利，必不能通任脉而达带脉，则带脉之气亦塞矣。带脉之气既塞，则胞胎之门必闭，精即到门。亦不得其门而入矣。其奈之何哉？治法必解四经之郁，以开胞胎之门，则几矣。方用开郁种玉汤。

白芍(酒炒)一两，香附(酒炒)三钱，当归(酒洗)五钱，白术(土炒)五钱，牡丹皮(酒洗)三钱，茯苓(去皮)三钱，花粉二钱

水煎服。一月则郁结之气开，郁开则无非喜气之盈腹，而嫉妒之心亦可以一易，自然两相合好，结胎于顷刻之间矣。此方之妙。解肝气之郁，宣脾气之困，而心肾之气亦因之俱舒，所以腰脐利而任带通达，不必启胞胎之门，而胞胎自启。不特治嫉妒者也。

【评注】

嫉妒不孕，乃肝木不舒，必下克脾土而致塞。“脾土之气塞，则腰脐之气必不利。腰脐之气不利，必不能通任脉而达带脉，则带脉之气亦塞矣。带脉之气既塞，则胞胎之门必闭，精即到门，亦不得其门而入”。木克土，肝郁不舒必下克脾土，脾胃为气机升降枢纽，脾胃升降失调，任脉不通，带脉失约，则胞脉不利，而难于摄精成孕。开郁种玉汤重用白芍，配香附以疏肝解郁为君，以白术、茯苓健脾益气为臣，佐当归配白芍以养血柔肝，以防肝克脾。使以天花粉、牡丹皮，以清热凉血。天花粉味苦、微甘、性寒，归肺、胃经，能清热生津。以方测证，开郁种玉汤证必有郁热，若无热证则可去天花粉、牡丹皮。另由于天花粉药理研究示有杀胚作用，可用于引产、堕胎。不孕症病人往往于治疗中受孕，故当细审之。

七、肥胖不孕

妇人有身体肥胖，痰涎甚多，不能受孕者。人以为气虚之故，谁知是湿盛之故乎。夫湿从下受，乃言外邪之湿也。而肥胖之湿，实非外邪，乃脾土之内病也。然脾土既病，不能分化水谷以养四肢，宜其身躯瘦弱，何以能肥胖乎？不知湿盛者多肥胖，肥胖者多气虚，气虚者多痰涎，外似健壮而内实虚损也。内虚则气必衰，气衰则不能行水，而湿停于肠胃之间，不能化精而化涎矣。夫脾本湿土，又因痰多，愈加其湿。脾不能受热，必浸润于胞胎，日积月累，则胞胎竟变为汪洋之水窟矣。且肥胖之妇，内肉必满，遮隔子宫，不能受精，此必然之势也。况又加以水湿之盛，即男子甚健，阳精直达子宫，而其水势滔滔，泛滥可畏，亦遂化精成水矣，又何能成妊哉。治法必须以泄水化痰为主。然徒泄水化痰，而不急补脾胃之气，则阳气不旺，湿痰不祛，人先病矣。乌望其茹而不吐乎！方用加味补中益气汤。

人参三钱，黄芪(生用)三钱，柴胡一钱，当归(酒洗)三钱，白术(土炒)一两，升麻四分，陈皮五分，茯苓五钱，半夏(制)三钱

水煎服。 八剂痰涎尽消，再十剂水湿利，子宫涸出，易于受精而成孕矣。其在于昔，则如望洋观海；而至于今，则是马到成功也。快哉！此方之妙，妙在提脾气而升于上，作云作雨，则水湿反利于下行。助胃气而消于下，为津为液，则痰涎转易于上化。不必用消化之品以损其肥，而肥自无碍；不必用浚决之味以开其窍，而窍自能通。阳气充足，自能摄精，湿邪散除，自可受种矣。何肥胖不孕之足虑乎！

【评注】

肥胖不孕，每痰湿内阻，冲任凝滞，胞宫壅塞，不能摄精成孕。今多见于多囊卵巢综

合征等病患。傅青主虽立泄水化痰为治，但方用加味补中益气汤，脾为湿痰之源，脾气主升，脾虚中气下陷，运化失司，湿痰内生。故先升举脾阳，则健运脾气，湿散痰化。方中妙在重用白术、茯苓、半夏，健脾利湿、化痰，让邪有出路。云消雾散，冲任顺调，哪有不摄精成孕之理？值得注意的是半夏有小毒，并有胚胎毒性，定要炮制后用，不能生用。且在治疗中一经发现怀孕，应立即停药。

八、骨蒸夜热不孕

妇人有骨蒸夜热，遍体火焦，口干舌燥，咳嗽吐沫，难于生子者。人以为阴虚火动也，谁知是骨髓内热乎。夫寒阴之地固不生物，而干旱之田岂能长养？然而骨髓与胞胎何相关切，而骨髓之热，即能使人不嗣，此前贤之所未言者也。山一旦创言之，不几为世俗所骇乎。而要知不必骇也，此中实有其理焉。盖胞胎为五脏外之一脏耳，以其不阴不阳，所以不列于五脏之中。所谓不阴不阳者，以胞胎上系于心包，下系于命门。系心包者通于心，心者阳也；系命门者通于肾，肾者阴也。是阴之中有阳，阳之中有阴，所以通于变化。或生男或生女，俱从此出。然必阴阳协和，不偏不枯，始能变化生人，否则否矣。况胞胎既通于肾，而骨髓亦肾之所化也。骨髓热由于肾之热，肾热而胞胎亦不能不热。且胞胎非骨髓之养，则婴儿无以生骨。骨髓过热，则骨中空虚，唯存火烈之气，又何能成胎？治法必须清骨中之热。然骨热由于水亏，必补肾之阴．则骨热除，珠露有滴濡之喜矣。壮水之主，以制阳光，此之谓也。方用清骨滋肾汤。

地骨皮（酒洗）一两，丹皮五钱，沙参五钱，麦冬（去心）五钱，元参（酒洗）五钱，五味子（炒，研）五分，白术（土炒）三钱，石斛二钱

水煎服。连服三十剂而骨热解，再服六十剂自受孕。此方之妙，补肾中之精，凉骨中之热，不清胞胎而胞胎自无太热之患。然阴虚内热之人，原易受妊，今因骨髓过热，所以受精而变燥，以致难于育子，本非胞胎之不能受精。所以稍补其肾，以杀其火之有余，而益其水之不足，便易种子耳。

【评注】

骨蒸夜热之不孕，《诸病源候论》："夫蒸病有五：一曰骨蒸，其根在肾，旦起体凉，日晚即热，烦躁，寝不能安，食无味，小便赤黄，忽忽烦乱，细喘无力，腰疼，两足逆冷，手心常热。蒸盛过伤，内则变为疳，食人五脏……凡诸蒸患，多因热病患愈后，食牛羊肉及肥腻或酒或房，触犯而成此疾……又有二十三蒸……二玉房蒸，男则遗沥漏精，女则月候不调。"胞脉者系于肾，肾主骨，夜属阴，肾阴亏虚，阳无所附，虚热内生，故骨蒸夜热，血海干涸，故难于受精成孕。清骨滋肾汤中，地骨皮甘、淡、苦，寒，入肺、肝、肾经。退热降火，凉血除蒸为君；又以善清虚热凉血之牡丹皮、玄参为臣；佐以沙参、麦冬、五味子、石斛滋阴清热降火；方中大堆滋阴、清热、凉血之品，恐苦寒碍胃，白术健脾胃为使。注解中提示不用熟地黄，其妙在于熟地黄味甘善补血滋阴，今病在阴虚内热，当先清热滋阴为要。若要用者，可酌选生地黄。此类患者，结合现代医学，应排除结核性疾病。

九、腰酸腹胀不孕

妇人有腰酸背楚，胸满腹胀，倦怠欲卧，百计求嗣不能如愿。人以为腰肾之虚也，谁知是任督之困乎。夫任脉行于前，督脉行于后，然皆从带脉之上下而行也。故任脉虚则带脉坠于前，督脉虚则带脉坠于后，虽胞胎受精亦必小产。况任督之脉既虚，而疝瘕之症必起。疝瘕碍胞胎而外障，则胞胎缩于疝瘕之内，往往精施而不能受。虽饵以玉燕，亦何益哉！治法必须先去其疝瘕之病，而补其任督之脉，则提挚天地，把握阴阳，呼吸精气，包裹成形，力足以胜任而无虞矣。外无所障，内有所容，安有不能生育之理！方用升带汤。

白术(土炒)一两，人参三钱，沙参五钱，肉桂(去粗，研)一钱，荸荠粉三钱，鳖甲(炒)三钱，茯苓三钱，半夏(制)一钱，神曲(炒)一钱。

水煎服。连服三十剂，而任督之气旺。再服三十剂，而疝瘕之症除。此方利腰脐之气，正升补任督之气也。任督之气升，而疝瘕自有难容之势。况方中有肉桂以散寒，荸荠以祛积，鳖甲之攻坚，茯苓之利湿，有形自化于无形，满腹皆升腾之气矣。何至受精而再坠乎哉！

此方为有疝瘕而设，故用沙参、荸荠粉、鳖甲以破坚理气。若无疝瘕，去此三味加杜仲(炒黑)4.4g（一钱半），泽泻(炒)4.4g（一钱半），甘枸杞子8g（二钱），三味服之，腰酸腹胀自除矣。鳖甲破气，不可误服。惟有疝瘕与木郁者宜之。

【评注】

本条文所论，乃虚实夹杂症。由疝瘕内阻，胞宫不能摄精成孕。而疝瘕之因，乃为任、督、带三脉之虚所致。《素问·骨空论》云："任脉为病，男子内结七疝，女子带下瘕聚""督脉为病……为冲疝，其女子不孕。"任主胞胎，主诸阴，为阴脉之海；督主一身之阳，为阳脉之海。任督属奇经八脉，八脉者系于肾。任督二脉虚，阴阳失调，寒湿内生，气血受阻，疝瘕内生。傅青主于上文中言及"任脉虚则带脉坠于前，督脉虚则带脉坠于后"。《奇经八脉考》载"带之为病，腹满，腰溶溶如坐水中"。腰又为肾之外腑，故出现腰酸腹胀之症。傅氏言"治法必须先去其疝瘕之病，而补其任督之脉，则提挚天地，把握阴阳"，方用升带汤。方中以白术，人参为君，健脾益气，升举诸脉；以荸荠，鳖甲，茯苓以祛积破坚，理气化湿为臣；佐以肉桂温阳散寒，半夏，神曲化痰消癥。

十、便涩腹胀足浮肿不孕

妇人有小水艰涩，腹胀脚肿，不能受孕者。人以为小肠之热也，谁知是膀胱之气不化乎。夫膀胱原与胞胎相近，膀胱病而胞胎亦病矣。然水湿之气必走膀胱，而膀胱不能自化，必得肾气相通，始能化水，以出阴器。倘膀胱无肾气之通，则膀胱之气化不行，水湿之气必且渗入胞胎之中，而成汪洋之势矣。汪洋之田，又何能生物也哉？治法必须壮肾气以分消胞胎之湿，益肾火以达化膀胱之水。使先天之本壮，则膀胱之气化；胞胎之湿除，而汪洋之田化成雨露之壤矣。水化则膀胱利，火旺则胞胎暖，安有布种而不发生者哉！方用化水种子汤。

巴戟（盐水浸）一两，白术（土炒）一两，茯苓五钱，人参三钱，菟丝子（酒炒）五钱，芡实（炒）五钱，炒车前二钱，酒炒肉桂（去粗，研）一两

水煎服。二剂膀胱之气化，四剂艰涩之症除，又十剂虚胀脚肿之病形消。再服六十剂，肾气大旺，胞胎温暖易于受胎而生育矣。此方利膀胱之水，全在补肾中之气。暖胞胎之气，全在壮肾中之火。至于补肾之药，多是濡润之品，不以湿而益助其湿乎？然方中之药，妙于补肾之火，而非补肾之水，尤妙于补火而无燥烈之虞，利水而非荡涤之猛。所以膀胱气化，胞胎不湿，而发荣长养无穷与。

【评注】

不孕患者，出现小便不利，腹胀，足肿"乃水湿不利也"。《素问·至真要大论》言"诸湿肿满，皆属于脾"，然《素问·逆调论》载"肾者水藏，主津液"。《素问·水热穴论》曰"肾者，胃之关也，关门不利，故聚水而从其类也"。《素问·灵兰秘典论》言"膀胱者，州都之官，津液藏焉，气化则能出矣"，"三焦者，决渎之官，水道出焉"。中医认为，水液的代谢，是人体诸多脏腑共同参与并协调作用的。化水种子汤温肾助膀胱之气化，健脾以利运化水湿，正如其所言"补水而不助湿，补火而使归原"，"壮肾气以分消胞胎之湿，益肾火以运化膀胱之水。使先天之本壮，则膀胱之气化，胞胎之湿除"。湿祛，病除，哪有不孕之虞？

第二节 《祈嗣真诠》知时篇

天地生物，必有絪缊之时；万物化生，必有乐育之时。猫犬至微，将受妊娠也，其雌必狂呼而奔跳，以絪缊乐育之气触之而不能自止耳。此天然之节候，生化之真机也。世人种子有云：三十时辰两日半，二十八九君须算[①]。此特言其大概耳，非的论也。《丹经》云：一月止有一日，一日止有一时。凡妇人一月经行一度，必有一日絪缊之候。于一时辰间，气蒸而热，昏而闷，有欲交接不可忍之状，此的候也。于此时逆而取之则成丹[②]，顺而施之则成胎矣。其曰三日月出庚，又曰温温铅鼎，光透帘帏，皆言其景象也。当其欲情浓动之时，子宫内有如莲花蕊者，不拘经净几日，自然挺出阴中，如莲蕊初开[③]。内人洗下体，以手探之，自知也，但含羞不肯言耳。男子预密告之，令其自言，一举即中矣。

注：①《种子歌诀》："三十时辰两日半，二十八九君须算。落红将尽是佳期，金水过时徒霍乱。徒霍乱兮枉用功，树头树底觅残红，有人能解真妙法，莫愁后代继前宗。"引自清代永福氏辑《求嗣指源》。

②指内丹。内丹术是道家对气功的称谓，以强身健体，长生不老，修炼成仙为目的。此术以人体为丹炉，故称"内丹"，以别于"外丹"之用鼎为炉。内丹功之理论基础是阴阳五行、天人合一等学说，此中也辅以炼丹士所掌握的中医药学知识，将纳外气、养内气、和阴阳、通经络，"炼精化气、炼气化神、炼神还虚"贯彻其中。

③清代叶天士撰《叶氏女科证治》将此特点总结简化为"妇人经尽之候，必有一日，

子宫内挺出莲花蕊子，气蒸而热，神昏而闷，有欲交接不可忍之状”，实得其要。

【评注】

本文大意为自然界孕育万物，必有氤氲季节；万物繁衍生育，必在氤氲乐育的时候。像猫狗之类的小动物，在发情期，雌性会有特殊的叫声、兴奋跳跃，这是因为它们受到氤氲乐育之气的刺激触发而情不自禁所致。这就是自然繁衍孕育的关键时机。世人所传的《种子歌诀》里讲：以月经三十个时辰（为例），也就是以月经两天半干净的时间计算，那么在第二十八九个时辰的时候，就是最容易受孕的时机了。这只是讲了个大概，论述仍不精确。《丹经》里说，一月之中只有一天，在此一天中也只有一个时辰最为关键。妇女的月经大概每月来潮一次，月经过后只有一天是氤氲乐育的时候。在（这一天）这个时辰里，体内热气蒸腾，头重神昏气闷，性欲旺盛难以自制，这就是氤氲期的关键时刻了。在这时间，逆性修炼可成内丹，顺势交媾可获胎孕。《丹经》里“三日月出庚，又曰温温铅鼎，光透帘帏”，说的都是这种景象。不必拘泥于究竟是在月经干净的第几天，在妇女性欲最为旺盛的时候，子宫有像莲花蕊的部分，自然突出于阴户，就像莲蕊初开的样子。妇女洗外阴的时候，用手试探，自己就能知道，只不过因害羞不肯言说罢了。男子预先把这些事隐秘地告诉妇人，让她适时主动告知，一举即可受孕。

本文作者为明代袁黄，字坤仪，号了凡，世称“了凡先生”，生于医学世家，其学问以经史为主，涉及天文、术数、水利、兵书、政事、医药等，其流传于后世的著作以《了凡四训》最为著名。他对中医生殖医学的贡献也是巨大的，所著《祈嗣真诠》一书将“氤氲期”（原书写作“细缊期”）引入到生殖医学中，并将此作为受孕“知时”的关键，一改前人一俟经净即作为最易受孕时机的论述，这在中医生殖医学发展的历史上具有首创意义，开“氤氲期”论述之肇端，此后明清两季关于受孕知时、氤氲期的文献均系直接或间接转录此段论述。受历史和文化的限制，中国古代医家无法知道现代西医学排卵期的概念，但所提出的氤氲期的几个特点：经净之后、情欲相对高涨、自觉微热，“子宫内挺出莲花蕊子”（类似于排卵期带下略多，阴道口因而润滑的错觉），已是极为难能可贵。

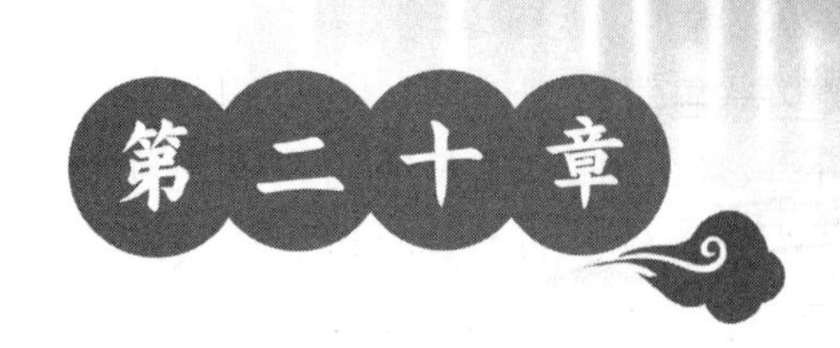

中医不孕不育新说

第一节　卵巢为奇恒之脏

《素问·上古天真论》曰："女子七岁，肾气盛，齿更发长；二七而天癸至，任脉通，太冲脉盛，月事以时下，故有子……"月经的产生是女子开始具备孕育功能的标志。胞宫定期藏泻、月事因时而下，主持女性正常生殖功能。

西医学认为，卵巢周期性排卵是女子受孕的基础。卵巢功能受下丘脑、垂体的调控，具有规律的周期性。卵巢周期包括卵泡期（卵子的募集、发育），排卵期（排出卵细胞），黄体期（排卵后形成黄体，使子宫内膜呈分泌相改变以利于孕卵着床）。通俗地讲，卵巢的功能就是周期性的"长"卵与"排"卵。"长"为藏，"排"为泻，故可将卵巢的功能概括为藏与泻两大方面。中医藏象理论中论述的奇恒之腑，多为中空的管腔或囊性器官，其形态似腑而非腑；具有类似于五脏贮藏精气的作用，功能似脏而非脏。《素问·五脏别论》曰："脑、髓、骨、脉、胆、女子胞，此六者，地气之所生也，皆藏于阴而象于地，故藏而不泻，名曰奇恒之腑。"除胆属六腑外，余者都没有和五脏的表里配属关系，但有的与八脉相联系。女子胞，又名胞宫，关于其西医学器官范畴学术界颇有争议，基本上公认包含了西医学的子宫，而并不限于子宫。根据西医学的知识，卵巢与子宫互为对方最重要的脏腑。卵巢形态实质似五脏，功能上周期性地生成与排出卵子，藏泻有时。胞宫为奇恒之腑，卵巢与之相对应，借"奇恒"之名，取"相应"之义，称卵巢为"奇恒之脏"。

（一）从隶属关系看卵巢为奇恒之脏

1. 胞脉的隶属关系　古代医家将附于子宫的脉络称为胞脉，《素问·评热病论》曰："胞脉者，属心而络于胞中。"又云："月事不来者，胞脉闭也。"胞脉主行月经、养胞胎。胞脉气血冲盛，阴血下注于胞宫，胞宫出纳精气，孕育胞胎以维持正常功能。结合西医学对卵巢的功能认识，卵巢属于胞脉范畴，可调控子宫并促使其周期规律性地完成生理功能。

2. 解剖的隶属关系　西医学研究表明，子宫为一肌性器官，共有 4 对韧带，分别为圆韧带、阔韧带、主韧带和宫骶韧带。借以维持子宫的正常位置。卵巢为一对扁椭圆形的性腺，位于输卵管的后下方，内由卵巢固有韧带与子宫相连，借卵巢系膜连接于阔韧带后叶。子宫属“胞宫”范畴，结合卵巢与子宫功能上的相关性，兼以两者在解剖上的紧密相连，卵巢可称之为“奇恒之脏”。

3. 功能的隶属关系　卵巢亦有藏泻功能。《素问·五脏别论》曰：“所谓五脏者，藏精气而不泻也，故满而不能实；六腑者，传化物而不藏，故实而不能满也。”奇恒之腑在形态上中空有腔，与六腑相类，功能上储藏精气与五脏相同。卵巢在卵泡期随着卵泡的生长发育，分泌卵泡液，而在卵子成熟后将其排出。由此可见，卵巢具有藏泻双重功能，亦印证卵巢属于奇恒之脏。子宫在卵巢激素周期的影响下，子宫内膜有增殖期（卵巢周期的卵泡期）、分泌期（黄体期）和月经期（黄体 - 卵泡转化期）的相应变化。

子宫与卵巢的功能，皆非生而显现，两者都与肾气的盛衰密切相关。以肾气为基础，在天癸的激发推动作用下，逐渐显现出功能，并随着天癸的竭止而终止。子宫与卵巢，可以被认为是一对相互关联的“脏腑”，子宫属胞宫为奇恒之腑，卵巢当属“奇恒之脏”。

（二）从藏泻功能看卵巢为奇恒之脏

1. 卵巢藏泻亦有时　正常月经周期的维持与卵巢功能的周期性息息相关。卵巢自身也存在周期性的变化规律，在月经周期的各个阶段表现不同的藏泻功能。

经后期（卵泡期）卵泡发育，主要表现为“藏”。经水适净，血海空虚，血室已闭，胞宫藏而不泻，通过肾之封藏蓄养阴精。此期卵巢积肾中阴阳，但以阴长为主。

经间期（排卵期）卵子排出，则表现为“泻”。阴精渐充，重阴必阳，阴阳转化之时，加上心肾阳气的鼓动，人之元精泻出，所谓“氤氲期”也，即成熟卵泡排出卵子的过程。

经前期（黄体期）卵泡已排，成熟卵泡破裂后形成黄体，亦表现为“藏”。重阴转阳后，阴充阳旺，冲任充盛，为孕育胎儿做好准备。如胎元已结，则藏而不泻，维持胞胎生长。

行经期（月经期）如未结胞胎，则重阳转阴，血室重开，月经来潮，其表现以泻为主。

2. 卵巢藏泻的调节　卵巢藏泻功能的调节主要来自于肾、脾、肝。

《素问·六节藏象论》谓：“肾者，主蛰封藏之本，精之处也。”肾作为藏精之脏，寓元阴元阳；为天癸之源，冲任之本，是生长、发育、生殖的根本。“胞脉系于肾”，卵巢属胞脉范畴，其功能亦受到肾的调节。只有肾气充盛，肾阴阳平衡，天癸才能泌至，冲任两脉才能通盛，使血海满盈，胞脉精气充盛，卵巢得以蓄积人之元精，适时而泻。

脾为气血生化之源，运化水谷，输布精微。卵巢所藏虽为人之元精，但原始之精的生长成熟与排出都离不开后天水谷的营养支持。

肝藏血，主疏泄，且与肾同处下焦，乙癸同源，相互化生。若肝失疏泄，则藏泻非时，应藏不藏，当泻不泻，从而导致排卵障碍。通过肝的藏血与疏泄功能调节卵巢周期性藏泻功能并使血海蓄溢有常，月经如期而至。

此外，肝肾同源，脾肾相资，三脏之间相互关系密切，共同完成对卵巢藏泻功能的调节。

3. 卵巢藏泻有时的调节　《格致余论·阳有余阴不足论》云：“主闭藏者肾也，司疏泄者肝也。”卵巢藏泻有时主要依靠肾之封藏及肝之疏泄功能的调控。《鬼谷子·捭阖第一》曰：“阳动而行，阴止而藏；阳动而出，阴隐而入。”肾主乎入、主乎静、主乎藏；肝主乎出、主乎动、主乎泄，两者对立统一、相反相成，调节和维持卵巢正常生理功能，月经依时来潮。

（三）卵巢藏泻失司与排卵功能障碍

卵巢具有生殖与内分泌两个方面的功能。归结到底，这两个功能还是以生殖功能为根。卵巢的生殖功能主要体现在卵巢的正常排卵功能。排卵功能异常，其内分泌会随之而紊乱。卵巢的排卵障碍，即中医学所指的卵巢的“藏泻”失司。藏泻失司可表现为封藏异常和疏泄异常。

1. 封藏异常　包括收藏不足、藏而不泻。

（1）收藏不足：卵巢蓄积人之元精缓慢，发生在卵泡期则表现为卵泡期延长，多伴有黄体功能不足。

临床主要有以下原因：

1）肾阴虚，阴精不足，生化乏源，以致卵泡期延长。治以滋补元阴，益肾填精，方用二至丸加减。

2）脾虚运化不足，阴精无以化生，阴长不足，卵泡发育缓慢，卵泡期延长。治以健脾补气，养血生精。方用归脾汤，酌加黄精、山茱萸等生精之品。

3）肝疏泄失司，影响卵巢功能，当藏不藏，卵子成熟障碍，卵泡期延长。治以滋阴疏肝，方用一贯煎加减或逍遥散加味。

此外，卵泡期肾、脾、肝血虚，血属阴类，阴血不足，势必会导致黄体期阳无所化，影响黄体功能。可分别用六味地黄丸、归脾汤、左归丸加四物汤对症治疗。

（2）藏而不泻：卵巢受气血痰瘀所阻，虽蓄积人之元精充足，但当泻不能泻，遂显现为“藏”之功能过度，导致卵子成熟后不能够顺利排出，最终形成黄素化卵泡未破裂综合征（LUFS）。

临床主要见于以下几方面：

1）平素抑郁、情志不遂，肝气郁结，疏泄不及，致卵子不能如期自卵巢排出。治以疏肝解郁，方用逍遥散，酌加行气之品，如玫瑰花、佛手、制香附等。

2）经期或产后余血未净之际，涉水感寒，或不禁房事，致邪与血结，瘀阻胞脉，血运迟滞，排泄延迟。治以活血化瘀，方用桃红四物汤。

3）素体肥胖，或嗜食肥甘厚味，或脾虚失运，痰湿内盛，滞于冲任，胞脉瘀阻，水湿内停，致卵泡难以排出。治以利湿化痰，方用桂枝茯苓丸加减。

2. 疏泄异常　包括泄之过早、泄之过迟。

（1）泄之过早：主要与肝脏有关。卵巢处于收藏阶段，若肝气疏泄太过，可导致小卵泡排卵。治以平肝抑郁，方用丹栀逍遥散。

（2）泄之过迟：主要与脾脏有关。脾虚痰湿滞于冲任，胞脉不通，致排卵延迟，表现为优势卵泡形成后卵泡继续增大而不排出，最终可导致卵泡黄素化。治以利湿化痰通脉，方用苍附导痰丸。

第二节　子宫与卵巢的表里配属关系

藏象学说是传统中医学的基本和核心理论之一。藏象学说认为，脏与腑表里互配，脏属阴为里，腑属阳为表。脏腑之间由经络来联系，彼此经气相通，互相作用。脏与腑在病变上也能够互相影响。中医藏象学说中有五脏六腑和奇恒之腑之说。五脏属实质性器官，其功能为贮藏精、气、血、津液，满而不能实；六腑属空腔性器官，其功能主要是饮食物的受纳、消化、吸收、传导，实而不能满。奇恒之腑的特点是形态属空腔性器官类腑，而其主藏精气功能似脏。必须明确的是，中医学的脏腑概念主要指“功能”，具有生理病理的意义；西医学中的脏腑概念指“器官”，侧重于解剖结构的意义。但是，西医学中的子宫与卵巢这对器官，却呈现出功能相关、经脉相联、藏泻相应、气血相成的特点，与中医藏象学说中的脏腑关系极为相似。

子宫，属中医“胞宫”范畴，是产生月经和孕育胎儿的器官；卵巢是女性的性腺，能产生卵细胞和分泌性激素，具有生殖和内分泌功能。卵巢所呈现的生理功能当属中医“肾主生殖”的范畴，中医学“肾”的功能可以包含两个部分，即生殖和泌尿功能，卵巢的生殖内分泌功能与中医学“肾藏精，主生殖”理论高度契合，因此我们认为卵巢即是“生殖之肾”。

卵巢与子宫的所有功能均密切相关。子宫发育至成熟主要依赖于卵巢分泌的雌孕激素联合作用；子宫所主持的“月经”，实为子宫内膜在卵巢性激素（主要是雌激素、孕激素）调控作用下的周期性剥脱出血。子宫所孕育的胎儿为卵巢产生的卵子与男性精子受精结合形成的新生命。卵泡的募集、发育和排卵过程中，卵巢分泌的性激素也在随之变化，如果一个排卵周期未能妊娠，排卵后所形成的黄体萎缩，雌孕激素撤退，遂导致子宫内膜剥脱出血，即形成月经。从中医理论理解，一个卵巢周期中，在卵泡期，卵巢子宫以阴长为主，子宫蓄积阴血，排卵期则阴长至极，重阴转阳，卵巢泻出生殖之精，黄体期子宫阴充阳旺，冲任气血充盛，以备受孕，如未获妊娠，在经前重阳转阴，月经来潮。通过两者的功能特点来看，子宫与卵巢均有藏有泻，藏泻有时。但子宫主持月经，经期以“泻”为主，卵巢产生卵细胞和分泌性激素，行“肾”藏“生殖之精”的功能，以“藏”为主。子宫通于外界，卵巢藏于盆腔；子宫为空腔性器官，卵巢为实质性器官；卵巢调控、主导子宫的发育和功能发挥。故而，子宫之于卵巢，子宫为腑，属表、属阳，卵巢为脏，属里、属阴。

一、功能相关

《灵枢·本脏》：“肺合大肠，大肠者，皮其应。心合小肠，小肠者，脉其应。肝合胆，胆者，筋其应。脾合胃，胃者，肉其应。肾合三焦、膀胱，三焦膀胱者，腠理毫毛其应。”此即所谓五和，中医学常以这种表里相合来阐述脏腑间协同促进的较为稳定的联系。子宫与卵巢在功能上的协同关系十分明显，尤其是突出，表现在对于月经潮止与胎儿孕育方面。子宫为月经之源，女子二七，气血充盛，天癸成熟，任脉通，太冲脉盛，血海按期满盈，月经应期而潮。然月经的潮与止正是由卵巢功能决定的。在青春期后，卵巢内卵泡开始发育，渐至形成规律性卵泡募集、发育和排卵周期，月经也伴随这个过程，由初潮渐至形成规律月经，月行一度。绝经期卵巢内卵泡渐少至无，生殖内分泌功能停止，随之绝经。在育龄期，规律的月经取决于卵巢周期的规律性。卵泡期卵巢积肾中阴阳，以阴长为主。排卵期则阴长至极，泻出人之元精。黄体期重阴转阳，阴充阳旺，冲任充盛，未获妊娠则重阳转阴，月经来潮。如能形成胞胎而获妊娠，阴充阳旺，冲任充盛可维持胚胎生长。子宫为嗣育之室，子宫气血充实，藏胎于内，血旺而能子嗣。子宫气血借由任脉下行之精血，而任脉正是系于卵巢之中。

在病理上，两者也是密切相关。卵巢藏泻周期紊乱，冲任所聚之精血壅塞，子宫难以按期满盈，则出现月经过多、过少，或后期、闭经。脏以藏精，腑为传化，脏受腑浊，亦可为病。如卵巢子宫内膜异位囊肿，以中医理论理解，此乃为子宫所传之浊气上升所致，即所谓脏受腑浊而为病。

二、经脉相联

子宫在《黄帝内经》等文献中不与其他脏器相连，独与冲、任、督三脉关系密切，督、任、冲脉皆起于胞中，即所谓的“一源三歧”。分布在子宫上的脉络叫作胞脉，又名“胞络”，其中就包括冲脉和任脉。如《灵枢·五音五味》言：“冲脉、任脉皆起于胞中。”另外，还有《素问·奇病论》“胞络者系于肾”，《素问·评热病论》“胞脉者属心而络于胞中”等这样的记载。

卵巢既然是“生殖之肾”，子宫、胞脉与卵巢之间就顺理成章地有了经脉的联系。胞脉属心的说法，也与西医学的下丘脑 - 垂体 - 卵巢轴学说十分契合。中医学的心“藏神”“为五脏六腑之大主”的部分，现代认为正是西医学中脑的功能，而卵巢的功能时刻离不开大脑皮质、下丘脑和垂体的调控。

从解剖学上子宫与卵巢更是关系紧密。卵巢除借助卵巢系膜固定于子宫阔韧带外，还借由卵巢固有韧带与子宫直接相连。卵巢与子宫之间还有血供相通，子宫动脉的卵巢支是卵巢的主要动脉血管之一。在神经方面，子宫神经丛与子宫动脉一同由卵巢门进入髓质、皮质，多分布于卵巢的血管壁及卵泡上。

三、藏泻相应

卵巢与子宫藏泻相应。分而言之，卵巢的藏泻表现在卵细胞的生长、排出及黄体的生长与萎缩；子宫的藏泻主要表现在月经的来潮（即子宫内膜的增殖、分泌及剥脱）、胚胎的孕育与分娩，两者密切相关。月经周期正是由卵巢周期所决定。卵巢藏泻的周期性表现在：卵泡期卵泡发育，此期卵巢积肾中阴阳，但以阴长为主，主要表现为“藏”的状态。排卵期则卵子排出，即阴长至极之时，泻出人之元精，主要表现为“泻”的状态（与后文经间期重阴转阳为藏前后不符）。所谓“氤氲期”，即成熟卵子排出的过程。黄体期也表现为“藏”的状态，此期卵泡已排，成熟的卵泡破裂后形成黄体，基础体温出现了高温相水平，这是重阴转阳，阴充阳旺，冲任充盛，如能形成胚胎并着床，阴阳俱盛可维持胚胎生长，如未形成胚胎，则黄体萎缩，重阳转阴，月经来潮。月经周期性的藏泻，是卵巢中阴阳转化，气血盈亏变化的结果，子宫有主持月经、孕育胎儿的功能。以月经为例，经后期血海空虚，阴渐长，阴中有阳，经间期阴精发展到重阴转阳的转化时期；经前期，是阳渐长，阳中有阴，阳气充盛时期，子宫在此三期均表现为“藏”的状态；行经期“重阳则开”，在阳气的转化下推动经血的排出，子宫表现为“泻”的状态。除旧生新，出现新的月经周期。另外在妊娠期间子宫也表现为“藏”的状态，而胎儿的生产过程中，子宫表现为“泻”的状态。由此可见子宫与卵巢的“藏泻”的过程桴鼓相应，密切相关。两者在病理上也是相互影响，卵巢受损影响激素的变化和卵子的排出，从而影响月经的按时来潮。若子宫（尤指子宫内膜）受损不能接受卵巢分泌激素的作用，月经也不能按时来潮。

四、气血相成

《素问·调经论》指出：“人之所有者，血与气耳。”清代唐容川在《血证论》中更是明确地指出，人身气血各具阴阳之性，互为其根。气血本不可分，其在卵巢与子宫，强分言之，则卵巢重气，子宫主血。卵巢与子宫之间功能的协调，正是气血和调的结果。

卵巢为“生殖之肾”，肾中藏精，精化为气，气能生血、驭血。子宫为血海，主持月经，故其主血。肾精化生卵巢之气，在卵巢之气调节作用下，冲任二脉广聚脏腑之精血津液，协调作用于子宫而能生子宫之血、行子宫之血，调控血海由盛而满，由满而溢，血溢子宫，月经来潮。卵巢之气作用于子宫，其途径可能有二：一为卵巢调控子宫的生长发育；二为卵巢分泌的性激素调控子宫，子宫内膜受雌孕激素的影响呈现周期性变化，因雌孕激素的撤退而发生子宫内膜脱落，月经来潮。

中医学要发展，不仅要深入挖掘古籍文献，更要有所创新，要有与现代科学发展相适应的创新。否则，中医学将永远停留于“故纸堆”里。任何一个时代的科学都有其历史的局限性，所谓的真理从来都是基于不断创新、不断发展，不断否定自我、完善自我的结果。中医学是一门朴素的科学，必然要遵循这条发展规律。今天我们提出从中医藏象学的观点看子宫与卵巢的关系，也希望中西医结合、中医界的同仁展开讨论，发表自己的真知灼见，在我们的这个时代，为中医学的发展做出贡献。

第三节　冲 任 新 说

月经是女性特有的生理现象。冲任理论在女性生殖生理、病理中有着特殊的地位，为中医妇科理论体系的核心。徐灵胎在《医学源流论·妇科论》中说：“凡治妇人，必先明冲任之脉……此皆血之所从生，而胎之所由系。明于冲任之故，则本源洞悉。”

冲任为气血之大汇，居于肾、天癸与胞宫之联系中枢地位。欲明冲任之故，必从气血、肾与胞宫入手。

(一)调经——气血与肾均需重视

历代医家对月经的调经论治,多为重调气血。总的说来,是以平衡阴阳,调和气血为主。通过对《景岳全书·妇人规》《妇人大全良方》《傅青主女科》等10余部古代文献中的394首调经方的统计分析,发现3 033频次用药中,调补气血药物共计986频次,占32.51%,由此可见古代医家认为"女子以血为本、以血为用",因多重调气血,故调气血药所占比例较重。现代医家多以"肾主生殖"理论为指导,创建补肾为主调理月经周期的治法。故古代调经多以重气血为主,现代多从"肾主生殖"着手,以补肾为主。古今各有偏颇,其实调理月经,气血与肾均需重视。

(二)肾气是推动生殖功能的原动力

肾为"先天之本""主藏精化血",为冲任之本、生殖之源,主系胞。肾气盛是推动生殖功能的原动力,我们从三方面来理解阐述:①肾气盛是驱动女性青春期生理的基础。最根本原因为"肾气盛……天癸至"。若肾气不足,天癸未至,冲任未充盛,则会出现青春期月经迟迟不至,初潮推迟,或月经不调,甚至闭经。②肾气盛是维持正常月经规律及孕育胎儿的根本保证。"太冲脉盛,月事以时下"。只有肾气充盛,天癸至,达到任通冲盛,脏腑气血充盈,才能经调孕子。"天癸竭,地道不通,故形坏而无子也"。若肾气衰竭,冲任不通,则可出现月经失调、闭经过早、不孕等。③肾气盛是胚胎形成及胎儿正常发育的重要基础。古人有"肾以载胎"之说,傅青主曰:"夫妇人受孕,本于肾气之旺也。"《医学衷中参西录》曰:"男女生育,皆赖肾气作强,肾旺自能荫胎也。"因此,胚胎的形成与胎儿的正常发育,依赖于先天肾气的充盛。若肾气不足,肾精匮乏,冲任气血不足,胎失濡养,胎元不健,胎失所系,则易出现胎动不安、堕胎、滑胎等。总之,肾气的盛衰与女子青春期的驱动、规律月经的产生、胚胎的形成及胎儿的孕育密切相关,为其根本。

(三)天癸为态,非物质属性

天癸的概念最早载于《黄帝内经》,原文是古人对万物生长盛衰过程的描述。对天癸本质的认识,自古以来,说法众多,历代医家对天癸有不同的注释,大多认为天癸与精、气、血、月经等密切相关。《黄帝内经太素·摄生》曰:"天癸,精气也。"马玄台注释云:"天癸者,阴精也……故谓阴精为天癸也。"《妇人大全良方》云:"天谓天真之气,癸谓壬癸之水,故云天癸也。"但纵观古今医家之论,均认为"天癸"是男女发育到一定年龄时期,所产生的一种与月经及生殖有着直接关系的阴精物质。但古今鲜有调补天癸之法及药,天癸的至与不至、盛与衰等,只有通过调补肾等方法来实现。

天癸实为一种"态",非单纯为物质属性。从字面理解,"态"即"状态",如自然界一种"气候状态"。《汉书·律历志》对天癸本意的解释为天节时令。因此有医家认为天癸就是季节时令,为人体的"生理时令"。犹如春气为春季之主气,春气为春季的一种生发之气,春气发展充盛到一定程度,可以达到使万木生长的一种气候状态。又如太空育种作物种植,其原理是模仿生物生长所需要的温度、湿度及各种营养素等要素。因此,天癸是以肾气为主气及各诸要素集成所形成的一种"态",即"天癸至"。

（四）“月事以时下”实质是胞宫——“脏”“腑”转化的结果

女性月经周期、生殖生育，上应天象。月经产生及孕育胎儿的处所即胞宫。胞宫属阴象也，主藏蓄阴精，其功能近似五脏，但形态中空，结构近似六腑。《黄帝内经》将胞宫称为“女子胞”，为“奇恒之腑”，出纳精气，具有“脏”与“腑”双重功能，亦藏亦泻，变化有度，其血上应太阴，下应海潮。月有盈亏，潮有朝夕，月事一月一行，与之相符，故谓之月信、月水、月经。女子二七，脏腑气血充盈、肾气充实、天癸至，加之任脉气通、冲脉血盛，下注于胞宫，藏精气而不泻。男女媾精，胞宫受纳精气，藏精以育胎，血留气聚，胞宫内实，月经不潮。腑以通为用，以通泻为其所喜，为其功能，为其正常。胞宫乃经血、带下所出之地，若胞宫闭塞不通，藏泻失职，冲任所聚之经血壅塞，则精血、带下难以按期下行，气血久积胞宫之内，则生癥瘕、带下。胞宫为妇人藏胎之所，若脂满、寒痰湿留滞、瘀血等邪侵胞宫，正常生理功能无以维系，胎不得滋养，则胎萎不长、滑胎、子死腹中或难产。若泻其瘀积，活其阻塞，通其所用，疾自有愈。月经一月一藏泻，妊娠十月一藏泻，均有周期性与节律性。月经的产生与胞宫周期性脏腑功能转化密切相关。因此，月经周期生理是胞宫“脏”与“腑”功能转化的结果。

（五）排卵后基础体温上升与气的温煦作用有关

冲脉为“十二经脉之海”，为总领诸经气血之要冲，与督脉、任脉一源而三歧，对“阳脉之海”的督脉和“阴脉之海”的任脉起着调节作用。女子发育成熟后，脏腑气血充盛，血海满盈，下注胞宫而为月经，男子则可有精液排出。冲有“渗诸络而温肌肉”之功，张景岳云：“冲脉为十二经之海，故能温肌肉，温足胫，皆冲脉之气也。”氤氲期过后，基础体温升高，为气的温煦所致。以往文献认为排卵后基础体温升高，与肾阳温化有关，对月经后半周期基础体温上升不理想的患者，多选用补肾阳为主的药物。而我们认为是冲任血盛气足的表现，非肾阳所致。生理状态下，“肾阴”和“肾阳”保持生理上的动态平衡，阴平阳秘。“肾阴”“肾阳”不会产生寒、热，只有病理情况下，阴虚则热，或阳盛则热。因此，月经后半周期基础体温上升是太冲脉气血充盛的表现，与气的温煦作用有关。

（六）冲为血海，其流向有方向性

女子发育成熟后，肾气盛，脏腑气血充盛，血海满盈，下注胞宫而为月经。其“下”字就揭示了冲脉气血流向具有方向性。两者非地理方位的上下关系，而是流体力学压力差的方向关系。其压力差形成乃由肾所为。因肾主纳气，血随气行，冲脉之气被泄入胞宫，而胞宫出纳精气。故张锡纯《医学衷中参西录》谓“肾为冲之根”，“冲为血海……下连少阴。少阴肾虚，其气化不能闭藏以收摄冲气，则冲气易于上干”。《素问·骨空论》言：“冲脉为病，逆气里急。”若肝郁气滞、寒邪直中等，则冲气上逆，经血逆乱。

（七）任脉阴精通达为女性生殖生理基础

《素问·上古天真论》云：“二七而天癸至，任脉通，太冲脉盛，月事以时下，故有子。”任脉，有妊养之义，为“阴脉之海，主一身之阴液。”即《灵枢·五癃津液别》云：“五谷之津液，和合而为膏者，内渗入于骨空，补益脑髓而下流于阴股。”任脉主一身之阴液，总司全身之精、血、津、液，全身阴液皆入任化精，通达胞宫，正如《傅青主女科》所言："任脉直上走于唇齿，唇齿之间，原有不断之泉下贯于任脉以化精……则口中之津液尽化为精，以入于肾矣。"通达胞宫之精液，其集后天水谷所化之精等与肾所藏先天之精于一体，两者互相充养，共同完成女子生殖使命，大概亦是《灵枢·本神》"两精相搏，谓之神"之意。任脉阴精通达之外候为外溢于阴户的带下，即《景岳全书》曰："盖白带出自胞宫……精之余也。"经间期女子带下质清，晶莹而透明，具韧性，可拉长，此即《血证论·崩带》中所云之"胞中之水清和……种子之的候，无病之月信也"。

任脉阴精通达为女性生殖生理基础，但其整个过程仍为肾气所主宰。

总之，冲任学说既是女性月经生理的基础，也是女性生殖生理的基石，其遵循"肾气盛，天癸至，任脉通，太冲脉盛，胞宫'脏''腑'转化有序"的基本内涵。同时，冲任新说对"天癸""任通冲盛"及"月事以时下"等进行新的诠释，从不同角度丰富了中医冲任理论的内容，促进了医学理论的发展。"冲任学说"在临床辨证方面的应用将引领今后治疗妇科疾病的新趋势。

第四节　肾主生殖理论新诠——藏泻摄育系五段论

肾主生殖理论源于《黄帝内经》，是指肾以藏精功能为核心，各脏腑经络共同参与，气血津液密切联系，主持完成生殖功能。先贤运用哲学思维将极为复杂的生殖生理，高度地升华概括为"肾主生殖"四字。正因为其高度概括，则难免流于笼统。

现参考西医学生殖生理，梳理中医学之内容，衷中参西，将肾主生殖的含义，具体细化为：藏精、泻精、摄精、育胎、系胎五阶段，简称"藏泻摄育系"，谓之肾主生殖五段论。人与天地相参，"藏泻摄育系"以应"生长化收藏"。生为藏精；长为泻精，包括女子的长卵和排卵，男子的生精和排精；化为摄精，即精卵受精结合变化形成胚胎；收为育胎，涵养其苗；藏为系胎，不使流产。五阶段是顺序连贯无缝衔接的，本无可划分，今为行文清楚，人为分为五个阶段。

藏精：男女皆有此功能。此阶段相当于精、卵细胞储藏于男女性腺中并发育成为成熟精子、卵子的过程。中医学上的"精"从功能上分为生殖之精和脏腑之精；从来源上分为先天之精和后天之精。肾藏生殖之精，其他脏腑均有脏腑之精，却没有生殖之精，五脏各有精，生殖之精为肾所独有。肾中既有先天之精也有后天之精。生殖之精既有先天承继而来的部分，也有后天形成的部分，两部分合而为一。生殖之精包含于男女所贮藏、产生的精子与卵子中；肾中所藏的生殖之精和脏腑之精均能化气、养神。肾精所化的气与神，对于肾的泻精功能具有至关重要的作用。泻精需要气来泻，此气正是肾精所化。合阴阳（性交）需要的性欲、情欲即是神，包括主动意识的性欲和潜意识的例如晨勃、梦交之类，此神也是肾精所化。肾藏精所化之神与气，决定了性交的欲望和能力。明代陶本学《孕育玄机》中"男子之交，交其神也，交其精也"，明代袁黄《祈嗣真诠》中描述的女子氤氲期"欲交接不可忍"即是肾精所化之神。

泻精:男女皆有此功能。泻精承接藏精功能,在女子为排卵,在男子为射精。无论男女,其泻精功能赖于肾中精气充盛,肾中精气充盛又赖先、后天精气滋生培补。

肾主生殖中“泻精”含义还包括精卵的质量由肾决定,男女所泻之精,均含有生殖之精与脏腑之精。泻精与藏精的功能密切接续,有藏才有泻,犹如盈满则溢。封藏失司,则非时而妄泻,或当泻而不泻。男子之精与性高潮同至同泻;女性之精与性高潮未必同至同泻,此为男女生育之不同也。

摄精:为女子肾所独有的生殖功能。“摄精”连同后文之“育胎”均系借于《校注妇人良方·陈无择求子论》“丹溪先生云:人之育胎者,阳精之施也,阴血能摄之,精成其子,血成其胞,胎孕乃成。今妇人无子者,率由血少不足以摄精也”一文。摄精的功能相当于:①女子输卵管的拾卵与输送卵,女性生殖道摄取男性精子并输送精子与卵子相遇受精;②将受精卵(胚胎)运送回子宫腔内;③胚胎在宫腔着床的过程。前者主要依赖于输卵管的功能和子宫内膜蠕动,气能推动,此期以气的作用为主,气不足则无力推动,其中血之濡养也发挥作用;还依赖于脉通,脉不通则无法输送。中者气之推动与血之濡养作用各占其半,脉通仍为必要条件,即依赖于输卵管的功能。后者主要在于阴血之濡养功能,子宫内膜的容受性发挥着不可替代的作用。

育胎系胎:育胎,如同育苗;系胎者,不使流产也。苗壮方成树木,壤沃可期木秀。育胎阶段相当于胚胎在子宫内种植和早期发育的阶段,育胎与系胎相连而难以遽分。大抵以宫内超声下可见孕囊以前为育胎,孕囊可见之后为系胎。这期间于母体而言,母体子宫对胎儿的涵养作用是外因,即传统中医所谓“气载胎,血养胎”;于胚胎而言,胚胎所蕴含的精的生长发育功能是内因,精强即苗壮,精劣即苗萎。因劣精形成之苗,虽母体气充血足亦难以成胎。

第五节　天 癸 新 解

《素问·上古天真论》中以“天癸至”为指代,喻指男女开始具备了生育繁衍的能力。“天癸”这个名词出现在《素问·上古天真论》篇中,此篇主旨是探讨生命起源的。在女子,“二七而天癸至……月事以时下,故有子”,“七七……天癸竭,地道不通……无子”。在男子,“二八……天癸至……精气溢泻……能有子”,“八八,天癸竭,精少……”。自唐代杨上善首次为《黄帝内经》做注以来,历代尤其是近现代医家,对于“天癸”的实质有许多不尽相同的注释和附会。

“天癸”在生殖学中是个比较尴尬的存在:说其无用,典籍章章在刻;说其有用,治法无从提及。细看天癸的功能最终多付之于肝肾精气血作用,从这方面遣方论治,即如本篇第三节所言“古今鲜有调补天癸之法及药,天癸的至与不至、盛与衰等,只有通过调补肾等方法来实现”。中医的理、法、方、药是一气连贯的,从这个角度看,天癸实是有源无流,有根无本,非实用角色。我们做一个大胆的假设,把《素问·上古天真论》中“天癸至”“天癸竭”拿掉以后,结果发现,完全不影响自古至今中医学对人体生殖生理的认识,完全不影响中医学体系的完整性,完全不影响中医学对不孕不育疾病的病机认识,也完全不影响中医学对不孕不育疾病的治疗。

分析《素问·上古天真论》中男女八期七期的描述多为现象,姑且把“天癸至”视为一种现象来做演绎。根据原文这种现象,一与肾中精气有关(原文中的“肾气盛”),二与男女的遗精射精和月经有关(原文中的“月事以时下”“精气溢泻”),三与生殖功能有关(原文中的“有子”“无子”)。生殖功能的出现,女性的标志是月经,男性是“精液溢泻”。月经也好,精液也罢,皆是液体、水形。因此这种现象借水而命名,很可能与这种联想有关。“天癸”的“癸”字是个象形字,根据《说文解字》“象水从四方流入地中之形”,很可能与月经、精液是液体的联想有关。“天”字与古文中“一、元、天、真、始”都具有相近意思,即原始的、有生之先的、最初的意思,是个抽象的概念。如此一来,“天癸”大概的含义是生命起源之水。“天癸至”通俗地翻译可为生命的本源开了,代表着具备了生育繁衍能力,所以“天癸至”这个词就指代着“具备了生育繁衍能力”。“天癸竭”则反之。

打个比喻,这与人们看见小孩儿个头长高了、嗓音变声了、喉结和小胡子出来了、乳房隆起了,就说这个孩子“长大了”一样。古人看见女子月经按时来潮了,男子有了射精遗精,就说“天癸至”了,也就是指“具备了生育繁衍能力了”。

天癸与月经、精气不存在因果关系,而是对诸多与生殖能力有关现象的抽象概括。后世某些注解狠挖道家术数,把天癸的解释弄成了玄学,其实中医学本身很朴素,没有那么玄。精气、术数等各种学说只是说理、记录、总结中医理论的工具,而绝不是中医“理”本身。着眼术数,忽视了理,是买椟还珠,舍本逐末,误入歧途。

天癸本非实质,故而所有把天癸的实质与西医学的某个、某些物质甚至是某个系统、多个系统相对应的尝试都是徒劳的、难以自圆其说的。传统中医的概念很少,古文的写作用字极简,因此很难把一个概念与另一个西医概念相对应。一个中医名词可能会有多个西医的概念与之相应。在人体不同的地方,中医很可能用了相同的名词,而在西医学则是完全不同的。读中医典籍,不可不记住这一点。

第六节 辨精论治

中医男科学的不断发展催生着新的学术观点与理念,以不断完善新兴学科的相关理论体系。近年来中医药防治男性不育症的研究不断取得新的研究成果,在传统辨病、辨证论治的基础上又衍生出辨精论治,其本质仍属于辨证论治的范畴,但在研究客体上更加聚焦精液本身,对于指导临床诊疗具有一定意义。

所谓辨精论治指的是把收集的精液资料结合患者症状和体征,通过分析、综合,以帮助辨清疾病的病因、性质、部位,以及邪正之间的关系,概括、判断其性质,并根据辨精的结果,予以指导和协助临床治疗。

一、历代论述

关于辨精论治的历史，虽然古代医家并未提及这一概念，但已经在不少医籍中有散在记载，这些有益的思路与方法为后世医家通过辨精论治男性不育症提供了有益的借鉴。

《黄帝内经》的成书奠定了中医基础理论的基本内核，对临床各科都具有重要的指导意义。本书在论述男性生殖能力时首次提出精气溢泻的概念，并强调其重要意义。如《素问·上古天真论》载："丈夫八岁，肾气实，发长齿更；二八，肾气盛，天癸至，精气溢泻，阴阳合，故能有子。"该书首次提出精的概念，并对精的形成与施泻进行了详细的记载，为后世医家从精论治男性不育症提供了最基本的理论基础。汉代医家张仲景已经逐步细化对精的认识，从形色方面对精液进行了描述，并将其上升到病因病机的理论高度。如在《金匮要略》中载"男子脉浮弱而涩，为无子，精气清冷"，认为精气清冷是男性不育症主要的病机。隋代医家巢元方进一步细化对精液形色质地及温度的分析，并初具辨精论治的思辨色彩，对后世医家影响较大。如其在所著的《诸病源候论》中记载"丈夫无子者，其精清如水，冷如冰铁，皆为无子之候……男子脉得微弱而涩，为无子，精气清冷也"，认为精冷、精清是男性不育的主要病因。元代医家李鹏飞亦有相同见解，如其在《三元延寿参赞书》记载"丈夫劳伤过度，肾经不暖，精清如水，精冷如冰，精泄聚而不时，皆令无子"，仍强调精冷、精清是男性不育的主要病因。明清时期中医学发展步入总结期，一大批医学专著相继问世，但关于辨精的记载仍止步不前，少有创新与发展。如《石室秘录》归纳男子不育有六因，"一精寒也，一气衰也，一痰多也，一相火盛也，一精少也，一气郁也"，与辨精相关者，不过精寒、精少而已。《秘本种子金丹》亦强调精清、精冷的致病因素。

由于历史及社会发展的局限性，古代医家并不能进一步将辨精论治进行系统化、规范化的总结和探讨，但随着西医学技术水平的提高，中西医结合防治男性不育症得以迅速发展，这些因素都为中医辨精论治提供了很好的基础条件。

二、理论基础

精液质量检查是西医学发展的产物，其更能客观地展示出不育症患者精液的生理病理变化。辨精论治学说的提出正是基于这一基本条件，其亦是中医辨证施治的延伸和中西医结合的体现，现就其中医理论基础分析如下：

（一）精液、精子的生理病理

中医学认为精液的生成、固藏、施泻、液化无不赖于人体各个脏腑功能，故精液、精子的生理病理主要从精液与脏腑的关系进行阐释。

1. 精液与肾　中医学认为肾藏精，主生殖。男性生殖功能及精液的生成、贮藏是以肾脏功能正常为前提的。《黄帝内经》时期，就对男性的生殖功能及肾藏精理论做出了精辟论述，《素问·上古天真论》载："丈夫八岁，肾气实，发长齿更。二八，肾气盛，天癸至，精气溢泻，阴阳和，故能有子。三八，肾气平均，筋骨劲强，故真牙生而长极。四八，筋骨隆盛，肌肉满壮。五八，肾气衰，发堕齿槁。六八，阳气衰竭于上，面焦，发鬓颁白。七八，肝气衰，筋不能动。八八，天癸竭，精少，肾脏衰，形体皆极，则齿发去。肾者主水，受五脏六腑之精而藏之，故五脏盛乃能泻。今五脏皆衰，筋骨解堕，天癸尽矣。故发鬓白，身体重，行步不正，而无子耳。”并提出了以肾为核心的生殖轴理论，并被中医界广泛接受与认可。肾是生精、化气、生血的根本，也是生长、发育、生殖的根本。男性出生之始，肾中精气尚未充实，天癸未生，此时肾中精气主要起到促进人体生长发育的功能，并不具有生殖功能。男性步入青春期后，此时肾精充盛，天癸始至，精气溢泻，开始具备了生殖功能，此时肾所主宰的子系迅速发育，肾子（睾丸）分泌的雄性激素逐渐增多，并刺激生精细胞分裂成精子，出现排精现象。肾乃阴阳之本，肾气可分为肾阴和肾阳，肾阴是其中具有凉润、宁静、抑制、凝结等作用的部分，肾阳是其中具有温煦、推动、兴奋、宣散等作用的部分。肾阴与肾阳对立统一，协调共济，则肾气冲和畅达。在精液的化生过程中，肾阳能够激发性功能，刺激性激素的分泌，为生之动力。阴茎之勃起，精液之射出，交媾之完成，精子之趋卵，无不有赖于此。而肾阴乃精微凝聚之源，是精液之来源，滋养补充精浆，帮助精子的发育完成和数量增多。肾阳不振，则生殖无能，精难射出，精子活动率下降，活力降低，难以前向运动；肾阴不足，则精液量少，精子密度下降。

2. 精液与前列腺、精囊　前列腺、精囊当属于中医“精室”之范畴，属于中医奇恒之腑的范畴，具有易藏易泻的生理特性。前列腺液是前列腺的分泌物，是精液的重要组成成分，发挥养精、护精和促进液化的重要作用，同时也是精子活动的物质基础。精囊既分泌精液，又是藏精之所，在房事达到性高潮时，通过前列腺和精囊的共同节律性收缩而出现射精现象，以完成性交和生殖的目的。因此前列腺和精囊有规律、有节律的藏泻活动，是性交与生殖功能发挥的基础条件之一。从中医理论来看，精充则欲强，精足则思泄，精满则自溢，精足则施泻，施泻以得慰，种子而求嗣。若纵欲滥交，自戕过度，泻而不藏；或感受外邪，继发他因，损耗精元，则易造成肾虚精亏之患，影响精液的数量、液化和精子密度。

3. 精液与肝　肝为“将军之官”，其性刚强，以疏泄条达，柔和为顺。若情志所伤，肝气郁滞，疏泄失司，可使疏泄功能失司，致男子排精功能失常，诱发不育。又若肝郁气滞，血行不畅，脉络瘀阻，精窍闭阻，可诱发不育。又或肝郁日久化火，灼伤肾水，水不涵木，宗筋拘急，精窍之道被阻，也可诱发不育。

4. 精液与脾　脾失健运，不能运化水谷精微，引起气血生化之源不足，以致气血虚少，血少无以化精，则精血亏，故可致精少、无精。脾不能运化水湿，水湿停聚而痰浊内生，瘀阻精窍，则易诱发男性不育。

5. 精液与心　心藏神，主神明。心神不仅司性欲，而且对天癸和生殖之精的化生也起主宰作用。关于心神在人类生殖活动过程中的作用，正如《杂病源流犀烛》所载：“心为君，肝肾为相。未有君火动而相火不随之者。故寐时神游于外，欲为云雨，则魂化为形，从而行焉，精亦不容不泄矣。”《临证指南医案》曰：“精之藏制在肾，而精之主宰在心。”

由此可见人类生殖活动是由心神来主宰,心通过主神明来支配性活动及精的藏泻。同时心为五脏六腑之大主,全身脏腑组织有赖心血濡养而维持其正常功能。若心气、心血不足,或心脉不利,血行不畅,无法濡养外肾,则可诱发阴囊与睾丸的萎缩、精子生成的障碍等,继而导致男性不育。

(二)精液与精子、精浆的关系

《黄帝内经》云:"阳化气,阴成形。"明代著名医家张景岳认为:"阳动而散,故化气,阴静而凝,故成形。"因此,这里阳和阴是指物质的动与静、气化与凝聚、分化与合成等的相对运动,进而说明物质和能量的相互依存、相互转化的作用。男子所藏泻之精同样具有阴阳两种属性。精液由精子和精浆组成,从中医观点来看,精浆乃有形载物,蓄养精子而呈液态,故其性属阴,是输送精子的必须介质,并为精子提供能量和营养物质;精子其性善动,主动趋卵,为阳气所充,故其性属阳。精浆与精子这对阴阳范畴共同统一于精液当中,两者既相互独立,又互相影响,密不可分。

三、辨精论治的思路与方法

导致男性不育的原因很多,但精液异常是最常见的原因。随着西医学科技的发展,中西医结合治疗男性不育症具有越来越多的优势。辨精论治正是在这一条件下新兴的一种诊疗理念,其结合精液分析检测,能使我们更为客观地了解精液的量、精子密度、精子的活动力的比例及其分级,观察精子活动的轨迹,为辨精论治提供了技术支持。为便于临床应用,现执简驭繁地将精液异常分为两类:一类是精浆异常,如精液量过多或过少、精液不液化、脓精子症、血精、pH值异常等;另一类是精子异常,包括无精子症、少精子症、弱精子症、死精子症、畸形精子症、男性免疫性不育等。

(一)辨精液的性状

1. 精液不液化　在精液的性状中,主要辨精液是否液化。正常情况下,在25~37℃室温条件下,精液排出体外30分钟内液化,若精液液化时间超过1小时以上,称为精液不液化,或精液液化不良。中医学认为,精液的正常液化有赖于阳气的气化作用。肾主生殖,精液为肾所属,故与肾的气化功能直接相关。凡肾阳不足,阴阳失调,或湿热郁滞,痰凝瘀阻等,均可引起气化失常,出现精液不液化。故针对其病因病机,或温阳化气,或清利湿热,或化痰祛瘀,以辨证论治。

2. 脓精症及血精症　按照《世界卫生组织人类精液检查与处理实验室手册》(第5版)标准,每毫升精液中白细胞计数≥100万者,即可诊断为白细胞精子症,或精液白细胞过多症。本病亦称"脓精症"。从中医理论分析,其病因病机多为湿热蕴结或阴虚火旺而发,属于精热范畴,故当针对其病因病机,或清利湿热,或滋阴降火以辨证论治。

肉眼可见的血精一般也多见于精囊炎或前列腺炎。从中医理论分析,其病因病机为热入精室,损伤脉络;或精道受损,络破血溢;或瘀血内停,阻滞血络;或脾肾气虚,血失统摄等。故当针对其病因病机,或清热凉血,或活血化瘀,或益气摄血以辨证论治。

3. 免疫性不育　免疫性不育是指以精子作为抗原,在体内激发免疫反应所引起的不育症。育龄夫妇婚后同居 1 年以上,未用任何避孕措施,男方性功能及射精功能正常,在至少 1 份精液样本中,＞50% 的活动精子被抗体包裹时,可以诊断为免疫性不育症。据 WHO 统计,体内存在 AsAb 可致不育,占不育患者的 20%~30%。中医认为,肾藏精,主生殖,肾为先天之本,与人体免疫功能密切相关。男性免疫性不育与肾、肝、脾等脏有关,而其中与肾脏关系最为密切。本病以脾肾亏虚为本,机体正气亏虚,外邪乘机侵袭人体,不能祛邪外出,致使湿浊邪毒内蕴,日久形成血瘀,化生热毒,影响生育,湿热血瘀日久又会损伤人体正气,终致脾肾亏虚、湿热血瘀兼杂的虚实夹杂之证。故临证之际当补虚泻实,以补肾健脾,清利活血为治疗大法。

4. 精液清稀而少、冷　根据 WHO 第 4 版《人类精液及精子 - 宫颈黏液相互作用实验室检验手册》中男性不育的诊断标准,若 1 次排出精液量小于 2ml,或根据 WHO 第 5 版《人类精液检查与处理实验室手册》标准少于 1.5ml 者,即为精液量过少。另有伴精液稀薄或清冷者,本病属中医学“少精”“精少”等范畴,是导致男性不育的原因之一。中医学认为,肾藏精,主生殖,先天之精需赖后天之精的不断滋养,肝肾同源,精血互生,且肝主疏泄,调畅气机,与气血正常运行关系密切,故精液量过少之症,在脏以肾为主,且与肝、脾、胃相关。故临床论治之际当根据情况,灵活变通,对虚证宜补肾填精或补益气血;对实证则宜清利湿热或活血化瘀。

（二）辨精子之量

所谓辨精子之量,就是重视精子计数(浓度)。以 WHO 第 4 版《人类精液及精子 - 宫颈黏液相互作用实验室检验手册》为标准,少精子症也称精子减少症,是指精子计数(浓度)低于 2 000 万 /ml;或第 5 版标准,浓度低于 1 500 万 /ml,是导致男性不育的主要原因之一。精子浓度或者说精子数量的多少与男性生育能力呈正相关。中医学文献中,无少精子症的记载,但本病可概属于中医的“精少”“精薄”等范畴。中医学认为,临床少精子症以虚证多见,虚多责肾精与气血,肾精亏虚,或命门火衰,或气血亏虚;实以湿热、瘀阻为主;也有因实致虚,因虚致实,虚实夹杂者,故临床论治,当以补虚泻实为基本大法,或补肾填精,或补益气血,或清利湿热,或活血化瘀。

（三）辨精子之质

当精子计数(浓度)正常,即量正常时,此时比较精子的质与量,精子的质又较量更为重要。虽然量(计数)正常,但若表现为弱精子症、死精子症、畸形精子症,同样会导致男性不育的发生,且临床上又常相兼为病。

1. 弱精子症　弱精子症也称精子活力低下症,依 WHO 第 4 版《人类精液及精子 - 宫颈黏液相互作用实验室检验手册》标准,是指在适宜温度(25~37℃)下,精液离体 1 小时后进行检查,快速直线运动精子低于 25%,或直线前向运动精子不及 50% 者,或精子活动率低于 60% 者。或以第 5 版标准,精子总活力低于 40%,或前向运动精子率低于 32%。中医认为弱精子症的发生,多因先天禀赋不足,或房事无度,或久病体虚,致肾精亏乏或气血亏虚;或嗜食辛辣肥甘厚味,湿热下注,扰乱精室所致。故当根据临床辨证论治,活用补虚泻实之法,根据病情选用补肾填精、补益气血、清利湿热等法。

2. 死精子症　死精子症是指精子的存活率下降，死亡精子超过 40% 以上的病症，是导致男性不育的常见原因之一。世界卫生组织编写的第 4 版《人类精液及精子 - 宫颈黏液相互作用实验室检验手册》中的不育症 16 类分类中，并没有将死精子症单独列出，而是将其归于特发性弱精子症中进行分析。据国外有关资料统计，死精子症导致男性不育的发生率约为 1.3%。中医学并无“死精子症”的病名，但其症状可见于中医的“肾寒”“精寒难嗣”等病证。临证之际首先要分清虚、实。虚者，多以肾虚为主；实者多为血瘀、湿热为主。虚者当补肾填精，实者宜化瘀通络、清热利湿。

3. 畸形精子症　依照 WHO 编写的第 4 版《人类精液及精子 - 宫颈黏液相互作用实验室检验手册》，畸形精子症是指精液中正常形态精子低于 15% 的一种病症。或以第 5 版标准，精子正常形态率低于 4%，之所以参考数值有如此之大的差别，是因为两版对于畸形精子的检测方法改变了。本病常同时伴有弱精子症及少精子症等，是引起男性不育的常见原因之一。中医学中无此病名，可归属于“精清”“精寒”“精冷”等范畴。临证之际首要分清虚、实之别。虚者，多为肾虚，肾虚又分为肾阴虚、肾阳虚。实者常责于湿热。虚者当根据情况选择补肾填精、补肾温阳、补肾滋阴之法的应用，实者主要以清热利湿为主。

英文缩写与中文对照表

AM	子宫腺肌病
ART	辅助生殖技术
AsAb	抗精子抗体
AUB	异常子宫出血
AUB-O	排卵障碍型异常子宫出血
BBT	基础体温
CBP	慢性细菌性前列腺炎
CIC	循环复合物
CP/CPPS	慢性前列腺炎 / 慢性盆腔疼痛综合征
DOR	卵巢储备功能下降
E_2	雌二醇
ED	阴茎勃起功能障碍
EP	异位妊娠
FSH	卵泡刺激素
Gn	促性腺激素
GnRH	促性腺激素释放激素
GnRH-a	促性腺激素释放激素激动剂
HPRL	高催乳素血症
HPV	人乳头状瘤病毒
IBT	免疫串珠试验
IGF-ⅠR	胰岛素样生长因子 I 受体
IUA	宫腔粘连
IVF-ET	体外受精 - 胚胎移植
LH	黄体生成素
LPD	黄体功能不全
LUFS	黄素化卵泡未破裂综合征
MAR	混合抗球蛋白反应试验
OHSS	卵巢过度刺激综合征

P	孕酮
PCOS	多囊卵巢综合征
POF	卵巢早衰
POI	早发性卵巢功能不全
PRL	催乳素
RSA	复发性流产
SPID	盆腔炎性疾病后遗症
UI	原因不明性不孕症
VC	精索静脉曲张
VEGF	血管内皮生长因子
WHO	世界卫生组织
β-HCG	β-人绒毛膜促性腺激素
RNA	核糖核酸
DNA	脱氧核糖核酸

方剂索引

六画

七画

八画

九画

十画

十一画

十二画

十四画

十六画

中成药索引

七画

八画

九画

十画

十一画

十二画

十三画

十六画

十九画

主要参考文献

[1] 张仲景 . 金匮要略[M]. 北京:中医古籍出版社,1997.
[2] 巢元方 . 诸病源候论[M]. 北京:中国医药科技出版社, 2011.
[3] 孙思邈 . 备急千金要方[M]. 北京:人民卫生出版社,1955.
[4] 王冰 .黄帝内经素问[M]. 北京:人民卫生出版社,1963.
[5] 齐仲甫 . 女科百问[M]. 上海:上海古籍书店,1983.
[6] 杨士瀛 . 仁斋直指方论[M]. 福州:福建科学技术出版社,1989.
[7] 陈无择 . 三因极一病证方论[M]. 北京:中国中医药出版社,2007.
[8] 陈自明 . 妇人大全良方[M]. 北京:人民卫生出版社, 2006.
[9] 危亦林 . 世医得效方[M]. 上海:上海科学技术出版社,1964.
[10] 朱震亨 . 丹溪心法[M]. 北京:人民卫生出版社,2005.
[11] 万全 .万氏妇人科[M]. 武汉:湖北人民出版社,1983.
[12] 薛己 .校注妇人良方[M]. 太原:山西科学技术出版社,2012.
[13] 武之望 . 济阴纲目[M]. 北京:中国医药科技出版社,2014.
[14] 薛己 .女科撮要[M]. 北京:中国中医药出版社,2015.
[15] 张介宾 . 景岳全书[M]. 北京:人民卫生出版社,2007.
[16] 傅山 .傅青主女科[M]. 北京:人民卫生出版社,2006.
[17] 唐宗海 . 血证论[M]. 北京:人民卫生出版社,2005.
[18] 沈又彭 .沈氏女科辑要[M]. 南京:江苏科学技术出版社,1983.
[19] 王清任 . 医林改错[M]. 北京:人民卫生出版社,2005.
[20] 叶天士 . 临证指南医案[M]. 北京:人民卫生出版社,2006.
[21] 张璐 .张氏医通[M]. 北京:人民卫生出版社,2006.
[22] 罗元恺 . 罗元恺妇科学讲稿[M]. 北京:人民卫生出版社,2011.
[23] 夏桂成 . 夏桂成实用中医妇科学[M]. 北京:中国中医药出版社,2009.
[24] 肖承悰 . 中医妇科临床研究[M]. 北京:人民卫生出版社,2009.
[25] 班秀文 . 班秀文妇科医论医案选[M]. 北京:中国中医药出版社,2014.
[26] 石学敏 . 针灸治疗学[M]. 北京:人民卫生出版社,2001.
[27] 张玉珍 . 中医妇科学[M]. 北京:中国中医药出版社,2007.
[28] 连方 .不孕症中医文献的研究[D]. 山东中医药大学,2002.

[29] 连方.中西医结合生殖医学[M]. 北京:人民卫生出版社,2017.
[30] 罗颂平.中医妇科学[M]. 北京: 中国医药科技出版社, 2012.
[31] 谈勇.中医妇科学[M]. 北京:中国中医药出版社,2016.
[32] 张敏建.中西医结合男科学[M].2版.北京:科学出版社,2017.
[33] 中华中医药学会.中医妇科常见病诊疗指南[S]. 北京:中国中医药出版社,2012.
[34] 沈铿,马丁.妇产科学[M].3版.北京:人民卫生出版社,2015.
[35] 王琦.王琦男科学[M].2版.郑州:河南科学技术出版社,2007.
[36] 秦国政.中医男科学[M]. 北京:科学出版社,2017.
[37] 孙自学,庞保珍.中医生殖医学[M]. 北京:人民卫生出版社,2017.
[38] 孙自学.男科病诊疗与康复[M]. 北京:中国协和医科大学出版社,2018.
[39] 于明善.古汉语常用字字典[M]. 北京:华语教学出版社,2010.